高等院校实验教学示范中心实验教材

公共卫生与预防医学实验方法与技能

第2版

主　编　黄丽华　王　丽

副主编　高艳荣　包　艳　张凌燕

编　委（按姓名拼音排序）

白　钢　包　艳　高　磊　高　龙　高艳荣
戈　娜　郭　凯　郭慧君　郝金奇　侯瑞丽
扈月阳　黄丽华　贾海莲　贾玉巧　靳　敏
李淑荣　李思宇　梁青青　刘春芳　罗利霞
马　腾　孟佩俊　彭　微　任忠和　史雪敏
宋子璇　苏　鑫　邰大鹏　王　丽　王硕慧
王晓晖　席海灵　杨艳芳　阴海静　余艳琴
翟漫珏　张　敏　张晋铭　张凌燕　赵宇航

秘　书　杨艳芳

科学出版社

北　京

内 容 简 介

本教材通过一系列具有实际应用价值的实验项目，系统地讲解公共卫生与预防医学领域中常用的实验方法与技能。本教材实验内容丰富多样，涉及疾病调查与统计分析、毒理学实验技术、环境与生物材料检测、学校卫生与健康教育研究等技能。通过学习学生可掌握运用数据统计原理及分析技术开展疾病的描述、病因推理和预防控制疾病的方法；熟练掌握环境与生物样品采集、处理和检测技术，并进行环境健康评估。本教材还特别设置了综合设计型实验和拓展创新型实验，鼓励学生将所学的方法和技能综合应用于解决公共卫生实际问题，引导学生关注学科前沿，探讨新方法和新技术在公共卫生领域中的应用。

本教材适用于公共卫生与预防医学专业、卫生检验与检疫专业等本科学生，也可供医药研究生、预防医学相关专业老师参考，为教学和科研提供有益的指导和借鉴。

图书在版编目（CIP）数据

公共卫生与预防医学实验方法与技能 / 黄丽华，王丽主编. -- 2 版. -- 北京 : 科学出版社，2025. 3.（高等院校实验教学示范中心实验教材）. -- ISBN 978-7-03-080412-9

Ⅰ. R1-33

中国国家版本馆 CIP 数据核字第 20240HX156 号

责任编辑：朱　华 / 责任校对：宁辉彩
责任印制：张　伟 / 封面设计：陈　敬

科学出版社 出版
北京东黄城根北街 16 号
邮政编码：100717
http://www.sciencep.com
天津市新科印刷有限公司印刷
科学出版社发行　各地新华书店经销
*
2016 年 3 月第　一　版　开本：787×1092　1/16
2025 年 3 月第　二　版　印张：22
2025 年 3 月第四次印刷　字数：562 000

定价：108.00 元

（如有印装质量问题，我社负责调换）

前　言

当今时代，公共卫生与预防医学的重要性日益凸显。面对各种复杂的健康挑战，如何有效地预防疾病、保障公众健康，已成为我们必须深入思考和积极应对的关键问题。而《公共卫生与预防医学实验方法与技能》这本教材，正是为了更好地让学生掌握相关的实验方法与技能，提高解决实际公共卫生问题能力而编写的。

公共卫生与预防医学是一门实践性很强的学科，对实验方法与技能的掌握是其核心内容之一。通过实验，我们能够深入探究疾病的发生机制、流行规律，评估环境因素对健康的影响，进而验证和制订预防策略与措施。

本教材旨在系统地介绍公共卫生与预防医学领域中常用的实验方法与技能。它不仅涵盖了基础的实验知识和技术要求，还包括了一系列常用且有应用价值的实验项目。书中的实验、实习项目丰富多样，涉及疾病调查与统计分析、毒理学实验技术、环境与生物材料检测、学校卫生与健康教育研究等多个方面。通过这些实验，学生将学会运用数据统计原理及分析技术，进行疾病的描述、病因推理和疾病控制方法的研究；掌握毒理学原理及健康危害分析技术，了解有毒有害物质的检测与评估方法；能够熟练采集、处理和检测环境与生物样品，为环境健康评估提供依据；并在学校卫生与健康教育研究中，掌握儿童青少年常见健康问题的筛查方法及健康教育知识的宣传与应用。

为了培养学生的综合能力和创新思维，本书还特别设置了综合设计型实验和拓展创新型实验。综合设计型实验鼓励学生将所学的各种方法和技能进行整合，独立设计实验方案，解决实际的公共卫生问题；拓展创新型实验则引导学生关注学科前沿，探讨新的实验方法和技术在公共卫生与预防医学中的应用。

此外，本书强调理论与实践的紧密结合。每一个实验项目都配有详细的实验步骤、操作要点和注意事项，以帮助学生在实践中更好地理解和掌握相关理论知识。同时，通过案例分析和问题讨论，启发学生思考，培养其分析和解决实际问题的能力。

由于编者能力和水平有限，书中或许存在一些疏漏与不足之处，恳请使用本教材的广大师生和同仁批评指正。

黄丽华　王　丽
2025 年 1 月 20 日

目　　录

第一章 毒理学实验技术

实验一 黄嘌呤氧化酶法测定小牛血清中 T-SOD 的活力

【实验目的】 ①掌握用黄嘌呤氧化酶法测定生物样品中总超氧化物歧化酶（T-SOD）活力大小的实验方法。②熟悉黄嘌呤氧化酶法测定生物样品中 T-SOD 活力的实验原理。③了解自由基对机体的损害作用。

【实验原理】 黄嘌呤及黄嘌呤氧化酶反应系统产生超氧阴离子自由基，该自由基能够氧化羟胺生成亚硝酸盐，加入显色剂后呈紫红色，用可见分光光度计测量其在 550nm 波长处的吸光度。当被测样品中含有超氧化物歧化酶（SOD）时，可抑制超氧阴离子自由基活力，使形成的亚硝酸盐减少，从而显色变浅，根据测定管和对照管的吸光度差值计算被测样品中 T-SOD 的活力。

【材料、器材和试剂】

1. 仪器与器皿 可见分光光度计；旋涡混匀器；50μL、100μL、1000μL 微量移液器；5mL 吸管；5mL 试管；恒温水浴箱；试管架等。

2. 试剂 双蒸水；SOD 测定试剂盒，包括 1、2、3、4 号试剂和显色剂（5 号∶6 号∶冰醋酸=3∶3∶2，现用现配，避光保存）等。

【实验步骤】

1. 加样 每个小组取 5mL 试管 1 支作为测定管，每个大组取 5mL 试管 3 支作为对照管，按照表 1-1 中顺序加样。

表 1-1 测定管和对照管的加样量

试剂	测定管	对照管
1 号试剂	1.0mL	1.0mL
小牛血清	50μL	—
双蒸水	—	50μL
2 号试剂	0.1mL	0.1mL
3 号试剂	0.1mL	0.1mL
4 号试剂	0.1mL	0.1mL

注：表中“—”表示不加试剂

2. 样品测定 将测定管和对照管分别在旋涡混匀器上混匀 15s，置于 37℃水浴孵育 40min。取出后各加 2mL 显色剂，摇匀，室温放置 10min 后置于波长 550nm 处，用 1cm 光径比色皿，以双蒸水为参比测定各管吸光度。

3. 结果计算 按照式（1-1）计算样品中 T-SOD 的活力。

$$\text{T-SOD活力(U / mL)} = \frac{OD_{对照} - OD_{测定}}{OD_{对照}} \div 50\% \times 稀释倍数 \tag{1-1}$$

式中：50%为每毫升反应液中 SOD 抑制率达 50%时，所对应的 SOD 量为一个 SOD 活力单位，U；稀释倍数为反应液与所取样品的体积比。

4. 结果评价 小牛血清的 SOD 正常参考值范围为（123.691±20.008）U/mL，将实验测定结果与之比较，评价所测样品 SOD 活力大小。

【注意事项】

1. 此方法可检测动物血清、血浆、脑脊液、胸腔积液、腹水、肾透析液、尿液、红细胞、白细胞、血小板、心肌培养细胞、肿瘤培养细胞等SOD活力。

2. 加样量要准确，而且要严格按照顺序加样。

3. 加完显色剂应在规定的时间内比色。

4. 水浴时要严格控制好温度。

【思考题】

1. 机体内自由基是如何产生的？

2. 简述自由基的解毒机制。

（翟漫珏）

实验二　实验动物的准备及基本操作技术

【实验目的】　①掌握实验动物的选择、捉拿、灌胃、处死和生物材料采集等操作技术。②熟悉毒理学实验中动物实验的基本操作技术。

【材料、器材和试剂】

1. 实验材料　小鼠；大鼠。

2. 器材　灌胃针；托盘；小烧杯；剪刀；镊子；天平；血色素吸管；棉球等。

3. 试剂　苦味酸乙醇饱和溶液；复红乙醇饱和溶液等。

【实验步骤】

1. 健康动物的选择　动物的健康状况对实验结果的正确与否有直接的影响。选择外观为体型丰满，发育正常，被毛浓密有光泽，紧贴体表，眼睛明亮，行动迅速，反应灵活，食欲及营养状况良好，自然孔道无分泌物，对外界刺激敏感的健康动物为本次实验动物。对慢性实验用的动物尤其是大动物，除了上述一般观察外，应对每只动物做全身仔细的健康检查。

2. 动物的性别鉴定　大鼠、小鼠可根据肛门与生殖孔之间的结构特点和乳晕来判定性别（图1-1）。雌鼠的肛门与生殖孔之间距离近，有凹陷，无毛，胸腹部有乳晕（小鼠5对、大鼠6对）；雄鼠的肛门与生殖孔之间距离远，无凹陷，有毛，胸腹部无乳晕。

根据实验目的，选择符合性别要求的动物，如无性别要求，则选用雌（♀）雄（♂）动物数量各半。

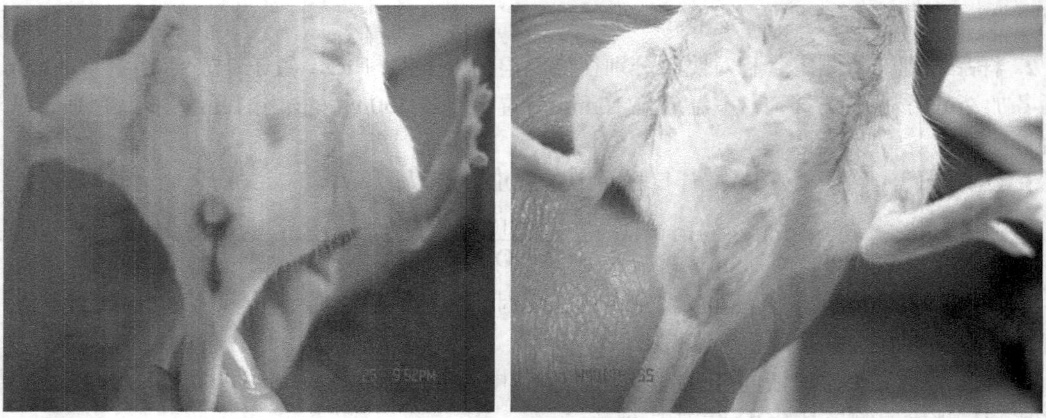

图1-1　小鼠性别鉴定

3. 实验动物的标记　①标记原则：清晰、耐久、简便、适用。②标记方法：染色法，用苦味酸（黄），复红（红），结晶紫（紫）的乙醇饱和溶液，在动物明显体位被毛上不同部位染色，代表不同号码。用一种颜色代表个位，另一种颜色代表十位，第三种颜色代表百位，如用黄色代表个位，红色代表十位，紫色代表百位。标记时棉签涂抹方向应与被毛方向相同。小鼠和大鼠染色标记示意图见图 1-2。

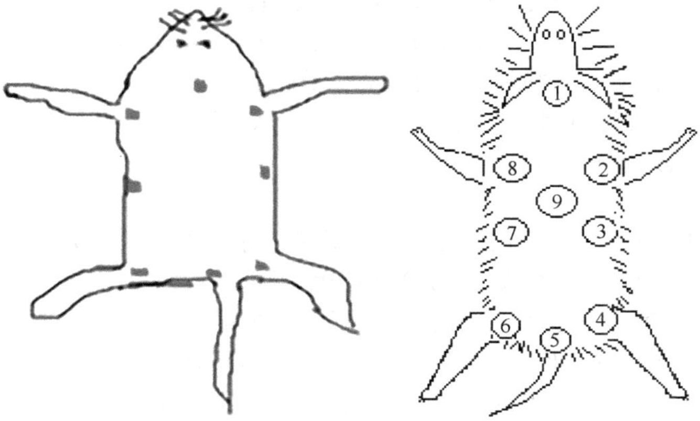

图 1-2　小鼠和大鼠染色标记部位图

4. 实验动物的捉拿

（1）小鼠的捉拿：用右手抓住鼠尾将其提起，置于鼠笼或粗糙实验台上，在其向前爬行时，用左手的拇指和示指抓住小鼠两耳和头颈部皮肤，将鼠体置于左掌心中，拉直后肢，用左手的环指及小指按住尾巴和后肢，固定头部。

（2）大鼠的捉拿：大鼠的捉拿与小鼠基本相同，但大鼠性情凶猛，为避免咬伤，可戴帆布或棉纱手套。采用左手固定法，用拇指和示指捏住鼠耳，余下三指紧捏鼠背皮肤，置于左掌心中，右手进行实验操作。

注意：捉拿时用力要适中，如用力过度易使动物窒息或颈椎脱臼；而用力过小则可能发生动物头部反转咬伤操作者的情况。周龄较大的大鼠需抓住尾根部，切勿抓尾尖或悬空时间太长，这是因为大鼠尾部皮肤因为角质化易脱落。

5. 实验动物的染毒方法

（1）灌胃：灌胃针的针头焊有一小圆形中空金属球，其目的是防止针头刺入实验动物气管或损伤消化道，针头金属球端弯曲成 20°左右的角度，以适应动物口腔、食管的生理弯曲度走向。小鼠的灌胃针长 4～5cm，直径约 1mm，大鼠的灌胃针长 6～8cm，直径约 1.2mm。灌胃时操作者右手持针，左手抓住鼠脊背皮肤，使鼠呈垂直体位，头部固定，将灌胃针缓缓经口腔，沿咽后壁再经食管插入胃内（小鼠插入深度为 3～4cm，大鼠为 4～6cm），推动注射器活塞将受试物注入胃内。在插入针头过程中，如遇阻力，应立即停止进针或将针拔出，直至灌胃针顺利插入胃内，方可注入受试物，否则易于伤及食管或造成胃穿孔，或误入气管，造成动物意外死亡。

注意：灌胃针抽完液体后，针头朝上直立，先回抽注射器活塞，使针管内液体进入注射器，再向上推，排出气体，并注意液体的刻度。

（2）腹腔注射：操作者左手抓住动物使其腹部向上，右手将注射针头于动物左下腹或右下腹刺入皮下，使针头向前推进 0.5～1.0cm，再以 45°角穿过腹肌，切勿伤及脏器，固定针头，回抽针如无回血，则缓慢注入药液。

6. 实验动物的血液采集

（1）鼠尾采血：动物固定后，将鼠尾浸入 45～50℃温水中使尾静脉充血，擦干皮肤后，再用酒精棉球擦拭消毒。剪去尾尖（0.2～0.3cm），拭去第一滴血，用血色素吸管（根据需要事先在吸管内加入抗凝剂）吸取一定量尾血，然后用干棉球压迫止血。

（2）眼眶静脉丛采血：操作者左手拇指、示指固定大鼠或小鼠头颈部，压迫颈部两侧使眶后静脉丛充血（注意用力适度，以防止动物窒息死亡），右手持玻璃毛细管从一侧眼内眦部 45°角刺入，捻转进入。如无阻力则继续刺入，若有阻力应抽出玻璃毛细管调整方向后再刺入，直至血液进入玻璃毛细管为止。右手持容器收集血液后，拔出毛细管，用干棉球压迫止血。

（3）腹主动脉采血：此法为一次性采血法。大鼠、小鼠麻醉后，进行仰卧位固定，剪开腹腔，暴露腹主动脉，用注射器逆血流方向刺入腹主动脉采血。

（4）断头采血：该方法可用于大鼠、小鼠。操作者左手握住动物，右手持剪刀，快速剪断头部，倒立动物将血液滴入容器。

7. 实验动物的处死

（1）颈椎脱臼法：此法多用于处死小鼠。操作者一手夹住小鼠的头颈部，另一手用力向后上方拉尾，使小鼠颈椎拉断脱节，造成急性延髓损伤而死亡。

优点：动物死亡迅速，挣扎少，操作简单易行，效率高。

缺点：不能采集血液，对动物气管、肺部有损伤。

（2）断头法：操作者右手按住大鼠或小鼠头部，左手握住背部，露出大鼠或小鼠颈部，助手用大剪刀或断头器剪断颈部使之死亡。

优点：死亡快速，动物挣扎少。

缺点：血液易混体液，采集血液量有限，影响肺部的观察。

（3）麻醉致死法：在密闭容器中预先放入麻醉剂（氯仿或乙醚），然后将动物放入，密封盖好，使动物吸入过量麻醉剂致死。

优点：死亡快速，动物挣扎少。

缺点：不能采集血液。

（4）空气栓塞法：用注射器向动物静脉内迅速注入一定量的空气，使之形成气栓栓塞血管，引起动物循环障碍致死。

优点：操作简单、快速，适用于较大动物，如兔、犬等大动物。

缺点：无法采集血液，全身器官淤血严重，尤其是心脏和脑。

（5）麻醉后急性放血法：先腹腔注射麻醉动物后，仰卧位固定动物，用剪刀在大腿内侧做一切口并向腹股沟方向剪开皮肤，皮肤切口长 3～4cm。用镊子分离筋膜，于腹股沟中点大腿内侧深部，暴露股动脉和静脉，剪断股动脉即有大量血液流出，动物迅速死亡。

优点：动物死亡快，无挣扎，对内脏影响小，流血量多，对采集病理切片标本是一种较好的方法。

缺点：麻醉剂过量可造成动物死亡。

8. 实验动物的尸检 通过对实验动物进行病理解剖观察，分析死亡原因，对实验结果进行判定。尸检应尽可能保持各脏器之间的原有状态，以便对病变部位与其他脏器之间进行正确分析。尸体的外部检查：①营养状态；②可视黏膜及天然孔道；③皮肤及全身性水肿发生情况。

【注意事项】 ①正确方法捉拿动物，操作中防止被动物咬伤。②爱护动物，操作过程中尽量减少动物痛苦，禁止虐待动物。③管理好动物，防止动物逃脱。④禁止利用动物嬉闹。

（高艳荣）

实验三　小鼠经口急性毒性实验设计

【实验目的】　①掌握外源化学物急性毒性实验的设计原则，掌握小鼠经口灌胃染毒技术、随机分组方法，掌握 LD_{50} 的计算方法和急性毒性分级标准。②通过综合运用毒理学、环境和职业卫生学及医学统计学等专业基础知识和技能，设计实验方案，并组织实施，将课堂所学理论知识及技能应用于解决实践问题，培养学生创新思维和实践能力，锻炼学生组织、协调与沟通能力。

【实验原理】　选择健康的实验动物，根据其体重按随机分组的方法，将实验动物分成 4～6 个染毒组。依据半数致死量（LD_{50}）计算的设计原理，一次或 24h 内多次给予受试物后，了解实验动物所产生的急性毒性反应及其程度，死亡的特征及可能的死亡原因，观察受试的剂量与毒性作用反应或效应的关系。计算 LD_{50}，并根据 LD_{50} 值将受试物进行急性毒性分级。

【实验方案】

1. 人力安排方案

（1）本实验以小组为单位实施，每组 4～6 人，利用课余时间，根据实验安排和分工，查阅文献资料、组内及组间进行讨论、设计实验方案。

（2）课堂实验方案讨论，按组依次汇报实验方案，教师和学生共同讨论和完善实验方案。

（3）实验小组根据已确定的实验方案，组织实施实验。

（4）根据实验研究资料，实验小组每个成员根据各自参与实验的内容，整理分析实验研究获得的数据资料，每人撰写 1 篇实验报告。

（5）实验结束后，总结实验过程中的经验，实验小组每个成员完成自己的心得体会。

2. 实验操作方案

（1）选择实验动物的种属、数量、年龄、性别及健康状况。

（2）实验动物称重、编号及随机分组。

（3）剂量设计：一般以化学物的理化性质、文献资料或预计实验结果为依据，原则上受试物剂量范围应包括致实验动物全部死亡和无实验动物死亡的剂量，最理想的结果是使 LD_{50} 的上下各有 2～3 个剂量组。

（4）配制受试物。

（5）经口灌胃给予实验动物染毒。

（6）动物中毒体征和死亡情况观察：观察实验动物接触受试物的中毒症状是了解该物质急性毒性的重要环节，是补充 LD_{50}（LC_{50}）这一参数不足的重要方面。故应详细观察动物的中毒症状、发生和发展过程及规律，死亡前的症状特征、死亡时间等，观察结果有助于揭示受试物甚至同类化合物不同衍生物的急性毒性作用特征。

（7）实验记录：将实验数据填写入表 1-2 中。

表 1-2　急性毒性实验原始记录

受试物名称：　　受试物性状：　　受试物来源：

动物种属品系：　　动物来源及合格证号：

染毒途径：　　室温：　　日期：

剂量组别（mg/kg）	动物编号	性别	体重（g）	染毒量（mL）	染毒时间	体征及出现时间	死亡时间	体重记录（g）

实验操作者：　　实验记录者：

（8）结果计算与评价：评价实验结果时，应将 LD_{50} 与观察到的毒性效应相结合分析，LD_{50} 值是受试物急性毒性分级和判定受试物经口染毒引起动物死亡可能性大小的依据。计算 LD_{50} 值及 95%可信区间（置信区间）可采用多种方法，如改进寇氏法、霍恩法和上下移动法等。引用 LD_{50} 值时一定要注明所用实验动物的种属、性别、染毒方式、染毒时间及观察期限。

【实验步骤】

1. 实验动物分组 随机区组分组法是实验动物分组常用的一种方法，该方法的目的是使每只动物分散到各组的机会是均等的，减少非处理因素影响，以提高组间均衡性。操作步骤如下：①动物标号、称重；②编号；③抽取随机数字；④用排序的组号除以随机数字，除不尽的做余数，除尽的除数做余数，不够除的除数做余数。表 1-3 是将 12 只动物随机分为 6 组（A、B、C、D、E、F 组），每组 2 只的分组过程。

表 1-3 实验动物随机分组

体重（g）	标记	编号	随机数字	组序	余数	组别
21.0	1	5	03	6	6	F
22.0	2	10	47	5	2	B
20.0	3	6	44	4	4	E
19.3	4	7	76	3	1	A
16.2	5	4	74	2	2	D
18.5	6	3	73	1	1	C
19.0	7	1	36	6	6	F
23.0	8	2	46	5	1	A
24.0	9	8	65	4	1	B
18.3	10	9	03	3	3	E
25.5	11	12	59	2	1	D
25.0	12	11	56	1	1	C

2. 剂量设计

（1）查阅文献：首先了解分析受试物的化学结构和其理化性质，依此查阅文献，找出与受试物化学结构和理化性质相似的化学物的毒性资料。

（2）预实验：以其 LD_{50}（LC_{50}）值作为受试化学物的预期毒性中值为待测化学物的中间剂量，再上下各推 1～2 个剂量作为预实验剂量分组依据。预实验通常以较大组距和较少量动物进行，一般采用少量动物（6～9 只）进行，组间剂量比值一般以 1∶0.5 或 1∶0.7 作为基础。通过预实验找出动物 0%和 100%死亡的剂量，为正式实验提供参考。

（3）设计各组的剂量：根据预实验按照式（1-2）计算组距，并确定各组染毒剂量。

$$i=\frac{\lg LD_{100}-\lg LD_{0}}{n-1} \tag{1-2}$$

各组染毒剂量：LD_0 为 A 组；LD_{0+i} 为 B 组；LD_{0+2i} 为 C 组；LD_{0+3i} 为 D 组；LD_{0+4i} 为 E 组；LD_{0+5i} 为 F 组。

3. 中毒体征观察 观察期一般是 14d，必要时可延长观察期，尤其是在染毒后 0.5h 和最早的 4h 应观察并详细记录动物的中毒反应、动物的中毒症状、发生和发展过程及规律，死亡前的症状特征和死亡时间等。

中毒体征观察至少包括以下内容：

（1）中枢神经系统与躯体感觉和运动系统：体位异常、叫声异常、不安、呆滞、痉挛、抽搐、麻痹、运动失调、对外界反应过敏或迟钝等。

（2）自主神经系统：瞳孔扩大或消失、流涎和流汗。

（3）呼吸系统：鼻孔溢液、鼻翼扇动、呼吸徐缓、腹式呼吸、呼吸困难。

（4）消化系统：少食、拒食、腹泻、便秘。

（5）泌尿生殖系统：尿频、失禁、会阴部污秽、分泌物增多。

（6）皮肤和被毛：皮肤充血、发绀、皮疹、被毛蓬松、竖起。

（7）眼：眼睑下垂、眼球突出、充血、角膜混浊。

4. 结果分析与评价 LD_{50}值是受试物毒性分级和标签标识的依据。计算LD_{50}及其95%置信区间常用改进寇氏法、霍恩法和上下移动法。

（1）改进寇氏法：该方法是根据剂量对数与死亡率呈S形曲线而设计的。使用此法要求的条件是：每个染毒剂量组动物数量要相同，一般为10只；各剂量组组距呈等比级数；至少设计5个剂量组；死亡率呈正态分布；最低剂量组死亡率小于20%；最高剂量组死亡率大于80%。计算公式见式（1-3）和式（1-4）。

$$m = X_k - i(\sum p - 0.5) \tag{1-3}$$

$$S_m = i\sqrt{\sum \frac{pq}{n}} \tag{1-4}$$

式（1-3）和式（1-4）中：m为$\lg(LD_{50})$；i为相邻两组剂量对数之差（小数点后两位）；X_k为最大剂量的对数值；q为存活率（q=1–p）；$\sum p$为各剂量组死亡率总和；n为每组动物数。

（2）霍恩法：又称概率单位法。该方法采用几何级数的4个染毒剂量组，各剂量组动物数相同，一般4～5只。剂量系列递增公式为式（1-5）和式（1-6）。

$$\sqrt[3]{10}:\left.\begin{matrix}1.00\\2.15\\4.64\end{matrix}\right\}\times 10^t \qquad t=0，\pm1，\pm2，\pm3\text{等} \tag{1-5}$$

$$\sqrt{10}:\left.\begin{matrix}1.00\\2.15\\4.64\end{matrix}\right\}\times 10^t \qquad t=0，\pm1，\pm2，\pm3\text{等} \tag{1-6}$$

递增公比$\sqrt{10}$的剂量系列间距比$\sqrt[3]{10}$的剂量系列间距大，因此前者的精确度较差，故多采用递增公比$\sqrt[3]{10}$的剂量系列。

（3）上下移动法：又称序贯法，该法是一个阶梯式的染毒程序，首先根据受试物的初步资料确定第一只动物接受的剂量，观察48h，若无死亡，下一只动物提高一档剂量，若动物死亡则应降一档剂量继续实验，按此序贯进行。每一只存活动物都需观察至14d。该法需要选择一个较合适的剂量范围，使大部分动物所接受的染毒剂量都在平均致死剂量左右。推荐采用的剂量序列为1.75mg/（kg·BW）、5.5mg/（kg·BW）、17.5mg/（kg·BW）、55mg/（kg·BW）、175mg/（kg·BW）、550mg/（kg·BW）、2000mg/（kg·BW）或5000mg/（kg·BW）。上下移动法仅需6～10只单性别动物，少于固定剂量方法和急性毒性分级法。此法符合全球动物福利及“3R”原则。

（高艳荣）

实验四 敌鼠钠对小鼠的亚慢性毒性实验

【实验目的】 ①掌握检测亚慢性和蓄积毒性的实验方法，验证亚慢性和蓄积毒性实验的理论，理解蓄积毒性对评价受试物慢性毒性的重要性，以及在制定卫生标准过程中对安全系数选择的参考价值。②观察敌鼠钠亚慢性毒性效应谱、毒作用特点和毒作用靶器官。

【实验原理】 外源化学物一次性进入机体后，可经代谢或原型排出体外，但当化学物与机体发生亚慢性接触，反复多次进入机体，而且当进入机体的速度或总量超过机体代谢转化与排出的速度或总量时，化学物就有可能在体内逐渐增加并贮留，这种现象称为化学物的蓄积作用。

【材料、器材和试剂】

1. 器材 天平；灌胃针；50mL 三角烧瓶；鼠笼等。

2. 试剂 苦味酸乙醇饱和溶液；复红乙醇饱和溶液；受试物敌鼠钠；蒸馏水等。

3. 实验材料 昆明种小鼠，体重 18～25g，雌雄各半。

【实验步骤】 本实验采用固定剂量法，操作步骤如下：

1. 动物的选择及染毒

（1）选择健康的成年昆明种小鼠 40 只，雌雄各半，体重 18～25g。以灌胃方式给予受试化学物进行急性毒性实验，求出 LD_{50}。

（2）另选取与确定 LD_{50} 相同条件的动物 40 只，雌雄各半，随机分为染毒组和对照组。

2. 染毒途径与取样时间 按照 0.02mL/g 体重的染毒剂量，相同染毒途径，每天定时对染毒组和对照组动物进行灌胃染毒，灌胃前应禁食空腹，小鼠可禁食 4h（因小鼠消化吸收和代谢速度较快，无须禁水）。染毒组给予 1/20 LD_{50} 敌鼠钠，对照组用蒸馏水进行灌胃。染毒组和对照组每天称量体重 1 次，随体重的增减变换药量，直至染毒组的动物死亡一半为止。

【结果计算】 计算从实验开始到出现一半动物死亡时的累积染毒总剂量[$LD_{50}(n)$]，用式（1-7）计算敌鼠钠的蓄积系数 K。

$$K = \frac{LD_{50}(n)}{LD_{50}(i)} \tag{1-7}$$

式（1-7）中：$LD_{50}(i)$为受试物的半数致死量；$LD_{50}(n)$为多次染毒引起一半动物死亡的累积总剂量（染毒剂量×染毒次数）；$LD_{50}(i)$为 120mg/kg（敌鼠钠），本实验染毒剂量为 1/20 $LD_{50}(i)$=6mg/kg。

【结果评价】

根据蓄积系数的大小，参照蓄积系数评价标准（表 1-4），评价受试物的蓄积作用级别。

表 1-4　蓄积系数分级标准

蓄积系数（K）	蓄积毒性分级
$K<1$	高度蓄积
$1\leqslant K<3$	明显蓄积
$3\leqslant K<5$	中等蓄积
$K\geqslant 5$	轻度蓄积

【注意事项】 ①正确捉拿动物，灌胃时进针一定要适度，不得过深或过浅。②敌鼠钠在高温下可以分解，放出有毒气体，故实验室操作应将敌鼠钠低温保存。③确保实验环境稳定，包括温度、湿度和光照等条件，以减少外部因素对实验结果的影响。

【思考题】 用蓄积系数法检测化学物的毒性原理是什么？K 值的意义是什么？

（杨艳芳）

实验五　小鼠骨髓嗜多染红细胞微核实验

【实验目的】 ①掌握小鼠骨髓嗜多染红细胞（PCE）微核测定方法。②了解环磷酰胺对骨髓细胞染色体的损伤作用。

【实验原理】　微核实验是一种快速检测化学物质、物理因素等对细胞遗传学损伤的实验方法。微核是指存在于细胞中主核之外的一种含有遗传物质的圆形或椭圆形小体，大小相当于细胞直径的1/20～1/5，呈圆形或椭圆形，其染色与细胞核一致，在间期细胞中可以出现一个或多个。一般认为微核是细胞内染色体断裂或纺锤丝受影响而在细胞有丝分裂后期滞留在细胞核外的遗传物质。所以，微核实验能检测化学毒物或物理因素诱导产生的染色体完整性改变和染色体分离改变这两种遗传学终点。

微核可出现在多种细胞中，但在有核细胞中较难与正常核的分叶及核突出物相区别。由于红细胞在成熟之前最后一次分离后数小时可将主核排出，而仍保留微核于 PCE 细胞中，因此通常计数 PCE 细胞中的微核。

【材料、器材和试剂】

1. 器材　手术剪；镊子；离心管；1mL 注射器；针头；毛细吸管；载玻片；托盘；染缸；离心机；洗瓶；滤纸；显微镜等。

2. 试剂　小牛血清；甲醇；pH 6.8 的磷酸盐缓冲液；Giemsa 贮备液等。

3. 实验材料　昆明种小鼠，体重 18～25g，雌雄各半。

【实验步骤】

1. 动物的选择及染毒

（1）动物的选择：50 只成年健康小鼠，雌雄各半，随机分成 5 个组，每组 10 只。

（2）剂量设计与分组：设 3 个剂量组，高、中、低剂量分别取 1/5 LD_{50}、1/10 LD_{50}和 1/20 LD_{50}，另设阴性和阳性对照组，阴性对照组给予实验动物等体积的溶剂，阳性对照组给予实验动物 80mg/kg 环磷酰胺。

（3）染毒途径与取样时间：各组动物按照 0.01mL/g 体重剂量腹腔注射染毒，每天一次，持续 3～4d。

2. 取材　小鼠脱颈椎处死，取其双侧股骨，剔净肌肉，用滤纸擦净，剪开两端股骨头，暴露骨髓腔，然后用注射器吸取 1mL 小牛血清插入骨髓腔中冲洗骨髓入离心管中，反复冲洗数次，直至股骨冲白为止，用毛细吸管轻轻吹打，打碎骨髓团块，制成细胞悬液。

3. 离心　骨髓细胞悬液以转速 1000r/min 离心 10min。

4. 制片　离心后的液体弃去上清液，留 0.5mL 左右，混匀后推片，自然晾干。

5. 固定　将制作好的玻片标记，放入染缸，加入甲醇固定 10min 后取出晾干。

6. 染色　Giemsa 贮备液和磷酸盐缓冲液以 1∶20 的比例混匀制备染液，将固定后晾干的玻片放入盛有染液的染缸中染色 10min，取出后用磷酸盐缓冲液冲洗玻片，晾干。

7. 阅片　先在低倍镜下观察，选择细胞分布均匀、染色较好的区域，再在油镜下分别观察，计数 200 个嗜多染红细胞，同时记录含微核的嗜多染红细胞数（图 1-3）。

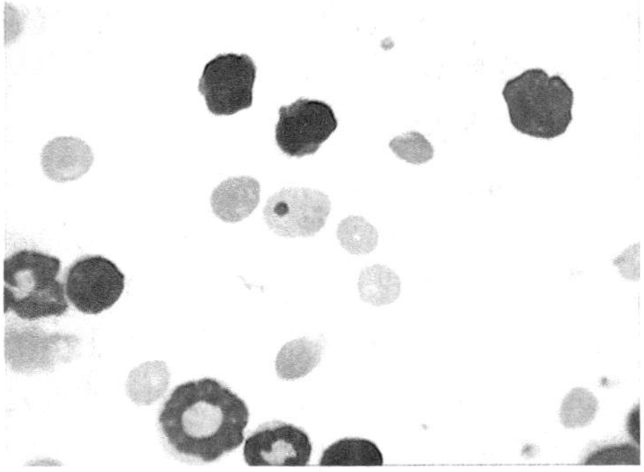
图 1-3　红细胞、嗜多染红细胞和微核

嗜多染红细胞呈灰蓝色，比正常红细胞略大，无核，成熟红细胞（RBC）呈橘黄色。微核多呈圆形或椭圆形，边缘光滑整齐，染色与细胞核一致，呈蓝紫色，大小相当于细胞直径的 1/20～1/15，不折光。

【结果计算】　计数含有微核的 PCE 数，每只动物为一观察单位，按照式（1-8）计算微核细胞率。每组的雌性、雄性动物分别计算微核 PCE 的均值。雌性、雄性动物之间无明显的性别差异时可合并计算结果，否则应分别计算。

$$\text{微核细胞率} = \frac{\text{含微核的嗜多染红细胞数}}{\text{观察的嗜多染红细胞数}} \times 100\% \tag{1-8}$$

【结果评价】

1. 结果分析指标为微核率。

2. 如果受试物实验组与溶剂对照组相比，统计学上有显著性差异，并有剂量-反应关系则可认为微核实验阳性。

3. PCE/RBC 比值是评价细胞毒性的指标，正常 PCE/RBC 比值为 0.6～1.2。如比值<0.1，则表示 PCE 形成受到严重抑制；比值<0.05，则表示受试化学物的剂量过大，实验结果不可靠。

【注意事项】 ①股骨不要取错。②股骨较脆，切勿折断，剪股骨骺不宜过长，因为成年动物骨髓多分布于骨骼两端，中间多为脂肪。③细胞悬液离心前的吹打要轻，以免破坏细胞。④应严格掌握染色时间。⑤用磷酸盐缓冲液冲洗玻片时，要把玻片立起来，捏洗瓶时用力不要过大。⑥按蛇形走向阅片。

【思考题】

1. 小鼠骨髓微核实验的原理是什么？有哪些步骤？应注意哪些问题？

2. 嗜多染红细胞微核率如何计算？怎样判定结果？

（杨艳芳）

实验六 小鼠骨髓细胞染色体畸变实验

【实验目的】 ①掌握整体动物染毒的体内体细胞染色体畸变分析实验方法，评价受试物的致突变性。②了解动物体内染毒及染色体畸变类型。

【实验原理】 染色体畸变分析是一种检测外源化学物遗传毒性的实验方法，染色体畸变只能在细胞分裂的中期相进行观察和分析，在取样前用秋水仙碱进行预处理，以阻断构成微管的主要蛋白质即微蛋白的聚合，从而抑制细胞分裂时纺锤体的形成，使处于分裂间期和前期的细胞停留在中期，由于秋水仙碱对已处于中期及后期的细胞无影响，该处理可以增加处于中期分裂象的细胞数，为染色体分析提供统计学上所需要的足够大的样本。取样后进行低渗处理，使细胞膨胀，染色体均匀分散，然后固定、染色，在显微镜下进行观察分析。

【材料、器材和试剂】

1. 器材 托盘；剪子；镊子；止血钳；试管架；载玻片；10mL 烧杯；10mL 离心管；5mL 注射器；毛细吸管；滤纸；酒精灯；水浴箱；离心机；染缸；生物显微镜（×100 物镜）等。

2. 试剂 环磷酰胺；秋水仙碱（4mg/kg）；0.075mol/L 的 KCl 低渗液（0.5%）；固定液（甲醇：冰醋酸=3：1，现用现配）；pH 6.8 磷酸盐缓冲液；Giemsa 贮备液，受试物等。

3. 实验材料 昆明种小鼠。

【实验步骤】

1. 动物的选择及染毒

（1）动物选择：50 只成年昆明种健康小鼠，雌雄各半，随机分成 5 个组，每组 10 只。

（2）剂量设计与分组：设 3 个剂量组，高、中、低剂量分别取 1/2 LD_{50}、1/4 LD_{50} 和 1/8 LD_{50}，另设阴性和阳性对照组，阴性对照组给予溶剂，阳性对照组给予 40mg/kg 环磷酰胺。

（3）染毒途径与染毒时间：腹腔注射染毒，每日一次，持续 3～4d。动物处死前 4h 腹腔注射秋水仙碱。

2. 取材 采用脱颈椎法处死动物，迅速取出双侧股骨，剔去肌肉，擦净血污，将两根股骨同时放入 10mL 烧杯，加 3～4mL 的氯化钾低渗液（预温 37℃），用止血钳钳碎股骨，使骨髓释放出来，轻轻振荡后吸出上清液加入 10mL 离心管中。

3. 低渗　离心管中加氯化钾至 8mL 刻度，37℃水浴 20min，加入 2mL 固定液轻轻混匀，1000r/min 离心 10min，弃去上清液。

4. 固定　离心管中立即加入固定液至 10mL 刻度，轻轻吹打沉淀物至完全混匀，室温放置 7min 后充分吹打，再放置 7min，1000r/min 离心 15min。

5. 制片　弃去上清液，留少许（约 0.5mL），轻轻吹开制成细胞混悬液，立即在冰冻的洁净载玻片上滴片，点燃，晾干。每个标本制作 2～3 张。

6. 染色　Giemsa 贮备液和磷酸盐缓冲液按照 1∶9 的比例混匀配制染液，染色 15min，用清水冲片，自然晾干。

7. 阅片　先在低倍镜下寻找分散良好、细胞未破裂、染色体收缩适中的中期分裂象细胞，再用油镜进行分析。每片观察 100 个分散良好的中期分裂象细胞，记录观察到的染色体型和染色单体型的异常结构。主要观察项目包括：

（1）染色体数目改变：非整倍体、多倍体。

（2）染色体结构改变：裂隙、断裂、断片、着丝点环、无着丝点环、微小体、染色体粉碎化等。

【结果计算】　根据式（1-9）、式（1-10）计算染色体细胞畸变率和染色体畸变率，以百分率（%）表示。

$$\text{细胞畸变率}(\%) = \frac{\text{有染色体畸变的细胞数}}{\text{分析染色体的细胞数}} \times 100\% \tag{1-9}$$

$$\text{染色体畸变率}(\%) = \frac{\text{染色体畸变总数}}{\text{分析的染色体总数}} \times 100\% \tag{1-10}$$

【结果评价】　阴性和阳性对照组的畸变率应与所用动物的物种及有关资料相符，正常小鼠染色体数为 40 条。各组实验结果用均数和标准差表示，采用 Dunnet-t 检验、χ^2 检验、二项分布等方法进行统计分析。各实验组畸变率与阴性对照组比较，差异有统计学意义，并有剂量-反应关系，或某一剂量组呈现可重复的且有统计学意义的畸变率增加，则此受试物骨髓细胞染色体畸变实验呈阳性。

【注意事项】　①注意区分小鼠正常骨髓细胞染色体数目和形态。②要严格控制低渗时间及温度。③固定液和 Giemsa 染液现用现配。④加固定液后应充分吹打。

【思考题】

1. 小鼠骨髓细胞染色体畸变实验原理是什么？

2. 染色体畸变的类型有哪些？应如何识别？

（贾玉巧）

实验七　小鼠精子畸形实验

【实验目的】　①掌握小鼠精子畸形实验的原理。②熟悉小鼠精子畸形实验的操作步骤。

【实验原理】　精子的畸形主要是指精子形态的异常，包括精子形状的改变和畸形精子数量的改变。引起精子畸形的机制尚未阐明，其中诱变剂使精子形成有关的基因发生突变是决定精子形态的原因之一，这些基因有 Y-性染色体连锁基因和常染色体基因两种。此外某些特异的染色体重排，如性-常染色体易位，也可使精子发生畸形。故本实验可以检测环境因子对体内生殖细胞的致突变作用。

各种诱变剂作用于精子的不同发育阶段，可在接触该种诱变剂后不同时间出现精子畸形。一般认为精原细胞后期或初级精母细胞早期的生殖细胞对化学诱变剂较为敏感，因此一般在接触诱变剂后第 4 周最易出现精子畸形率升高。

【材料、器材和试剂】

1. 器材 剪刀；镊子；普通光学显微镜；毛细吸管；小烧杯；玻片等。

2. 试剂 磷酸盐缓冲生理盐水；甲醇；无水乙醇；环磷酰胺；2%伊红水溶液等。

3. 实验材料 昆明种小鼠。

【实验步骤】

1. 动物的选择及染毒

（1）动物选择：50 只成年健康雄性小鼠，随机分成 5 个组，每组 10 只。

（2）剂量设计与分组：设 3 个剂量组，高、中、低剂量分别取 1/2 LD_{50}、1/4 LD_{50}和 1/8 LD_{50}，另设阴性和阳性对照组，阴性对照组给予溶剂，阳性对照组给予 20mg/kg 环磷酰胺。

（3）染毒途径与染毒时间：腹腔注射染毒，每日一次，连续染毒 5d。染毒 2～4 周后处死动物。

2. 制片 颈椎脱臼处死小鼠，摘取双侧附睾，置于 1mL 磷酸盐缓冲生理盐水中剪碎，静置 3～5min，用毛细吸管吸取精子悬液（尽量避开组织碎块）滴在清洁玻片上，均匀涂片。干燥后用无水乙醇固定 5min，取出玻片，干燥后镜检计数。也可用 2%伊红水溶液染色后再做镜检（2%伊红水溶液染色 1h，自来水冲片），推片前在镜下观察液滴中精子的数量和活动情况。

3. 阅片 调节显微镜光圈，在暗视野下，先用低倍镜找到背景清晰、精子重叠较少的位置，用高倍镜按顺序观察精子的形状，每只动物观察完整的精子 1000 个。精子畸形主要表现在头部和尾部，畸形可分为无钩、香蕉头、卷尾、无定形、胖头、尾折叠、断尾、双头及双尾等表现，记录观察的精子数。

【结果计算】 根据式（1-11）计算精子畸变率，以百分率（%）表示。

$$\text{畸变率}(\%)=\frac{\text{畸形精子数}}{\text{观察精子数}}\times 100\% \quad (1\text{-}11)$$

【结果评价】

评价精子畸变阳性的标准是畸变率至少为阳性对照值的倍量或与空白对照组比较有显著性差异。有报道 39 组对照动物平均精子畸变率为 1.3%，此值可作为评价的参考。各组实验结果用均数和标准差表示，采用 Dunnet-t 检验、χ^2 检验、二项分布等方法进行统计分析。各实验组畸变率与阴性对照组比较，差异有统计学意义，并有剂量-反应关系，或某一剂量组呈现可重复的并有统计学意义的畸变率增加，则此受试物精子畸变实验呈阳性。

【注意事项】 ①镜检时注意鉴别制片过程中由于人为因素造成的精子损伤，在判断多头、双头、双尾畸形时应注意鉴别由于重叠和交叉造成的假象。②变态反应、缺血、体温升高、感染等因素也可导致精子畸形，因此染毒后发现畸形率升高要注意辨别是由于受试物还是其他因素引发。

【思考题】

1. 精子畸形实验有什么价值？原理是什么？有哪些步骤？
2. 如何判定精子畸形？

（翟漫珏）

实验八 单细胞凝胶电泳实验

【实验目的】 ①掌握单细胞凝胶电泳（SCGE）检测 DNA 损伤的实验原理。②熟悉 SCGE 的实验操作步骤。③了解单细胞凝胶电泳技术的应用。

【实验原理】 一般情况下，DNA 双链以组蛋白为核心盘旋形成核小体，在核小体中 DNA 为负超螺旋结构，如果去污剂进入细胞，核蛋白被浓盐酸提取，DNA 便形成残留的类核，类核中

DNA 断裂在核外形成一个 DNA 晕轮，DNA 断裂将引起超螺旋松散，电泳时 DNA 断片向阳极伸展，形成特征性彗星尾。DNA 受损越严重，产生的断裂片段越多，在彗星尾中出现的 DNA 就越多。尾中 DNA 的百分含量和尾长是 DNA 断裂的重要定量参数。单细胞凝胶电泳（single cell gel electrophoresis，SCGE）检测的遗传学终点为原发性 DNA 损伤，通过检测受试物所导致的细胞 DNA 链的断裂，确定受试物的作用剂量与 DNA 损伤效应的关系，评价受试物的遗传毒性。

【材料、器材和试剂】

1. 器材　全磨砂载玻片；盖玻片；玻片托盘；冰盒；微量离心管；微量吸管和吸头；电泳仪；电泳槽；水浴箱；荧光显微镜等。

2. 试剂

（1）琼脂糖：低熔点琼脂糖（LMA）、正常熔点琼脂糖（NMA）。

（2）配液：无钙镁 PBS、0.1g KCl、4.0g NaCl、0.1g KH_2PO_4、0.58g Na_2HPO_4（或 1.45g $Na_2HPO_4 \cdot 12H_2O$）、双蒸水 500mL。

（3）裂解液：73.05g NaCl、18.6g $Na_2EDTA \cdot 2H_2O$、0.61g Tris、5g 肌氨酸钠、400mL 双蒸水。

（4）电泳缓冲液：0.372g $Na_2EDTA \cdot 2H_2O$、12g NaOH、1000mL 双蒸水。

（5）中和液（0.4mol/L Tris-HCl）：24.22g Tris、300mL 双蒸水、1mol/L HCl。

（6）HBSS 溶液：8.0g NaCl、0.4g KCl、0.14g $CaCl_2 \cdot 2H_2O$、0.1g $MgSO_4 \cdot 7H_2O$、0.06g KH_2PO_4、0.06g $Na_2HPO_4 \cdot 2H_2O$、0.1g $MgCl_2 \cdot 6H_2O$、1.0g 葡萄糖、0.35g $NaHCO_3$、1000mL 双蒸水。

（7）其他。固定液（无水乙醇）、染色液（溴化乙锭）。

3. 实验材料　鼠类动物。

【实验步骤】

1. 分组与染毒

（1）体内实验设 3 个剂量组、1 个阳性对照组和 1 个阴性对照组，每组至少 6 只动物。一般采用灌胃或腹腔注射给予动物受试物 1～72h 后取出所需要的动物组织细胞，检测细胞活力，进行 SCGE 检测，或取全血用琼脂糖包埋进行 DNA 损伤检测。

（2）体外实验设 3 个剂量组、1 个阳性对照组和 1 个阴性对照组，每组一般设 3～5 个平行样。将受试物加入到细胞生长的培养基中进行染毒，细胞染毒后用琼脂糖包埋进行 DNA 损伤检测。

2. 单细胞悬液的配制

（1）培养细胞：弃去染毒细胞的培养基，细胞用冰冷的 PBS 洗 1～2 次，离心收集细胞，用 0.3mL PBS 液重悬细胞，细胞密度为 1×10^6/mL。取 5μL 细胞悬液加入到 75μL LMA 中混合。

（2）全血：取 5μL 全血与 75μL LMA 相混合，或将 5μL 全血加入 1mL 冷冻保存液，冷藏备用。分析时，将细胞离心，尽可能弃去所有上清液，再加入 75μL LMA。

（3）骨髓：用 1mL 含 20mmol/L EDTA 的冷 HESS 溶液冲洗小鼠股骨骨髓于微量离心管中。取冲洗液 5μL 与 75μL LMA 混合。

（4）固体组织：取一小块组织，放入 1～2mL 含 20mmol/L EDTA 的冷 HBSS 溶液中。切碎，静置数分钟。取 5～10μL LMA 混合。

注意：每个玻片最适合细胞数约为 1×10^4 个。确定细胞的密度：取 5μL 细胞悬液在相差显微镜下进行细胞计数或取 5μL 细胞悬液与 75μL PBS 混合，滴于普通玻片上，盖上相同大小的盖玻片计数细胞。

3. 铺胶制片

第 1 层凝胶的制备：用微波炉加热熔解 0.5% NMA，再冷至 45～60℃，铺底胶 160μL 于载玻片上，立即盖上干净盖玻片，再置于 4℃下至少 10min 使 NMA 凝固，也可以先铺胶，晾干后无尘存放，1 周内使用。

第 2 层凝胶的制备：1% LMA 在微波炉中加热使之完全熔化，冷至 37℃（可以放置于细胞培养箱中或水浴箱冷却至37℃，1% LMA在37℃可维持3h)。移去盖玻片，将60μL细胞悬液和60μL的LMA混合均匀，然后，迅速将适量含细胞的LMA滴到第1层琼脂糖上，立即盖上干净盖玻片，放置于4℃下30min使第2层LMA凝固。注意，使用盖玻片的目的是使琼脂糖平整，显微镜下方便观察。

第3层凝胶的制备：移去盖玻片，在第二层琼脂糖上加入75μL 0.5% LMA，再盖上盖玻片放回托盘中放置于4℃下待琼脂糖凝固。

4. 细胞裂解　移去盖玻片，将载玻片置于塑料盒中，轻轻加入预冷的新鲜配制的细胞裂解混合液（pH 10.0），4℃下裂解1h。取出载玻片用蒸馏水漂洗2次，要求动作轻柔，以免琼脂糖脱落。

5. DNA解旋　将载玻片置于水平电泳槽正极端，并列放置，不留空隙。倒入新配制的电泳缓冲液覆过载玻片胶面约2mm，放置20min，以使DNA在碱性条件下解螺旋和产生碱易变性区段，使DNA断链在电场中易于迁移。

6. 细胞电泳　稳压25V，稳流300mA，电泳时间20min。电泳后将载玻片置于平皿内，沿壁缓缓加入中和液或双蒸水，漂洗2次，每次5～15min，弃去中和液或双蒸水，使用PBS冲洗干净，并用滤纸吸干水分。再缓缓加入无水乙醇将凝胶浸埋脱水10min至1h后，吸去乙醇，自然晾干或室温下过夜。

7. 染色　每张载玻片加5～10滴染色液，染色液避光染色40min。如染色后隔日分析，则需盖好盖玻片。

8. 观察与分析　染色后的DNA样品在荧光显微镜下观察，DNA呈橘红色。未受损细胞表现为圆形荧光核心，无尾。受损的细胞则有彗星尾从核中伸向阳极，形成发亮的荧光头部和尾部。在荧光显微镜510～560nm波长下可观察到核DNA（彗星头）和迁移的DNA（即彗星尾）。每个样品中随机挑选25～50个细胞测定，用软件CASP（Comet Assay Software Project）测定各组细胞DNA直径和DNA迁移长度。

【结果计算】　借助常用的CASP彗星图像分析软件测定彗星尾长、尾DNA含量和Olive尾矩等指标。

【结果评价】　各组实验结果用均数和标准差表示，采用单因素方差分析方法进行统计分析。各实验组统计值与阴性对照组统计值比较，差异有统计学意义，并有剂量-反应关系，或某一剂量组呈现可重复的并有统计学意义的增加，则此受试物DNA损伤实验呈阳性。

【注意事项】　①盖玻片必须清洗干净，使用时注意避免产生气泡。②铺第一层胶时要铺平整和均一，避免产生气泡。③铺胶应在常温下进行，不可冷却玻片，否则凝胶会过早凝固易产生气泡。④在放有载玻片的电泳槽中加入新配制的电泳缓冲液应用液时，应注意防止气泡的产生。⑤染色后的玻片可在潮湿环境中避光保存72h，最好在24h内阅片。

【思考题】

1. 单细胞凝胶电泳检测DNA损伤的原理是什么？

2. 单细胞凝胶电泳实验的用途是什么？

（邰大鹏）

第二章　空气理化检验

实验一　生产环境中气象参数的测定及流量计的校准

气温、气压影响空气的密度，不同密度的空气中存在的污染物质的量不同。因此，即使采集的气体体积相同，但由于采集气体时现场气温、气压不同，其中所含有害物质的量也不同。为了保证不同地区、不同采样点测定结果的可比性，实际工作中必须将所采集到的空气体积换算成标准状况下的气体体积，再进行空气中有害物质浓度的计算。因此，空气样品采样时必须同时测定采样现场的气温和气压。

空气的湿度不仅影响污染物稀释扩散的速率，还会对人体热平衡产生重要影响，在评价空气污染状况及环境温度对人体热平衡产生影响时，常常需要测定现场的气湿。气流即风速，影响空气污染物的扩散方向和扩散速度，风向不同，不同方位的污染程度也不同。因此，在进行空气监测时一般要求测定现场的风速，以对检验结果进行补充说明。

测量气体流量的仪器称为气体流量计，其读数直接影响空气采样体积值，从而影响检验结果的准确性。因此，在进行空气采样前必须对气体流量计的刻度进行校准。

【实验目的】　①掌握气温、气压、气湿和风速常用测定仪器和流量计校准的测定原理及实验操作方法。②熟悉气温、气压、气湿和风速的测定方法和流量计的基本结构。③了解流量计校正曲线的绘制方法和使用方法。

一、气温的测定

【器材】　玻璃液体温度计；数显式温度计。

【实验原理】

1. 玻璃液体温度计工作原理　由一玻璃薄壁构成的球部和内空的玻璃细管连接而成的封闭空间中装入水银或乙醇。当气温变化时，玻璃、液体都因热胀冷缩而发生体积改变，玻璃细管内的液柱高度随之变化，根据液柱高度确定气温。

2. 数显式温度计工作原理　采用热敏电阻、热电偶、铂电阻等温度传感器作为感温部件，将温度变化转换为相应电信号，经放大、转换后在显示器上直接读取温度值。

【实验步骤】

1. 玻璃液体温度计操作步骤　选择适当的测定地点，将温度计垂直悬挂于 1.5m 高处测定气温。静置 5～10min 后读数，读数时应暂停呼吸，迅速读数，先读小数，后读整数。观测时，视线与液柱上端平行，水银温度计读取凸出弯月面最高点对应的数值，酒精温度计则读取凹月面最低点对应的数值。

2. 数显式温度计操作步骤　将仪器感温传感器插好，传感器头部置于测定地点和既定位置，开启仪器，待显示器读数稳定后直接读取温度值。

【注意事项】　①测定地点在室内时，测定气温的地点周围应无热辐射、不靠近发热设备和通风装置、不直接接触冷的物体；测定地点在室外时，测定气温的地点要平坦、自然通风、大气稳定度好。②当生产环境中有热辐射存在时，因温度计被热辐射加热后所示的温度将超过实际空气温度，因此不可使用水银温度计或酒精温度计，如必须使用时，应在温度计和热源之间加一块石棉板或光亮的金属片，或用 2～3 层铅箔、锡纸等卷成圆筒，将温度计的水银球或酒精球围罩起来，以防止热辐射对测定结果的影响。③使用前要注意检查水银（乙醇）柱有无间断，如有间断，可利用离心、冷却或加热的方法使其连续起来。④测定气温时，避免因水滴沾在温度计的球部影响测定结果。观察时，要避免接触温度计球部，避免人体呼气及体温对温度计的影响。⑤温度计使用前，应用标准温度计或水沸点-冰融点法进行校准。

二、气压的测定

【器材】　空盒气压计；动槽式水银气压计。

【实验原理】

1. 空盒气压计操作步骤　将仪器平放，先读取气温值，准确到0.1℃。用手指轻扣仪器表面数次，以克服传递部分的机械摩擦误差，再直接读取气压值。

2. 动槽式水银气压计操作步骤　测定气压时，旋转仪器上的调节旋钮，使水银杯内的液面刚好接触到象牙指针的针尖。移动游标尺，使其零点的刻线与水银液面相切；根据游标尺上零点的刻度在固定刻度尺上所指的刻度，读出水银柱高度的整数（气压值的整数值，mm），再从游标尺上找出一条刻度线，该刻度线与固定刻度尺上某一刻度线成一条直线（在同一水平面上），游标尺上这一刻度线数值就是测定气压读数的小数值。

【注意事项】　①空盒气压计测定方法简单，携带方便，适于室外和现场测定。动槽式水银气压计携带不便，一般放在固定地点和作为空盒气压计的校准气压计。②动槽式水银气压计需垂直悬挂，避免摇摆和日光直射，周围应无辐射热源。在不进行测定时，象牙指针应脱离水银面。③空盒气压计在使用前需用动槽式水银气压计进行校正。④精确测量气压时，读数结果还需进行器差订正和气温订正。器差订正是校正仪器本身误差，附在仪器使用说明书上。当测定温度在0℃以上时，从空盒气压计读数中减去气温订正值；当测定温度在0℃以下时，则应从空盒气压计读数中加上气温订正值。气温订正值可计算或查表求得。

三、气湿的测定

【器材】　普通干湿温度计；手摇干湿温度计；通风干湿温度计。

【实验原理】　干湿温度计是由干球温度计和湿球温度计组成。由于湿球温度计纱布上面水分蒸发使得湿球温度计读数比干球温度计读数小，空气越干燥，水分蒸发越快，湿球温度计的温度下降也越多。根据两支温度计的读数差值求出空气的相对湿度。

【实验步骤】

1. 使用前将干湿温度计下部的玻璃管内加入蒸馏水，包裹湿球的纱布条浸入水中。

2. 将干湿温度计垂直固定于测定地点 1.5m 高度处，5～10min 后即可分别读出干球和湿球温度计的读数。

3. 根据干湿温度计的读数和测定的风速和气压，按式（2-1）、式（2-2）计算空气的绝对湿度和相对湿度。

$$\text{绝对湿度：}A = F_1 - \alpha(T - T_1)H \tag{2-1}$$

$$\text{相对湿度：}R = \frac{A}{F} \times 100\% \tag{2-2}$$

式（2-1）、式（2-2）中：A 为空气的绝对湿度，g/m^3；R 为空气的相对湿度，%；F_1 为湿球温度计所示温度的饱和水蒸气压力，mmHg，取值见表 2-1；F 为干球温度计所示的饱和水蒸气压力，mmHg；α 为不同风速时干湿温度计系数，取值见表 2-2；T_1 为湿球温度计读数，℃；T 为干球温度计读数，℃；H 为测定时的大气压力，mmHg。

表 2-1　不同温度下的饱和水蒸气压力

温度（℃）	饱和水蒸气压力（mmHg）	温度（℃）	饱和水蒸气压力（mmHg）
–10	2.15	40	55.30
0	4.58	60	149.40
5	6.54	80	355.10
10	9.21	95	634.00
11	9.84	96	658.00
12	10.52	97	682.00
13	11.23	98	707.00
14	11.99	99	733.00
15	12.79	100	760.00
20	17.54	101	788.00
25	23.76	110	1074.60
30	31.80	120	1489.00
37	47.07	200	11 659.00

表 2-2　不同风速时温度计系数

风速（m/s）	系数值	风速（m/s）	系数值	风速（m/s）	系数值
0.13	0.00130	0.30	0.00100	2.30	0.00070
0.16	0.00120	0.40	0.00090	3.00	0.00069
0.20	0.00110	0.80	0.00080	4.00	0.00067

【注意事项】　①测定时应避免仪器受热辐射。②避免在室内空气不流通处进行测定。③包裹湿球温度计的纱布应选择薄而稀的白色针织品，使用前应先煮去布上的糨糊或油脂。纱布应紧贴温度计球部，不可有折叠。纱布重叠处不应超过球面的 1/4。球部距离玻管水面 3～4cm，以免妨碍球部周围空气的自由流通和球部周围较高的湿度。④纱布未湿润前，应检查干球与湿球温度计的读数，其差值不应超过 0.1℃，测定时干球上不应沾有水滴。⑤纱布因使用过久而被污染时，吸水能力减弱，应注意及时更换。⑥测定时应注意风速，如果风速与相对湿度表所列风速范围相差较大，则不能直接查表，而应根据计算求得现场空气的湿度。

四、风速的测定

【器材】　杯状风速计；翼状风速计；热球式电风速计。

【实验原理】

1. 杯状风速计和翼状风速计工作原理　杯状风速计的感受部分是 3 个或 4 个环绕在垂直轴上的球状小杯，小杯在风力的作用下可自由转动，风速越大，转动越快。小杯的转动经齿轮带动仪器表面的指针，根据指针所示的刻度及所用的时间，即可计算出风速（m/s）。翼状风速计的感受部分由轻质铝制翼片构成，其构造原理同杯状风速计。杯状风速计的测定范围为 1～40m/s，翼状风速计的测定范围为 0.5～10m/s。

2. 热球式电风速计工作原理　热球式电风速计是一种测较低风速的仪器，其测定范围为 0.05～10m/s。它由热球式测杆探头和测量仪表两部分组成。测杆探头有一个直径约 0.6mm 的玻璃球，球内绕有加热玻璃球用的镍铬丝圈和两个串联的热电偶。热电偶的冷端连接在磷铜质的支柱上，直接暴露在气流中。当一定大小的电流通过加热圈后，玻璃球的温度升高，升高的程度和风速有关，风速小时温度升高程度大，风速大时温度升高程度小。温度升高的程度通过热电偶在电表上指示出来。根据电表的读数，查校正曲线，即可查出所测的风速（m/s）。

【实验步骤】

1. 杯状风速计操作步骤 使用时，首先记录指针的原始读数 m，单位为米（m），再将风速计置于测定地点，杯轮轴应与空气流动方向垂直，使杯轮转动均匀后，启动风速计的开关，使指针转动，同时用秒表记录时间，经一定时间（通常为 100s），同时将风速计及秒表关闭，记录指针所示的读数[m，单位为米（m）]和所用的时间[t，单位为秒（s）]，按下式计算风速：

$$风速(\mathrm{m/s})=\frac{测定后读数(m_1)-测定前读数(m)}{测定所用时间(t)} \quad (2\text{-}3)$$

2. 热球式电风速计操作步骤

（1）使用前，观察电表的指针是否指于零点，如有偏移，可轻轻调节电表上的机械调零螺丝，使指针回到零点。

（2）将校正开关置于断的位置。

（3）将测杆垂直向上插在插座上，螺塞压紧使探头密封。再将“校正开关”置于满度位置，慢慢调节“满度调节”旋钮，使电表指针指在满度位置。

（4）将“校正开关”置于“零位”位置，慢慢调节“粗调”“细调”两个旋钮，使电表指针指在零点的位置。

（5）经过以上步骤后，轻轻拉动螺塞，使测杆探头露出（长短可根据需要选择），并使探头上的红点面对风向，根据电表读数，查校正曲线，即可查出被测风速。

（6）每测定若干分钟（10min 左右），必须重复以上（3）、（4）步骤一次，使仪表内的电流得到标准化。

（7）测定完毕，应将“校正开关”置于断的位置，以免耗费电池。

【注意事项】 ①杯状风速计和翼状风速计惰性和机械摩擦阻力较大，只适用于测定较大风速。当风速小于 0.5m/s 时，须改用热球式电风速计进行测定。②使用杯状风速计时，勿用手拨动小杯或用手强迫小杯停止转动。③应保持风速计清洁，避免在腐蚀性气体或粉尘多的地方使用。④仪器使用日久和因机械磨损等原因，读数误差可逐渐增大，因此风速计需要定期进行校正。最好每 3 个月校正一次。热球式电风速计或测杆如有损坏经修复后，必须重新校正。⑤测定风速时要注意不要使测定者身体妨碍气流。⑥热球式电风速计是较为精密的仪器，应严防碰撞振动，不可随便拆卸。仪器电池耗尽应及时更换。

五、气体流量计的校正

【器材】 皂膜流量计；湿式流量计（装有温度计和开口气压计）；转子流量计；孔口流量计；分析天平；2000mL 容量瓶（体积已校准）；10L 贮水器（带下口的玻璃瓶）；温度计（0～100℃）；气压计（水柱）；水饱和器；秒表；缓冲瓶；三通管；大气压力计等。

【实验原理】

1. 体积较小的皂膜流量计可用称重法进行校正。校正时向皂膜流量计中加水，称量所加水的质量，结合水的密度，计算皂膜流量计两刻度间的体积值。

2. 用皂膜流量计或者湿式流量计作为校正流量计，与被校正的流量计连接，抽气，相同量的气体流经校正和被校正的流量计后，利用校正流量计的准确读数，计算被校正流量计的流量。

【实验步骤】

1. 皂膜流量计的校正 将待校正的皂膜流量计清洗干净，在玻璃管下口和下支管上各套上一根橡胶管，用螺旋夹夹住，注水至上体积刻度（注意排除气泡），静置一段时间，使水温与室温一致。将洁净干燥的磨口具塞锥形瓶（体积比皂膜流量计上、下体积之间的体积稍大）外部擦干，放在分析天平上称量（准确至 0.01g）。打开下口螺旋夹，放水于已称量的锥形瓶中至下体积刻度，立即盖塞锥形瓶，并精确称量，同时记录水温（℃）。

计算被校正的两体积刻度间的体积（V，mL）：

$$V = \frac{m_1 - m_2}{\rho_t} \tag{2-4}$$

式（2-4）中：m_1 为水和锥形瓶的总质量，g；m_2 为锥形瓶的质量，g；ρ_t 为 t℃时水的密度，g/mL。

2. 用皂膜流量计校正转子流量计

（1）加肥皂液于皂膜流量计的橡皮球中，加至液面稍低于气体入口支管处，捏动橡皮球使之产生皂膜，湿润管壁至皂膜能顺利沿管壁上升。

（2）无气体通过时标记转子的零点刻度。

（3）连通气路，利用三通管夹，调节气流速度，使转子流量计的转子上升并停留在某一高度。然后捏动橡皮球，使皂膜液面上升，接触进入的气流，产生皂膜。

气流推动一个皂膜匀速徐徐上升，用秒表记录皂膜通过皂膜流量计上下两刻度间的时间。重复测定 3 次，并将转子上升高度和时间填入表中。计算转子所在高度时转子流量计相应的流量（L/min）。依次调节气流，使转子停留在其他高度，分别测定、计算相应的流量，并将结果记录于表 2-3 中。

表 2-3　转子流量计校正记录表

皂膜流量计体积：________L　　　室温：________℃　　　大气压：________kPa

校正时转子流量计转子上升高度（mm）	皂膜通过体积刻度线间的时间（s）	流量(L / min) = $\frac{体积(L)}{时间(s)} \times 60$

（4）以转子上升高度为纵坐标，流量为横坐标，绘制转子高度对流量（均值）的校正曲线。从校正曲线上查出流量整数值所对应的转子上升高度，绘制转子流量计的流量标尺，将标尺零点与流量计的零点对齐，把标尺贴在校正转子流量计原刻度旁，并注明校正时的气温和气压。

校正时输入气流的设备可以选择空气压缩机或钢瓶压缩器。根据转子流量计所需要的流量，选择不同测量范围的皂膜流量计作为校准流量计。

【注意事项】　①流量计在初次使用、使用一段时间或者更换流量计的转子和溶液时，均需进行校正。②流量计的校正曲线不能在其他流量计间通用。若已校正的流量计条件变化，原来的校正曲线也不能再使用，必须重新校正；所绘制的校正曲线只能在实际校正的流量范围内使用，不能外延。③皂膜流量计的校正也可以用已校正过的滴定管加水到皂膜流量计中，利用滴定管的体积校准流量计的刻度值。体积大的皂膜流量计可以用校正过的容器直接量取水的体积来测定两刻度间的体积，可不用称量法测量。通常校正 3 次，取 3 次测量结果的平均值。将校正后的体积值和校正时的温度标记在流量计的外壁上。

【思考题】

1. 测定气温、气压、气湿和风速的常用仪器有哪些？
2. 测定气温时，选择测定地点应注意哪些问题？
3. 测定气温、气压、气湿和风速的卫生学意义是什么？
4. 流量计的校正曲线为什么不能通用，也不能任意外延？

（王　丽）

实验二 重量法测定环境空气中 PM_{10} 和 $PM_{2.5}$

【实验目的】 ①掌握空气中 PM_{10} 和 $PM_{2.5}$ 的测定原理。②熟悉大气采样器的操作程序。③掌握滤膜采样法操作的注意事项。

【实验原理】 将已恒重的滤膜装入大气采样器的滤膜夹上，采样器以恒定流速抽取环境空气，空气中的可吸入颗粒物被阻留于滤膜上，根据采样前后滤膜的重量差和采样体积计算空气中可吸入颗粒物的浓度。

【器材】

1. 采样器 大流量（量程 0.8～1.4m^3/min）；中流量（量程 60～125L/min）；小流量（量程＜30L/min）；采集粒径在 0.1～10μm 的颗粒物，PM_{10}、$PM_{2.5}$ 采样头。

2. 流量校准器 误差≤2%。

3. 温度计 用于测量环境温度，测量范围−30～50℃，精度：±0.5℃。

4. 气压计 用于测量环境大气压，测量范围 50～107kPa，精度：±0.1kPa。

5. 湿度计 用于测量环境湿度，测量范围 10%～100% RH（相对温度），精度：±0.5%RH。

6. 分析天平 对滤膜进行称重，感量为 0.1mg 或 0.01mg。

7. 滤膜 根据样品采集目的可选用玻璃纤维滤膜、石英滤膜等无机滤膜或聚氯乙烯、聚丙烯、混合纤维素等有机滤膜，直径由所用的采样器决定。滤膜对 0.3μm 标准粒子的截留效率不低于 99.7%。

8. 滤膜贮存盒。

9. 无锯齿状镊子、乙烯基手套、马弗炉等。

10. 恒温恒湿设备 对滤膜进行温度、湿度平衡。温度在 15～30℃范围内，相对湿度应控制在（50%±1%）RH，可连续工作。

【实验步骤】

1. 样品采集前准备

（1）采样器清洗：采样器应定期清洗，清洗周期视当地空气质量状况而定。一般情况下累计采样 168h 应清洗一次采样器，如遇扬尘、沙尘暴等恶劣天气，应及时清洗。

（2）环境温度检查和校准：用温度计检查采样器的环境温度测量示值误差，每次采样前检查一次，若环境温度测量示值误差超过±2℃，应对采样器进行温度校准。

（3）环境大气压检查和校准：用气压计检查采样器的环境大气压测量示值误差，每次采样前检查一次，若环境大气压测量示值误差超过±1kPa，应对采样器进行压力校准。

（4）气密性检查：应定期检查仪器气密性。

（5）采样流量检查：用流量校准器检查采样流量，一般情况下累计采样 168h 检查一次，若流量测量误差超过采样器设定流量的±2%，应对采样流量进行校准。

（6）滤膜检查：滤膜应边缘平整、厚薄均匀、无毛刺，无污染，不得有针孔或任何破损。

（7）采样前空滤膜称量：将滤膜进行平衡处理至恒重，称量，记录称量环境条件和滤膜质量，将称量后的滤膜放入滤膜贮存盒中备用。

2. 样品采集

（1）采样环境：①采样器入口距地面或采样平台的高度不低于 1.5m，切割器流路应垂直于地面。②当多台采样器平行采样时，若采样器的采样流量≤200L/min 时，相互之间的距离为 1m 左右；若采样器的采样流量＞200L/min 时，相互之间的距离为 2～4m。③如果测定交通枢纽的 $PM_{2.5}$ 浓度值，采样点应布置在距人行道边缘外侧 1m 处。

（2）采样时间：①测定日平均浓度，每天采样时间应不少于 20h；②采样时间应保证滤膜上的颗粒物负载量不少于分析天平检定分度值的 100 倍。如使用的分析天平检定分度值为 0.01mg 时，滤膜上的颗粒物负载量应不少于 1mg。

（3）采样：①采样时，将已编号、称量的滤膜用无锯齿状镊子放入洁净的滤膜夹内，滤膜毛面应朝向进气方向，将滤膜牢固压紧；②将滤膜夹正确放入采样器中，设置采样时间等参数，启动采样器采样；③采样结束后，用镊子取出滤膜，放入滤膜贮存盒中，在采样记录表中记录采样体积等信息。

（4）样品保存：样品采集完成后，滤膜应尽快平衡称量；如不能及时平衡称量，应将滤膜放置在 4℃条件下密闭冷藏保存，最长不超过 30d。

3. 称量

（1）将滤膜放在恒温恒湿设备中平衡至少 24h 后进行称量。平衡条件为：温度应控制在 15～30℃范围内任意一点，控温精度±1℃；湿度应控制在（50%±5%）RH。天平室温、湿度条件应与恒温恒湿设备保持一致。

（2）记录恒温恒湿设备平衡温度和湿度，应确保滤膜在采样前后平衡条件一致。

（3）滤膜平衡后用分析天平对滤膜进行称量，在记录表中记录滤膜质量和编号等信息。

（4）滤膜首次称量后，在相同条件平衡 1h 后需再次称量。当使用大流量采样器时，同一滤膜两次称量质量之差应小于 0.4mg；当使用中流量或小流量采样器时，同一滤膜两次称量质量之差应小于 0.04mg；以两次称量结果的平均值作为滤膜称重值。同一滤膜前后两次称量之差超出以上范围则该滤膜作废。

4. 计算

$$C=\frac{(W_2-W_1)\times 1000}{V_0} \tag{2-5}$$

式（2-5）中：C 为颗粒物的质量浓度，μg/m^3；W_1 为采样前滤膜重量，mg；W_2 为采样后滤膜重量，mg；V_0 为换算成标准状况（101.325kPa，273K）下的采样体积，m^3。

【注意事项】

1. 当滤膜安放正确、采样系统无漏气时，采样后滤膜上颗粒物与四周白边之间界线应清晰；如出现界线模糊时，则表明有漏气，应检查滤膜安装是否正确，或者更换滤膜密封垫、滤膜夹。该滤膜样品作废。

2. 向采样器中放置和取出滤膜时，应戴乙烯基手套等实验室专用手套，使用无锯齿状镊子。

3. 采样过程中应配置空白滤膜，空白滤膜应与采样滤膜一起进行恒重、称量，并记录相关数据。空白滤膜应和采样滤膜一起被运送至采样地点，不采样并保持和采样滤膜相同的时间，与采样后的滤膜一起运回实验室称量。空白滤膜前、后两次称量质量之差应远小于采样滤膜上的颗粒物负载量，否则此批次采样监测数据无效。

4. 标准滤膜的制作。取清洁滤膜若干张，在恒温恒湿箱（室）按平衡条件平衡 24h，称重。每张滤膜非连续性称量 10 次以上，求每张滤膜的平均值为该张滤膜的原始质量。以上述滤膜作为“标准滤膜”。每次称滤膜的同时，称量两张“标准滤膜”。若标准滤膜称出的重量在原始质量±5mg（大流量）或±0.5mg（中流量和小流量）范围内，则认为该批样品滤膜称量合格，数据可用。否则应检查称量条件是否符合要求并重新称重该批样品滤膜。

标准滤膜的使用。每批次称量采样滤膜的同时，应称量至少一张“标准滤膜”。若标准滤膜的称量结果在原始质量±5mg（大流量采样）或±0.5mg（中流量和小流量采样）范围内，则该批次滤膜称量合格；否则应检查称量环境条件是否符合要求并重新称量该批次滤膜。

5. 采样器的流量在排除电压不足等影响因素外，仍不能达到要求时，应检查电机电刷是否磨损，若磨损则应及时更换。对电机有电刷的采样器，应尽可能在电机由于电刷原因停止工作前更换电刷，以免采样失败。更换时间视以往情况确定。更换电刷后要重新校准流量。新更换电刷的采样器应在负载条件下运行 1h，待电刷与转子的整流子良好接触后，再进行流量校准。

6. 若需分析总尘（TSP）中苯并芘（BaP）含量，滤膜在采样前应置于马弗炉于 550℃下烘烤 30min，以除去有机杂质。若测定 TSP 中重金属的含量宜采用有机滤膜。

7. 在污染较重的地区采样或采样时间过长，滤膜上积尘太多会影响流量，故须及时更换滤膜并调节和保持流量。

8. 采样前后滤膜称量应使用同一台分析天平，操作天平时应戴无粉末、抗静电，无硝酸盐、磷酸盐、硫酸盐的乙烯基手套。

（史雪敏）

实验三　盐酸萘乙二胺比色法测定空气中氮氧化物

氮氧化物是空气中氮的氧化物的总称，空气中常见的氮氧化物是化学性质相对比较稳定的 NO 和 NO_2。NO 可进入深部呼吸道，引起呼吸困难或窒息，甚至损害中枢神经；NO_2 可对呼吸道和肺组织产生强烈的刺激与腐蚀作用。我国居住区大气中氮氧化物（换算成 NO_2）的日平均最高容许浓度为 $0.12mg/m^3$。本法灵敏、准确、操作简便、显色稳定，故为国家环境空气质量标准中氮氧化物监测的标准方法。方法检出限为 0.12μg/10mL 吸收液。当吸收液总体积为 10mL，采样体积为 24L 时，空气中氮氧化物的检出限为 $0.005mg/m^3$。当吸收液总体积为 50mL，采样体积为 288L 时，空气中氮氧化物的检出限为 $0.003mg/m^3$。当吸收液总体积为 10mL，采样体积为 12～24L 时，环境空气中氮氧化物的测定范围为 $0.020～2.5mg/m^3$。

【实验目的】 ①掌握氮氧化物的测定原理及测定的操作。②了解空气中氮氧化物污染来源。

【实验原理】 空气中的二氧化氮被串联的第一支吸收瓶中的吸收液吸收并反应生成玫瑰红色偶氮染料。空气中的一氧化氮不与吸收液反应，通过氧化管时被酸性高锰酸钾溶液氧化为二氧化氮，被串联的第二支吸收瓶中的吸收液吸收并反应生成玫瑰红色偶氮染料。生成的偶氮染料在波长 540nm 处的吸光度值与二氧化氮的含量成正比。分别测定第一支和第二支吸收瓶中样品的吸光度，计算两支吸收瓶内二氧化氮和一氧化氮的质量浓度，两者之和即为氮氧化物的质量浓度（以 NO_2 计）。

基本反应过程　空气中的氮氧化物主要是一氧化氮（NO）和二氧化氮（NO_2）。在测定时，首先让一氧化氮会被氧化为二氧化氮。二氧化氮被吸收液吸收后，生成亚硝酸和硝酸。在酸性条件下，亚硝酸与对氨基苯磺酸发生重氮化反应，生成重氮盐。重氮盐再与盐酸萘乙二胺偶合，生成玫瑰红色的偶氮染料。

相关化学反应见图 2-1。

一氧化氮的氧化：$2NO+3O_3 = N_2O_5+3O_2$，$N_2O_5+H_2O = 2HNO_3$，$NO+NO_2+H_2O = 2HNO_2$

重氮化反应：$HNO_2+H_2SO_4+C_6H_7NO_3S \longrightarrow C_6H_6N_2O_3S+2H_2O$

其中，$C_6H_7NO_3S$ 为对氨基苯磺酸，$C_6H_6N_2O_3S$ 为重氮盐。

偶合反应：$C_6H_6N_2O_3S+C_{10}H_7NH(CH_2)_2NH_2 \cdot 2HCl \longrightarrow C_{16}H_{14}N_4O_3S+2HCl$

其中，$C_{10}H_7NH(CH_2)_2NH_2 \cdot 2HCl$ 为盐酸萘乙二胺，$C_{16}H_{14}N_4O_3S$ 为玫瑰红色偶氮染料。

图 2-1　氮氧化合物测定原理

【材料、器材和试剂】

1. 器材

（1）分光光度计。

（2）空气采样器：流量范围 0.1～1.0L/min。采样流量为 0.4L/min 时，相对误差±5%。

（3）恒温、半自动连续空气采样器：采样流量为 0.2L/min 时，相对误差±5%，能将吸收液温度保持在 20℃±4℃。采样连接管线为硼硅玻璃管、不锈钢管、聚四氟乙烯管或硅胶管，要求内径约为 6mm，尽可能短些，任何情况下不得超过 2m，且配有朝下的空气入口。

（4）吸收瓶：可装 10mL、25mL 或 50mL 吸收液的多孔玻板吸收瓶，液柱高度不低于 80mm。吸收瓶的玻板阻力、气泡分散的均匀性及采样效率按标准检查。图 2-2 为较为适用的两种多孔玻板吸收瓶。使用棕色吸收瓶或采样过程中吸收瓶外罩黑色避光罩。新的多孔玻板吸收瓶或使用后的多孔玻板吸收瓶，应用（水+浓盐酸体积比为 1∶1）HCl 浸泡 24h 以上，用清水洗净。

（5）氧化瓶：可装 5mL、10mL 或 50mL 酸性高锰酸钾溶液的洗气瓶，液柱高度不能低于 80mm。使用后，用盐酸羟胺溶液浸泡洗涤。图 2-3 为适用的两种氧化瓶。

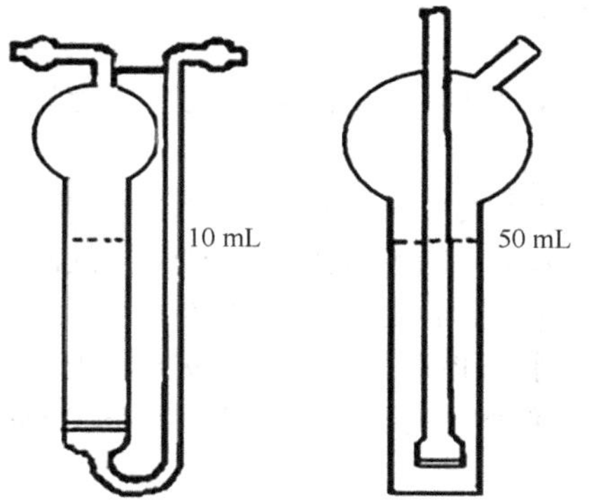

图 2-2　多孔玻板吸收瓶示意图

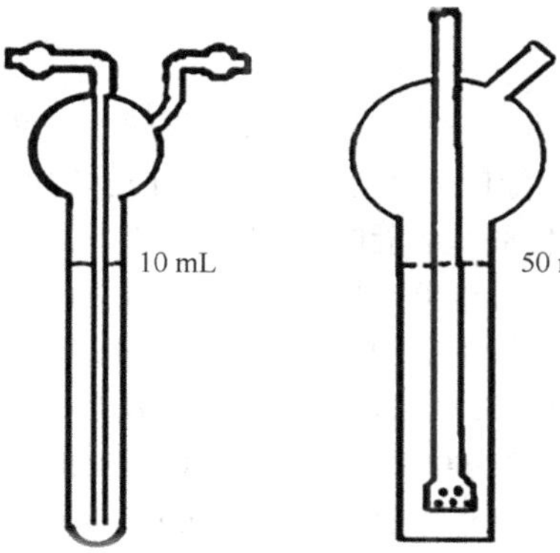

图 2-3　氧化瓶示意图

2. 试剂　除非另有说明，分析时均使用符合国家标准或专业标准的分析纯试剂和无亚硝酸根的蒸馏水、去离子水或相当纯度的水。必要时，实验用水可在全玻璃蒸馏器中以每升水加入 0.5g 高锰酸钾（$KMnO_4$）和 0.5g 氢氧化钡[$Ba(OH)_2$]重蒸。

（1）冰醋酸。

（2）盐酸羟胺溶液，ρ=0.2～0.5g/L。

（3）硫酸溶液，$c(1/2\ H_2SO_4)$=1mol/L：取 15mL 浓硫酸（$\rho_{20℃}$=1.84g/mL），徐徐加到 500mL 水中，搅拌均匀，冷却备用。

（4）酸性高锰酸钾溶液，$\rho(KMnO_4)$=25g/L：称取 25g 高锰酸钾于 1000mL 烧杯中，加入 500mL 水，稍微加热使其全部溶解，然后加入 1mol/L 硫酸溶液 500mL，搅拌均匀，贮于棕色瓶中。

（5）*N*-（1-萘基）乙二胺盐酸盐贮备液 ρ=1.00g/L：称取 0.50g *N*-（1-萘基）乙二胺盐酸盐于 500mL 容量瓶中，用水溶解稀释至刻度。此溶液贮于密闭的棕色瓶中，在冰箱中冷藏，可稳定保存 3 个月。

（6）显色液：称取 5.0g 对氨基苯磺酸[$NH_2C_6H_4SO_3H$]溶解于约 200mL 40～50℃热水中，将溶液冷却至室温，全部移入 1000mL 容量瓶中，加入 50mL *N*-（1-萘基）乙二胺盐酸盐贮备溶液和 50mL 冰醋酸，用水稀释至刻度。此溶液贮于密闭的棕色瓶中，在 25℃以下暗处存放，可稳定 3 个月。若溶液呈现淡红色，应弃之重配。

（7）吸收液：使用时将显色液和水按 4∶1（体积分数）比例混合，即为吸收液。吸收液的吸光度应≤0.005。

（8）亚硝酸盐标准贮备液，$\rho(NO_2^-)$=250μg/mL：准确称取 0.3750g 亚硝酸钠（$NaNO_2$，优级纯，使用前在 105℃±5℃干燥恒重）溶于水，移入 1000mL 容量瓶中，用水稀释至标线。此溶液贮于密闭棕色瓶中于暗处存放，可稳定保存 3 个月。

（9）亚硝酸盐标准工作液，$\rho(NO_2^-)$=2.5μg/mL：准确吸取亚硝酸盐标准贮备液 1.00mL 于 100mL 容量瓶中，用水稀释至标线，临用现配。

【实验步骤】

1. 采样

（1）短时间采样（1h 以内）：取 2 支内装 10.0mL 吸收液的多孔玻板吸收瓶和 1 支内装 5～10mL 酸性高锰酸钾溶液的氧化瓶（液柱高度不低于 80mm），用尽量短的硅橡胶管将氧化瓶串联在 2 支吸收瓶之间（图 2-4），以 0.4L/min 流量采气 4～24L。

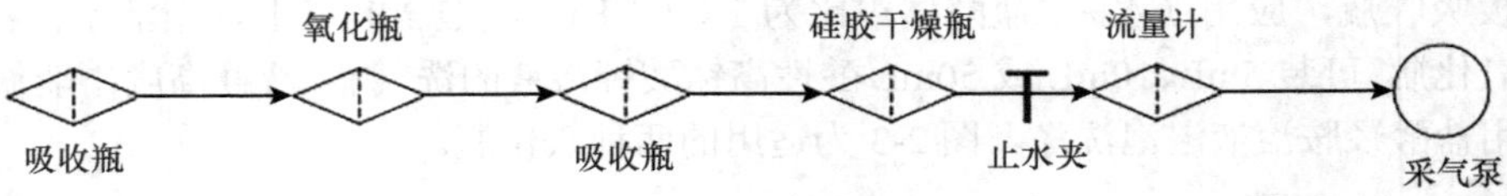

图 2-4　手工采样系列示意图

（2）现场空白：装有吸收液的吸收瓶带到采样现场，与样品在相同的条件下保存运输，直至送交实验室分析，运输过程中应注意防止沾污。

2. 标准系列溶液的配制和测定　根据表 2-4 配制标准系列溶液，混匀，于暗处放置 20min（室温低于 20℃时放置 40min 以上），以水为参比溶液，用 10mm 比色皿在波长 540nm 处测量标准系列溶液和参比溶液的吸光度，以吸光度为纵坐标，以 NO_2 质量浓度（μg/mL）为横坐标绘制标准曲线，并用最小二乘法计算标准曲线的回归方程。标准曲线斜率控制在 0.960～0.978 吸光度 •mL/μg，截距控制在 0.000～0.005 之间（以 5mL 体积绘制标准曲线时，标准曲线斜率控制在 0.180～0.195 吸光度 • mL/μg，截距控制在±0.003 之间）。

表 2-4　盐酸萘乙二胺比色法测定空气中氮氧化物标准系列溶液的配制

试剂及含量	管号					
	0	1	2	3	4	5
标准溶液（mL）	0.00	0.40	0.80	1.20	1.60	2.00
水（mL）	2.00	1.60	1.20	0.80	0.40	0.00
吸收液（mL）	8.00	8.00	8.00	8.00	8.00	8.00
NO_2^- 含量（μg）	0.00	0.10	0.20	0.30	0.40	0.50

3. 空白试验

（1）实验室空白：取实验室内未经采样的空白吸收液，用 10mm 比色皿，在波长 540nm 处，以水为参比测定吸光度。实验室空白吸光度 A_0 在显色规定条件下波动范围为±15%。

（2）现场空白：测定吸光度，将现场空白和实验室空白的测量结果相对照，若现场空白与实验室空白相差过大，查找原因，重新采样。

4. 样品测定　采样后放置 20min，室温 20℃以下时放置 40min 以上，用水将采样瓶中吸收液的体积补充至标线，混匀。用 10mm 比色皿，在波长 540nm 处，以水为参比测量吸光度，同时测定空白样品的吸光度。若样品的吸光度超过标准曲线的上限，应用实验室空白试液稀释，再测定其吸光度。但稀释倍数不得大于 6 倍。

5. 计算　以式（2-6）计算空气中二氧化氮质量浓度（以 NO_2 计）：

$$C_1=\frac{(A_1-A_0-a)\times V\times D}{b\times f\times V_0} \tag{2-6}$$

以式（2-7）计算空气中一氧化氮质量浓度（以NO_2计）：

$$C_2=\frac{(A_2-A_0-a)\times V\times D}{b\times f\times V_0\times K} \tag{2-7}$$

以式（2-8）计算空气中氮氧化物的质量浓度（以NO_2计）：

$$C_3=C_1+C_2 \tag{2-8}$$

式（2-6）、式（2-7）、式（2-8）中：C_1为二氧化氮（以NO_2计）浓度，mg/m^3；C_2为一氧化氮（以NO_2计）浓度，mg/m^3；A_1、A_2为串联的第一支和第二支吸收瓶中样品的吸光度；a为标准曲线截距；b为标准曲线斜率；V为采样用吸收液体积，mL；V_0为换算成标准状况下的采气体积；K为0.76，为NO_2（气）转换成NO_2^-（液）的系数；D为样品稀释倍数；f为Saltzman实验系数，一般取0.88。

【注意事项】

1. 要求每次采样至少做2个现场空白测试。样品的保存、采集、运输及存放过程中要注意避光，样品采集后尽快分析。若不能及时测定，应将样品于低温暗处存放，样品在30℃暗处存放，可稳定8h；在20℃暗处存放，可稳定24h；在0～4℃冷藏，至少可稳定3d。

2. 为了使分光光度计测定稳定，测定前应预热半小时以上。

3. 干扰及消除空气中二氧化硫质量浓度为氮氧化物质量浓度的30倍时，对二氧化氮的测定产生负干扰。空气中过氧乙酰硝酸酯（PAN）对二氧化氮的测定产生正干扰。空气中臭氧质量浓度超过$0.25mg/m^3$时，可对二氧化氮的测定产生负干扰。采样时在采样瓶入口端串接一段15～20cm长的硅橡胶管，如图2-3所示，为10mL和50mL氧化瓶，可排除干扰。

4. 结果偏高的原因及处理方法

（1）采样前，必须检查吸收液是否无色，如有微红色，则可能是亚硝酸根污染，应当重新配制吸收液。

（2）吸收液受日光照射可显色，采样全过程（采样、运送、存放）中应注意避光。

（3）当对氨基苯磺酸质量不符合要求时，配制的吸收液也会显色。

5. 结果偏低的原因及处理方法

（1）当二氧化硫的浓度高于氮氧化物时，可使显色强度下降。为了防止二氧化硫的干扰，可在吸收液中加1滴1%过氧化氢，使其转变为三氧化硫，以消除影响。

（2）当臭氧（O_3）浓度高时，NO_2可被氧化成N_2O_5而使显色减弱；以本法制备的氧化管在大气湿度35%～80%时较为适宜，若空气相对湿度＜16%，则氧化效率降低，此时可将氧化管通过潮湿空气平衡1h即可使用。为防止潮湿的空气将氧化剂弄湿污染后面的吸收管，采样时应将氧化管口向下略倾斜。

6. 本法采用三氧化铬氧化管能将NO定量氧化成NO_2，而又不吸附NO_2。酸性高锰酸钾氧化管对NO_2有明显吸附，测定大气中低浓度NO_x时使结果偏低。三氧化铬氧化剂应为暗红色，若变为绿棕色则需更换。

【思考题】

1. 空气中氮氧化物的来源有哪些？

2. 本实验中使用三氧化铬氧化管的作用是什么？

（史雪敏）

实验四　盐酸副玫瑰苯胺分光光度法测定空气中二氧化硫

二氧化硫又称为亚硫酸酐，是一种无色并有强烈刺激性臭味的气体。二氧化硫可对眼结膜和呼吸道黏膜产生刺激作用，严重时可造成局部炎症和腐蚀性组织坏死。二氧化硫的二次污染物硫酸雾对眼结膜和呼吸道黏膜的刺激、腐蚀作用更大。《环境空气质量标准》（GB 3095—2012）中规定二氧化硫的1h平均浓度限值：一级标准为0.15mg/m^3，二级标准为0.50mg/m^3；日平均浓度限值：一级标准为0.05mg/m^3，二级标准为0.15mg/m^3；《工作场所有害因素职业接触限值 第1部分：化学有害因素》（GBZ 2.1—2019）中规定二氧化硫的短时间接触容许浓度（PC-STEL）为10mg/m^3。

【实验目的】 ①掌握盐酸副玫瑰苯胺法测定大气中二氧化硫的原理。②熟悉大气中二氧化硫的测定方法和相关卫生标准。③了解评价大气中二氧化硫含量的卫生学意义。

【实验原理】 二氧化硫用装有甲醛缓冲溶液的多孔玻板吸收管采集后，生成稳定的羟基甲基磺酸。在碱性条件下，羟基甲基磺酸与盐酸副玫瑰苯胺（PRA）反应，生成紫红色化合物，该紫红色化合物在575nm波长处有最大吸收，测定吸光度值，标准曲线法定量。

本方法适用于居住区大气中二氧化硫浓度的测定，也适用于室内和公共场所空气中二氧化硫浓度的测定。

【材料、器材和试剂】

1. 器材与器皿

（1）分光光度计。

（2）多孔玻板吸收管：10mL多孔玻板吸收管，用于短时间采样；50mL多孔玻板吸收管，用于24h连续采样。

（3）恒温水浴锅：0～40℃，控制精度为±1℃。

（4）具塞比色管：10mL。用过的比色管和比色皿应及时用盐酸-乙醇清洗液浸洗，否则红色难以洗净。

（5）空气采样器：用于短时间采样的普通空气采样器，流量范围为0.1～1L/min，应具有保温装置。用于24h连续采样的采样器应具备恒温、恒流、计时、自动控制开关的功能，流量范围为0.1～0.5L/min。

2. 试剂 除非另有说明，否则分析时均使用符合国家标准的分析纯试剂。

（1）碘酸钾（KIO_3）：优级纯，经110℃干燥2h。

（2）氢氧化钠溶液（1.5mol/L）：称取6.0g NaOH固体，溶于100 mL水中。

（3）环已二胺四乙酸二钠溶液（0.05mol/L）：称取1.82g反式1,2-环已二胺四乙酸[（trans-1,2-cyclohexylenedinitrilo）tetraacetic acid，CDTA]，加入氢氧化钠溶液6.5mL，用水稀释至100mL。

（4）甲醛缓冲吸收贮备液：吸取36%～38%的甲醛溶液5.5mL，CDTA-2Na溶液20.00mL；称取2.04g邻苯二甲酸氢钾，溶于少量水中；将3种溶液合并，再用水稀释至100mL，贮于冰箱可保存1年。

（5）甲醛缓冲吸收液：用水将甲醛缓冲吸收贮备液稀释100倍。临用时现配。

（6）氨磺酸钠溶液[$\rho(NaH_2NSO_3)$=6.0g/L]：称取0.60g氨磺酸（H_2NSO_3H）置于100mL烧杯中，加入4.0mL氢氧化钠，用水搅拌至完全溶解后稀释至100mL，摇匀。此溶液密封可保存10d。

（7）碘贮备液，$C(1/2\ I_2)$=0.10 mol/L：称取12.7g碘（I_2）于烧杯中，加入40g碘化钾和25mL水，搅拌至完全溶解，用水稀释至1000mL，贮存于棕色细口瓶中。

（8）碘溶液，$C(1/2\ I_2)$=0.010mol/L：量取碘贮备液50mL，用水稀释至500mL，贮于棕色细

口瓶中。

（9）淀粉溶液，ρ(淀粉)=5.0g/L：称取 0.5g 可溶性淀粉于 150mL 烧杯中，用少量水调成糊状，慢慢倒入 100mL 沸水，继续煮沸至溶液澄清，冷却后贮于试剂瓶中。

（10）碘酸钾基准溶液，$C(1/6\ KIO_3)$=0.1000mol/L：准确称取 3.5667g 碘酸钾溶于水，移入 1000mL 容量瓶中，用水稀释至刻度，摇匀。

（11）盐酸溶液，$C(HCl)$=1.2mol/L：量取 100mL 浓盐酸，加到 900mL 水中。

（12）硫代硫酸钠标准贮备液，$C(Na_2S_2O_3)$=0.10mol/L：称取 25.0g 硫代硫酸钠（$Na_2S_2O_3\cdot 5H_2O$），溶于 1000mL 新煮沸但已冷却的水中，加入 0.2g 无水碳酸钠，贮于棕色细口瓶中，放置 1 周后备用。如溶液呈现浑浊，必须过滤。标定方法：吸取 3 份 20.00mL 碘酸钾基准溶液分别置于 250mL 碘量瓶中，加 70mL 新煮沸但已冷却的水，加 1g 碘化钾，振摇至完全溶解后，加 10mL 盐酸溶液，立即盖好瓶塞，摇匀。于暗处放置 5min 后，用硫代硫酸钠标准溶液滴定溶液至浅黄色，加 2mL 淀粉溶液，继续滴定至蓝色刚好褪去为终点。

硫代硫酸钠标准溶液的浓度按式（2-9）计算：

$$C=\frac{0.1000\times 20.00}{V} \tag{2-9}$$

式（2-9）中：C 为硫代硫酸钠标准溶液的浓度，mol/L；V 为滴定所耗硫代硫酸钠标准溶液的体积，mL。

（13）硫代硫酸钠标准溶液，$C(Na_2S_2O_3)\approx$0.01000mol/L：取 50.0mL 硫代硫酸钠标准贮备液置于 500mL 容量瓶中，用新煮沸但已冷却的水稀释至标线，摇匀。

（14）乙二胺四乙酸二钠盐（EDTA-2Na）溶液，ρ(EDTA-2Na)=0.50g/L：称取 0.25g 乙二胺四乙酸二钠盐（$C_{10}H_{14}N_2O_8Na_2\cdot 2H_2O$）溶于 500mL 新煮沸但已冷却的水中。临用时现配。

（15）亚硫酸钠溶液，$\rho(Na_2SO_3)$=1g/L：称取 0.2g 亚硫酸钠（Na_2SO_3），溶于 200mL EDTA-2Na 溶液中，缓缓摇匀以防充氧，使其溶解。放置 2 小时后标定。此溶液每毫升相当于 320～400μg 二氧化硫。使用前需标定，按下列步骤进行标定。

1）取 6 个 250mL 碘量瓶（A1、A2、A3、B1、B2、B3），在 A1、A2、A3 内各加入 2mL 乙二胺四乙酸二钠盐溶液，在 B1、B2、B3 内加入 25.00mL 亚硫酸钠溶液，分别加入 50.0mL 碘溶液和 1.00mL 冰醋酸，盖好瓶盖，摇匀。

2）立即吸取 2.00mL 亚硫酸钠溶液置入已装有 40～50mL 甲醛吸收液的 100mL 容量瓶中，并用甲醛吸收液稀释至刻度，摇匀。此溶液即为二氧化硫标准贮备溶液，在 4～5℃下冷藏，可稳定 6 个月。

3）A1、A2、A3、B1、B2、B3 等 6 个碘量瓶于暗处放置 5min 后，用硫代硫酸钠溶液滴定至浅黄色，加 5mL 淀粉指示剂，继续滴定至蓝色刚刚消失。平行滴定所用硫代硫酸钠溶液的体积之差应不大于 0.05mL。

二氧化硫标准贮备溶液的质量浓度根据式（2-10）计算：

$$C=\frac{C_2\times(V_0-V_1)\times 32.02}{25.00}\times 1000\times\frac{2.00}{100} \tag{2-10}$$

式（2-10）中：C 为二氧化硫标准贮备溶液的质量浓度，μg/mL；V_0 为空白滴定所用硫代硫酸钠溶液的体积，mL；V_1 为样品滴定所用硫代硫酸钠溶液的体积，mL；C_2 为硫代硫酸钠溶液的浓度，mol/L；1000 为体积换算系数；$\frac{2.00}{100}$ 为反应方程式换算系数。

（16）二氧化硫标准溶液，$\rho(SO_2)$=1.00μg/mL：用甲醛吸收液将二氧化硫标准贮备溶液稀释成每毫升含 1.0μg 二氧化硫的标准溶液。此溶液用于绘制标准曲线，在 4～5℃下冷藏，可稳定 1 个月。

（17）盐酸副玫瑰苯胺（PRA，即副品红或对品红）贮备液：ρ(PRA)=2.0g/L。

（18）盐酸副玫瑰苯胺溶液，$\rho(PRA)$=0.50g/L：吸取 25.00mL 盐酸副玫瑰苯胺贮备液于 100mL 容量瓶中，加 30mL 85%的浓磷酸，12mL 浓盐酸，用水稀释至标线，摇匀，放置过夜后使用。避光密封保存。

（19）盐酸-乙醇清洗液：由 3 份（1+4）盐酸和 1 份 95%乙醇混合配制而成，用于清洗比色管和比色皿。

【实验步骤】

1. 样品采集与保存

（1）短时间采样：采用内装 10mL 吸收液的多孔玻板吸收管，以 0.5L/min 的流量采气 45～60min。吸收液温度保持在 23～29℃。

（2）现场空白：将装有吸收液的采样管带到采样现场，除了不采气之外，其他环境条件与样品相同。

（3）样品采集：将采样器放置于采样点 24h 连续采样，进气口应连接符合要求的空气质量集中采样管路系统，以减少二氧化硫进入吸收瓶前的损失。

2. 标准系列溶液的配制　取 14 支 10mL 具塞比色管，分为 A、B 两组，每组 7 支，分别对应编号。A 组按表 2-5 配制标准系列溶液。

表 2-5　盐酸副玫瑰苯胺分光光度法测定空气中二氧化硫标准系列溶液的配制

试剂及含量	管号						
	0	1	2	3	4	5	6
SO_2 标液（mL）	0	0.50	1.00	2.00	5.00	8.00	10.00
吸收液（mL）	10.00	9.50	9.00	8.00	5.00	2.00	0
SO_2 含量（μg）	0	0.50	1.00	2.00	5.00	8.00	10.00

在 A 组各管中分别加入 0.5mL 氨磺酸钠溶液和 0.5mL 氢氧化钠溶液，混匀。在 B 组各管中分别加入 1.00mL PRA 溶液。将 A 组各管溶液迅速地全部倒入对应编号并盛有 PRA 溶液的 B 管中，立即加塞混匀后放入恒温水浴装置中显色。在波长 575nm 处，用 10mm 比色皿，以水为参比测量吸光度。以空白校正后各管的吸光度为纵坐标，以二氧化硫的含量（μg）为横坐标，用最小二乘法建立标准曲线的回归方程。显色温度与室温之差不应超过 3℃。根据季节和环境条件按表 2-6 选择合适的显色温度与显色时间。

表 2-6　显色温度与显色时间、稳定时间及试剂空白溶液吸光度的关系

显色条件	1	2	3	4	5
显色温度（℃）	10	15	20	25	30
显色时间（min）	40	25	20	15	5
稳定时间（min）	35	25	20	15	10
试剂空白溶液吸光度	0.030	0.035	0.040	0.050	0.060

3. 样品测定　样品溶液中如有浑浊物，则应离心分离除去。样品放置 20min，以使臭氧分解。将吸收管中的样品溶液移入 10mL 比色管中，用少量甲醛吸收液洗涤吸收管，洗液并入比色管中并稀释至标线。加入 0.5mL 氨磺酸钠溶液，混匀，放置 10min 以除去氮氧化物的干扰。步骤同标准曲线的绘制。

4. 计算　按照式（2-11）计算空气中二氧化硫的浓度：

$$C=\frac{(A-A_0-a)}{b\times V_s}\times\frac{V_t}{V_a} \tag{2-11}$$

式（2-11）中：C 为空气中二氧化硫浓度，mg/m^3；A 为样品溶液的吸光度；A_0 为试剂空白溶液的吸光度；b 为校准曲线的斜率，吸光度/μg；a 为校准曲线的截距；V_t 为样品溶液的总体积，mL；V_a 为测定时所取试样的体积，mL；V_s 为换算成标准状态下（101.325kPa，273K）的采样体积，L。

【注意事项】

1. 样品的采集、运输和保存过程中应避光。采样时吸收液的温度应保持在 23～29℃，样品溶液应尽可能在 5℃下贮存和运输，否则采样效率会降低。

2. 采样后吸收液如浑浊，则应离心分离后，取澄清液测定，否则应重新采样。

3. 显色温度、显色时间的选择及操作时间的掌握是本实验成败的关键，应根据实验室条件、不同季节的室温选择适当的显色温度和时间，并在颜色稳定时间内测定吸光度，以免测定结果偏低。

4. 显色反应需要在酸性溶液中进行，显色剂的加入方式对吸光度影响很大，一定按照操作步骤进行，将样品管和标准系列管倒入事先装有 PRA 溶液的比色管中进行显色反应。

5. 显色剂的浓度和用量对显色效果有影响，如空白管底色深，可降低 PRA 溶液的浓度。PRA 溶液中的盐酸用量对显色效果亦有影响，盐酸过多，标准系列显色浅，过少则空白管显色深。一般盐酸浓度以 25g/L 为宜。

6. 甲醛浓度对显色有影响。甲醛溶液浓度过高，空白值增加，浓度过低，显色时间延长，选用 0.2%甲醛溶液较为合适。配制甲醛溶液时，可直接用 36%～38%甲醛的上层清液加蒸馏水稀释，不需要标定。

7. 本实验主要干扰物为氮氧化物、臭氧和锰、铜、铬等离子，加入氨基磺酸可消除氮氧化物的干扰；采样后放置一段时间，可使臭氧分解；加入 EDTA-2Na 可消除或减少某些重金属离子的干扰。

8. 六价铬能使化合物的紫红色褪去，使测定结果偏低，故应避免用铬酸洗液洗涤玻璃仪器。

9. 盐酸副玫瑰苯胺不易溶于水，应先研细后再用盐酸溶解。配制的溶液应放置 3d，达到稳定状态后使用。

10. 用过的比色皿及比色管应及时用稀酸洗涤，否则红色很难洗净。

11. 分光光度法进行比色测试时，由低浓度到高浓度测定。

12. 计算结果保留到小数点后三位。

【思考题】

1. 测定大气中二氧化硫浓度有何卫生学意义？

2. 本实验中加入氨基磺酸的作用是什么？

（史雪敏）

实验五　空气中甲醛含量测定

国际癌症研究机构（IARC）将甲醛列为第一类致癌物，其作为重要的有机化合物在工业生产、日常生活中发挥重要作用，同时也对人类健康造成危害。《室内空气质量标准》（GB/T 18883—2022）中规定，甲醛的 1 小时平均浓度应≤0.08mg/m^3，2019 年颁布的《工作场所有害因素职业接触限值　第 1 部分：化学有害因素》（GBZ 2.1—2019）中规定，在作业场所空气中甲醛的最高容许浓度为 0.5mg/m^3。水质检验推荐使用乙酰丙酮分光光度法《水质　甲醛的测定　乙酰丙酮分光光度法》（HJ601-2011）检测甲醛含量，《室内空气质量标准》中推荐使用 AHMT 分光光度法、酚试剂分光光度法及高效液相色谱法检测甲醛含量，《工作场所空气有毒物质测定——第 99 部分：甲醛、乙醛和丁醛》（GBZ/T 300.99-2017）规定，使用酚试剂分光光度法检测工作场所甲醛合量。

【实验目的】　①掌握 AHMT 分光光度法、酚试剂分光光度法测定空气中甲醛的原理。②熟悉空气中甲醛的采样方法、评价标准。

一、AHMT 分光光度法测定空气中甲醛

【实验原理】 空气中甲醛与 4-氨基-3-联氨-5-巯基-1,2,4-三氮杂茂（AHMT）在碱性条件下缩合，然后经高碘酸钾氧化成 6-巯基-5-三氮杂茂（4,3-b）-*S*-四氮杂苯紫红色化合物，其颜色深浅与甲醛含量成正比，该物质在 550nm 处有最大吸光，根据吸光度值可计算出空气中甲醛的含量。

【材料、器材和试剂】

1. 器材 气泡吸收管；空气采样器；10mL 具塞比色管；分光光度计；1cm 比色皿等。

2. 试剂

（1）吸收液：称取 1g 三乙醇胺，0.25g 偏重亚硫酸钠和 0.25g 乙二胺四乙酸二钠溶于水中并稀释至 1000mL。

（2）0.5% AHMT 溶液：称取 0.25g AHMT 溶于 0.5mol/L 盐酸中，稀释至 50mL，此试剂置于棕色瓶中，可保存半年。

（3）5mol/L 氢氧化钾溶液：称取 28.0g 氢氧化钾溶于 100mL 水中。

（4）1.5%高碘酸钾溶液：称取 1.5g 高碘酸钾溶于 0.2mol/L 氢氧化钾溶液中，并稀释至 100mL，于水浴上加热溶解，备用。

（5）甲醛标准贮备液：取 2.8mL 甲醛溶液（含量为 36%～38%），用水稀释至 1L，此溶液需要标定，溶液标定后，为甲醛标准贮备液，置棕色瓶中常温放置可稳定 3 个月。

（6）甲醛溶液的标定

1）试剂

a. 碘溶液（0.050mol/L）：12.7g 升华碘和 30g 碘化钾溶于水并稀释至 1L。

b. 氢氧化钠溶液（1mol/L）。

c. 硫酸溶液（0.5mol/L）。

d. 硫代硫酸钠溶液（0.1000mol/L）。

e. 淀粉溶液（10g/L）。

2）滴定：取 20.0mL 甲醛标准贮备液于 250mL 碘量瓶中，加入 20.0mL 碘溶液和 15mL 氢氧化钠溶液，放置 15min。加入 20mL 硫酸溶液，再放置 15min；用硫代硫酸钠溶液滴定至溶液呈淡黄色时，加入 1mL 淀粉溶液，继续滴定至无色。同时滴定一个试剂空白（水）。

3）计算：用式（2-12）计算甲醛浓度：

$$\text{甲醛浓度(mg/mL)} = \frac{1.5(V_1 - V_2)}{20} \tag{2-12}$$

式（2-12）中：V_1 为滴定试剂空白用去的硫代硫酸钠溶液的体积，mL；V_2 为滴定甲醛溶液用去的硫代硫酸钠溶液的体积，mL；1.5 为 1mL 碘溶液相当于甲醛的量，mg。

（7）甲醛标准溶液（1.0μg/mL）：将甲醛标准贮备液稀释至 10μg/mL，取 10mL 于 100mL 容量瓶中，使用吸收液定容至 100mL，放置 30min 后用于配制标准系列管。

【实验步骤】

1. 样品采集、运输和保存

（1）采样点布设：根据现场情况制订采样方案，合理布点。

（2）样品采集：用一个内装 5mL 吸收液的气泡吸收管，以 1.0L/min 流量，采气 20L，记录采样时的温度和大气压力。

（3）样品空白：在采样点，打开装有 5mL 吸收液的气泡吸收管的进出气口，并立即封闭，然后同样品一起运输、保存和测定。

2. 样品处理 使用吸收液将采样管内液体补至 5mL，准确吸取 2mL 于具塞比色管中，供测定。

3. 标准曲线的绘制　取 5 支具塞比色管，如表 2-7 所示，分别加入 0～2.00mL 甲醛标准溶液，加吸收液至 2.00mL，配成 0～2.00μg 含量范围的甲醛标准系列。各管加入 1.00mL 的 5mol/L 氢氧化钾溶液，1.00mL 的 0.5% AHMT 溶液，盖上管塞，轻轻颠倒混匀 3 次，放置 20min。加入 0.30mL 的 1.5%高碘酸钾溶液，充分振摇，放置 5min。在波长 550nm 下，以水作参比，测定各管吸光度。以测得的吸光度（减去试剂空白）对相应的甲醛含量（μg）绘制标准曲线或计算回归方程。

表 2-7　甲醛标准曲线系列配制

试剂及含量	编号				
	1	2	3	4	5
甲醛标准溶液（mL）	0.00	0.50	1.00	1.50	2.00
吸收液（mL）	2.00	1.50	1.00	0.50	0
甲醛含量（μg）	0.00	0.50	1.00	1.50	2.00

4. 样品测定　用测定标准系列的操作条件测定样品溶液和样品空白溶液，测得的吸光度值（减去试剂空白）由标准曲线或回归方程得出样品溶液中甲醛的含量（μg）。若样品溶液中甲醛浓度超过测定范围，用吸收液稀释后测定，计算时乘以稀释倍数。

5. 计算　根据式（2-13）计算空气中甲醛的浓度：

$$C = \frac{(OD - OD_0)}{kV_0} \times \frac{V_1}{V_2} \qquad (2\text{-}13)$$

式中：C 为空气中甲醛的浓度，mg/m^3；OD 为样品溶液的吸光度；OD_0 为试剂空白溶液的吸光度；k 为回归方程的斜率（μg/吸光度值）；V_0 为标准采样体积，L；V_1 为采样时吸收液体积，mL；V_2 为分析时取的样品体积，mL。

【注意事项】　①本法检测过程中，其他醛（如乙醛、丙醛）、醇（如甲醇、乙醇）、酸酯（如乙酸乙酯）、二氧化氮、二氧化硫等，对测定均无干扰；同时其检测灵敏度较高，最低检出限为 $0.01mg/m^3$。②每批次样品不少于 2 个样品空白。

二、酚试剂分光光度法测定空气中的甲醛

【实验原理】　以酚试剂（3-甲基-2-苯并噻唑腙盐酸盐）的水溶液作为吸收液，气泡吸收管采集空气中的甲醛，甲醛与酚试剂反应生成吖嗪，在酸性溶液中，吖嗪被铁离子氧化生成蓝色化合物，该化合物在 645nm 波长下具有最大吸光度，使用分光光度计测量蓝色化合物，并进行定量。

【材料、器材和试剂】

1. 器材　气泡吸收管；空气采样器；10mL 具塞比色管；分光光度计；1cm 比色皿等。

2. 试剂

（1）酚试剂溶液（1g/L）：称取 0.10g 酚试剂，加水稀释至 100mL，置棕色瓶中，于冰箱内保存。此液无色透明，放置后，会逐渐产生红色，并加深。可放置约 3 个月（呈淡红色）；较长时间放置则出现细小棕红色沉淀，过滤后仍可使用，但吸光度本底值升高。

（2）吸收液：用水稀释 5mL 酚试剂溶液至 100mL。

（3）盐酸溶液（0.1mol/L）：0.84mL 浓盐酸稀释至 100mL。

（4）硫酸铁铵溶液（10g/L）：1g 硫酸铁铵[$NH_4Fe(SO_4)_2 \cdot 12H_2O$]溶于 0.1mol/L 盐酸溶液中，并稀释至 100mL。置棕色瓶中，在冰箱内可保存约 6 个月。

（5）甲醛标准贮备液：2.8mL 甲醛溶液（含量为 36%～38%）用水稀释至 1L（1mL 此溶液约含 1mg 甲醛）。此溶液需要标定（同 AHMT 分光光度法测定空气中甲醛的标定方法），溶液标定后，为甲醛标准贮备液，置棕色瓶中常温放置可稳定 3 个月。

（6）甲醛标准溶液（1.0μg/mL）：将甲醛标准贮备液稀释至10μg/mL，取10mL于100mL容量瓶中，加入5mL酚试剂溶液，再用水定容至100mL，放置30min后用于配制标准系列管。此溶液可稳定24h。

【实验步骤】

1. 样品采集、运输和保存

（1）根据现场情况制订采样方案，合理布点。

（2）短时间采样：在采样点，用装有5mL吸收液的气泡吸收管，以200mL/min流量采集≤15min空气样品。采样后，立即封闭吸收管的进出气口，置清洁容器内运输和保存。样品在室温下可保存24h，4℃冰箱内可保存3d。

（3）样品空白：在采样点，打开装有5mL吸收液的气泡吸收管的进出气口，并立即封闭，然后同样品一起运输、保存和测定。

2. 样品处理 用吸收管中的样品溶液洗涤进气管内壁3次后，取1.0mL样品溶液，置具塞刻度比色管中，加入4.0mL吸收液，摇匀，供测定。

3. 标准曲线的绘制 取6支具塞比色管，如表2-8所示，分别加入0.0～1.50mL甲醛标准溶液，加吸收液至5.0mL，配成0.0～1.50μg含量范围的甲醛标准系列。加入0.4mL硫酸铁铵溶液，摇匀；放置15min（气温较低时适当延长反应时间，如15℃时反应30min）。用分光光度计在645nm波长下，以水作参比，分别测定标准系列各浓度的吸光度。以测得的吸光度（减去试剂空白）对相应的甲醛含量（μg）绘制标准曲线或计算回归方程，其相关系数应≥0.999。

表2-8 甲醛标准曲线系列配制

试剂与含量	测试编号					
	1	2	3	4	5	6
甲醛标准溶液（mL）	0.00	0.25	0.50	1.00	1.25	1.50
吸收液（mL）	5.00	4.75	4.50	4.00	3.75	3.50
硫酸铁铵溶液（mL）	0.40	0.40	0.40	0.40	0.40	0.40
甲醛含量（μg）	0.00	0.25	0.50	1.00	1.25	1.50

4. 样品测定 用测定标准系列的操作条件测定样品溶液和样品空白溶液，测得的吸光度值（减去试剂空白）由标准曲线或回归方程得样品溶液中甲醛的含量（μg）。若样品溶液中甲醛浓度超过测定范围，用吸收液稀释后测定，计算时乘以稀释倍数。

5. 计算 根据式（2-14）计算空气中甲醛的浓度：

$$C = \frac{5M}{V_0} \tag{2-14}$$

式（2-14）中：C为空气中甲醛的浓度，mg/m^3；5为样品溶液的体积，mL；M为测得1.0mL样品溶液中甲醛的含量（减去样品空白），μg；V_0为标准采样体积，L。

【注意事项】 ①本法的定量下限为0.04μg，定量测定范围为0.04～1.5μg；以采集3L空气样品计，最低定量浓度为0.07mg/m^3；相对标准偏差为1.4%～7.8%，采样效率为94%～96%。生成的颜色可稳定4h。本法不是特异反应，其他脂肪醛也有甲醛类似的反应，但碳链越长，灵敏度越低。当甲醛含量为1.5μg时，2500μg酚、1000μg甲醇或乙醇不干扰测定。②每批次样品不少于2个样品空白。

【思考题】 使用上述两种方法测定空气中甲醛含量，有哪些异同点，如何根据实际情况选择合适的测定方法？

（赵宇航）

实验六 生产环境中总尘浓度、分散度、游离二氧化硅含量测定

生产环境中粉尘，又称生产性粉尘，是指在生产活动中产生的，并能长时间漂浮在生产环境中的固体颗粒物，它是污染作业环境，损害劳动者健康的重要职业有害因素。长期暴露于生产性粉尘中，可导致尘肺等疾病发生，控制生产环境中的粉尘能够有效降低作业人员健康损害，提升职业生命质量。《工作场所有害因素职业接触限值 第 1 部分：化学有害因素》（GBZ 2.1—2019）中，对白云石粉尘、玻璃钢粉尘、大理石粉尘、电焊烟尘、谷物粉尘等 49 种粉尘的时间加权最高容许浓度做了详细规定，这里我们对生产环境中总尘浓度、分散度、游离二氧化硅含量的测定方法进行阐述。

一、生产环境中总尘浓度的测定

【实验目的】 ①掌握生产环境中总尘浓度测定原理。②熟悉粉尘采样器的操作程序，为生产环境卫生评价提供依据。

【实验原理】 用已知质量的滤膜采集空气中粉尘，由滤膜的增量和采气量计算出空气中总粉尘的浓度。

【器材】

1. 滤膜 过氯乙烯滤膜或其他测尘滤膜。空气中粉尘浓度＜50mg/m^{3}时，用直径 37mm 或 40mm 的滤膜；粉尘浓度＞50mg/m^{3}时，用直径 75mm 的滤膜。

2. 粉尘采样器 包括采样夹和采样器两部分，性能和技术指标须符合规定。

（1）粉尘采样夹：可安装直径 40mm 和 75mm 的滤膜，用于定点采样。

（2）小型塑料采样夹：可安装直径≤37mm 的滤膜，用于个体采样。

（3）采样器：需要防爆的工作场所应使用防爆型采样器。用于个体采样时，流量范围为 1～5L/min；用于定点采样时，流量范围为 5～80L/min。用于长时间采样时，连续运转时间应≥8h。

3. 分析天平 感量 0.1mg 或 0.01mg。

4. 干燥器 内装变色硅胶。

5. 除静电器。

【实验步骤】

1. 样品的采集

（1）滤膜的准备：①干燥。称量前，将滤膜置于干燥器内 2h 以上。②称量。用镊子取下滤膜的衬纸，将滤膜通过除静电器，除去滤膜的静电，在分析天平上准确称量，记录滤膜的质量 m_1。在衬纸上和记录表上记录滤膜的质量和编号。③安装。称重后，将滤膜毛面朝进气方向，平整放置于采样夹上，不能有裂隙或褶皱。用直径 75mm 的滤膜时做成漏斗状装入采样夹。

（2）采样：不同作业现场的采样点数量、位置有所差别，需要按照 GBZ 159—2019《工作场所空气中有害物质监测的采样规范》执行，根据实际情况采用短时间或长时间的定点采样方法，或者使用个体采样。

1）定点采样：根据粉尘检测的目的和要求，可以采用短时间采样或长时间采样。

a. 短时间采样：在采样点，将装好滤膜的粉尘采样夹，在呼吸带高度以 15～40L/min 流量采集 15min 空气样品。

b. 长时间采样：在采样点，将装好滤膜的粉尘采样夹，在呼吸带高度以 1～5L/min 流量开始采样，根据现场粉尘浓度和采样器的性能设定 1～8h 采样时间。

2）个体采样：个体采样使用小型个体采样设备随身佩戴采集。采样时将装好滤膜的小型塑料采样夹佩戴于采样人员的前胸上部，进气口尽量接近呼吸带，以1～5L/min流量采集1～8h样品。

3）滤膜上总粉尘的增量（Δm）要求：滤膜上总粉尘的增量要求与使用的分析天平感量和滤膜直径有关，增量过小可能造成分析天平称量不准确，增量过大则可能造成滤膜吸附过载，粉尘脱落，获得的现场粉尘数据都不准确，采样过程中，如果有过载可能，应及时更换采样夹。表2-9规定了不同感量和滤膜直径的增量要求，操作时应遵照执行。

表 2-9　滤膜总粉尘增量要求

分析天平感量	滤膜直径（mm）	Δm的要求（mg）
0.1mg	≤37	$1\leq\Delta m\leq5$
	40	$1\leq\Delta m\leq10$
	75	$\Delta m\geq1$，最大增量不限
0.01mg	≤37	$0.1\leq\Delta m\leq5$
	40	$0.1\leq\Delta m\leq10$
	75	$\Delta m\geq1$，最大增量不限

2. 样品的运输和保存　采样后，取出滤膜，将滤膜的接尘面向内对折两次，置于清洁容器内运输和保存，避免粉尘脱落或污染。

3. 样品的称量　称量前，将采样后的滤膜置于干燥器内2h以上，除静电后，在分析天平上准确称量，记录吸附粉尘后的滤膜质量 m_2。注意分析天平应是采样前滤膜称重的天平，避免更换仪器产生误差。

4. 结果计算　按照式（2-15）计算空气中总粉尘的浓度。

$$c=\frac{m_2-m_1}{V\cdot t}\times1000 \tag{2-15}$$

式（2-15）中：c为空气中总粉尘的浓度值，mg/m³；m_2为采样后的滤膜质量，mg；m_1为采样前的滤膜质量，mg；V为采样流量，L/min；t为采样时间，min；1000为单位换算系数。

【注意事项】　本法最低检出浓度为0.2mg/m³（以0.01mg感量天平，500L空气样品计）。

二、生产环境中粉尘分散度的测定（滤膜溶解涂片法）

【实验目的】　①掌握生产环境中粉尘分散度测定原理。②熟悉粉尘采样器的操作程序，为作业场所卫生评价提供依据。

【实验原理】　将采集有粉尘的过氯乙烯滤膜溶于有机溶剂中，形成粉尘颗粒的混悬液，制成标本，在显微镜下测量和计数粉尘的大小及数量，计算不同大小粉尘颗粒的百分比。

【材料、器材和试剂】

1. 仪器与器皿　烧杯（25mL）；载玻片（75mm×25mm×1mm）；显微镜；目镜测微尺；物镜测微尺等。

物镜测微尺是一种标准尺，与载玻片类似，在中间区域有总长度为1mm的刻度，分为100等分刻度，每一分度值为0.01mm，即10μm（图2-5）。

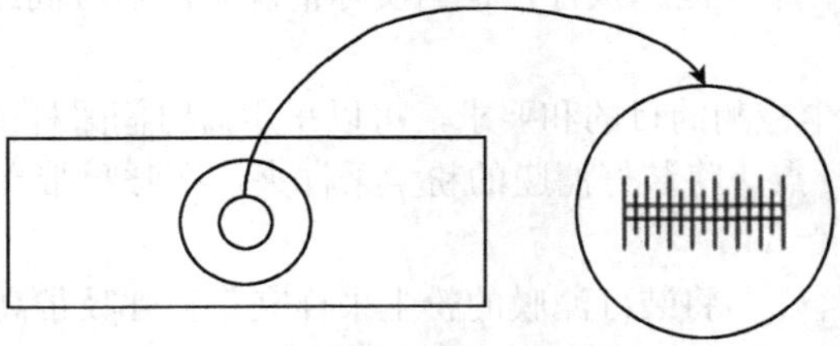

图 2-5　物镜测微尺示意图

2. 试剂　乙酸丁酯（分析纯）。

【实验步骤】

1. 将采集有粉尘的过氯乙烯滤膜放入烧杯中，用吸管加入 1～2mL 乙酸丁酯，用玻璃棒充分搅拌，制成均匀的粉尘混悬液。立即用滴管吸取 1 滴，滴于载玻片上；用另一载玻片成 45°角推片，待乙酸丁酯自然挥发，制成粉尘标本，注明样品标识。

2. 目镜测微尺的标定　将待标定目镜测微尺放入目镜筒内，物镜测微尺置于载物台上，先在低倍镜下找到物镜测微尺的刻度线，移至视野中央，然后换成 400～600 放大倍率，调至刻度线清晰，移动载物台，使物镜测微尺的任一刻度与目镜测微尺的任一刻度相重合（图 2-6）。然后找出两种测微尺另外一条重合的刻度线，分别数出两种测微尺重合部分的刻度数，按照式（2-16）计算出目镜测微尺刻度的间距。

$$D=\frac{a}{b}\times 10 \tag{2-16}$$

式（2-16）中：D 为目镜测微尺刻度的间距数值；a 为物镜测微尺刻度数；b 为目镜测微尺刻度数；10 为物镜测微尺每刻度间距数值（μm）。

3. 分散度的测定　取下物镜测微尺，将粉尘标本放在载物台上，先用低倍镜找到粉尘颗粒，然后在标定目镜测微尺所用的放大倍率下观察，用目镜测微尺随机测定每个粉尘颗粒的大小，遇长径测长径，遇短径测短径。至少测量 200 个粉尘颗粒（图 2-7），按照表 2-10 分组记录，算出百分比。

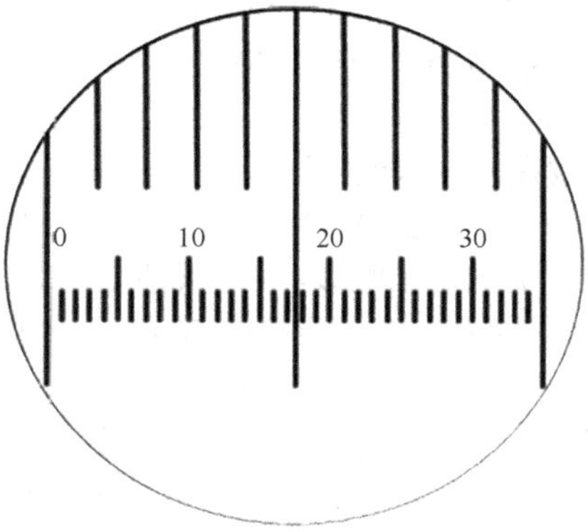

图 2-6　目镜测微尺的标定

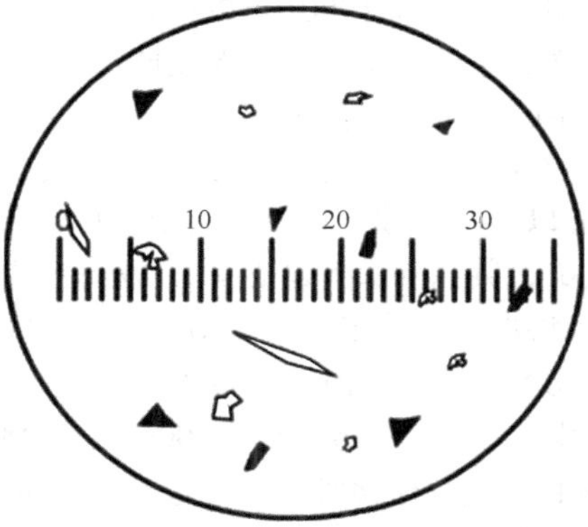

图 2-7　粉尘颗粒分散度测定

表 2-10　粉尘分散度测量记录表

记录	粒径大小（μm）			
	<2	2～	5～	≥10
尘粒个数				
百分比（%）				

【注意事项】　①如果粉尘悬浊液浓度过大，影响镜下观察，可在悬浊液中再加入乙酸丁酯稀释，重新制备标本。②本法不能测定可溶于乙酸丁酯的粉尘和纤维状粉尘。③制备好的悬浊液应妥善放置，避免外来粉尘污染。

三、焦磷酸法测定粉尘中游离二氧化硅含量

【实验目的】　①掌握焦磷酸法测定粉尘中游离二氧化硅含量的测定原理。②熟悉焦磷酸法测定粉尘中游离二氧化硅含量的测定方法。

【实验原理】　粉尘中的硅酸盐及金属氧化物能溶于 245～250℃的焦磷酸中，游离二氧化硅

几乎不溶，从而实现分离。称量分离出的游离二氧化硅，计算其在粉尘中的百分含量。

【材料、器材和试剂】

1. 仪器设备 粉尘采样器；恒温干燥箱；干燥器；分析天平（感量为 0.1mg）；可调电炉；马弗炉；温度计（0～360℃）；锥形瓶（25mL）；带盖瓷坩埚或铂坩埚（25mm）；玛瑙研钵；慢速定量滤纸；坩埚钳或铂尖坩埚钳；玻璃漏斗；漏斗架等。

2. 试剂

（1）焦磷酸：将 85%的磷酸加热到沸腾，至 250℃不冒泡为止，放冷，贮存于试剂瓶中。

（2）氢氟酸：40%。

（3）硝酸铵：结晶。

（4）盐酸溶液：0.1mol/L。

【实验步骤】

1. 样品采集 根据作业现场情况设置采样点、采样时间。本法需要的粉尘样品量一般应大于 0.1g，可用直径 75mm 滤膜大流量采集空气中的粉尘，也可在采样点采集呼吸带高度的新鲜沉降尘，并记录采样方法和样品来源。

2. 游离二氧化硅含量的测定

（1）将采集的粉尘样品放在 105℃±3℃的烘箱内干燥 2h，稍冷，贮于干燥器中备用。如果粉尘粒子较大，需用玛瑙研钵研磨至手捻有滑感为止。

（2）准确称取 0.1000～0.2000g 粉尘样品，记作 m，置于 25mL 锥形瓶中，加入 15mL 焦磷酸摇动，使样品全部湿润。将锥形瓶放在可调电炉上，迅速加热到 245～250℃，同时用带有温度计的玻璃棒不断搅拌，保持 15min。

（3）若粉尘样品含有煤、其他碳素及有机物，应放在瓷坩埚或铂坩埚中，在 800～900℃下灰化 30min 以上，使碳及有机物完全灰化。冷却后将残渣用焦磷酸洗入锥形瓶。若粉尘中含有硫化物（黄铁矿、黄铜矿、辉铜矿等），需在粉尘中加入数毫克结晶硝酸铵，再按照步骤（2）处理。

（4）将加热后的锥形瓶冷却至 40～50℃，加入 50～80℃蒸馏水至 40～50mL，一边加蒸馏水一边搅拌均匀。将瓶中内容物转入烧杯，并使用热蒸馏水漂洗温度计、玻璃棒、锥形瓶，洗液一同导入烧杯中，加蒸馏水至 150～200mL。煮沸后稍静置，使用慢速定量滤纸过滤。全部过滤后，使用 0.1mol/L 盐酸洗涤烧杯，一并过滤，并将滤纸上的沉渣冲洗 3～5 次，再用热的蒸馏水洗至无酸性为止（使用 pH 试纸检测为中性）。如果使用铂坩埚，需清洗至无磷酸根反应后，再洗 3 次。上述步骤应在当日完成。

（5）将滤纸折叠，放入已恒重（m_1）的瓷坩埚中，在电炉上干燥、炭化；炭化时要加盖留一小缝。然后放入马弗炉中，800～900℃灰化 30min，冷却后放入干燥器中 1h，相同分析天平上恒重（m_2），并记录。

3. 结果计算 粉尘中游离二氧化硅含量按照式（2-17）计算。

$$w = \frac{m_2 - m_1}{m} \times 100 \qquad (2\text{-}17)$$

式（2-17）中：w 为粉尘中游离二氧化硅含量，%；m_1 为坩埚质量，g；m_2 为坩埚加游离二氧化硅质量，g；m 为粉尘样品质量，g。

4. 难溶物质的处理 若粉尘中含有焦磷酸难溶的物质时，如碳化硅、绿柱石、电气石、黄玉等，需用氢氟酸在铂坩埚中处理。方法如下：将带有沉渣的滤纸放入铂坩埚内、如步骤（4）、（5）灼烧至恒重（m_2），然后加入数滴 9mol/L 硫酸溶液，使沉渣全部湿润。在通风柜内加入 5～10mL 40%氢氟酸，稍加热，使沉渣中游离二氧化硅溶解，继续加热至不冒白烟为止（要防止沸腾）。再于 900℃下灼烧，称至恒重（m_3）。氢氟酸处理后粉尘中游离二氧化硅含量根据式（2-18）进行计算：

$$w = \frac{m_2 - m_3}{m} \times 100 \quad (2\text{-}18)$$

式（2-18）中：w 为粉尘中游离二氧化硅含量，%；m_2 为坩埚加游离二氧化硅和焦磷酸难溶物质质量，g；m_3 为氢氟酸处理后坩埚加焦磷酸难溶物质质量，g；m 为粉尘样品质量，g。

【注意事项】

1. 焦磷酸溶解粉尘时，温度不得超过 250℃，否则容易形成胶状物。

2. 酸与水混合时应缓慢并充分搅拌，避免形成胶状物。

3. 样品中含有碳酸盐时，遇酸产生气泡，故宜缓慢加热，以免样品溅失。

4. 用氢氟酸处理时，必须在通风柜内操作，注意防止污染皮肤和吸入氢氟酸。

5. 用铂坩埚处理样品，过滤沉渣必须洗至无磷酸根反应，否则会损坏铂坩埚。磷酸根检验方法如下：

原理：磷酸和钼酸铵在 pH 4.1 时，可与抗坏血酸反应生成蓝色产物。

试剂：①乙酸盐缓冲液（pH 4.1）：0.025mol/L 乙酸钠溶液与 0.1mol/L 乙酸溶液等体积混合；②1%抗坏血酸溶液（4℃保存）；③钼酸铵溶液：取 2.5g 钼酸铵，溶于 100mL 0.025mol/L 硫酸溶液中；用试剂①分别将试剂②和③稀释 10 倍（现用现配）。

检验方法：取 1mL 过滤液加上述稀释试剂各 4.5mL 混匀，放置 20min，若有磷酸根离子，溶液变蓝色。

（赵宇航）

第三章　水质理化检验

实验一　水中氨氮、亚硝酸盐氮和硝酸盐氮的测定

水中氨氮是天然水被人畜粪便的含氮有机物污染后，在有氧的条件下经微生物分解形成的最初产物，亚硝酸盐氮是氨硝化过程的中间产物，硝酸盐氮是含氮有机物氧化分解的最终产物。水中氨氮、亚硝酸盐氮和硝酸盐氮含量变化可综合反映水质的污染情况。我国《地表水环境质量标准》（GB3838—2002）规定，五类水域中（Ⅰ类、Ⅱ类、Ⅲ类、Ⅳ类、Ⅴ类）氨氮含量分别不得高于0.15mg/L、0.5mg/L、1.0mg/L、1.5mg/L、2.0mg/L。集中式生活饮用水地表水源地补充项目中硝酸盐氮含量不得超过10mg/L。

【实验目的】　①掌握纳氏试剂分光光度法测定水中氨氮的原理；掌握*N*-（1-萘基）-乙二胺分光光度法测定水中亚硝酸盐氮的原理。②熟悉水中氨氮、亚硝酸盐氮和硝酸盐氮的测定方法和相关卫生标准。③了解水中氨氮、亚硝酸盐氮和硝酸盐氮测定的卫生学意义。

一、纳氏试剂分光光度法测定水中氨氮

【实验原理】　以游离态的氨或铵离子等形式存在的氨氮与纳氏试剂在强碱性介质中反应生成红棕色络合物，该络合物的吸光度与氨氮含量成正比，于波长420nm处测量吸光度。

【材料、器材和试剂】

1. 器材　50mL具塞比色管；分光光度计等。

2. 试剂　除非另有说明，否则分析时所用试剂均使用符合国家标准的分析纯化学试剂。配制试剂用水均应为无氨水。

（1）纳氏试剂：可选择下列方法之一进行制备。

1）二氯化汞-碘化钾-氢氧化钾（$HgCl_2$-KI-KOH）溶液：称取15.0g氢氧化钾（KOH），溶于50mL水中，冷却至室温；称取5.0g碘化钾（KI），溶于10mL水中，在搅拌下，将2.50g二氯化汞（$HgCl_2$）粉末分多次加入碘化钾溶液中，直到溶液呈深黄色或出现淡红色沉淀溶解缓慢时，充分搅拌混合，并改为滴加二氯化汞饱和溶液，当出现少量朱红色沉淀不再溶解时，停止滴加；在搅拌下，将冷却的氢氧化钾溶液缓慢地加入到上述二氯化汞和碘化钾的混合液中，并稀释至100mL，于暗处静置24h，倾出上清液，贮于聚乙烯瓶内，用橡皮塞或聚乙烯盖子盖紧，存放于暗处，可稳定1个月。

2）碘化汞-碘化钾-氢氧化钠（HgI_2-KI-NaOH）溶液：称取16.0g氢氧化钠（NaOH），溶于50mL水中，冷却至室温。称取7.0g碘化钾（KI）和10.0g碘化汞（HgI_2），溶于水中，然后将此溶液在搅拌下缓慢加入到上述50mL氢氧化钠溶液中，用水稀释至100mL。贮于聚乙烯瓶内，用橡皮塞或聚乙烯盖子盖紧，于暗处存放，有效期1年。

（2）酒石酸钾钠溶液：称取50g酒石酸钾钠（$KNaC_4H_4O_6\cdot 4H_2O$）溶于100mL水中，加热煮沸以驱除氨，充分冷却后稀释至100mL。

（3）氨氮标准贮备溶液：称取3.8190g氯化铵（NH_4Cl，优级纯），在100～105℃下干燥2h，溶于水中，移入1000mL容量瓶中，稀释至标线，可在2～5℃下保存1个月。

（4）氨氮标准工作溶液：吸取5.00mL氨氮标准贮备溶液于500mL容量瓶中，稀释至刻度。临用前配制。

【实验步骤】

1. 标准系列溶液的配制和测定　在 8 个 50mL 比色管中，分别加入 0.00mL、0.50mL、1.00mL、2.00mL、4.00mL、6.00mL、8.00mL 和 10.00mL 氨氮标准工作溶液，其所对应的氨氮含量分别为 0.0μg、5.0μg、10.0μg、20.0μg、40.0μg、60.0μg、80.0μg 和 100μg，加水至标线。加入 1.0mL 酒石酸钾钠溶液，摇匀，再加入纳氏试剂 1.5mL 或 1.0mL，摇匀。放置 10min 后，在波长 420nm 下，用 20mm 或 10mm 比色皿，以水作参比，测量吸光度。以空白校正后的吸光度为纵坐标，以其对应的氨氮含量（μg）为横坐标，绘制校准曲线。

2. 水样的测定　取 50mL 澄清水样或经预处理的水样（如氨氮大于 0.1mg，则取适量水样加纯水至 50mL）于 50mL 比色管中。向水样管中加入 1.0mL 酒石酸钾钠溶液，混匀，加 1.5mL 纳氏试剂，混匀。放置 10min 后，同校准曲线步骤测量吸光度。同时以无氨水代替水样，做全程序空白测定。

3. 计算　由水样测得的吸光度减去空白试验的吸光度，从校准曲线上查得氨氮含量（mg）。

$$c=\frac{m}{V}\times 1000 \tag{3-1}$$

式（3-1）中：c 为水样中氨氮的含量，mg/L；m 为由校准曲线查得的氨氮含量，mg；V 为水样体积，mL；1000 为体积换算系数。

【注意事项】

1. 试剂空白的吸光度应不超过 0.030（10mm 比色皿）。

2. 水样中加入酒石酸钾钠是为掩蔽水样中常见钙、镁、铁等离子，否则在碱性条件下易生成碳酸盐及氢氧化物沉淀，干扰比色。

3. 水样中含有余氯能与氨结合生成氯胺，使结果偏低，如水样含有余氯应预先加入硫代硫酸钠用以脱氯。水样中的悬浮物可用硫酸锌和氢氧化钠混凝沉淀去除。

4. 为了保证纳氏试剂有良好的显色能力，配制时务必控制 $HgCl_2$ 的加入量，至微量 HgI_2 红色沉淀不再溶解时为止。配制 100mL 纳氏试剂所需 $HgCl_2$ 与 KI 按摩尔比 1∶2 配制，实际操作中需通过沉淀完全溶解控制终点，其用量之比约为 2.3∶5。在配制时为了加快反应速度、节省配制时间，可低温加热进行，防止 HgI_2 红色沉淀的提前出现。

5. 滤纸中含有一定量的可溶性铵盐，定量滤纸中含量高于定性滤纸，建议采用定性滤纸过滤，过滤无氨水少量多次淋洗（一般为 100mL），可减少或避免滤纸引入的测量误差。

二、*N*-（1-萘基）-乙二胺分光光度法测定水中亚硝酸盐氮

【实验原理】　在磷酸介质中，pH 为 1.8 时，水中亚硝酸根离子能够与对氨基苯磺酰胺生成重氮盐，再与 *N*-（1-萘基）-乙二胺二盐酸盐偶联生成红色染料。在 540nm 波长处测定吸光度。如果使用光程长为 10mm 的比色皿，亚硝酸盐氮的浓度在 0.2mg/L 以内符合比尔定律。

【材料、器材和试剂】

1. 器材　50mL 具塞比色管；分光光度计等。

2. 试剂　在测定过程中，除非另有说明，均使用符合国家标准或专业标准的分析纯试剂，实验用水均为无亚硝酸盐的二次蒸馏水。

（1）无亚硝酸盐的水：于 1L 蒸馏水中加入少许高锰酸钾晶体，使溶液呈红色，再加氢氧化钡（或氢氧化钙）结晶使溶液呈碱性。置玻璃硬质蒸馏器中蒸馏，弃去 50mL 初馏液，收集中间约 700mL 不含锰盐的馏出液，待用。亦可于每升蒸馏水中加 1mL 浓硫酸和 0.2mL 硫酸锰溶液（每 100mL 水中含 36.4g $MnSO_4 \cdot H_2O$），加入 1～3mL 高锰酸钾溶液（0.04%）至呈红色，使用硬质玻璃蒸馏器进行蒸馏，弃去 50mL 初馏液，收集中间约 700mL 不含锰盐的馏出液，待用。

（2）磷酸（ρ=1.70g/mL）。

（3）显色剂：于 500mL 烧杯内，置入 250mL 水和 50mL 磷酸，加入 20.0g 对氨基苯磺酰胺。

再将 1.00g *N*-（1-萘基）-乙二胺二盐酸盐溶于上述溶液中，转移至 500mL 容量瓶中，用水稀释至标线，混匀。此溶液贮于棕色瓶中，保存在 2～5℃环境下，至少可稳定 1 个月。

（4）亚硝酸盐氮标准贮备液：称取 1.232g 亚硝酸钠溶于 150mL 水中，定量转移至 1000mL 容量瓶中，用水稀释至标线，摇匀。每升含约 250mg 亚硝酸盐氮，标定后使用。本溶液贮于棕色瓶中，加入 1mL 三氯甲烷，保存在 2～5℃环境下，至少稳定 1 个月。

（5）亚硝酸盐氮中间标准液：取亚硝酸盐氮标准贮备液 50.00mL 置于 250mL 容量瓶中，用水稀释至标线，摇匀。此溶液贮于棕色瓶内，保存在 2～5℃环境下，可稳定 1 周。

（6）亚硝酸盐氮标准工作液：取亚硝酸盐氮中间标准液 10.00mL 于 500mL 容量瓶内，水稀释至标线，摇匀。此溶液使用时，当天配制。

（7）氢氧化铝悬浮液：溶解 125g 硫酸铝钾或硫酸铝铵于 1000mL 一次蒸馏水中，加热至 60℃，在不断搅拌下，徐徐加入 55mL 浓氢氧化铵，放置约 1h 后，移入 1000mL 量筒内，用一次蒸馏水反复洗涤沉淀，最后至洗涤液中不含亚硝酸盐为止。澄清后，把上清液尽量全部倾出，只留稠的悬浮物，最后加入 100mL 水。使用前应振荡均匀。

（8）高锰酸钾标准溶液[$C(1/5\ KMnO_4)=0.050mol/L$]：溶解 1.6g 高锰酸钾于 1200mL 水中，煮沸 0.5～1h，使体积减小到 1000mL 左右，放置过夜。用 G-3 号玻璃砂芯滤器过滤后，滤液贮存于棕色瓶中避光保存。

（9）草酸钠标准溶液[$C(1/2\ Na_2C_2O_4)=0.0500mol/L$]：溶解经 105℃烘干 2h 的优级纯无水草酸钠（3.3500±0.0004）g 于 750mL 水中，移入 1000mL 容量瓶中，用水稀释至标线，摇匀。

【实验步骤】

1. 绘制标准曲线 在一组 6 支 50mL 比色管中，分别加入 0mL、1.00mL、3.00mL、5.00mL、7.00mL 和 10.00mL 亚硝酸盐氮标准工作液，用水稀释至标线。加入 1.0mL 显色剂，密塞，摇匀，静置 20min 后，在 2h 以内，于波长 540nm 处，用光程长 10mm 的比色皿，以实验用水为参比，测量溶液吸光度。从测得的吸光度减去零浓度空白管的吸光度后，获得校正吸光度，绘制以氮含量（μg）对校正吸光度的校准曲线。

2. 水样的测定 当水样 pH≥11 时，可加入 1 滴酚酞指示液，边搅拌边逐滴加入磷酸（1∶9）溶液，至红色刚消失。水样如有颜色和悬浮物，可向每 100mL 水中加入 2mL 氢氧化铝悬浮液，搅拌，静置，过滤，弃去 25mL 初滤液。

分取经预处理的水样于 50mL 比色管中（如含量较高，则分取适量，用水稀释至标线），加 1.0mL 显色剂，然后按校准曲线绘制的相同步骤操作，测量吸光度。经空白校正后，从校准曲线上查得亚硝酸盐氮含量。同时用实验用水代替水样，按相同步骤进行全程测定做空白试验。

3. 计算

$$c=\frac{m}{V} \tag{3-2}$$

式（3-2）中：c 为亚硝酸盐氮含量，mg/L；m 为由水样测得的校正吸光度从校准曲线查得亚硝酸盐氮的含量，μg；V 为水样的体积，mL。

【注意事项】

1. 亚硝酸盐在水中可受微生物影响而导致浓度不稳定，在采集后应尽快进行分析，必要时可以冷藏以抑制微生物的影响。

2. 水样经预处理后还有颜色时，则分取 2 份体积相同的经预处理的水样，一份加 1mL 显色剂，另一份改加 1mL 1∶9 的磷酸溶液。由加显色剂的水样测得的吸光度减去空白试验测得的吸光度，再减去改加磷酸溶液的水样所测得的吸光度后，获得校正吸光度，以进行色度校正。

3. 显色试剂除以混合液加入外，亦可分别配制和依次加入，具体方法如下：

（1）对氨基苯磺酰胺：称取 5g 对氨基苯磺酰胺，溶于 50mL 浓盐酸和约 350mL 水的混合溶液中，稀释至 500 mL。此溶液稳定。本试剂有毒性，应避免与皮肤接触或吸入体内。

（2）*N*-（1-萘基）-乙二胺二盐酸盐溶液：称取 500mg *N*-（1-萘基）-乙二胺二盐酸盐溶于 500mL 水中，贮存于棕色瓶中，置冰箱中保存。当色泽明显加深时，应重新配制，如有沉淀，则过滤。

如按上法配制的显色剂，测定水样中亚硝酸盐氮的操作步骤为：于 50mL 水样中加入 1mL 对氨基苯磺酰胺溶液，混匀，放置 2～8min，加 1mL *N*-（1-萘基）-乙二胺二盐酸盐溶液，混匀。放置 10min 后，在 543nm 波长处，测量吸光度（注：亚硝酸盐氮中间标准液和标准工作液的浓度值，应采用贮备液被标定后的准确浓度的计算值）。

三、酚二磺酸分光光度法测定水中硝酸盐氮

【实验原理】 硝酸盐在无水情况下与酚二磺酸反应，生成硝基二磺酸酚，在碱性溶液中生成黄色化合物，于 410nm 波长处进行分光光度测定。

【材料、器材和试剂】

1. 器材 分光光度计；50mL 具塞比色管；100mL 蒸发皿；500mL 锥形瓶等。

2. 试剂 本标准所用试剂除另有说明外，均为分析纯试剂，实验中所用的水，均应用蒸馏水或同等纯度的水。

（1）硫酸（ρ=0.90g/mL）。

（2）发烟硫酸（$H_2SO_4 \cdot SO_3$）含 13%三氧化硫（SO_3）。

（3）酚二磺酸：称取 25g 苯酚置于 500mL 锥形瓶中，加 150mL 浓硫酸使之溶解，再加 75mL 发烟硫酸，充分混合，瓶口插一小漏斗，小心置瓶于沸水浴中加热 2h，得淡棕色稠液，贮于棕色瓶中，密闭保存。

（4）氨水（ρ=1.84g/mL）。

（5）硝酸盐氮标准贮备液（C_N=100.0mg/L）：称取 0.7218g 经 105～110℃干燥 2h 的硝酸钾溶于水，移入 1000mL 容量瓶中，稀释至标线，混匀。加 2mL 三氯甲烷作保存剂，至少可稳定 6 个月。每毫升该标准贮备液含 0.10mg 硝酸盐氮。

（6）硝酸盐氮标准使用液（C_N=10.0mg/L）：吸取 50.0mL 硝酸盐氮标准贮备液，置蒸发皿内，加 0.1mol/L 氢氧化钠溶液将 pH 调至 8，在水浴上蒸发至干。加 2mL 酚二磺酸，用玻璃棒研磨蒸发皿内壁，使残渣与试剂充分接触，放置片刻，重复研磨一次，放置 10min，加入少量水，移入 500mL 容量瓶中，稀释至标线，混匀。贮于棕色瓶中，此溶液至少稳定 6 个月。每毫升该标准使用液含 0.010mg 硝酸盐氮。

（7）硫酸银溶液：称取 4.397g 硫酸银溶于水，移至 1000mL 容量瓶中，用水稀释至标线。1.00mL 此溶液可去除 1.00mg 氯离子。

（8）氢氧化铝悬浮液。

（9）高锰酸钾溶液：称取 3.16g 高锰酸钾溶于水，稀释至 1L。

（10）其他：0.5mol/L 硫酸、0.1mol/L 氢氧化钠等。

【实验步骤】

1. 绘制标准曲线 于一组 50mL 比色管中，按照表 3-1 用刻度吸管加入不同体积的硝酸盐氮标准使用液，加水至约 40mL，加 3mL 氨水使呈碱性，稀释至标线，混匀。在波长 410nm 处，按表 3-1 选择合适的比色皿，以水为参比，测量吸光度。

表 3-1 标准使用液体积和硝酸盐氮含量对应的比色皿光程长

标准使用液体积（mL）	硝酸盐氮含量（mg）	比色皿光程长（mm）
0.00	0.000	10 或 30
0.10	0.001	30
0.30	0.003	30

续表

标准使用液体积（mL）	硝酸盐氮含量（mg）	比色皿光程长（mm）
0.50	0.005	30
0.70	0.007	30
1.00	0.010	10 或 30
3.00	0.030	10
5.00	0.050	10
7.00	0.070	10
10.00	0.100	10

由测得的吸光度值减去空白溶液的吸光度值，分别绘制不同比色皿光程长的吸光度对硝酸盐氮含量（mg）的标准曲线。

2. 水样的测定　水样浑浊带色时，可取 100mL 水样于具塞量筒中，加入 2mL 氢氧化铝悬浮液，密闭振摇，静置数分钟后，过滤，弃去 20mL 初滤液。取 50.0mL 经预处理的水样于蒸发皿中，用 pH 试纸检查，必要时用 0.5mol/L 硫酸或 0.1mol/L 氢氧化钠溶液调节至微碱性（pH 为 8），置水浴上蒸发至干，加 1.0mL 酚二磺酸，用玻璃棒研磨，使试剂与蒸发皿内残渣充分接触。放置片刻，再研磨一次，放置 10min，加水约 10mL。在搅拌下加入 3～4mL 氨水，使溶液呈现最深的颜色。如有沉淀，则过滤。将溶液移入 50mL 比色管中，稀释至标线，混匀。于波长 410nm 处，选用 10mm 或 30mm 比色皿，以水为参比，测量吸光度。同时以水代替水样，按相同步骤，进行全程序空白测定。

3. 计算

$$c = \frac{m}{V} \times 1000 \tag{3-3}$$

式（3-3）中：c 为硝酸盐氮的含量，mg/L；m 为从标准曲线上查得的硝酸盐氮量，mg；V 为分取水样体积，mL；1000 为体积换算系数。

【注意事项】

1. 配制酚二磺酸时，当苯酚色泽变深时，应进行蒸馏精制；如无发烟硫酸，亦可用浓硫酸代替，但应在沸水浴中加热 6h。制得的试剂尤其要防止吸收空气中的水分，以免随着硫酸浓度的降低，影响硝基化反应的进行，使测定结果偏低。

2. 硝酸盐氮标准溶液应同时制备 2 份，用以检查硝化完全与否。如发现浓度存在差异时，应重新吸取标准贮备液进行制备。

3. 去除干扰的方法

（1）氯离子的去除：取 100mL 水样移入具塞量筒中，根据已测定的氯离子含量，加入相当量的硫酸银溶液，充分混合。在暗处放置 0.5h，使氯化银沉淀凝聚，然后用慢速滤纸过滤，弃去 20mL 初滤液。注意：①如不能获得澄清滤液，可将已加硫酸银溶液的试样在近 80℃的水浴中加热，并用力振摇，使沉淀充分凝聚，冷却后再进行过滤；②如同时需去除带色物质，则可再加入硫酸银溶液并混匀后，再加入 2mL 氢氧化铝悬浮液，充分振摇，放置片刻待沉淀后，过滤。

（2）亚硝酸盐干扰的去除：当亚硝酸盐氮的含量超过 0.2mg/L 时，可取 100mL 水样，加 1mL 0.5mol/L 硫酸，混匀后，滴加高锰酸钾溶液至淡红色保持 15min 不褪色为止，使亚硝酸盐氧化为硝酸盐，最后从硝酸盐氮测定结果中减去亚硝酸盐氮量。

4. 测定样品吸光度时，如吸光度值超出校准曲线范围，可将显色溶液用水进行定量稀释，然后再测量吸光度，计算时乘以稀释倍数。

5. 发烟硫酸在室温较低时凝固，取用时，可先在 40～50℃隔水浴中加温使熔化，不能将盛装发烟硫酸的玻璃瓶直接置入水浴中，以免瓶裂引起危险；发烟硫酸中含三氧化硫（SO_3）浓度超过 13%时要进行稀释。

【思考题】

1. 用于氨氮检测的水样用什么容器取样？如何保存？

2. 测定水中亚硝酸盐氮时如果水样含有悬浮物或有颜色，如何消除干扰？

3. 测定水中硝酸盐氮含量时如何去除水样中颜色、浊度、氯化物和亚硝酸盐的干扰？

（马　腾）

实验二　水中溶解氧和化学需氧量的测定

一、碘量法测定水中溶解氧

溶解氧（dissolved oxygen，DO）是指溶解于水中的氧，水中溶解氧的含量与空气中氧分压、大气压力、水温有密切关系。溶解氧通常有两个来源：一是水中溶解氧未饱和时，大气中的氧气向水体渗入；另一个是水中植物通过光合作用释放出的氧。因此，水中的溶解氧会由于空气里氧气的溶入及绿色水生植物的光合作用而得到不断补充。然而，当水体受到有机物污染时，耗氧严重，溶解氧得不到及时补充，水体中的厌氧菌就会很快繁殖，导致有机物因腐败而使水体变黑、发臭。

水中溶解氧的多少是衡量水体自净能力的一个指标。水里的溶解氧被消耗后，恢复到初始状态所需时间短，说明该水体的自净能力强，或者说水体污染不严重；否则，说明水体污染严重，自净能力弱，甚至失去自净能力。《地表水环境质量标准》（GB 3838—2002）中规定：Ⅰ类水 DO≥7.5mg/L、Ⅱ类水 DO≥6mg/L、Ⅲ类水 DO≥5mg/L、Ⅳ类水 DO≥3mg/L、Ⅴ类水 DO≥2mg/L。溶解氧的测定方法有碘量法和溶解氧仪法，本次实验介绍碘量法。

【实验目的】 ①掌握碘量法测定水中溶解氧的原理。②熟悉溶解氧的测定方法和相关卫生标准。③了解溶解氧在水体卫生评价方面的卫生学意义。

【实验原理】 于水中加入硫酸锰和碱性碘化钾溶液，即生成氢氧化锰黄棕色沉淀。氢氧化锰极不稳定，迅速被水中溶解氧氧化为亚锰酸和亚锰酸锰，加入浓硫酸后，高价锰与碘化钾反应析出碘，最后以淀粉作指示剂，用硫代硫酸钠溶液滴定析出的碘，根据硫代硫酸钠溶液的用量，计算 DO 的含量。反应式：

$$MnSO_4 + 2NaOH \longrightarrow Mn(OH)_2 \downarrow + Na_2SO_4$$

$$2Mn(OH)_2 + O_2 \longrightarrow 2MnO(OH)_2 \downarrow (H_2MnO_3)$$

$$H_2MnO_3 + Mn(OH)_2 \longrightarrow MnMnO_3 + 2H_2O$$

$$MnMnO_3 + 3H_2SO_4 + 2KI \longrightarrow 2MnSO_4 + I_2 + 3H_2O + K_2SO_4$$

$$I_2 + 2Na_2S_2O_3 \longrightarrow 2NaI + Na_2S_4O_6$$

【材料、器材和试剂】

1. 器材　碘量瓶；100mL 移液管；酸式滴定管等。

2. 试剂　所用试剂均为分析纯。

（1）硫酸锰溶液：称取 480g 分析纯 $MnSO_4 \cdot 4H_2O$（也可用 400g $MnSO_4 \cdot 2H_2O$ 或 $MnCl_2 \cdot 2H_2O$），溶于蒸馏水中，过滤后稀释至 1000mL。

（2）碱性碘化钾溶液：称取 500g 分析纯氢氧化钠，溶于 300～400mL 水中；称取 150g 分析纯碘化钾（或 135g 碘化钠）溶于 200mL 蒸馏水中；将上述两种溶液合并，加蒸馏水稀释至 1000mL，混匀后静止 24h，使碳酸钠沉降；倾出上层澄清液，盛于带橡皮塞的棕色瓶中。此液在稀释和酸化后，遇淀粉不应呈蓝色。

（3）浓硫酸（$\rho_{20℃}$=1.84g/mL）。

（4）淀粉溶液（5g/L）：称取 0.5g 可溶性淀粉，加 5mL 水调成糊状后，再加入 100mL 沸水和 0.02g 碘化汞，并煮沸 2～3min，至溶液透明，冷却。临用现配。

（5）硫代硫酸钠溶液（0.025mol/L）：称取 25g 硫代硫酸钠（$Na_2S_2O_3 \cdot 5H_2O$），溶于 1000mL 蒸馏水中，加入 0.4g 氢氧化钠以防分解，贮于棕色瓶中，放置 1 周后进行标定。将经标定过的 0.1000mol/L 硫代硫酸钠溶液用煮沸冷却后的蒸馏水稀释成 0.0250mol/L。

【实验步骤】

1. 水样的采集 采用排气法采集水样，水样采集完毕后迅速盖紧玻璃盖，水样合理保存待测定。

2. 水样测定

（1）打开水样瓶瓶塞，加入 2mL 硫酸锰（加液时应将吸管插入水面下）。

（2）同上法，加入 2mL 碱性碘化钾溶液，盖紧瓶塞，勿使瓶内有气泡。将瓶颠倒数次，瓶内出现棕黄色沉淀，放置 1min，再将瓶颠倒数次，使其充分混匀。

（3）加入浓硫酸 2mL，盖紧瓶塞颠倒混匀，放置 5min，使沉淀完全溶解。

（4）用 100mL 移液管吸取 100mL 上述溶液，置于 250mL 碘量瓶内，一式两份。

（5）立即用 0.0250mol/L 的硫代硫酸钠标准溶液滴定至溶液呈淡黄色，加入淀粉溶液 1mL，继续滴定至溶液蓝色刚刚褪去为止，记录硫代硫酸钠用量（V_1）。同法再滴定另一份，记录用量（V_2）。

3. 计算

$$溶解氧量（O_2, mg/L）= \frac{\left(\frac{V_1+V_2}{2}\right) \times 0.0250 \times \frac{16}{2000} \times 1000 \times 1000}{100} = V_1 + V_2 \qquad (3\text{-}4)$$

式（3-4）中：V_1、V_2 分别为两次滴定时所消耗的硫代硫酸钠的体积，mL。

【注意事项】 ①用硫代硫酸钠标准溶液滴定析出碘时，溶液必须呈中性或弱碱性，因为在碱性溶液中，碘与 $S_2O_3^{2-}$ 会发生副反应而产生滴定误差。②硫代硫酸钠与碘反应迅速而且完全，必须在接近终点时方可加入指示剂淀粉溶液，并且快速振摇，否则由于大量碘存在与淀粉结合，影响终点判断。③滴定至终点时，放置 3～5min，溶液又会出现浅蓝色，这是空气中氧的氧化作用所致。

【思考题】

1. 常用的测定水中溶解氧的方法是什么？

2. 测定水中溶解氧时如何消除水样中 NO_2^-、Fe^{3+} 的干扰？

二、酸性高锰酸钾法测定水中化学需氧量

化学需氧量（chemical oxygen demand，COD）是以化学方法测量水样中需要被氧化的还原性物质的量。在一定条件下，以氧化 1L 水样中还原性物质所消耗的氧化剂的量为指标，折算成每升水样全部被氧化后需要的氧的毫克数，即为化学需氧量，以 mg/L 表示。它反映了水中受还原性物质污染的程度。该指标也作为有机物相对含量的综合指标之一。

COD 的测定方法简便快速，适用于快速检测水体受有机物污染的情况，由于有机物的降解主要靠水中微生物的作用，因此 COD 不能反映有机污染物的化学稳定性及其在水中降解的实际情况。化学需氧量的测定方法包括高锰酸钾法和重铬酸钾法，本次实验选用高锰酸钾法。在《生活饮用水卫生标准》（GB 5749—2022）中Ⅰ类和Ⅱ类水 COD≤15mg/L、Ⅲ类水 COD≤20mg/L、Ⅳ类水 COD≤30mg/L、Ⅴ类水 COD≤40mg/L。COD 的数值越大表明水体的污染情况越严重。

【实验目的】 ①掌握酸性高锰酸钾法测定水中化学需氧量的原理。②熟悉化学需氧量的测定方法和相关卫生标准。③了解化学需氧量在水体卫生评价方面的卫生学意义。

【实验原理】 在酸性条件下，用高锰酸钾将水样中的某些有机物及还原性无机物氧化，反应后剩余的高锰酸钾用过量的草酸还原，再用高锰酸钾标准溶液回滴过量的草酸，根据高锰酸钾所消耗的量，计算出耗氧量。发生的化学反应：

$$4KMnO_4 + 6H_2SO_4 + 5C \longrightarrow 2K_2SO_4 + 4MnSO_4 + 6H_2O + 5CO_2$$

$$2KMnO_4 + 5H_2C_2O_4 + 3H_2SO_4 \longrightarrow K_2SO_4 + 2MnSO_4 + 8H_2O + 10CO_2$$

【材料、器材和试剂】

1. 器材　250mL 锥形瓶；25mL 酸式滴定管；吸管；量筒；电炉等。

2. 试剂　实验所用水为不含还原性物质的水，所用试剂为分析纯。

（1）不含还原性物质的水：将 1L 蒸馏水置于全玻璃蒸馏器中，加入 10mL 硫酸（1∶3）溶液和少量高锰酸钾颗粒后进行蒸馏。弃去 100mL 初馏液，余下馏出液贮于具玻璃塞的细口瓶中备用。

（2）硫酸溶液（$\rho_{20℃}$=1.84g/mL）。

（3）硫酸溶液（1∶3）：在不断搅拌下，将 100mL 硫酸慢慢加到 300mL 水中，趁热加入数滴高锰酸钾标准溶液直至溶液呈微红色。

（4）草酸钠标准贮备液（0.1000mol/L）：称取 0.6705g 经 120℃烘干 2h 并放冷的草酸钠溶解于水中，移入 100mL 容量瓶中，用水稀释至刻度，混匀，置 4℃冰箱中保存。

（5）草酸钠标准溶液（0.0100mol/L）：吸取 10.00mL 草酸钠标准贮备液于 100mL 容量瓶中，用水稀释至刻度，混匀。

（6）高锰酸钾标准贮备液（0.1000mol/L）：称取 3.2g 高锰酸钾溶解于少量水中，并稀释至 1000mL。于 90～95℃水浴中加热 2h，冷却。存放 2d 后，倾出上清液，贮于棕色瓶内。

（7）高锰酸钾标准溶液（0.0100mol/L）：吸取 100mL 高锰酸钾标准贮备液，置于 1000mL 容量瓶中，用水稀释至刻度，混匀。此溶液在暗处可保持数月，使用当日标定其浓度。

【实验步骤】

1. 测定前需先处理锥形瓶，向 250mL 锥形瓶内加入 50mL 水，再加入 1mL 1∶3 硫酸及少量 0.0100mol/L 高锰酸钾标准溶液，加热煮沸数分钟，溶液应保持微红色，将溶液倾出，并用少量蒸馏水将锥形瓶冲洗数次。

2. 用吸管吸取充分摇匀的水样 100mL（或根据水样中有机物含量取适量水样，以蒸馏水稀释至 100mL）置于处理过的 250mL 锥形瓶中。

3. 加入 5mL 1∶3 硫酸溶液，摇匀。

4. 向滴定管加入 10mL 0.0100mol/L 高锰酸钾标准溶液，摇匀。将锥形瓶置于沸水浴中 30min。水浴沸腾时开始记录时间。

5. 取下锥形瓶，用滴定管立即准确加入 10mL 0.0100mol/L 草酸钠标准溶液，摇匀，使红色褪尽。

6. 用 0.0100mol/L 的高锰酸钾标准溶液滴至溶液呈微红色，并记录所消耗的高锰酸钾标准溶液的毫升数（V_1）。

7. 高锰酸钾溶液校正系数的测定　取步骤 6 滴定完毕的水样，用滴定管加入 10mL 0.0100mol/L 的草酸钠标准溶液，再用 0.0100mol/L 的高锰酸钾标准溶液回滴至溶液呈微红色，记录用量（V_2）。如高锰酸钾标准溶液的浓度是准确的，则滴定用量应等于 10mL，否则应求得校正系数 K（K=10/V_2）。

8. 计算

$$I_{Mn}(O_2, mg/L) = \frac{[(10+V_1)10/V_2 - 10] \times C \times 8 \times 1000}{100} \qquad (3\text{-}5)$$

式（3-5）中：I_{Mn} 为高锰酸盐指数，mg/L；V_1 为步骤 6 滴定时消耗的高锰酸钾标准溶液体积，mL；V_2 为步骤 7 滴定时消耗的高锰酸钾标准溶液体积，mL；C 为高锰酸钾标准溶液的浓度，0.0100mol/L。

【注意事项】　①滴定时温度如低于 60℃，反应速度缓慢。因此，滴定时应保持溶液温度至 80℃。②沸水浴的水面要高于锥形瓶内的液面。③样品量以加热氧化后残留的高锰酸钾为其加入量的 1/3～1/2 为宜。加热时如溶液红色褪去，说明高锰酸钾量不够，须重新取样，稀释后测定。④沸水浴温度为 98℃，如在高原地区，报出数据时需注明水的沸点。⑤在规定的条件下，许多有机物只能部分被氧化，易挥发的有机物也不包含在测定值之内，因此高锰酸盐指数不能作为理论需氧量或总有机物含量的指标。

【思考题】

1. 测定水中 COD 时酸度必须用哪种酸来维持？

2. 测 COD 的样品在加热后需立即加入过量的草酸溶液终止氧化反应，用高锰酸钾溶液回滴，而不是直接用草酸溶液滴定剩余的高锰酸钾，为什么？

（王晓晖）

实验三 饮用水氯化消毒

为了使生活饮用水符合细菌学标准，确保饮用水使用安全，消灭和防止介水传染病的发生，必须对饮用水进行消毒处理。漂白粉（精）具有经济、货源广、运输保存和使用方便、消毒效果可靠等优点，尤其对分散式给水的消毒更具有重要意义。

漂白粉（精）消毒的一般步骤是：①测定漂白粉（精）中有效氯含量；②测定水的需氯量；③根据水的需氯量计算投加漂白粉的量。

【实验目的】 ①掌握水中有效氯的测定方法。②熟悉使用漂白粉对饮用水进行消毒的方法。③了解氯化消毒的原理，并能对消毒效果进行卫生学评价。

一、漂白粉中有效氯含量的测定——碘量法

漂白粉是一种成分复杂的混合物，化学成分主要是 $CaCl_2 \cdot Ca(ClO)_2 \cdot 2H_2O$，其有效成分为 $Ca(ClO)_2$ 具有杀菌和氧化作用。商品漂白粉含有效氯在 25%～35%之间，商品漂白精含有效氯在 60%～70%之间。

漂白粉在保存过程中，易受日光、潮湿、二氧化碳等因素的影响，使其中的有效成分减少。当其中有效氯成分低于 15%时，则不宜用于饮用水消毒，因此在使用漂白粉之前要先测定其中的有效氯的含量。

【实验原理】 漂白粉中有效氯在酸性溶液中与碘化钾反应，释放出相当量的碘，再用硫代硫酸钠标准溶液滴定碘，根据硫代硫酸钠标准溶液的用量，计算出漂白粉中有效氯的含量。

反应式如下：

$$2KI + 2CH_3COOH \longrightarrow 2CH_3COOK + 2HI$$

$$4HI + Ca(ClO)_2 \longrightarrow CaCl_2 + 2H_2O + 2I_2$$

$$I_2 + 2Na_2S_2O_3 \longrightarrow 2NaI + Na_2S_4O_6$$

【材料、器材和试剂】

1. 仪器与器皿 研钵；250mL 碘量瓶；滴定管；25mL 移液管；烧杯；容量瓶；量筒等。

2. 试剂 实验用水为蒸馏水，试剂为分析纯。

（1）漂白粉悬浮液（0.71%）：将具有代表性的漂白粉样品用研钵磨碎，称取 0.71g，放入 150mL 烧杯中，加 5mL 左右蒸馏水，用玻璃棒搅拌成糊状，再加蒸馏水使成悬浊液，将其转入 100mL 容量瓶，用蒸馏水洗烧杯三次，全部倾入容量瓶，加蒸馏水至刻度。振摇容量瓶，使溶液混合均匀，即得 0.71%漂白粉溶液。

（2）碘化钾（10%）：称取 10g 碘化钾，用蒸馏水定容于 100mL 容量瓶中。

（3）冰醋酸。

（4）淀粉液（5g/L）：称取 0.5g 淀粉，溶于 100mL 蒸馏水中。可用少量水搅匀后，加入 100mL

沸水中搅匀，达到完全溶解。

（5）硫代硫酸钠标准贮备溶液（0.1mol/L）：称取 25g 硫代硫酸钠，溶于 1L 煮沸冷却的蒸馏水中，此溶液为 0.1mol/L。加入 0.4g 氢氧化钠或 0.2g 无水碳酸钠，以防分解，贮存于棕色瓶中，可存放数月。

（6）硫代硫酸钠标准溶液（0.05mol/L）：将浓度为 0.1mol/L 硫代硫酸钠稀释为 0.05mol/L。

【实验步骤】

1. 向 250mL 碘量瓶中加入 80mL 蒸馏水，7.5mL10%碘化钾，然后加入 2mL 冰醋酸。

2. 用移液管吸取 0.71%漂白粉悬浮液 25mL，此时溶液立即变为棕色，振摇均匀后，静置 5min。

3. 用 0.05mol/L $Na_2S_2O_3$ 标准溶液滴定上述溶液，不断振荡碘量瓶，滴至溶液变为淡黄色，然后加入 1mL 淀粉溶液，继续滴至蓝色刚刚褪去为止，记录 $Na_2S_2O_3$ 溶液的用量（V）。

4. 计算

$$A=\frac{V\times 0.05\times {}^{35.5}\!/\!_{1000}\times {}^{100}\!/\!_{25}\times 100}{0.71}\approx V \tag{3-6}$$

式中：A 为有效氯（Cl%）；0.05 为 $Na_2S_2O_3$ 的摩尔浓度，mol/L；35.5 为氯的摩尔质量；1000 为单位换算；100/25 为 100mL 样液取样 25mL；100 是换算成漂白粉的百分浓度；0.71 为漂白粉称取量，g；V 为 0.05 mol/L $Na_2S_2O_3$ 标准溶液的用量，mL。

因 1mL 0.05mol/L 的 $Na_2S_2O_3$ 标准溶液相当于 1mg 的有效氯，所以滴定用去的 $Na_2S_2O_3$ 的毫升数即直接代表该种漂白粉中所含有的有效氯的百分含量。

二、漂白粉加入量的确定

需氯量是指在一定的条件（如温度、pH、接触时间）因杀死细菌、氧化有机物和还原性无机物所消耗的氯量。水中加氯量除满足需氯量的要求外，尚需留有一定的余氯，因此加氯量等于需氯量加上余氯量。只有了解了水中的需氯量，根据《生活饮用水卫生标准》（GB 5749—2022）中对于出厂水中余氯含量的要求，才能测定出水样的加氯量，进而计算出漂白粉的加入量。

【实验目的】 熟悉换算漂白粉对饮用水进行消毒的用量。

【实验原理】 在 pH 小于 1.8 的酸性溶液中，余氯与邻联甲苯胺反应生成黄色的醌式化合物，余氯与其颜色成正比，根据颜色深浅进行目视比色测定水中余氯量。取数份相同的水样，加入不同量的漂白粉溶液，半小时后，测定余氯含量，以余氯含量在 0.3～0.5mg/L 之间的水样为最适量，计算出漂白粉加入量。

【材料、器材和试剂】

1. 仪器与器皿 250mL 碘量瓶；100mL 量筒；50mL 具塞比色管；0～1mg/L 余氯标准色列等。

2. 试剂 实验用水为蒸馏水，试剂为分析纯。

（1）有效氯溶液（0.1%）：用实验一中已测得有效氯为 A 的漂白粉溶液配制，若需配 100mL 0.1%的有效氯溶液，设取 X mL 有效氯为 A 的漂白粉溶液，公式如下：

$$100\times 0.1\%=X\times A,\quad X=\frac{100\times 0.1\%}{A} \tag{3-7}$$

（2）盐酸溶液（0.1mol/L）：取 9mL 浓盐酸稀释至 1000mL。

（3）邻联甲苯胺溶液：称 0.03g 邻联甲苯胺，加入 0.1mol/L 盐酸 100mL，混匀，储存于棕色瓶中。

【实验步骤】

1. 取 5 只 250mL 碘量瓶，编号，分别加入 100mL 水样，然后用移液管分别加入有效氯标准溶液 0.25mL、0.5mL、0.75mL、1.0mL 和 1.5mL，加盖放置 30min。

2. 余氯的测定。接触 30min 后，在 5 支 50mL 具塞比色管中，分别加入 2.5mL 邻联甲苯胺溶液，再用碘量瓶中相应的样液稀释至刻度，摇匀，立即与标准色列比色。

3. 以余氯量为纵坐标，加氯量为横坐标绘制需氯量曲线，根据预期氯化结果所需的余氯量从曲线中查得加氯量。

4. 计算

$$M = \frac{m}{A} \tag{3-8}$$

式（3-8）中：M 为漂白粉的加入量，g；m 加氯量，g；A 为漂白粉的有效氯。

三、邻联甲苯胺比色法测定水中余氯

用漂白粉消毒过的水需要测定水中的余氯量，以了解消毒的效果。我国《生活饮用水卫生标准》规定，氯与水接触 30min 后应不低于 0.3mg/L，管网末梢水不低于 0.05 mg/L。

【实验目的】　了解氯化消毒的原理，并对消毒效果进行卫生学评价。

【实验原理】　在 pH 小于 1.8 的酸性溶液中，余氯与邻联甲苯胺反应，生成黄色的醌式化合物，根据颜色深浅用目视比色法测定水中的余氯量。

【材料、器材和试剂】

1. 器材　50mL 具塞比色管等。

2. 试剂　邻联甲苯胺溶液；0～1mg/L 余氯标准色列。

【实验步骤】　于 50mL 具塞比色管中，先加入 2.5mL 邻联甲苯胺溶液，再加入水样至 50mL 刻度，摇匀后立即与标准色列进行比色，测得游离性余氯。

【注意事项】　①测定余氯的实验中，加入邻联甲苯胺溶液后，若比色管中溶液呈淡绿色或淡蓝色，说明水样碱度偏高或余氯浓度较低，应追加 1mL 邻联甲苯胺溶液即可产生正常淡黄色。②水样中含有悬浮性物质可能影响测定结果，可用离心法除去。③本法适用于生活饮用水及水源水中余氯的测定。

（席海灵）

实验四　二乙酰一肟-安替比林分光光度法测定游泳池水中尿素

尿素是人体内蛋白质的代谢产物，易溶于水，具有刺激性。若游泳池水中尿素含量过高，会使游泳者出现皮肤瘙痒、潮红、红斑、脱屑等症状。我国在《公共场所卫生指标及限值要求》（GB 37488—2019）中规定游泳池水的尿素含量不得超过 2.5mg/L。

【实验目的】　①掌握游泳池水中尿素测定原理。②熟悉游泳池水中尿素测定的操作细则。③了解游泳池水其他常见卫生指标的检测。

【实验原理】　水中尿素与二乙酰一肟及安替比林反应生成黄色化合物，在 460nm 波长下比色定量。

【材料、器材和试剂】

1. 器材　25mL 棕色具塞比色管；恒温水浴箱；分光光度计等。

2. 试剂

（1）二乙酰一肟溶液（0.2%）：称取 0.2g 二乙酰一肟溶于 10%乙酸中，并稀释至 100mL，保存于棕色瓶备用。

（2）安替比林溶液（0.2%）：称取 0.2g 安替比林（1,5-二甲基-2-苯-3-吡唑酮），溶于硫酸溶液

（1∶1）中，并用硫酸溶液（1∶1）稀释至 100mL，用棕色瓶保存。

（3）尿素标准贮备溶液：准确称取 0.1000g 尿素于小烧杯中，加少量纯水溶解后转入 1000mL 容量瓶中，加 0.1mL 三氯甲烷并用纯水定容，此液每毫升含 0.1mg 尿素。冷藏保存。

（4）尿素标准应用溶液：准确吸取尿素标准贮备溶液 10.00mL 于 100mL 容量瓶中，用纯水定容，此液每毫升含 0.01mg 尿素。

【实验步骤】

1. 吸取水样 10mL（尿素含量在 0.001～0.015mg 范围内）于 25mL 棕色具塞比色管中，另取棕色具塞比色管加入尿素标准应用溶液 0mL、0.1mL、0.3mL、0.5mL、0.7mL、1.0mL 和 1.5mL，并用纯水稀释至 25mL。

2. 于上述各管加入 1.0mL 二乙酰一肟溶液，混匀；再加安替比林溶液 2.0mL，混匀。

3. 将上述试管在沸水浴中加热 50min，取出并在流动的自来水中冷却 2min。立即以纯水对照，于 460nm 波长处，用 1cm 比色皿，测定各管吸光度值。

4. 以浓度对吸光度绘制标准曲线。以水样吸光度从曲线上查出尿素含量。

5. 计算

$$C = \frac{a \times 1000}{V} \tag{3-9}$$

式（3-9）中：C 为水样中尿素浓度，mg/L；a 为从校准曲线查出或用回归方程计算的尿素含量，mg；V 为水样体积，mL；1000 为换算系数。

【注意事项】 ①配制 0.2%安替比林溶液，如果硫酸浓度大于 1∶1 时，显色缓慢且操作不便。②沸水浴中加热时间控制在 45～55min，有色物颜色最深，若再延长时间吸光度值会下降。③显色后溶液遇光易褪色，故采用棕色具塞比色管。

（席海灵）

实验五 亚甲蓝分光光度法测定水中阴离子表面活性剂

阴离子表面活性剂是普通合成洗涤剂的主要活性成分，已成为水污染的重要指标之一，我国《生活饮用水卫生标准》（GB 5749—2022）规定生活饮用水中阴离子合成洗涤剂不得超过 0.3mg/L，《地表水环境质量标准》（GB 3838—2022）规定Ⅰ～Ⅲ类水中阴离子表面活性剂浓度不得超过 0.2mg/L，Ⅳ～Ⅴ类水不得超过 0.3mg/L。

【实验目的】 ①掌握水中阴离子表面活性剂的测定方法、基本原理和操作技术。②熟悉测定水中阴离子表面活性剂的注意事项。

【实验原理】 阳离子染料亚甲蓝在水溶液中与阴离子合成洗涤剂作用，生成易被有机溶剂萃取的蓝色化合物。未反应的亚甲蓝则仍留在水溶液中，根据有机相蓝色的强度即对 650nm 光的吸收程度，测定阴离子合成洗涤剂的含量。

【材料、器材和试剂】

1. 器材 125mL 分液漏斗；25mL 比色管；分光光度计等。

2. 试剂 实验用水为蒸馏水，试剂为分析纯。

（1）三氯甲烷。

（2）氢氧化钠溶液（40g/L）。

（3）硫酸溶液（1.0mol/L）。

（4）酚酞溶液（1g/L）。

（5）乙醇溶液（1∶1）。

（6）亚甲蓝溶液（0.030g/L）：称取 30mg 亚甲蓝（$C_{16}H_{18}ClN_3S \cdot 3H_2O$），溶于 500mL 纯水中。

（7）洗涤液：取 6.8mL 浓硫酸及 50g 磷酸二氢钠，溶于纯水中，并稀释至 1000mL。

（8）十二烷基苯磺酸钠（LAS）标准应用液：称取 0.1000g 标准物 LAS（平均分子量 344.5），准确至 0.001g，溶于 50mL 水中，转移到 100mL 容量瓶中，稀释至标线并混匀。此溶液每毫升含 1.00mg LAS。保存于 4℃冰箱中。临用前，将 1.0mg/mL 贮备溶液用水稀释成 10μg/mL 的标准应用液。

【实验步骤】

1. 吸取 50.0mL 水样，置于 125mL 分液漏斗中。

2. 另取 125mL 分液漏斗 7 个，分别加入 LAS 标准应用液 0mL、0.5mL、1.00mL、2.00mL、3.00mL、4.00mL 和 5.00mL，用纯水稀释至 50mL。

3. 向水样和标准系列中各加 3 滴酚酞溶液，逐滴加入氢氧化钠溶液，使水样呈红色。然后再逐滴加入硫酸溶液，使红色刚褪去。加入 5mL 三氯甲烷及 10mL 亚甲蓝溶液，剧烈振摇 30s，放置分层。

4. 将三氯甲烷层放入第二套分液漏斗中。向第二套分液漏斗中加入 25mL 洗涤液，剧烈振摇 30s，静置分层。

5. 在分液漏斗颈管内，塞入少许洁净玻璃棉滤除水珠，将三氯甲烷缓缓放入 25mL 比色管中。再各加 5mL 三氯甲烷于分液漏斗中，振荡并放置分层后，合并三氯甲烷相于 25mL 比色管中，最后用三氯甲烷稀释到刻度。

6. 于 650nm 波长处，用 3cm 吸收池，以三氯甲烷作参比，测量各管吸光度。绘制工作曲线，从曲线上查出样品管中 LAS 的质量。

7. 计算

$$C = \frac{m}{V} \tag{3-10}$$

式（3-10）中：C 为水样中阴离子表面活性剂（以十二烷基苯磺酸钠 LAS 计）的质量浓度，mg/L；m 为从工作曲线上查得 LAS 的质量，μg；V 为水样的体积，mL。

【注意事项】

1. 若水样中阴离子表面活性剂＜5μg，应增加水样体积。若＞100μg 时，应减少水样体积。

2. 步骤 3 中若水相中蓝色耗尽，则应取少量水样重新测定。

3. 能与亚甲蓝反应的物质对本法均有干扰。酚、有机硫酸盐、磺酸盐、磷酸盐及高于 2000mg 氯化物、高于 5000mg 硝酸盐、硫氰酸盐等均可使测定结果偏高。

4. LAS 标准溶液需用纯品配制。如无纯品，可用市售阴离子型洗衣粉提纯。提纯方法：将洗衣粉用热的 95%乙醇溶解，滤去不溶物。再将滤液加热蒸发除去部分乙醇，过滤，弃去滤液。将滤渣再溶于少量热的乙醇中，过滤，如此重复三次。然后于十二烷基苯磺酸钠乙醇溶液中加等体积的纯水，用相当于溶液三分之一体积的石油醚（沸程 30～60℃）萃取，分离出石油醚相，按同样步骤连续用石油醚洗涤 5 次，弃去石油醚。最后将十二烷基苯磺酸钠乙醇溶液蒸发，继续以 105℃烤干，得到白色或淡黄色固体，即为纯品。

5. 本法用十二烷基苯磺酸钠作为标准，最低检测质量为 5μg。若取 100mL 水样测定，则最低检测质量浓度为 0.050mg/L。

【思考题】

1. 使用 LAS 作为标准有什么不足之处？

2. 向水样和标准系列中滴加氢氧化钠溶液的作用是什么？

（王晓晖）

实验六　4-氨基安替比林分光光度法测定水中挥发性酚

【实验目的】 ①掌握分光光度法测定水中挥发性酚的原理。②熟悉水中挥发性酚的测定方法和相关卫生标准。③了解水中挥发性酚测定的卫生学意义。

【实验原理】 在 pH 10.0±0.2 介质中，在铁氰化钾存在下，酚类化合物与 4-氨基安替比林反应生成橙红色的安替比林染料，直接比色或经三氯甲烷萃取后比色定量。

【材料、器材和试剂】

1. 器材 500mL 全玻璃蒸馏器；50mL 具塞比色管；光程为 20mm 和 30mm 的比色皿等。

2. 试剂

（1）无酚水可按照以下两种方法制备：①于每升水中加入 0.2g 经 200℃活化 30min 的活性炭粉末，充分振摇后，放置过夜，用双层中速滤纸过滤；②加氢氧化钠使水呈强碱性，并加入高锰酸钾至溶液呈紫红色，移入全玻璃蒸馏器中加热蒸馏，收集馏出液备用。

（2）硫酸亚铁（$FeSO_4 \cdot 7H_2O$）。

（3）碘化钾（KI）。

（4）硫酸铜（$CuSO_4 \cdot 5H_2O$）。

（5）乙醚（$C_4H_{10}O$）。

（6）三氯甲烷（$CHCl_3$）。

（7）精制苯酚。取苯酚（C_6H_5OH）于具有空气冷凝管的蒸馏瓶中，加热蒸馏，收集 182～184℃的馏出部分，馏分冷却后应为无色晶体，贮于棕色瓶中于冷暗处密闭保存。

（8）氨水：$\rho(NH_3 \cdot H_2O)=0.90g/mL$。

（9）盐酸：$\rho(HCl)=1.19g/mL$。

（10）10%（体积分数）的磷酸溶液：量取 50mL 磷酸（$\rho=1.69g/mL$），用水稀释到 500mL，配制成的溶液相当于质量分数约为 10%的磷酸溶液。

（11）10%（体积分数）的硫酸溶液：量取 50mL 硫酸（$\rho=1.84g/mL$），用水稀释到 500mL，配制成的溶液相当于质量分数约为 10%的硫酸溶液。

（12）氢氧化钠溶液（$\rho(NaOH)=100g/L$）：称取氢氧化钠 10g 溶于水，稀释至 100mL。

（13）缓冲溶液（pH 为 10.7）：称取 20g 氯化铵（NH_4Cl）溶于 100mL 氨水中，密塞，置冰箱中保存。为避免氨的挥发引起 pH 的改变，应注意在低温下保存，且取用后立即加塞盖严，并根据使用情况适量配制。

（14）4-氨基安替比林溶液：称取 2g 4-氨基安替比林溶于水中，溶解后移入 100mL 容量瓶中，用水稀释至标线，必要时按以下方法进行提纯：将 100mL 配制好的 4-氨基安替比林溶液置于干燥烧杯中，加入 10g 硅镁型吸附剂（弗罗里硅土，60～100 目，600℃烘制 4h），用玻璃棒充分搅拌，静置片刻，将溶液在中速定量滤纸上过滤，收集滤液，置于棕色瓶内，于 4℃下保存，可保存 7d。

（15）铁氰化钾溶液，$\rho\{K_3[Fe(CN)_6]\}=80g/L$：称取 8g 铁氰化钾溶于水，溶解后移入 100mL 容量瓶中，用水稀释至标线。置冰箱内冷藏，可保存 1 周。

（16）溴酸钾-溴化钾溶液[$C(1/6\ KBrO_3)=0.1mol/L$]：称取 2.784g 溴酸钾溶于水，加入 10g 溴化钾，溶解后移入 1000mL 容量瓶中，用水稀释至标线。

（17）硫代硫酸钠溶液[$C(Na_2S_2O_3)\approx0.0125mol/L$]：称取 3.1g 硫代硫酸钠，溶于煮沸放冷的水中，加入 0.2g 碳酸钠，溶解后移入 1000mL 容量瓶中，用水稀释至标线。临用前按照《水质 溶解氧的测定 碘量法》（GB 7489—1987）标定。

（18）淀粉溶液[$\rho=0.01g/mL$]：称取 1g 可溶性淀粉，用少量水调成糊状，加沸水至 100mL，冷却后，移入试剂瓶中，置冰箱内冷藏保存。

（19）酚标准贮备液：$\rho(C_6H_5OH)\approx 1.00g/L$。称取 1.00g 精制苯酚，溶解于水，移入 1000mL 容量瓶中，用水稀释至标线。置冰箱内冷藏，可稳定保存一个月。

按以下方法进行标定：吸取 10.0mL 酚标准贮备液于 250mL 碘量瓶中，加水稀释至 100mL，加 10.0mL 0.1mol/L 溴酸钾-溴化钾溶液，立即加入 5mL 浓盐酸，密塞，徐徐摇匀，于暗处放置 15min，加入 1g 碘化钾，密塞，摇匀，放置暗处 5min，用硫代硫酸钠溶液滴定至淡黄色，加入 1mL 淀粉溶液，继续滴定至蓝色刚好褪去，记录用量。同时以水代替酚标准贮备液做空白试验，记录硫代硫酸钠溶液用量。

酚标准贮备液质量浓度按下式计算：

$$\rho=\frac{(V_1-V_2)\times c\times 15.68}{V} \tag{3-11}$$

式（3-11）中：ρ 为酚标准贮备液质量浓度，mg/L；V_1 为空白试验中硫代硫酸钠溶液的用量，mL；V_2 为滴定酚标准贮备液时硫代硫酸钠溶液的用量，mL；c 为硫代硫酸钠溶液浓度，mol/L；V 为试样体积，mL；15.68 为苯酚（$1/6C_6H_5OH$）摩尔质量，g/mol。

（20）酚标准中间液[$\rho(C_6H_5OH)=10.0mg/L$]：取适量酚标准贮备液用水稀释至 100mL 容量瓶中，使用时当天配制。

（21）酚标准使用液[$\rho(C_6H_5OH)=1.00mg/L$]：量取 10.00mL 酚标准中间液于 100mL 容量瓶中，用水稀释至标线，配制后 2h 内使用。

（22）甲基橙指示液[ρ(甲基橙)=0.5g/L]：称取 0.1g 甲基橙溶于水，溶解后移入 200mL 容量瓶中，用水稀释至标线。

（23）淀粉-碘化钾试纸：称取 1.5g 可溶性淀粉，用少量水搅成糊状，加入 200mL 沸水，混匀，放冷，加 0.5g 碘化钾和 0.5g 碳酸钠，用水稀释至 250mL，将滤纸条浸渍后，取出晾干，盛于棕色瓶中，密塞保存。

（24）乙酸铅试纸：称取乙酸铅 5g，溶于水中，并稀释至 100mL。将滤纸条浸入上述溶液中，1h 后取出晾干，盛于广口瓶中，密塞保存。

（25）pH 试纸：1～14。

【实验步骤】

1. 样品采集与保存　在样品采集现场，用淀粉-碘化钾试纸检测样品中有无游离氯等氧化剂的存在。若试纸变蓝，应及时加入过量硫酸亚铁去除。样品采集量应大于 500mL，贮于硬质玻璃瓶中。采集后的样品应及时将磷酸酸化至 pH 约 4.0，并加适量硫酸铜，使样品中硫酸铜质量浓度约为 1g/L，以抑制微生物对酚类的生物氧化作用。采集后的样品应在 4℃下冷藏，24h 内进行测定。

2. 样品预处理　取 250mL 样品移入 500mL 全玻璃蒸馏器中，加 25mL 水，加数粒玻璃珠以防暴沸，再加数滴甲基橙指示液，若试样未显橙红色，则需继续补加磷酸溶液。连接冷凝器，加热蒸馏，收集馏出液 250mL 至容量瓶中。蒸馏过程中，若发现甲基橙红色褪去，应在蒸馏结束后，放冷，再加 1 滴甲基橙指示液。若发现蒸馏后残液不呈酸性，则应重新取样，增加磷酸溶液加入量，进行蒸馏。

3. 显色

（1）萃取分光光度法：将馏出液 250mL 移入分液漏斗中，加 2.0mL 缓冲溶液，混匀，pH 为 10.0±0.2，加 1.5mL 4-氨基安替比林溶液，混匀，再加 1.5mL 铁氰化钾溶液，充分混匀后，密塞，放置 10min。

（2）直接分光光度法：分取馏出液 50mL 加入 50mL 比色管中，加 0.5mL 缓冲溶液，混匀，此时 pH 为 10.0±0.2，加 1.0mL 4-氨基安替比林溶液，混匀，再加 1.0mL 铁氰化钾溶液，充分混匀后，密塞，放置 10min。

4. 萃取　萃取分光光度法：在上述显色分液漏斗中准确加入 10.0mL 三氯甲烷，密塞，剧烈振摇 2min，倒置放气，静置分层。用干脱脂棉或滤纸拭干分液漏斗颈管内壁，于颈管内塞一小团干脱脂棉或滤纸，将三氯甲烷层通过干脱脂棉团或滤纸，弃去最初滤出的数滴萃取液后，将余下三氯甲烷直接放入光程为30mm的比色皿中。

5. 吸光度测定

（1）萃取分光光度法：于460nm波长处，以三氯甲烷为参比，测定三氯甲烷层的吸光度值。

（2）直接分光光度法：于510nm波长处，用光程为20mm的比色皿，以水为参比，于30min内测定溶液的吸光度值。

6. 空白试验

（1）萃取分光光度法：用水代替试样，按照步骤1～4测定其吸光度值。空白试验应与试样同时测定。

（2）直接分光光度法：用水代替试样，按照步骤1～3测定其吸光度值。空白试验应与试样同时测定。

7. 校准

（1）萃取分光光度法：于一组8个分液漏斗中，分别加入100mL水，再依次加入0.00mL、0.25mL、0.50mL、1.00mL、300mL、5.00mL、7.00mL和10.00mL酚标准使用液，再分别加水至250mL。由校准系列测得的吸光度值减去零浓度管的吸光度值，绘制吸光度值对酚含量（mg）的曲线，校准曲线回归方程相关系数应达到0.999以上。

（2）直接分光光度法：于一组8支50mL比色管中，分别加入0.00mL、0.50mL、1.00mL、3.00mL、5.00mL、7.00mL、10.00mL和12.50mL酚标准中间液，加水至标线。由校准系列测得的吸光度值减去零浓度管的吸光度值，绘制吸光度值对酚含量（mg）的曲线，校准曲线回归方程相关系数应达到0.999以上。

8. 计算

（1）萃取分光光度法：试样中挥发酚的质量浓度（以苯酚计），根据式（3-12）计算：

$$\rho = \frac{A_s - A_b - a}{bV} \tag{3-12}$$

式（3-12）中：ρ为试样中挥发酚的质量浓度，mg/L；A_s为试样吸光度值；A_b为空白试验的吸光度值；a为校准曲线的截距值；b为校准曲线的斜率；V为试样的体积，mL。

（2）直接分光光度法：试样中挥发酚的质量浓度（以苯酚计），按下式计算：

$$\rho = \frac{A_s - A_b - a}{bV} \times 1000 \tag{3-13}$$

式（3-13）中：ρ为试样中挥发酚的质量浓度，mg/L；A_s为试样的吸光度值；A_b为空白试验的吸光度值；a为校准曲线的截距值；b为校准曲线的斜率；V为试样的体积，mL；1000为体积换算系数。

【注意事项】　①使用的蒸馏设备不宜与测定工业废水或生活污水的蒸馏设备混用。每次实验前后，应清洗整个蒸馏设备。②不得用橡胶塞、橡胶管连接蒸馏瓶及冷凝器，以防止对测定产生干扰。③两种方法每批样品均应带一个中间校核点，中间校核点测定值和校准曲线相应点浓度的相对误差不超过10%。

（马　腾）

实验七　邻菲啰啉分光光度法测定微量铁实验条件的选择及水中铁含量的测定

【实验目的】　①掌握邻菲啰啉分光光度法测定微量铁的原理和实验条件的选择方法。②熟悉测定微量铁的方法和可见分光光度计的使用方法。③了解可见分光光度计的结构和工作原理。

【实验原理】 在 pH 为 3～9 的溶液中，邻菲啰啉与 Fe^{2+}可生成稳定的橙红色配合物，配合反应为：

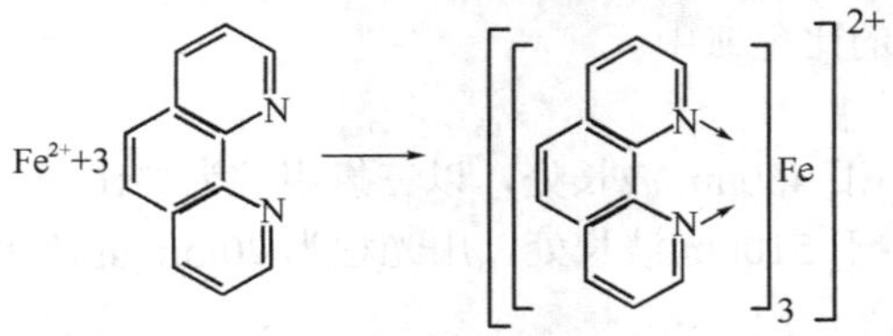

在一定浓度范围内，吸光度与溶液中 Fe^{2+}浓度符合朗伯-比尔定律。Fe^{3+}也可与邻菲啰啉发生反应生成淡蓝色配合物，如果样品中含有 Fe^{3+}，须预先用盐酸羟胺将其还原为 Fe^{2+}，然后进行显色和测定，此时测定的是总铁含量。

由于显色反应通常会受到多种因素的影响，如显色剂的用量、溶液的酸度、显色时间、显色温度及其干扰离子的消除方法等。因此，为了获得高的测定灵敏度和准确度，必须对影响显色反应的各种因素进行条件实验，选择最佳实验条件。

【材料、器材和试剂】

1. 器材 可见分光光度计；1cm 比色皿；酸度计。刻度吸管（1mL、2mL、5mL）；25mL 比色管；容量瓶（500mL、1000mL）；试剂瓶（250mL、500mL）；100mL 量筒；100mL 烧杯等。

2. 试剂

（1）铁标准贮备液（100.0μg/mL）：准确称取 0.4318g 硫酸铁铵（$NH_4Fe(SO_4)_2 \cdot 12H_2O$）于 100mL 烧杯中，加入 20mL 浓盐酸及 40mL 水，溶解后转移至 500mL 容量瓶中，加水稀释至刻度。

（2）铁标准应用液（10.0μg/mL）：移取 100.0mL 铁标准贮备液于 1000mL 容量瓶中，加水稀释至刻度。

（3）盐酸羟胺（$NH_2OH \cdot HCl$）水溶液（10%）：临用新配，两周内有效。

（4）邻菲啰啉溶液（0.1%）：称取 0.25g 邻菲啰啉于烧杯中，加入少量无水乙醇溶解，再用水稀释至 250mL，贮于棕色瓶中，避光保存。

（5）乙酸钠溶液（1.0mol/L）：称取 41.0g 乙酸钠，用 500mL 水溶解。

（6）氢氧化钠溶液（0.10mol/L）：称取 1.0g 氢氧化钠，用 250mL 水溶解。

实验所用试剂均为分析纯，实验用水为去离子水或石英亚沸蒸馏水。

【实验步骤】

1. 吸收光谱曲线的绘制 吸取 5.00mL 铁标准应用液于 25mL 比色管中，加入 1.00mL 盐酸羟胺溶液，摇匀后放置 2min，再加入 5.00mL 乙酸钠溶液和 2.00mL 邻菲啰啉溶液，用水稀释至刻度，摇匀，放置 10min。另取一支 25mL 比色管，用 5.00mL 水代替铁标准应用液，其余操作同上，配制成试剂空白溶液。用 1cm 比色皿，以试剂空白溶液为参比，在不同波长下测量相应的吸光度（440～500nm 和 520～580nm，每间隔 20nm 测定一次吸光度；500～520nm，每间隔 2nm 测定一次吸光度）。然后以波长为横坐标，吸光度为纵坐标，绘制吸收光谱曲线。最大吸收波长 λ_{max} 为该方法的最佳测定波长。

2. 显色时间的影响 吸取 5.00mL 铁标准应用液于 25mL 比色管中，加入 1.00mL 盐酸羟胺溶液，摇匀后放置 2min，再加入 5.00mL 乙酸钠溶液和 2.00mL 邻菲啰啉溶液，用水稀释至刻度，摇匀。在选定的波长下，用 1cm 比色皿，以试剂空白溶液为参比，在不同放置时间测定相应的吸光度（从加入显色剂开始计时，时间分别为 2min、5min、10min、20min、30min、60min、120min 和 180min）。以时间为横坐标，吸光度为纵坐标，绘制 *A-t* 关系曲线。在 *A-t* 曲线中，从达到最大吸光度到最大吸光度开始降低的时间，为该显色反应的稳定时间。

3. 显色剂用量的影响 取 7 支 25mL 比色管，各加入 5.00mL 铁标准应用液和 1.00mL 盐酸羟胺溶液，摇匀后放置 2min，再加入 5.00mL 乙酸钠溶液，之后分别加入 0.20mL、0.30mL、0.40mL、0.50mL、1.00mL、2.00mL、3.00mL 邻菲啰啉溶液，用水稀释至刻度，摇匀，放置 10min，在选定的波长下，用 1cm 比色皿，以试剂空白溶液为参比，测定各溶液的吸光度。然后以邻菲啰啉溶液的体积为横坐标，吸光度为纵坐标，绘制 *A-V* 关系曲线。在 *A-V* 曲线中，最大吸光度对应的体积为邻菲啰啉溶液的最佳显色剂用量。

4. 溶液 pH 的影响 取 7 支 25mL 比色管，各加入 5.00mL 铁标准应用液和 1.00mL 盐酸羟胺溶液，摇匀后放置 2min，再分别加入 0.00mL、2.50mL、5.00mL、7.50mL、10.00mL、15.00mL、20.00mL 氢氧化钠溶液，之后各加入 2.00mL 邻菲啰啉溶液，用水稀释至刻度，摇匀，放置 10min。在选定的波长下，用 1cm 比色皿，以不含铁离子的相应试剂空白溶液为参比，测量各溶液的吸光度，并用酸度计分别测量各溶液的 pH。以溶液的 pH 为横坐标，相应的吸光度为纵坐标，绘制 *A*-pH 关系曲线。在 *A*-pH 曲线中，最大吸光度对应的 pH 为最佳显色 pH 范围。

5. 标准曲线的绘制 分别吸取铁标准应用液 0.00mL、1.00mL、2.00mL、3.00mL、4.00mL、5.00mL 于 6 支 25mL 比色管，各加入 1.00mL 盐酸羟胺溶液，摇匀后放置 2min，各加入 5.00mL 乙酸钠溶液和 2.00mL 邻菲啰啉溶液，用水稀释至刻度，摇匀，放置 10min。在选定的波长下，用 1cm 比色皿，以试剂空白溶液为参比，测量各溶液的吸光度。以铁标准系列溶液的浓度为横坐标，相应的吸光度为纵坐标，绘制标准曲线。

6. 水中铁含量的测定 取一定体积的水样于 25mL 比色管中，按标准曲线绘制的步骤操作，测定溶液的吸光度，并从标准曲线查出对应的铁浓度。

7. 结果计算 根据式（3-14）计算水样中铁含量。

$$c=\frac{c_{\mathrm{r}}\times 25.00}{V_{\mathrm{x}}} \tag{3-14}$$

式（3-14）中：c 为水样中铁含量，μg/mL；c_{r} 为从标准曲线查出的样品溶液中铁浓度，μg/mL；V_{x} 为所取水样体积，mL；25.00 为样品溶液的体积，mL。

【注意事项】 ①实验过程中要注意加入各种试剂的顺序。②条件实验“显色时间的影响”用时较长，此项实验可穿插在其他实验中进行。

【思考题】

1. 条件实验中是否可用去离子水作为参比溶液？
2. 本实验中哪些试剂加入的体积要求非常准确，而哪些试剂则可不必，为什么？

（彭　微）

实验八　双波长分光光度法测水中硝酸盐含量

【实验目的】 ①掌握双波长分光光度法测定硝酸盐含量的基本原理和操作方法。②熟悉紫外-可见分光光度计的使用方法。③了解测定水中硝酸盐含量的意义及紫外-可见分光光度计的结构。

【实验原理】 当某一组分的吸收光谱对待测组分的吸收光谱产生干扰时，若采用单波长分光光度法进行定量测定，在处理结果时须解联立方程，比较费时。而对于背景吸收较大的溶液，则无法采用单波长分光光度法测定。上述情况可采用双波长分光光度法定量分析。双波长分光光度法包括双波长等吸收点法和双波长系数倍率法。当干扰组分吸收光谱有吸收峰时，可采用双波长等吸收点法消除干扰后进行测定。

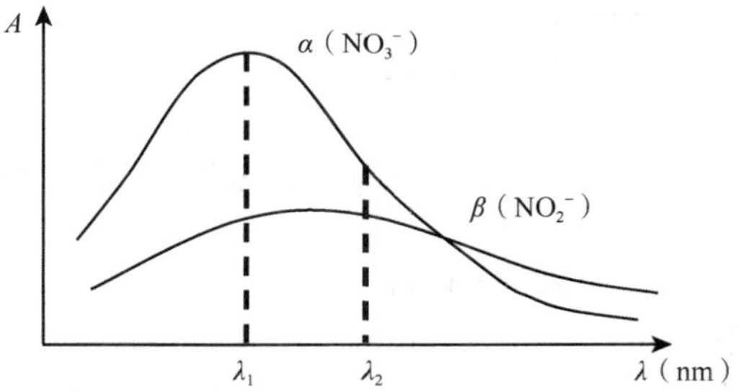

图 3-1　双波长等吸收点法测量原理图

测定水中硝酸盐含量时，干扰组分亚硝酸盐的吸收峰与硝酸盐的吸收峰重叠，可采用双波长等吸收点法测定。双波长等吸收点法测定硝酸盐的原理如图 3-1 所示，α、β 分别是 NO_3^-和 NO_2^-的吸收曲线。λ_1 和 λ_2 分别是测定波长和参比波长，合理选择波长是本方法的关键。

选择测定波长和参比波长的原则是：①干扰组分在 λ_1 和 λ_2 处应具有相等的吸光度，且 λ_1 和 λ_2 相距较近，从而较好地抵消背景吸收；②被测组分在选定的 λ_1 和 λ_2 处的吸光度差值应足够大，以便有足够的灵敏度。

混合物中待测组分 NO_3^-在 λ_1 和 λ_2 处的吸光度分别是 A_1^α、A_2^α，干扰组分 NO_2^-在 λ_1 和 λ_2 处的吸光度分别是 A_1^β、A_2^β，混合物在 λ_1 和 λ_2 处的总吸光度分别是 A_1 和 A_2，背景吸收分别是 A_{1s} 和 A_{2s}。吸光度具有加和性，则有：

$$A_1 = A_1^\alpha + A_1^\beta + A_{1s}$$
$$A_2 = A_2^\alpha + A_2^\beta + A_{2s}$$

令 $\Delta A = A_1 - A_2$

则有：$\Delta A = (A_1^\alpha + A_1^\beta + A_{1s}) - (A_2^\alpha + A_2^\beta + A_{2s})$

因 $A_1^\beta = A_2^\beta$，$A_{1s} \approx A_{2s}$，得：

$$\begin{aligned}\Delta A &= A_1^\alpha - A_2^\alpha \\ &= (\varepsilon_1^\alpha - \varepsilon_2^\alpha)\, bc_\alpha \\ &= K'c_\alpha \end{aligned} \tag{3-15}$$

从式（3-15）可以看出，干扰组分和背景吸收的影响被扣除，待测组分 NO_3^-的浓度与在两波长处的吸光度差值 ΔA 成正比，标准曲线法定量。

【材料、器材和试剂】

1. 器材 分析天平；紫外-可见分光光度计；1cm 石英吸收池；干燥器。50mL、100mL、250mL、500mL 容量瓶；25mL 比色管；2mL、5mL 刻度吸管；100mL 烧杯等。

2. 试剂

（1）硝酸钠标准贮备液（1.000g/L）：称取 105～110℃干燥 1h 的硝酸钠 0.2500g 于烧杯中，加水溶解并定容至 250.00mL。

（2）硝酸钠标准应用液（50.00mg/L）：取 5.00mL 硝酸钠标准贮备液于 100mL 容量瓶中，用水定容至刻度。

（3）硝酸钠溶液（5.00mg/L）：取 5.00mL 硝酸钠标准应用液于 50mL 容量瓶中，用水定容至刻度。

（4）亚硝酸钠标准贮备液（250.0mg/L）：称取干燥器中放置 24h 的亚硝酸钠 0.1250g 于烧杯中，用水溶解并定容至 500.00mL。

（5）亚硝酸钠标准溶液（5.00mg/L）：取 2.00mL 亚硝酸钠标准贮备液于 100mL 容量瓶中，用水定容至刻度。

硝酸钠、亚硝酸钠均为分析纯试剂；实验用水为去离子水（电阻率≥1MΩ·cm）。

【实验步骤】

1. 绘制吸收曲线 以水为参比，在 190～230nm 波长范围内分别扫描 5.0mg/L 硝酸钠溶液和 5.0mg/L 亚硝酸钠标准溶液的吸收曲线。

2. 选择测定波长和参比波长 根据硝酸钠和亚硝酸钠的吸收曲线，确定测定波长 λ_1 和参比波长 λ_2。

3. 绘制标准曲线 分别吸取硝酸钠标准应用液 0.00mL、0.50mL、1.00mL、1.50mL、2.00mL、2.50mL 于 6 支 25mL 比色管中，用水稀释至刻度。以水为参比，测定标准系列溶液在波长 λ_1 和 λ_2 处的吸光度。以硝酸钠浓度为横坐标，以两波长处吸光度的差值 ΔA（$\Delta A = A_1 - A_2$）为纵坐标，绘制标准曲线。

4. 样品测定 水样适当稀释，以水为参比，测定其在 λ_1 和 λ_2 波长处的吸光度差值 ΔA，从标准曲线上查出样品溶液的硝酸盐浓度。

5. 精密度和准确度试验

（1）精密度：取 2～3 份水样，按样品测定方法进行测定，每份平行测定 6 次，计算每份样品的标准偏差和相对标准偏差。

（2）在上述水样中，加入一定量硝酸钠标准贮备液，按样品测定方法进行测定，每份平行测定 6 次，计算样品加标回收率。

6. 数据处理

（1）绘制吸收曲线：将实验步骤 1 测定数据以波长为横坐标，吸光度为纵坐标，分别绘制硝酸钠和亚硝酸钠的吸收曲线于同一张坐标纸上。根据波长选择原则确定测定波长 λ_1 及参比波长 λ_2。

（2）绘制标准曲线和样品测定：以硝酸钠标准溶液浓度为横坐标，吸光度差值 ΔA 为纵坐标，绘制标准曲线。根据试样溶液的吸光度差值 ΔA，从标准曲线上查得相应的浓度，根据式（3-16）计算水样中 NO_3^- 的含量。

$$c = c_x \times K \tag{3-16}$$

式（3-16）中：c 为水样中 NO_3^- 的浓度，mg/L；c_x 为试样溶液中 NO_3^- 的浓度，mg/L；K 为试样溶液稀释倍数。

（3）精密度与准确度试验：记录精密度试验和准确度试验数据，并计算相对标准偏差和加标回收率。

【注意事项】 ①配制亚硝酸钠贮备溶液时需加入少量氢氧化钠。②亚硝酸钠不能放在烘箱中干燥，亚硝酸钠标准应用液临用现配。③因亚硝酸盐和硝酸盐在水样中可以相互转化，采集的水样应及时测定。

【思考题】

1. 用双波长分光光度法测定多组分混合物有什么优点？

2. 采用双波长等吸收点法进行定量分析，如何选择测定波长和参比波长？

（李淑荣）

实验九 pH 玻璃电极性能检查及生活饮用水 pH 的测定

【实验目的】 ①掌握用直接电位法测定溶液 pH 的基本原理和测定溶液 pH 的方法。②熟悉 pH 玻璃电极性能的检查的操作步骤。③了解 pH 玻璃电极的构造和使用方法。

【实验原理】 pH 玻璃电极对氢离子有良好的响应特性。采用直接电位法测定溶液的 pH，以玻璃电极为指示电极，饱和甘汞电极为参比电极，两电极置于同一溶液中组成一个原电池，该电池的电动势 E 与溶液的 pH 有一定关系，关系如式（3-17）。

$$E = K + \frac{2.303RT}{F}\mathrm{pH} \tag{3-17}$$

由式（3-17）可知，E 与 pH 在一定范围内成直线，直线的斜率为 $2.303RT/F$，即电极斜率的理论值 $S_{理}$。$\Delta E/\Delta\mathrm{pH}$ 称为玻璃电极的电极系数，即实际电极系数 S。在 25℃时，$S_{理}$ 为 59.1mV/pH，即 25℃时当溶液的酸度改变 1 个 pH 单位时，电动势改变 59.1mV。实际上每支玻璃电极的电极系数并不一定相同，在 52～60mV/pH 之间，在此范围内，玻璃电极可认为具有较好的氢离子响应特性。当玻璃电极使用过久时会渐渐失去其特性，表现在电极系数变小，当电极系数小至 50mV/pH 以下，电极就不宜再使用。

目前实验室使用的电极多是复合电极，其优点是使用方便，不受氧化性或还原性物质的影响，且平衡速度较快。

根据 $E = K + S \cdot \mathrm{pH}$，可求得玻璃电极的电极系数。将同一对电极（玻璃电极和饱和甘汞电极）置于两种不同的 pH 的标准缓冲溶液中，pH 分别为 pH_1 和 pH_2，通过 pH 计测出电池的电动势(mV)。

$$E_1 = K + S \cdot \mathrm{pH}_1 \tag{3-18}$$

$$E_2 = K + S \cdot \mathrm{pH}_2 \tag{3-19}$$

式（3-19）减去式（3-18），整理得 $S = \dfrac{E_2 - E_1}{\mathrm{pH}_2 - \mathrm{pH}_1} = \dfrac{\Delta E}{\Delta \mathrm{pH}}$　　(3-20)

也可作 E-pH 的关系曲线，曲线的斜率为 $\Delta E/\Delta\mathrm{pH}$，即该玻璃电极的电极系数。

【材料、器材和试剂】

1. 仪器与器材　酸度计（以 pHSJ-5 型实验室 pH 计为例）；pH 玻璃电极和饱和甘汞电极（或复合电极）各 1 支；磁力搅拌器；磁力搅拌子；50mL 烧杯等。

2. 试剂

（1）饱和酒石酸氢钾溶液。

（2）邻苯二甲酸氢钾溶液（0.05mol/L）。

（3）磷酸氢二钠溶液（0.025mol/L）和磷酸二氢钾（0.025mol/L）（混合磷酸盐标准缓冲溶液）。

（4）硼砂溶液（0.01moI/L）。

实验用水为去离子水或石英亚沸蒸馏水（电阻率≥10MΩ·cm）。不同温度下标准缓冲溶液的 pH，见表 3-2。

表 3-2　标准缓冲溶液的 pH

温度（℃）	0.05mol/L 四草酸氢钾	饱和酒石酸氢钾	0.05mol/L 邻苯二甲酸氢钾	0.025mol/L KH_2PO_4 和 Na_2HPO_4	0.01mol/L 硼砂溶液	饱和 $Ca(OH)_2$ 溶液
10	1.671	3.660	3.996	6.921	9.330	13.01
15	1.673	3.640	3.996	6.898	9.276	12.82
20	1.676	3.580	3.998	6.879	9.226	12.64
25	1.680	3.559	4.003	6.864	9.182	12.46
30	1.684	3.551	4.010	6.852	9.142	12.29
35	1.688	3.547	4.019	6.844	9.105	12.13
40	1.694	3.547	4.029	6.838	9.072	11.98

【实验步骤】

1. 标定仪器

（1）开机：将 pH 玻璃电极、饱和甘汞电极和温度传感器与 pH 计连接，打开电源开关，预热 0.5h。

（2）设置标液：根据测量精度的要求，通常采用一点标定、二点标定或多点标定。以二点标定为例，按“设置”键进入设置当前标液组模块，点击标准缓冲溶液（如 pH=6.86，pH=4.01 或 pH=6.86，pH=9.18）。

（3）标定：用水清洗 pH 玻璃电极、饱和甘汞电极和温度传感器，用滤纸吸干电极上水珠，然后将电极和温度传感器插入混合磷酸盐标准缓冲溶液中，进行搅拌，当 pH 显示稳定后，按“确认”键，然后点击“继续标定”。

用水清洗电极，并用滤纸吸干水珠后，再把电极和温度传感器插入另一已知 pH 的缓冲溶液（pH=4.01 或 pH=9.18）中，搅拌，直至 pH 显示稳定后按“确认”键，标定结束。

2. 电极系数的测定

（1）用水清洗电极和温度传感器，并用滤纸吸干水珠。

（2）按照以上四种标准缓冲溶液 pH 由高到低的顺序，把电极和温度传感器依次插入标准缓冲溶液中，搅拌，电极电位显示稳定后，记录电极电位。

（3）绘制 E-pH 曲线，计算曲线的斜率$\Delta E/\Delta pH$，即为该玻璃电极的电极系数，以此判断该电极的性能。

3. 测定溶液 pH　测定去离子水、自来水、汽水等的 pH。用水清洗电极球泡和温度传感器，并用滤纸吸干水珠，把电极和温度传感器一起插入被测溶液中，用磁力搅拌器搅拌，显示稳定后读出该溶液的 pH。每次测量后，需用去离子水清洗电极，再进行下一个溶液的测量。

【注意事项】

1. pH 玻璃电极球泡的玻璃膜很薄，勿与硬物相碰。电极安装时应比参比电极底部略高一些。磁力搅拌时，注意转子勿碰撞玻璃膜。

2. 使用前 pH 玻璃电极需在去离子水或 pH 为 4 的缓冲溶液中浸泡 8～24h 或更长，以使玻璃膜表面活化。

3. pH 计开机前，保证电极插口连接测量电极或者短路插，否则有可能损坏仪器的高阻器件。

4. 选择与样品 pH 接近的缓冲溶液校准仪器，待测定溶液的 pH 不能过酸或过碱，应在 pH 计测定范围之内。

5. 饱和甘汞电极内应及时补充饱和氯化钾溶液。

6. 每次校准 pH 所用标准缓冲溶液均需现配现用，防止放置时间对标准缓冲溶液 pH 的影响。

7. 对于使用频繁的 pH 计一般在 48h 内无须再次校准，除非遇到特殊情况（更换电极、电极长时间暴露在空气中，或测定过酸（pH＜2）/过碱（pH＞12）的溶液），仪器则需要重新校准。

【思考题】

1. 为什么用 pH 计测量未知溶液的 pH 前必须用标准缓冲溶液进行标定？

2. 一般的 pH 玻璃电极测量范围是 1～9，测定 pH＞9 的溶液时，测定值比实际 pH 偏高，为什么？

3. 玻璃电极在使用前，为何应在蒸馏水中浸泡 24h 以上？测定结束后应如何保存？

（罗利霞）

实验十　电导池常数及水纯度的测定

【实验目的】　①掌握电导法测定水纯度的原理和实验方法。②熟悉电导池常数的测定方法及电导率仪的使用。③了解电导率仪的基本结构。

【实验原理】　在电解质溶液中，带电离子在电场的作用下定向移动，从而使其具有导电能力。纯水的导电能力很弱，若纯水被导电物质污染，导电能力就会增强。通过测定水的导电能力，与纯水的理论导电能力进行比较，可了解水被导电物质污染的程度。水的导电能力可用电导 G（S）或电导率 κ（S/cm）表示。

在相同温度下测定水样的电导 G，它与水样的电阻 R 成倒数关系，根据式（3-21）计算：

$$G=\frac{1}{R} \tag{3-21}$$

在一定条件下，水样的电导随着离子含量的增加而增加，而电阻则降低。电导率为电流通过单位面积 A 为 $1cm^2$，距离 L 为 1cm 的两铂黑电极的电导能力，根据式（3-22）计算：

$$\kappa=G\times\frac{L}{A} \tag{3-22}$$

即电导率 κ 为给定电导电极的电导池常数 θ 与水样电阻 R_s 的比值，根据式（3-23）计算：

$$\kappa = \theta \times G_S = \frac{\theta}{R_s} \times 10^6 \tag{3-23}$$

只要测定水样的 R_s（Ω）或水样的 G_S（μS），即 θ 可得出，表示单位为 μS/cm，电极面积 A 与间距 L 是不变的，故 L/A 为一常数，称为电导池常数，用表示。

电导电极在出厂时都标有电导池常数，一般情况下不需要测定电导池常数，但在长期使用后，电极面积和电极间距可能发生变化而导致电导池常数发生变化，因此需要测定电导池常数。

【材料、器材和试剂】

1. 仪器与器皿 电导率仪；电导电极（铂黑电极和铂光亮电极）；恒温水浴锅；温度计；1000mL 容量瓶；50mL 烧杯等。

2. 试剂 氯化钾标准溶液[c(KCl)=0.0100mol/L]：准确称取 0.7456g 经 120℃干燥 4h 的优级纯氯化钾溶于新煮沸放冷的蒸馏水中（电导率小于 1μS/cm），全量转移至 1000mL 容量瓶中，并用水稀释定容至刻度，混匀，储存于聚乙烯瓶中。

【实验步骤】

1. 将电导率仪接上电源，打开电导率仪开关，预热 10min。

2. 电导池常数 θ 的测定（参比溶液法） 将电导电极与电导仪相连接后，用准备好的氯化钾溶液依次冲洗电导电极和电导池几次，并用滤纸吸去电导电极上水珠。然后将氯化钾溶液约 30mL 倒入 50mL 小烧杯中，用温度计测量该溶液的温度并记录，将“温度”旋钮调整至与被测溶液的实际温度相匹配的位置。接着插入电导电极测量氯化钾的电导 G_{KCl}，根据式（3-24）计算电导池常数。

$$\theta = k_{\text{KCl}} / G_{\text{KCl}} \tag{3-24}$$

式（3-24）中，k_{KCl} 为氯化钾标准溶液在测量温度下的已知电导率（查表 3-3 可得）。

表 3-3 0.0100mol/L 氯化钾溶液的电导率

温度（℃）	电导率（S/cm）	温度（℃）	电导率（S/cm）
20	0.001278	25	0.001413
21	0.001305	26	0.001441
22	0.001332	27	0.001468
23	0.001359	28	0.001496
24	0.001386	29	0.001524

3. 去离子水、蒸馏水和市售纯净水电导率的测定

（1）用待测液（去离子水、蒸馏水或市售纯净水）洗涤 50mL 小烧杯三次，倒入 30mL 待测液，用温度计测量该水样的温度，将“温度”旋钮调整至与被测水样的实际温度相匹配的位置。

（2）选择铂光亮电极，用相应待测液冲洗电极几次，用滤纸吸去水珠，插入被测水样中。

（3）“校正-测量”开关扳向“校正”，调节“常数”旋钮，以校准仪器并使其显示值与该电导电极的电导池常数一致。

（4）“校正-测量”开关扳向“测量”，调节合适的量程挡位，待示值稳定后，读取被测水样在实际温度下的电导率。重复测量三次，取平均值。

4. 自来水、河水和工业废水电导率的测定 自来水、河水和工业废水的步骤操作同 3，不同的是 3 中（2）选择铂黑电极完成后续测量。

5. 测量完毕后，按下“ON/OFF”挡关闭仪器，断电，清洗电导电极并放置相应保护盒中。

【注意事项】 ①商品电导电极在出厂时均标有电导池常数，但电导电极在长期使用过程中常因电极面积和两极间距离的变化而引起电导池常数的变化，因此要定期标定。②电导值低于 5μS 的溶液，选用铂光亮电极；电导值在 0.005～150mS 的溶液，选用铂黑电极。③溶液的电导值随温度升高而增大。通常情况，温度每升高 1℃，电导值增加 2%～2.5%。因此，在测量电导的过程中，必须进行温度补偿或使用恒温水浴。④确保电极插头干燥且清洁，并避免硬物接触电极铂片，以免改变两极间距离，影响电导池常数。⑤要在搅拌均匀、示数稳定后，再读取溶液电导值。

【思考题】

1. 为什么要定期测定电导电极的电导池常数？

2. 若用铂光亮电极测定电导值大于 5μS 的溶液，用铂黑电极测定电导值小于 5μS 的溶液，将使测定结果产生什么变化？

（罗利霞）

实验十一 离子色谱法测定生活饮用水中常见的七种阴离子

【实验目的】 ①掌握离子色谱分析法测定水中常见的七种阴离子的基本原理。②熟悉离子色谱仪的基本结构与色谱工作站的操作方法。③了解测定水中阴离子的卫生学意义。

【实验原理】 以阴离子交换树脂为固定相，以一定浓度的碳酸钠溶液或碳酸钠-碳酸氢钠混合液为流动相（洗脱液），水样中待测阴离子（F^-、Cl^-、Br^-、NO_2^-、NO_3^-、$H_2PO_4^-$和 SO_4^{2-}）随洗脱液进入离子交换柱系统，由于不同阴离子对阴离子交换树脂的亲和力不同，交换和洗脱过程有所不同，导致它们在分离柱内具有不同的保留时间，即亲和力小的离子先流出色谱柱，亲和力大的离子后离开色谱柱，从而实现分离。以保留时间定性，以峰高或峰面积标准曲线法定量。

【材料、器材和试剂】

1. 器材 离子色谱仪（带自动进样装置、电导检测器）；超声波发生器；真空泵；砂芯抽滤器；0.45μm 水相微孔滤膜；分析天平（感量 0.1mg）。容量瓶（10mL、25mL、50mL、100mL、500mL）；烧杯（50mL、100mL、250mL、500mL）；刻度吸管（1mL、2mL、5mL、10mL）；10mL 比色管等。

2. 试剂

（1）碳酸钠洗脱贮备液（0.24mol/L）：称取 12.72g 无水碳酸钠固体（于 105℃下烘干 2h，干燥器内保存），用水溶解并稀释至 500mL，聚乙烯瓶保存。

（2）碳酸钠洗脱使用液（3.6mmol/L）：取碳酸钠洗脱贮备液 7.50mL，用水稀释至 500mL，混匀，用 0.45μm 水相微孔滤膜过滤，聚乙烯瓶保存。

（3）七种单一阴离子标准贮备液（1.000mg/mL）：分别准确称取 0.2210g 氟化钠、0.1651g 氯化钠、0.1288g 溴化钠、0.1500g 亚硝酸钠、0.1371g 硝酸钠、0.1237g 磷酸二氢钠（于干燥器内干燥 24h 以上）和 0.1480g 硫酸钠（于 105℃下烘干 2h，干燥器内保存），用水溶解，分别转移到 7 只 100mL 容量瓶中，加入 1.00mL 碳酸钠洗脱贮备液，用水定容至刻度。

（4）七种单一阴离子标准使用液（10.00mg/L）：吸取上述七种阴离子标准贮备液各 1.00mL，分别置于 7 只 100mL 容量瓶中，各加入 1.00mL 碳酸钠洗脱贮备液，用水定容至刻度。

（5）七种混合阴离子标准使用液：按表 3-4 分别吸取一定量上述七种单一阴离子标准贮备液于 100mL 容量瓶中，加入 1.00mL 碳酸钠洗脱贮备液，用水定容至刻度。

表 3-4 七种混合阴离子标准使用液

单一阴离子标准贮备液	F^-	Cl^-	Br^-	NO_2^-	NO_3^-	$H_2PO_4^-$	SO_4^{2-}
取样体积（mL）	4.00	10.00	4.00	4.00	4.00	4.00	10.00
终浓度（mg/L）	40.00	100.00	40.00	40.00	40.00	40.00	100.00

实验用氟化钠、氯化钠、溴化钠、亚硝酸钠、硝酸钠、磷酸二氢钠、硫酸钠和碳酸钠均为色谱

纯或优级纯；除水样外，实验用水为去离子水或石英亚沸蒸馏水（电阻率≥10MΩ · cm）。

【实验步骤】

1. 七种混合阴离子标准系列溶液配制 分别吸取上述七种混合阴离子标准使用液 0.50mL、1.00mL、2.50mL、5.00mL 和 8.00mL 于 5 支 10mL 比色管中，各加 0.10mL 碳酸钠洗脱贮备液，用水定容至刻度。混合标准系列溶液浓度见表 3-5。

表 3-5 七种混合阴离子标准系列溶液

标准系列编号	标准系列浓度（mg/L）						
	F^-	Cl^-	Br^-	NO_2^-	NO_3^-	$H_2PO_4^-$	SO_4^{2-}
1	2.00	5.00	2.00	2.00	2.00	2.00	5.00
2	4.00	10.00	4.00	4.00	4.00	4.00	10.00
3	10.00	25.00	10.00	10.00	10.00	10.00	25.00
4	20.00	50.00	20.00	20.00	20.00	20.00	50.00
5	32.00	80.00	32.00	32.00	32.00	32.00	80.00

2. 样品处理 取 9.9mL 水样于 10mL 比色管中，加入 0.10mL 碳酸钠洗脱贮备液，混匀，用 0.45μm 水相微孔滤膜过滤，备用，用去离子水做样品空白。

3. 仪器工作条件 Shodex IC SI-52 4E 色谱柱（250mm×4.0mm，内填粒度为 5μm 的阴离子交换树脂）或相同性能色谱柱；抑制柱：电渗析离子交换膜抑制器，抑制电流（70±5）mA；检测器：抑制性电导检测器；保护柱；洗脱液流量：0.7mL/min；进样量 100μL（进样器设置 2.0mL）。

4. 样品测定

（1）定性分析：开启离子色谱仪，设定好仪器工作条件，待基线稳定后，分别进单一阴离子标准使用液，测量各阴离子的保留时间。

（2）定量分析：在相同仪器工作条件，依次进混合阴离子标准系列溶液、样品空白和样品溶液，绘制色谱图，经图谱处理和定性分析后，仪器自动以混合标准系列各阴离子浓度为横坐标，以相应的峰高或峰面积为纵坐标，分别绘制标准曲线，然后分别从各自的标准曲线上直接计算出样品空白和样品溶液中各种阴离子的浓度。

5. 结果计算 根据式（3-25）计算水样中各种阴离子的含量。

$$c = \frac{c_1 - c_0}{0.99} \tag{3-25}$$

式（3-25）中：c 为水样中阴离子含量，mg/L；c_1 为由仪器直接给出的水样中阴离子浓度，mg/L；c_0 为由仪器直接给出的样品空白中阴离子浓度，mg/L；0.99 为水样体积换算系数。

【注意事项】 ①亚硝酸盐不稳定，临用现配。②所用洗脱液和样品应经 0.45μm 水相微孔滤膜过滤并用超声波发生器进行脱气处理。③离子色谱柱较长时间（1 周以上）不用时，应通 3%硼酸保存，用去离子水冲洗恒流泵。

【思考题】

1. 简述离子色谱法的分离机制。
2. 为什么在每一试液中都要加入 1%的洗脱贮备液成分？
3. 为什么离子色谱柱不需要再生，而抑制柱需要再生？
4. 简述电渗析离子交换膜抑制器的工作原理及其优点。

（彭 微）

第四章　食品理化检验

实验一　食品中营养成分分析

一、食品中水分的测定

实验目的

①掌握测定食品中水分的原理。②熟悉测定食品中水分的操作技术。③了解测定食品中水分的卫生学意义。

（一）直接干燥法

【实验原理】 在 101.3kPa，101～105℃下，烘烤食品样品使其中水分蒸发直至恒重。测定食品样品干燥减失的质量即为食品样品中水分的含量，包括吸湿水、部分结晶水和该条件下能挥发的物质。

【材料、器材和试剂】

1. 器材 电热恒温干燥箱；分析天平；扁形铝制或玻璃制称量瓶；干燥器等。

2. 试剂

（1）盐酸溶液（6mol/L）：量取 50mL 盐酸，加水稀释至 100mL。

（2）氢氧化钠溶液（6mol/L）：称取 24g 氢氧化钠，加水溶解并稀释至 100mL。

（3）海砂：取用水洗去泥土的海砂或河砂，先用盐酸（6mol/L）煮沸 0.5h，用水洗至中性，再用氢氧化钠溶液（6mol/L）煮沸 0.5h，用水洗至中性，经 105℃干燥备用。

【实验步骤】

1. 称量瓶的干燥和称量

（1）固体试样：取洁净铝制或玻璃制的扁形称量瓶，置于 101～105℃干燥箱中，瓶盖斜支于瓶边，加热 1h，取出盖好，置干燥器内冷却 0.5h，称量，并重复干燥至前后两次质量差不超过 2mg，即为恒重，记录称量瓶的质量 m_3。

（2）半固体或液体试样：取洁净的称量瓶，内加 10g 海砂及一根小玻璃棒，置于 101～105℃干燥箱中，干燥 1h 后取出，放入干燥器内冷却 0.5h 后称量，并重复干燥至恒重，记录称量瓶的质量 m_3。

2. 称量瓶和试样的称量

（1）固体试样：将混合均匀的试样迅速磨细至颗粒粒径小于 2mm，不易研磨的样品应尽可能切碎，称取 2～10g 试样，放入此称量瓶中，厚度不超过 5mm，如为疏松试样，厚度不超过 10mm，加盖精密称量，记录称量瓶和试样的质量 m_1。

（2）半固体或液体试样：称取 5～10g 试样，记录称量瓶和试样的质量 m_1。

3. 称量瓶和试样的干燥、称量

（1）固体试样：置于 101～105℃干燥箱中，瓶盖斜支于瓶边，干燥 2～4h 后，盖好取出，放入干燥器内冷却 0.5h 后称量。然后再放入 101～105℃干燥箱中干燥 1h 左右，取出，放入干燥器内冷却 0.5h 后再称量。并重复以上操作至前后两次质量差不超过 2mg，即为恒重，记录称量瓶和试样干燥后的质量 m_2。

（2）半固体或液体试样：置于蒸发皿中，用小玻璃棒搅匀放在沸水浴上蒸干，并随时搅拌，擦去皿底的水滴，置于 101～105℃干燥箱中干燥 4h 后盖好取出，放入干燥器内冷却 0.5h 后称量；然后再放入 101～105℃干燥箱中干燥 1h 左右，取出，放入干燥器内冷却 0.5h 后再称量。重复以上操作至前后两次质量差不超过 2mg，即为恒重，记录称量瓶和试样干燥后的质量 m_2。

4. 结果计算 根据式（4-1）计算食品中水分的含量。

$$\omega=\frac{m_1-m_2}{m_1-m_3}\times 100 \tag{4-1}$$

式（4-1）中：ω 为试样中水分的含量，g/100g；m_1 为称量瓶（加海砂、玻璃棒）和试样的质量，g；m_2 为称量瓶（加海砂、玻璃棒）和试样干燥后的质量，g；m_3 为称量瓶（加海砂、玻璃棒）的质量，g；100 为换算系数。

【注意事项】 ①该法适用于在 101.3kPa、101～105℃下，不含或含其他挥发性物质甚微的食品中水分的测定。不适用于水分含量小于 0.5g/100g 的样品。对于含有在该条件下可挥发（除水分之外）、易分解、易被氧化的成分的食品样品，直接干燥法将使测定结果不准确。应采用其他测定食品中水分方法，如减压干燥法、蒸馏法和卡尔·费休法等。②m_1、m_2 和 m_3 均精确至 0.0001g。

【思考题】

1. 在切碎和研磨样品时，为什么要求操作速度要快？

2. 对于半固体或液体试样，为什么要求先在水浴上蒸干？

（二）减压干燥法

【实验原理】 在 40～53kPa、55～65℃下，烘干去除试样中的水分，测定烘干前后试样减失的质量即为水分的含量。

【材料、器材和试剂】 仪器与器皿：真空干燥箱；分析天平；扁形铝制或玻璃制称量瓶；干燥器等。

【实验步骤】

1. 称量瓶的干燥和称量 如干燥法所述方法操作，记录称量瓶的质量 m_3。

2. 称量瓶和试样的称量 粉末和结晶试样直接称取；较大块硬糖经研钵粉碎混匀后称取。取已恒重的称量瓶称取 2～10g 试样，记录称量瓶和试样的质量 m_1。

3. 称量瓶和试样的干燥、称量 将盛有样品的称量瓶置于真空干燥箱内，将真空干燥箱连接真空泵，抽出真空干燥箱内空气，使箱内压力为 40～53kPa，并同时加热至 55～65℃，关闭真空泵上的活塞，停止抽气，使真空干燥箱内保持一定的温度和压力。经 4h 后，打开活塞，使空气经干燥装置缓缓通入真空干燥箱内，待箱内压力恢复正常后再打开，取出称量瓶，放入干燥器中 0.5h 后称量，并重复以上操作至前后两次质量差不超过 2mg，即为恒重，记录称量瓶和试样干燥后的质量 m_2。

4. 结果计算 同直接干燥法。

【注意事项】 ①该法适用于糖、味精等高温易分解的食品和含水分较多的食品中水分的测定，不适用于添加了其他原料的糖果（如奶糖、软糖）等试样；也不适用于水分含量小于 0.5g/100g 的样品。②m_1、m_2 和 m_3 均精确至 0.0001g。

（三）蒸馏法

【实验原理】 在试样中加入某种比水轻且与水不互溶的有机溶剂，这种有机溶剂可以与样品中的水分组成二元体系，它们在低于各自沸点的温度下就可以被共同蒸出。冷凝并收集馏出液，由于有机溶剂与水的密度不同，馏出液在接收管中分层，根据馏出液中水的体积，可计算出试样中水分的含量。

【材料、器材和试剂】

1. 仪器与器皿　分析天平；电炉；水分测定器（带可调电热套）；水分接收管（5mL）；试管架；石棉网；脱脂棉；石棉布等。

2. 试剂　甲苯或二甲苯（化学纯）：取甲苯或二甲苯，先以水饱和后，分去水层，进行蒸馏，收集馏出液备用。铬酸洗涤液等。

【实验步骤】

1. 水分测定装置的洗涤、烘干　用铬酸洗涤液充分洗涤水分测定器，除净油污，烘干。

2. 试样的称量　准确称取适量试样（含水量 2～5mL，但最多取样量不得超过蒸馏瓶的 2/3），放入水分测定器的蒸馏瓶中，记录试样的质量 m（精确至 0.0001g）。

3. 水分的测定　在蒸馏瓶中加入适量甲苯（或二甲苯）浸没样品，约 75mL，振摇混合。按照图 4-1 所示，连接水分测定器各部分，从冷凝管顶端口注入甲苯，直至装满水分接收管并溢入蒸馏瓶。在冷凝管顶端口填塞少量脱脂棉或加装盛有氯化钙的干燥管。用石棉布将烧瓶上口和接收管口包裹。

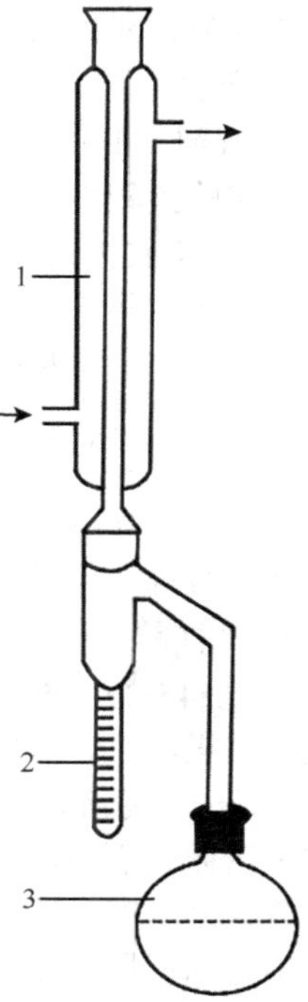

图 4-1　水分测定器

1. 冷凝管；2. 带刻度水分接收管；3. 250mL 蒸馏瓶

加热缓慢蒸馏（蒸馏速度 2 滴/秒），待大部分水分蒸出后，加速蒸馏（蒸馏速度 4 滴/秒）。当水分全部蒸出、水分接收管内的水分体积不再增加时，从冷凝管顶端口加入甲苯将管壁内附着的水滴洗入接收管。再蒸馏片刻至接收管上部及冷凝管壁无水滴附着，接收管水平面保持 10min 不变为蒸馏终点。

关闭热源，取下水分接收器，冷却至室温，读取接收管水层的体积 V。

4. 结果计算　根据式（4-2）计算试样中水分的含量。

$$X = \frac{V}{m} \times 100 \tag{4-2}$$

式（4-2）中：X 为试样中水分的含量，mL/100g（或按水在 20℃的密度 0.9982g/mL 计算质量）；V 为接收管内水的体积，mL；m 为试样的质量，g；100 为换算系数。

【注意事项】　本方法适用于含水较多又有较多挥发性成分的食品，如水果、香辛料及调味品、肉与肉制品等。不适用于水分含量小于 1g/100g 的样品。

【思考题】

1. 对于含有挥发性成分的样品，采用蒸馏法得到的含水量更接近真实值，而直接干燥法往往使结果偏高，为什么？

2. 如果甲苯或二甲苯不先以水饱和，会对结果造成何种影响？

（四）卡尔·费休法

【实验原理】　根据碘能与水和二氧化硫发生化学反应，在有吡啶和甲醇共存时，1mol 碘只与 1mol 水作用。

$$I_2 + SO_2 + 3C_5H_5N + H_2O + CH_3OH \longrightarrow 2C_5H_5N \cdot HI + C_5H_5N \cdot HSO_4CH_3$$

卡尔·费休法又分为库仑法和容量法。库仑法测定的碘是通过化学反应产生的，只要电解液中存在水，所产生的碘就会和水以 1∶1 的关系按照化学反应式进行反应。当所有的水都参与了化学反应，过量的碘就会在电极的阳极区域形成，反应终止。容量法测定的碘是作为滴定剂加入的，滴定剂中碘的浓度是已知的，根据消耗滴定剂的体积，计算消耗碘的量，从而计算出被测物质水的含量。

【材料、器材和试剂】

1. 器材 卡尔·费休水分测定仪；分析天平；玻璃棒等。

2. 试剂 卡尔·费休试剂；无水甲醇（CH_3OH）：优级纯；等。

【实验步骤】

1. 卡尔·费休试剂的标定（容量法） 在反应瓶中加一定体积（浸没铂电极）的甲醇，在搅拌下用卡尔·费休试剂滴定至终点。加入 10mg 水（精确至 0.0001g），滴定至终点并记录卡尔·费休试剂的用量 V。根据式（4-3）计算卡尔·费休试剂的滴定度。

$$T=\frac{M}{V} \tag{4-3}$$

式（4-3）中：T 为卡尔·费休试剂的滴定度，mg/mL；M 为水的质量，mg；V 为滴定水消耗的卡尔·费休试剂的用量，mL。

2. 试样前处理 可粉碎的固体试样要尽量粉碎，使之均匀。不易粉碎的试样可切碎。

3. 试样中水分的测定 于反应瓶中加一定体积的甲醇或卡尔·费休水分测定仪中规定的溶剂浸没铂电极，在搅拌下用卡尔·费休试剂滴定至终点。迅速将易溶于上述溶剂的试样直接加入滴定杯中；对于不易溶解的试样，应采用对滴定杯进行加热或加入已测定水分的其他溶剂辅助溶解后用卡尔·费休试剂滴定至终点。

建议采用库仑法测定试样中的含水量应大于 10μg，容量法应大于 100μg。对于某些需要较长时间滴定的试样，需要扣除其漂移量。

4. 漂移量的测定 在滴定杯中加入与测定样品一致的溶剂，并滴定至终点，放置不少于 10min 后再滴定至终点，两次滴定之间的单位时间内的体积变化即为漂移量（D）。

5. 结果计算 根据式（4-4）计算固体试样中水分的含量，根据式（4-5）计算液体试样中水分的含量。

$$\omega=\frac{(V_1-D\times t)\times T}{M}\times 100 \tag{4-4}$$

$$\omega=\frac{\left(V_1-D\times t\right)\times T}{V_2\rho}\times 100 \tag{4-5}$$

式（4-4）和式（4-5）中：ω 为试样中水分的含量，g/100g；V_1 为滴定样品时卡尔·费休试剂体积，mL；T 为卡尔·费休试剂的滴定度，g/mL；M 为样品质量，g；V_2 为液体样品体积，mL；D 为漂移量，mL/min；t 为滴定时所消耗的时间，min；ρ 为液体样品的密度，g/mL；100 为换算系数。

【注意事项】 ①在进行卡尔·费休法滴定过程中，空气中的氧、光照及样品和试剂中的氧化性或还原性物质都会干扰滴定反应，引起测定误差。②反应中随时注意试剂和滴定底液中是否有足够的吡啶和甲醇。③该法适用于食品中含微量水分的样品，其中库仑法适用于水分含量大于 1.0×10^{-5}g/100g，容量法适用于水分含量大于 1.0×10^{-3}g/100g 的样品。

【思考题】

1. 反应中加入吡啶的作用是什么？
2. 反应中加入甲醇的作用是什么？

（梁青青）

二、食品中灰分的测定

实验目的

①掌握测定食品中灰分的原理。②熟悉测定食品中灰分的操作技术。③了解测定食品中灰分的

卫生学意义。

（一）总灰分

【实验原理】 食品样品经炭化、高温炉灼烧后，有机物质被氧化分解成二氧化碳、氮的氧化物和水并逸出，所残留的无机盐和金属氧化物等无机物质称为灰分。称量残留物的质量即为食品样品中总灰分的含量。

【材料、器材和试剂】

1. 仪器与器皿 马弗炉；电热板；水浴锅；分析天平；石英坩埚或瓷坩埚；干燥器；蒸发皿；玻璃棒等。

2. 试剂 乙酸镁溶液（80g/L）：称取 8.0g 乙酸镁[（CH_3COO）$_2Mg \cdot 4H_2O$]，加水溶解并定容至 100.0mL，混匀。

【实验步骤】

1. 坩埚的预处理 对于含磷量较高的食品和其他食品，取大小适宜的石英坩埚或瓷坩埚置于马弗炉中，在（550±25）℃下灼烧 0.5h，冷却至 200℃左右，取出，放入干燥器中冷却 30min。重复灼烧至前后两次称量相差不超过 0.5mg 为恒重，得到 m_2。

对于淀粉类食品，先用沸腾的稀盐酸洗涤，再用大量自来水洗涤，最后用蒸馏水冲洗。将洗净的坩埚置于马弗炉中，在 900℃±25℃下灼烧 30min，并在干燥器内冷却至室温，称重，精确至 0.0001g，得到 m_2。

2. 坩埚和试样的称量 对于含磷量较高的食品和其他食品，灰分大于 10g/100g 的试样称取 2～3g（精确至 0.0001g）；灰分小于或等于 10g/100g 的试样称取 3～10g（精确至 0.0001g）；灰分含量更低的样品可适当增加称样量，得到 m_3。对于淀粉类食品，迅速称取样品 2～10g（马铃薯淀粉、小麦淀粉以及大米淀粉至少称 5g，玉米淀粉和木薯淀粉称 10g），精确至 0.0001g，得到 m_3。将样品均匀分布在坩埚内，不要压紧。

3. 坩埚和试样的灼烧和称量 对于一般食品，液体和半固体试样应先在沸水浴上蒸干，固体或蒸干后的试样，先在电热板上以小火加热使试样充分炭化至无烟。置于马弗炉中，在 550℃±25℃灼烧 4h。冷却至 200℃左右，取出，放入干燥器中冷却 30min。如发现灼烧残渣有炭粒时，应向试样中滴入少许水湿润，使结块松散，蒸干水分再次灼烧至无炭粒表示灰化完全。重复灼烧至前后两次称量相差不超过 0.5mg 为恒重，得到 m_1。

含磷量较高的豆类及其制品、肉禽制品、蛋制品、水产品、乳及乳制品：加入 3.00mL 乙酸镁溶液（80g/L），使试样完全润湿，放置 10min。以下步骤按照一般食品操作方法进行，得到 m_1。吸取 3 份 3.00mL 乙酸镁溶液（80g/L），做 3 次试剂空白试验。当 3 次试验结果的标准偏差小于 0.003g 时，取算术平均值作为空白值 m_0。若标准偏差超过 0.003g 时，应重新做空白值试验。

对于淀粉类食品，将坩埚置于马弗炉口或电热板上，半盖坩埚盖，小心加热使样品在通气情况下完全炭化至无烟。即刻将坩埚放入马弗炉内，将温度升高至 900℃±25℃，保持此温度直至剩余的碳全部消失为止，一般 1h 可灰化完毕。冷却至 200℃左右，取出，放入干燥器中冷却 30min。称量前如发现灼烧残渣有炭粒时，应向试样中滴入少许水湿润，使结块松散，蒸干水分再次灼烧至无炭粒即表示灰化完全，方可称量。重复灼烧至前后两次称量相差不超过 0.5mg 为恒重，得到 m_1。

4. 结果计算 根据式（4-6）和式（4-7）计算试样中灰分的含量。

$$\omega_1 = \frac{m_1 - m_2}{m_3 - m_2} \times 100 \qquad （4-6）$$

$$\omega_2 = \frac{m_1 - m_2 - m_0}{m_3 - m_2} \times 100 \qquad （4-7）$$

式（4-6）和式（4-7）中：ω_1（测定时未加乙酸镁溶液）为试样中灰分的含量，g/100g；ω_2（测定时加入乙酸镁溶液）为试样中灰分的含量，g/100g；m_0为氧化镁（乙酸镁灼烧后生成物）的质量，g；m_1为坩埚和灰分的质量，g；m_2为坩埚的质量，g；m_3为坩埚和试样的质量，g；100为换算系数。

（二）水溶性灰分和水不溶性灰分

【实验原理】 用热水提取总灰分，经无灰滤纸过滤，灼烧并称量残留物，测得水不溶性灰分，由总灰分和水不溶性灰分的质量之差计算水溶性灰分。

【材料、器材和试剂】

1. 器材 马弗炉；恒温水浴锅；分析天平；石英坩埚或瓷坩埚；干燥器；无灰滤纸；漏斗；烧杯；表面皿等。

2. 试剂 蒸馏水（三级水）等。

【实验步骤】

1. 溶解 用约25mL热蒸馏水分次将总灰分从坩埚中洗入100mL烧杯中，盖上表面皿，用小火加热至微沸，防止溶液溅出。

2. 过滤 趁热用无灰滤纸过滤，并用热蒸馏水分次洗涤烧杯中残渣，直至滤液和洗涤液体积约达150mL为止。

3. 灼烧和称量 将滤纸连同残渣移入原坩埚内，放在沸水浴锅上小心地蒸去水分，然后将坩埚烘干并移入马弗炉内，以550℃±25℃灼烧至无炭粒（一般需1h）。待炉温降至200℃时，将其放入干燥器内，冷却至室温，称重（准确至0.0001g）。再放入马弗炉内，以550℃±25℃灼烧30min，如前冷却并称重。如此重复操作，直至连续两次称重之差不超过0.5mg为止，记下最低质量。

4. 结果计算 根据式（4-8）和式（4-9）计算试样中水不溶性灰分和水溶性灰分的含量。

$$\omega_1 = \frac{m_1 - m_2}{m_3 - m_2} \times 100\% \tag{4-8}$$

$$\omega_2 = \frac{m_4 - m_5}{m_0} \times 100\% \tag{4-9}$$

式（4-8）和式（4-9）中：ω_1为试样中水不溶性灰分的含量，g/100g；ω_2为试样中水溶性灰分的含量，g/100g；m_0为试样的质量，g；m_1为坩埚和水不溶性灰分的质量，g；m_2为坩埚的质量，g；m_3为坩埚和试样的质量，g；m_4为总灰分的质量，g；m_5为水不溶性灰分的质量，g。

（三）酸不溶性灰分

【实验原理】 用盐酸溶液处理总灰分，过滤、灼烧并称量残留物。

【材料、器材和试剂】

1. 器材 马弗炉；恒温水浴锅；分析天平；石英坩埚或瓷坩埚；干燥器；无灰滤纸；漏斗；烧杯；表面皿等。

2. 试剂 10%盐酸溶液：24mL分析纯浓盐酸用蒸馏水稀释至100mL等。

【实验步骤】

1. 溶解 用25mL 10%盐酸溶液将总灰分分次洗入100mL烧杯中，盖上表面皿，在沸水浴上小心加热，至溶液由浑浊变为透明时，继续加热5min。

2. 过滤 趁热用无灰滤纸过滤，用沸蒸馏水少量反复洗涤烧杯和滤纸上的残留物，直至中性（约使用150mL沸蒸馏水）。

3. 灼烧和称量 将滤纸连同残渣移入原坩埚内，在沸水浴上小心蒸去水分，移入马弗炉内，以 550℃±25℃灼烧至无炭粒（一般需 1h）。待炉温降至 200℃时，取出坩埚，放入干燥器内，冷却至室温，称重（准确至 0.0001g）。再放入高温炉内，以 550℃±25℃灼烧 30min，如前冷却并称重。如此重复操作，直至连续两次称重之差不超过 0.5mg 为止，记下最低质量。

4. 结果计算 根据式（4-10）计算试样中酸不溶性灰分的含量。

$$\omega = \frac{m_1 - m_2}{m_3 - m_2} \times 100 \quad (4\text{-}10)$$

式（4-10）中：ω 为试样中酸不溶性灰分的含量，g/100g；m_1 为坩埚和酸不溶性灰分的质量，g；m_2 为坩埚的质量，g；m_3 为坩埚和试样的质量，g；100 为换算系数。

【注意事项】 坩埚应反复灼烧至恒重，样品也需灰化完全后才能达到恒重。

【思考题】

1. 加入乙酸镁的作用是什么？
2. 测定食品中总灰分和水溶性灰分的意义是什么？

（梁青青）

三、食品中蛋白质的测定

【实验目的】 ①掌握凯氏定氮法测定食品中蛋白质的原理和方法。②熟悉凯氏定氮法测定食品中蛋白质的注意事项。③了解测定食品中蛋白质的卫生学意义。

【实验原理】 食品样品与硫酸、硫酸钾、硫酸铜加热消化，使蛋白质分解，产生的氨与硫酸结合生成硫酸铵。在氢氧化钠作用下，利用凯氏定氮蒸馏装置（图 4-2）通过水蒸气蒸馏将氮以氨的形式游离，用过量硼酸溶液全部收集于接收瓶中，利用已知浓度的盐酸溶液滴定硼酸铵。依据滴定终点消耗的盐酸标准溶液的体积计算氮含量，并根据不同种类食品的氮换算系数计算样品中蛋白质的含量。

$$(NH_4)_2SO_4 + 2NaOH \longrightarrow 2NH_3 + 2H_2O + Na_2SO_4$$

$$2NH_3 + 4H_3BO_3 \longrightarrow (NH_4)_2B_4O_7 + 5H_2O$$

$$(NH_4)_2B_4O_7 + 2HCl + 5H_2O \longrightarrow 2NH_4Cl + 4H_3BO_3$$

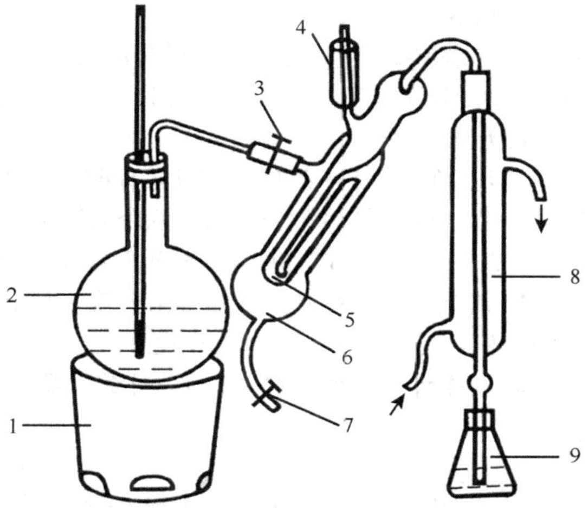

图 4-2 凯氏定氮蒸馏装置

1. 电炉；2. 水蒸气发生器；3. 螺旋夹；4. 小玻璃杯及棒状玻璃塞（进样口）；5. 反应室；6. 水蒸气加热室；7. 橡胶管及螺旋夹；8. 冷凝管；9. 蒸馏液接收瓶

【材料、器材和试剂】

1. 器材 凯氏定氮蒸馏装置；托盘天平；消化炉及消化架及漏斗；铁架台；电炉；250mL 凯氏烧瓶；100mL 容量瓶；1mL、2mL、10mL 刻度吸管；100mL 锥形瓶；100mL 量筒；酸式滴定管；玻璃珠；橡胶软管 1 米 2 段；螺旋夹数个；秒表等。

2. 试剂

（1）硫酸钾与硫酸铜混合粉末：将 0.30g 无水硫酸钾与 0.20g 硫酸铜混合。

（2）甲基红-溴甲酚绿混合指示剂：将 0.2%甲基红乙醇溶液与 0.1%溴甲酚绿水溶液按 2∶3 混合。

（3）50% NaOH（*m/V*）：称取 50.0g 氢氧化钠加水溶解后，放冷，加水稀释至 100mL。

（4）3%硼酸（*m/V*）：称取 3.0g 硼酸，加水溶解后并稀释至 100mL。

（5）0.01mol/L HCl：称取 0.85mL 36%盐酸，加水溶解后并定容至 1000mL。

（6）30%过氧化氢。

（7）浓 H_2SO_4。

本实验所用试剂均为分析纯，水为去离子水或石英亚沸蒸馏水（电阻率≥1MΩ · cm）。

【实验步骤】

1. 样品消化

（1）准确称取均匀样品 200.0mg 放入 250mL 凯氏烧瓶内，加入 0.50g 硫酸钾与硫酸铜混合粉末及 20.00mL 浓硫酸，加 5～6 颗玻璃珠，摇匀，放置过夜。

（2）将凯氏烧瓶置于电炉上，低温加热，适时转动凯氏烧瓶防止溶液起泡外溅。瓶内水蒸气蒸完，蛋白质开始分解并放出红棕色烟雾，待样品中泡沫消失后，适当提高温度继续消化，直至消化液呈绿色透明为止。

（3）取下凯氏烧瓶，冷却后加入约 10mL 水冲洗瓶内壁，然后继续加热至液体呈透明蓝绿色，冷却后将溶液转入 100mL 容量瓶，水定容至刻度，混匀备用。

（4）按以上步骤做试剂空白消化液。

2. 水蒸气蒸馏

（1）按图 4-2 组装微量凯氏定氮蒸馏装置。水蒸气发生器内装水约 2/3 处，加入几粒玻璃珠以防暴沸，并加入 2～3 滴甲基红指示剂及 1.00mL 浓硫酸，保持水呈酸性。打开电炉加热产生水蒸气并保持沸腾，检查装置是否漏气。

（2）向接收瓶内加入 10.00mL 硼酸溶液及 2～3 滴甲基红-溴甲酚绿混合指示剂，并保证冷凝管的下端插入液面下。

（3）吸取 2.00mL 样品消化稀释液由进样口加入反应室，用 1.00mL 水洗涤进样口并入反应室，再将 2.00mL 50% NaOH 倒入进样口，立即关闭进样口，并用水液封进样口。关闭进样口下端的螺旋夹，开始蒸馏。

（4）当蒸汽进入反应室时开始计时。蒸馏 5min 后移动蒸馏液接收瓶使液面离开冷凝管下端，继续蒸馏 1min，然后用少量水冲洗冷凝管下端，取下吸收瓶，待滴定。

（5）按步骤（3）和（4）操作蒸馏试剂空白消化液。

3. 滴定 用已标定过的盐酸溶液滴定样品硼酸吸收液至紫灰色为止，记录消耗的盐酸标准溶液的体积。同时滴定试剂空白吸收液。

4. 结果计算 根据式（4-11）计算样品中蛋白质的含量。

$$X = \frac{c(V_1 - V_0) \times 0.014}{m \times V_2 / 100} \times F \times 100\% \tag{4-11}$$

式（4-11）中：X 为样品中蛋白质的含量，%；V_0 为滴定试剂空白吸收液消耗的盐酸标准溶液的体积，mL；V_1 为滴定样品吸收液消耗的盐酸标准溶液的体积，mL；V_2 为吸取消化液的体积，mL；c 为盐酸标准溶液的浓度，mol/L；m 为样品的质量，g；0.014 为 1mL 盐酸[c（HCl）＝1.000mol/L]标准滴定溶液相当的氮的质量，g；F 为氮换算为蛋白质的系数，一般食物为 6.25，纯乳与纯乳制品为 6.38，面粉为 5.70，玉米、高粱为 6.24，花生为 5.46，大米为 5.95，大豆及其粗加工制品为 5.71，大豆蛋白制品为 6.25，肉与肉制品为 6.25，大麦、小米、燕麦、裸麦为 5.83，芝麻、向日葵为 5.30，复合配方食品为 6.25。

【注意事项】

1. 凯氏定氮法测得的含氮量为食品中的总氮量，包括少量非蛋白质氮，所以该法测得的蛋白质称为粗蛋白。

2. 食品与硫酸和催化剂硫酸铜一同加热消化，使蛋白质分解，分解的氨与硫酸结合生成硫酸铵。在消化过程中，为提高反应温度可添加少量的硫酸钾、硫酸钠或氯化钾等盐类。为加快反应速度，加入硫酸铜、氧化铜或氯化汞等作催化剂，常用的是硫酸铜，反应式为：

$$2CuSO_4 \longrightarrow Cu_2SO_4 + SO_2\uparrow + O_2\uparrow$$

产生的氧气可与有机物分解的硫和氢反应，生成二氧化硫和水。

$$Cu_2SO_4 + 2H_2SO_4 \longrightarrow 2CuSO_4 + SO_2\uparrow + 2H_2O$$

如在消化过程中不易消化完全时，可将定氮瓶取下冷却后，缓缓加入30%过氧化氢2～3mL，促进消化，但不能加入高氯酸，以免生成氮氧化物，使结果偏低。

3. 蒸馏时，蒸汽发生均匀、充足，蒸馏途中不得停火断气，防止发生倒吸。蒸馏过程中冷凝管出口一定要浸入吸收液中，防止氨挥发损失。蒸馏结束后，应先将吸收液离开冷凝管口，以免发生倒吸，再蒸馏1min。

4. 滴定终点是硼酸铵和盐酸溶液反应到化学计量点时的pH，由硼酸和铵盐混合液决定，要考虑体积的变化（浓度变化），这时的pH为5.2～5.3，选择甲基红-溴甲酚绿混合指示剂，正是考虑了这个终点的pH要求。碱性呈暗绿色，酸性呈紫红色，变色点pH为5.1。

【思考题】

1. 怎样判断凯氏定氮蒸馏装置中蒸馏的样品中的NH_3已经完全被蒸出？

2. 如何判断装置是否漏气？

3. 怎样判断加入氢氧化钠是否足量？

（高 龙）

四、食品中氨基酸的测定

【实验目的】 ①掌握氨基酸分析仪测定食品中氨基酸的原理和方法。②熟悉食品中氨基酸测定的样品预处理方法。③了解测定食品中氨基酸的卫生学意义。

【实验原理】 食品中的蛋白质经盐酸水解成为游离氨基酸，经氨基酸分析仪的离子交换柱分离后，与茚三酮溶液发生显色反应，再通过可见分光光度计检测器测定氨基酸含量。本法适用于食物中的天冬氨酸、苏氨酸、丝氨酸、谷氨酸、脯氨酸、甘氨酸、丙氨酸、缬氨酸、甲硫氨酸、异亮氨酸、亮氨酸、酪氨酸、苯丙氨酸、组氨酸、赖氨酸和精氨酸的测定。

【材料、器材和试剂】

1. 器材 氨基酸自动分析仪；真空泵；恒温干燥箱；水解管：耐压螺盖玻璃试管或安瓿瓶（体积为20～30mL，使用前用去离子水冲洗干净并烘干）；真空干燥器；匀浆机或研磨机；分析天平。5mL、25mL、50mL容量瓶；1mL刻度吸管；200mL、1000mL烧杯；10mL、50mL、200mL量筒等。

2. 试剂

（1）盐酸（6mol/L）：取500mL盐酸加水稀释至1000mL，混匀。

（2）苯酚：使用前需要重蒸馏。

（3）氢氧化钠溶液（500g/L）：称取50.0g氢氧化钠，用适量水溶解，加水稀释至100mL。

（4）缓冲溶液：①pH 2.2柠檬酸钠缓冲液：称取19.6g柠檬酸钠（$Na_3C_6H_5O_7 \cdot 2H_2O$），用适量水溶解，加16.5mL浓盐酸，用水稀释至1000mL，用浓盐酸或500g/L的氢氧化钠溶液调节pH至2.2。②pH3.3柠檬酸钠缓冲液：称取19.6g柠檬酸钠，用适量水溶解，加12.0mL浓盐酸，用水稀释至1000mL，用浓盐酸或500g/L的氢氧化钠溶液调节pH至3.3。③pH 4.0柠檬酸钠缓冲液：称取19.6g柠檬酸钠，用适量水溶解，加9.0mL浓盐酸，用水稀释至1000mL，用浓盐酸或500g/L的氢氧化钠溶液调节pH至4.0。④pH 6.4柠檬酸钠缓冲液：称取19.6g柠檬酸钠和46.8g氯化钠，用适量水溶解，并用水稀释至1000mL，用浓盐酸或500g/L的氢氧化钠溶液调节pH至6.4。⑤pH 5.2乙酸锂溶液：称取氢氧化锂（$LiOH \cdot H_2O$）16.8g，用适量水溶解，加入冰醋酸27.9mL，用水稀释至100mL，用浓盐酸或500g/L的氢氧化钠溶液调节pH至5.2。

（5）氨基酸混合标准贮备液（1μmol/mL）：分别准确称取单个氨基酸标准品（精确至 0.00001g）于同一 50mL 烧杯中，用 8.3mL 6mol/L 盐酸溶液溶解，精确转移至 250mL 容量瓶中，用水稀释定容至刻度，混匀。氨基酸标准品的称量质量如下：33mg L-天冬氨酸、30mg L-苏氨酸、26mg L-丝氨酸、37mg L-谷氨酸、29mg L-脯氨酸、19mg 甘氨酸、22mg L-丙氨酸、29mg L-缬氨酸、37mg L-甲硫氨酸、33mg L-异亮氨酸、33mg L-亮氨酸、45mg L-酪氨酸、41mg L-苯丙氨酸、52mg L-组氨酸盐酸盐、46mg L-赖氨酸盐酸盐和 53mg L-精氨酸盐酸盐。

（6）氨基酸混合标准应用液（100nmol/mL）：准确吸取氨基酸混合标准贮备液 1.00mL 于 10mL 容量瓶中，加 pH 2.2 柠檬酸钠缓冲液至刻度，混匀。

（7）茚三酮溶液：取 150.0mL 二甲基亚砜（C_2H_6OS）和 50.0mL 乙酸锂溶液混合，加入 4.0g 水合茚三酮（$C_9H_4O_3 \cdot H_2O$）和 0.12g 还原茚三酮（$C_{18}H_{10}O_6 \cdot 2H_2O$），搅拌至完全溶解。

（8）冷冻剂：市售食盐与冰按质量比为 1∶3 混合。

高纯氮气（纯度≥99.999%）；冰醋酸、浓盐酸和氯化钠均为优级纯；苯酚、茚三酮、柠檬酸钠、乙酸锂、氢氧化钠和二甲基亚砜均为分析纯；16 种单个氨基酸标准品纯度≥98%；实验用水为去离子水或石英亚沸蒸馏水（电阻率≥10MΩ·cm）。

【实验步骤】

1. 称样　将适量奶粉样品使用研磨机粉碎。准确称取一定量奶粉，精确到 0.0001g，使样品蛋白质含量在 10～20mg 范围内，将称好的样品放于水解管中。

2. 水解　根据试样蛋白质含量在水解管内加 6mol/L 盐酸 10～15mL，加入新蒸馏的苯酚 3～4 滴。将水解管放入冷冻剂中，冷冻 3～5min，接到真空泵的抽气管上，抽真空（接近 0Pa）。然后充入高纯氮气，抽真空，充氮气抽真空再重复 3 次后，在充氮气状态下封口或拧紧螺丝盖将已封口的水解管放在 110℃±1℃的恒温干燥箱内，水解 22h 后，取出冷却。打开水解管，将水解液过滤后，用水多次冲洗水解管，将水解液全部转移到 50mL 容量瓶内，用水定容到刻度。吸取滤液 1.00mL 于具塞试管中，用真空干燥器在 40～50℃干燥，残留物用 1～2mL 水溶解，再干燥，重复进行两次，最后蒸干，用 1.0～2.0mL pH2.2 柠檬酸钠缓冲液溶解，吸取溶液经 0.22μm 滤膜过滤后，转移至进样瓶，供仪器测定用。

3. 色谱参考条件　色谱柱：磺酸型阳离子色谱柱；检测波长：570nm 和 440nm。

4. 试样的测定　在氨基酸自动分析仪上安装缓冲溶液、茚三酮溶液和清洗溶液，再将氨基酸混合标准应用液和样品溶液加入到自动取样器样品托盘后进行分析，根据保留时间定性，外标法通过峰面积计算样品测试液中氨基酸的浓度。

5. 结果计算

（1）氨基酸混合标准贮备液中各氨基酸的含量根据式（4-12）计算：

$$c_j = \frac{m_j}{M_j \times 250} \times 1000 \tag{4-12}$$

式（4-12）中：c_j 为氨基酸混合标准贮备液中氨基酸 j 的浓度，μmol/mL；m_j 为称取氨基酸标准品 j 的质量，mg；M_j 为氨基酸标准品 j 的分子量；1000 为换算系数。

（2）根据式（4-13）计算食品中氨基酸含量。

$$\omega_i = \frac{c_i \times F \times V \times M}{m \times 10^9} \times 100 \tag{4-13}$$

式（4-13）中：ω_i 为样品氨基酸的含量，g/100g；c_i 为试液中氨基酸 i 的含量，nmol/mL；F 为试液稀释倍数；V 为水解后试液定容体积，mL；M 为氨基酸 i 摩尔质量；m 为样品质量，g；100 为换算系数。

14 种氨基酸摩尔质量（g/mol）：天冬氨酸：133.1；苏氨酸：119.1；谷氨酸：147.1；脯氨酸：115.1；甘氨酸：75.1；丙氨酸：89.1；缬氨酸：117.2；甲硫氨酸：149.2；异亮氨酸：131.2；酪氨

酸：181.2；苯丙氨酸：165.2；组氨酸：155.2；赖氨酸：146.2；精氨酸：174.2。

计算结果表示为：试样氨基酸含量在 1.00g/100g 以下，保留 2 位有效数字；含量在 1.00g/100g 以上，保留 3 位有效数字。

【注意事项】 ①如果样品中含有无机盐、脂肪、核酸等杂质时，样品必须预先除去杂质方可进行酸水解，进样分析。除去杂质的方法：Ⓐ脂肪：将样品研碎或者匀浆处理后，加入丙酮或者乙醚，充分混匀后离心或者过滤抽提；Ⓑ核酸：样品中加入适量 100g/L 氯化钠溶液，于 85℃加热 6h 后，用热水洗涤，过滤，将固体物用丙酮淋洗，干燥；Ⓒ无机盐：样品水解后若含有大量无机盐，须用阳离子交换树脂进行去盐处理。用 1mol/L 盐酸将树脂洗成氢型，再用水洗成中性。将水解蒸干的样品用水溶解后上样，并不断用水淋洗，直至洗出液无氯离子（用硝酸银溶液检验）。无机盐被洗去，氨基酸被交换在树脂上。再用 2mol/L 氨水溶液把氨基酸洗脱下来，收集洗脱液并浓缩、干燥，用 1.00mL pH 2.2 缓冲溶液溶解供分析用。②显色反应 pH 为 5.0～5.5，显色反应时间 10～15min。③生成的紫色化合物在 570nm 波长处测定吸光度。

【思考题】

1. 测定含水量高的样品，加入等体积的浓盐酸后，为什么要加入新蒸馏的苯酚？
2. 为什么要在充氮状态下拧紧水解管的螺丝盖？

（李淑荣）

五、食品中还原糖的测定

【实验目的】 ①掌握直接滴定法测定食品中还原糖的原理和方法。②熟悉直接滴定法测定食品中还原糖的样品处理方法。③了解测定食品中还原糖的意义。

【实验原理】 试样经除去蛋白质后，在加热条件下，以亚甲蓝（次甲基蓝）作指示剂，滴定标定过的碱性酒石酸铜溶液（已用还原糖标准溶液标定），还原糖将溶液中的二价铜还原成氧化亚铜，稍过量的还原糖使次甲基蓝指示剂褪色，表示终点到达。根据样品液消耗体积计算还原糖含量。反应方程式如下：

$$CuSO_4 + 2NaOH \longrightarrow Cu(OH)_2\downarrow + Na_2SO_4$$

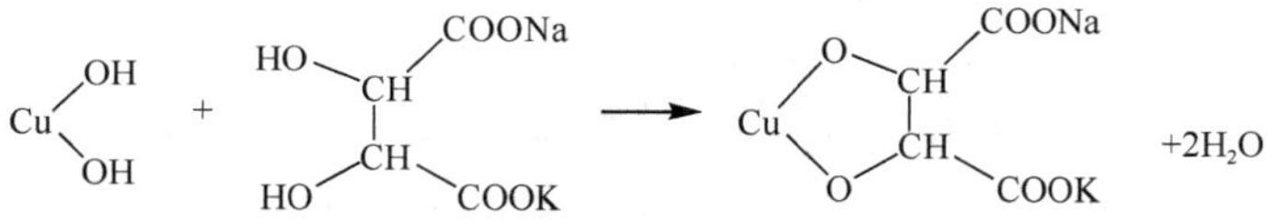

深蓝色

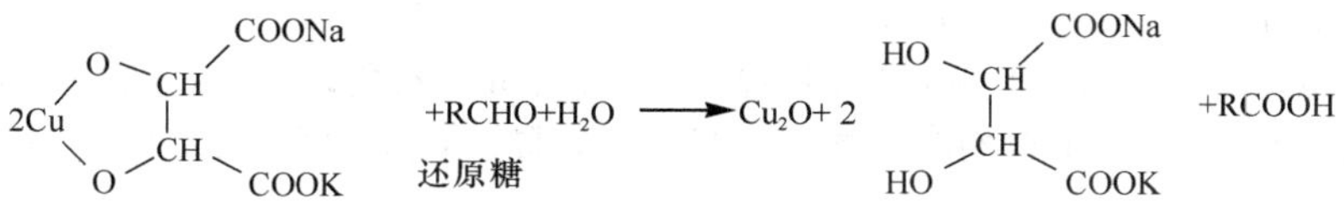

深蓝色

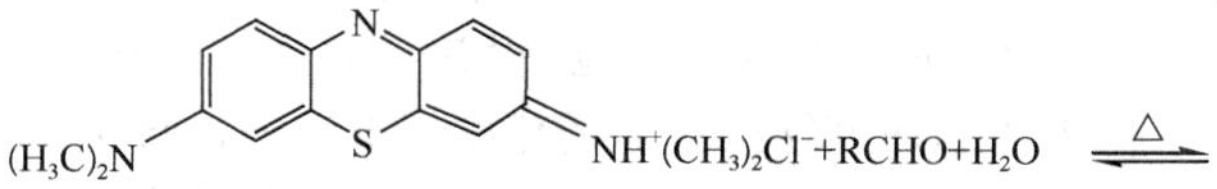

蓝色

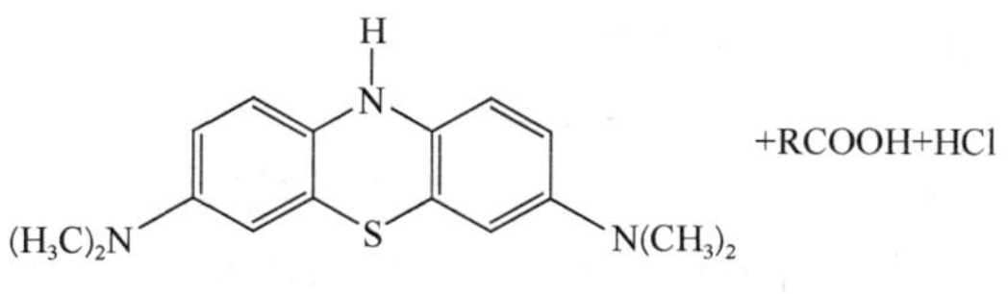

无色

【材料、器材和试剂】

1. 器材 分析天平；水浴锅；台秤；可调电炉；25mL 酸式滴定管；玻璃珠；150mL 锥形瓶；250mL、1000mL 容量瓶；5mL 刻度吸管；漏斗；滤纸；10mL、100mL 量筒；1000mL 橡胶塞玻璃瓶；蒸发皿等。

2. 试剂

（1）盐酸溶液（1∶1，*V/V*）：取盐酸 50mL，加水 50mL，混匀。

（2）碱性酒石酸铜甲液：称取 15.0g 硫酸铜（$CuSO_4 \cdot 5H_2O$）及 0.05g 次甲基蓝，溶于水并稀释至 1000mL。

（3）碱性酒石酸铜乙液：称取 50.0g 酒石酸钾钠、75.0g 氢氧化钠，加水溶解，再加入 4.0g 亚铁氰化钾，完全溶解后，用水稀释至 1000mL，贮存于橡胶塞玻璃瓶内。

（4）乙酸锌溶液（291g/L）：称取 21.9g 乙酸锌，加 3.0mL 冰醋酸，加水溶解并稀释至 100mL。

（5）亚铁氰化钾溶液（106g/L）：称取 10.6g 亚铁氰化钾，加水溶解并稀释至 100mL。

（6）氢氧化钠（40g/L）：称取 4.0g 氢氧化钠，加水溶解并稀释到 100mL。

（7）葡萄糖标准溶液（1.000mg/mL）：准确称取 1.0000g 经过 98～100℃干燥 2h 的葡萄糖，加水溶解，加入 5.0mL 盐酸，用水稀释至 1000.00mL。

实验用水为去离子水，所用试剂均为分析纯。

【实验步骤】

1. 样品处理

（1）含淀粉的食品：称取 10～20g 粉碎后混匀的试样（精确至 0.0001g），置于 250mL 容量瓶中，加 200mL 水，在 45℃水浴中加热 1h，并不间断振摇。冷却后加水至刻度，混匀，静置、沉淀。吸取 200.00mL 上清液于另一 250mL 容量瓶中，摇匀后慢慢加入 5.0mL 乙酸锌溶液，混匀放置片刻，加入 5.0mL 亚铁氰化钾溶液，加水至刻度，混匀，沉淀、静置 30min，用干燥滤纸过滤，弃去初滤液，取后续滤液备用。

（2）酒精性饮料：称取约 100g 混匀后的试样（精确至 0.01g），置于蒸发皿中，用氢氧化钠（40g/L）溶液中和至中性，水浴蒸发至原体积的 1/4 后，移入 250mL 容量瓶中，摇匀后慢慢加入 5.0mL 乙酸锌溶液，混匀放置片刻，加入 5.0mL 亚铁氰化钾溶液，加水至刻度，混匀，沉淀、静置 30min，用干燥滤纸过滤，弃去初滤液，后续滤液备用。

（3）碳酸类饮料：称取 100g 混匀后的试样（精确至 0.01g），置于蒸发皿中，在水浴上微热搅拌除去二氧化碳后，移入 250mL 容量瓶中，并用水洗涤蒸发皿，洗液并入容量瓶中，加水至刻度，混匀备用。

（4）其他食品：称取粉碎后的固体试样 2.5～5g 或混匀后的液体样品 5～25g（精确至 0.001g），置于 250mL 容量瓶中，加 50mL 水，摇匀后慢慢加入 5.0mL 乙酸锌溶液，混匀后放置片刻，加入 5.0mL 亚铁氰化钾溶液，加水至刻度，混匀，沉淀、静置 30min，用干燥滤纸过滤，弃去初滤液，继续滤液备用。

2. 碱性酒石酸铜溶液的标定 吸取 5.00mL 碱性酒石酸铜甲液及 5.00mL 碱性酒石酸铜乙液，置于 150mL 锥形瓶中，加水 10.0mL，加入玻璃珠 2 粒，从滴定管滴加约 9mL 葡萄糖，控制在 2min 内加热至沸腾，趁沸腾以 1 滴/2 秒的速度继续滴加葡萄糖标准溶液，直至溶液由蓝色刚刚褪去为终点，记录消耗葡萄糖标准溶液的总体积，同时平行操作 3 份，取其平均值，计算每 10.00mL（甲、乙液各 5.00mL）碱性酒石酸铜溶液相当于葡萄糖的质量。

$$m' = c \times V_1 \tag{4-14}$$

式（4-14）中：m' 为 10.00mL（甲、乙液各 5.00mL）碱性酒石酸铜溶液相当于葡萄糖的质量，mg；c 为葡萄糖标准溶液的浓度，mg/mL；V_1 为标定时消耗葡萄糖标准溶液的体积，mL。

3. 试样溶液预测 吸取 5.00mL 碱性酒石酸铜甲液及 5.00mL 乙液，置于 150mL 锥形瓶中，加水 10.0mL，加入玻璃珠 2 粒，控制在 2min 内加热至沸腾，趁沸腾以先快后慢的速度，从滴定管中滴加试样溶液，并保持溶液沸腾状态，待溶液颜色变浅时，以（1 滴/2 秒）的速度滴定，直至溶液蓝色刚好褪去为终点，记录样液消耗体积。当样液中还原糖浓度过高时应适当稀释，再进行正式测定，使每次滴定消耗样液的体积控制在与标定碱性酒石酸铜溶液时消耗的还原糖标准溶液的体积相近（约 10mL）。

4. 试样溶液测定 吸取 5.00mL 碱性酒石酸铜甲液及 5.00mL 乙液，置于 150mL 锥形瓶中，加水 10mL，加入玻璃珠 2 粒，从滴定管滴加比预测体积少 1mL 的试样溶液至锥形瓶中，使在 2min 内加热至沸，趁沸继续以 1 滴/2 秒的速度滴定，直至蓝色刚好褪去为终点，记录样液消耗体积，同法平行操作 3 份，得出平均消耗体积。

5. 结果计算 根据式（4-15）计算试样中还原糖（以葡萄糖计）的含量。

$$\omega = \frac{m_1}{m \times F \times V/V_0 \times 1000} \times 100 \qquad (4\text{-}15)$$

式（4-15）中：ω 为试样中还原糖（以葡萄糖计）含量，g/100g；m_1 为 10.00mL 碱性酒石酸铜溶液（甲、乙液各 5.00mL）相当于葡萄糖的质量，mg；m 为试样质量，g；V 为测定时平均消耗试样溶液体积，mL；V_0 为试样液总体积，mL；F 为系数，含淀粉食品为 0.8，其他食品均为 1；100、1000 为换算系数。

【注意事项】 ①当样品液中还原糖浓度过低时，则采取直接加入 10mL 试样液，免去加水 10mL，再用还原糖标准溶液滴定至终点，记录消耗还原糖标准溶液的体积。②试样液中还原糖的浓度不宜过高或过低，根据预测试验结果，调节试样中还原糖的含量在 1mg/mL。③控制锥形瓶内液体在 2min 内加热至沸腾，整个滴定过程一直保持沸腾状态，1min 内滴定结束，滴定的速度为 1 滴/2 秒，滴定过程中保持一致。④滴定终点蓝色褪去后，溶液呈现淡黄色，此后又重新变为蓝色，不应再进行滴定。因为亚甲蓝指示剂被糖还原后蓝色消失，当接触空气中的氧气后，被氧化重现蓝色。

【思考题】

1. 碱性酒石酸铜乙液中加入亚铁氰化钾的目的是什么？
2. 碱性酒石酸铜甲液和乙液为什么不能提前混合？

（李淑荣）

六、食品中脂肪的测定

实验目的

①掌握索氏提取法和酸水解法测定食品中粗脂肪的原理和操作方法。②熟悉索氏提取法和酸水解法测定食品中粗脂肪的影响因素。

（一）索氏提取法

【实验原理】 试样经干燥后，在索氏提取器中用无水乙醚或石油醚等溶剂反复萃取，试样中的游离脂肪和一些游离脂肪酸、蜡、甲醇、树脂及色素等脂溶性物质均溶于有机溶剂中，蒸去溶剂，所得残留物为粗脂肪。

【材料、器材和试剂】

1. 器材 电热鼓风干燥箱；分析天平；粉碎机；绞肉机；组织捣碎机；恒温水浴箱。索氏提取器；干燥器；铝制或玻璃制称量皿；蒸发皿。玻璃棒；脱脂滤纸袋（或脱脂滤纸）；脱脂棉等。

2. 试剂

（1）无水乙醚：不含过氧化物。

（2）石油醚。

（3）海砂：取用水洗去泥土的海砂或河砂，先用盐酸（1∶1）煮沸 0.5h，用水洗至中性，再用氢氧化钠溶液（240g/L）煮沸 0.5h，用水洗至中性，经 95～105℃干燥备用。

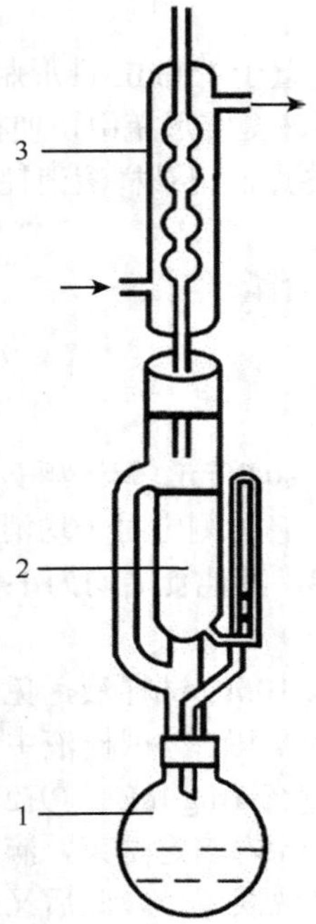

图 4-3　索氏提取器装置

1. 提取瓶，250mL；2. 提取管；3. 冷凝管

【实验步骤】

1. 试样的处理和称量　谷物或干燥的固体试样用粉碎机粉碎过 40 目筛；肉制品用绞肉机绞两次；一般固体试样用组织捣碎机捣碎。用洁净称量皿称取 2.0000～5.0000g，记录试样质量 m_2，并全部移入滤纸袋内。

半固体或液体试样用洁净称量皿称取 5.0000～10.0000g，记录试样质量 m_2，置于蒸发皿中，加入约 20g 海砂，在沸水浴上蒸干。在 101～105℃下，于电热鼓风干燥箱中烘干 2h，取出研细并全部移入滤纸袋内。用沾有无水乙醚的脱脂棉擦净蒸发皿及附有试样的玻璃棒，并将脱脂棉一并放入滤纸袋内。

2. 提取瓶的干燥和称量　将索氏提取器各部位充分洗涤，用蒸馏水清洗、烘干。提取瓶在 95～105℃的电热鼓风干燥箱内干燥至前后两次称量差不超过 2mg（即恒重），记录提取瓶质量 m_0（精确至 0.0001g）。

3. 粗脂肪的提取　将盛有试样的滤纸袋放入提取管内，滤纸袋的高度不能高于虹吸管的高度。将无水乙醚或石油醚注入已干燥至恒重的提取瓶，至其容积的 2/3。按照图 4-3 所示，将提取瓶安装在相应位置上，安装冷凝管并接通冷凝水。于水浴上加热提取瓶，使乙醚或石油醚不断回流提取，一般抽提 6～12h。

4. 提取瓶和粗脂肪的称量　抽提完毕时取下提取瓶，蒸馏回收乙醚或石油醚。待提取瓶内乙醚或石油醚剩 1～2mL 时，于通风橱内将其在水浴上蒸干。再放入电热鼓风干燥箱中在 95～105℃干燥 2h，最后放干燥器内冷却 0.5h 后称量，重复以上操作直至恒重，记录提取瓶和粗脂肪质量 m_1（精确至 0.0001g）。

5. 结果计算　根据式（4-16）计算试样中粗脂肪的含量。

$$\omega = \frac{m_1 - m_0}{m_2} \times 100 \tag{4-16}$$

式（4-16）中：ω 为试样中粗脂肪的含量，g/100g；m_1 为提取瓶和粗脂肪的质量，g；m_0 为提取瓶的质量，g；m_2 为试样的质量（如是测定水分后的试样，则按测定水分前的质量计），g；100 为换算系数。

【注意事项】　①该法适用于肉制品、豆制品、坚果制品、谷物油炸制品、糕点等食品中粗脂肪的测定。②本方法测定的是粗脂肪的含量，总脂肪的含量需用酸或碱水解法测定。③滤纸袋的高度不能高于虹吸管的高度。④提取瓶应先干燥至恒重，再装入提取剂进行抽提。⑤乙醚沸点低，不能见明火，须注意通风。

【思考题】

1. 为什么半固体或液体试样须先干燥再进行脂肪提取？

2. 称量试样时，为什么不用干燥称量皿并使其恒重？

（二）酸水解法

【实验原理】 试样经酸水解后，其中的结合脂肪转变为游离脂肪，用乙醚或石油醚提取，除去溶剂所得残留物为总脂肪。

【材料、器材和试剂】

1. 器材 电热鼓风干燥箱；分析天平；粉碎机；绞肉机；组织捣碎机；恒温水浴箱。100mL 具塞刻度量筒；50mL 试管；50mL 蒸馏烧瓶；10mL、50mL 量筒；玻璃棒；干燥器等。

2. 试剂 盐酸；95%乙醇（*V/V*）；乙醚；石油醚（30～60℃沸程）等。

【实验步骤】

1. 试样处理和称量 如索氏提取法中介绍方法处理试样，固体样品称取约 2.00g 置于 50mL 试管内，记录下试样质量 m_2，加 8mL 水，混匀，再加 10mL 盐酸。液体试样称取约 10.00g 置于 50mL 试管内，记录下试样质量 m_2（精确至 0.0001g），加 10mL 盐酸。

2. 试样的水解 将试管放入 70～80℃水浴中，每隔 5～10min 以玻璃棒搅拌一次，至试样消化完全为止，40～50min。

3. 蒸馏烧瓶的干燥和称量 将蒸馏烧瓶充分洗涤，用蒸馏水清洗、烘干。蒸馏烧瓶在 95～105℃的电热鼓风干燥箱内干燥至前后两次称量差不超过 2mg（即恒重），记录蒸馏烧瓶质量 m_0（精确至 0.0001g）。

4. 总脂肪的提取 取出试管，加入 10mL 乙醇，混合。冷却后将混合物移入 100mL 具塞量筒中，以 25mL 乙醚分次洗试管，一并倒入量筒中。待乙醚全部倒入量筒后，加塞振摇 1min，小心开塞，放出气体，再塞好，静置 12min，小心开塞，并用石油醚-乙醚等量混合液冲洗塞及筒口附着的脂肪。静置 10～20min，待上部液体清晰，吸出上清液于已恒重的蒸馏烧瓶内，再加 5mL 乙醚于具塞量筒内，振摇，静置后，仍将上层乙醚吸出，放入原蒸馏烧瓶内。

5. 蒸馏烧瓶和总脂肪的称量 将蒸馏烧瓶取下，蒸馏回收乙醚和石油醚。待蒸馏烧瓶内乙醚和石油醚剩 1～2mL 时，于通风橱内将其在水浴上蒸干。再放入电热鼓风干燥箱中在 95～105℃干燥 2h，最后放干燥器内冷却 0.5h 后称量，重复以上操作直至恒重，记录蒸馏烧瓶和总脂肪质量 m_1（精确至 0.0001g）。

6. 结果计算 根据式（4-17）计算试样中总脂肪的含量。

$$\omega=\frac{m_1-m_0}{m_2}\times 100 \tag{4-17}$$

式（4-17）中：ω 为试样中总脂肪的含量，g/100g；m_1 为蒸馏烧瓶和总脂肪的质量，g；m_0 为蒸馏烧瓶的质量，g；m_2 为试样的质量（如是测定水分后的试样，则按测定水分前的质量计），g；100 为换算系数。

【注意事项】 ①该法适用于各类食品脂肪的测定，如固体、半固体、黏稠液体或液体食品，以及加工后的混合食品。容易吸湿、结块，不易烘干的食品，不能采用索氏抽提法测定，而用此法往往能获得较理想的效果。②本方法测定的是结合脂肪和游离脂肪的总含量。③水解时，应防止大量水分损失，使酸度升高。④乙醚沸点低，不能见明火，须注意通风。

【思考题】

1. 加入乙醇的作用是什么？

2. 加入石油醚的作用是什么？

（梁青青）

七、食品中维生素C含量的测定

实验目的

①掌握食品中维生素 C 的测定原理和方法。②熟悉食品样品的处理方法。③了解测定食品中维生素C的卫生学意义。

（一）2,4-二硝基苯肼比色法测定维生素C

【实验原理】 样品中还原型维生素 C 经活性炭氧化为脱氢型维生素 C，在一定条件下，脱氢型维生素C与2,4-二硝基苯肼作用生成红色脎，脎在硫酸溶液中显色稳定，其吸光度值与维生素C含量成正比，在最大吸收波长520nm处测定吸光度，标准曲线法定量。

【材料、器材和试剂】

1. 器材 组织捣碎机；恒温水浴；紫外-可见分光光度计；100mL量筒；100mL容量瓶；100mL锥形瓶；1mL、2mL、5mL刻度吸管；25mL移液管；10mL比色管等。

2. 试剂

（1）硫酸溶液（4.5mol/L）：谨慎地加250mL硫酸（比重1.84）于700mL水中，冷却后用水稀释至1000mL。

（2）85%硫酸溶液（*V/V*）：谨慎地加850mL硫酸（比重1.84）于150mL水中。

（3）2%草酸溶液：将20.00g草酸溶解于700mL蒸馏水中，用水稀释至1000mL。

（4）1%草酸溶液：取2%草酸溶液500mL，用水稀释至1000mL。

（5）2% 2,4-二硝基苯肼溶液：将2.00g 2,4-二硝基苯肼溶解于100mL 4.5mol/L硫酸中，过滤。于4℃可保存2周，每次使用前需过滤。

（6）10%硫脲溶液：将10.0g硫脲溶解于100mL 50%乙醇溶液中，4℃保存，保存期为2个月。

（7）盐酸溶液（1.0mol/L）：取83.30mL浓盐酸于适量水中，用水稀释至1000mL。

（8）活性炭：将100.00g活性炭加到750mL 1mol/L盐酸中，回流1～2h，过滤，用水洗数次，至滤液中无铁离子（Fe^{3+}）为止，置于110℃烘箱中烘干，置干燥器中保存备用，检验铁离子方法：利用普鲁士蓝反应，将2%亚铁氰化钾与1%盐酸等量混合，将上述滤液滴入，如有铁离子存在可产生蓝色沉淀。

（9）维生素C标准贮备液（1.00mg/mL）：称取0.100g纯维生素C，用1%草酸溶解并定容到100mL，4℃保存。

（10）维生素C标准中间液（100.00μg/mL）：吸取维生素C标准贮备液10.00mL于100mL容量瓶中，用1%草酸溶液定容至刻度。

（11）维生素C标准应用液（20.00μg/mL）：吸取维生素C标准中间液25.00mL于100mL锥形瓶中，加0.50g活性炭，摇动1min，过滤。取上述滤液20.00mL置于100mL容量瓶中，用1%草酸溶液定容至刻度。

本实验所用试剂均为分析纯，实验用水为去离子水或石英亚沸蒸馏水。

【实验步骤】

1. 样品采集

（1）鲜样采集：称取100.00g鲜样放入捣碎机中，加入100mL 2%草酸溶液打成匀浆。

（2）干样采集：称取1.00～4.00g干样放入乳钵内，加入1%草酸溶液磨成匀浆。

2. 样品处理

（1）取适量匀浆（含1～2mg维生素C）倒入100mL容量瓶中（如用烧杯称取，注意转移彻底），用1%草酸溶液稀释定容至刻度，混匀，过滤，滤液备用。

（2）氧化处理：取 25.00mL 上述滤液，加入 0.50g 活性炭，振摇 1min，过滤，弃去最初数毫升滤液。

3. 标准系列溶液的配制 分别吸取 20.00μg/mL 维生素 C 标准应用液 0.00mL、0.20mL、0.40mL、0.60mL、0.80mL、1.00mL 于 6 支 10mL 比色管中，各管补加 1%的草酸溶液至 2.00mL，分别加 10%硫脲溶液 1 滴、2% 2,4-二硝基苯肼溶液 0.50mL。各管维生素 C 含量分别为 0.00μg、4.00μg、8.00μg、12.0μg、16.0μg、20.0μg。

将所有比色管放入 100℃沸水浴中煮沸 10min，取出冷却至室温后放入冰水浴中，向每一支比色管中缓慢滴加 2.50mL 85%硫酸溶液（滴加时间至少 1min），边加边振摇。将比色管从冰水浴中取出，室温放置 30min 后于 520nm 波长处测定吸光度值。

4. 标准曲线的绘制 以吸光度值为纵坐标，维生素 C 含量为横坐标，绘制标准曲线。

5. 样品测定 于 3 支比色管中各加入 2.00mL 样品的氧化后滤液和 10%硫脲溶液 1 滴，以其中 1 支比色管为空白，向另 2 支比色管中各加入 0.50mL 2% 2,4-二硝基苯肼溶液。将 3 支比色管放入 100℃沸水浴中煮沸 10min，取出冷却至室温后，向空白管中加入 0.50mL 2% 2,4-二硝基苯肼溶液，室温放置 10～15min。

将上述 3 支比色管放入冰水浴中，向每支比色管中缓慢滴加 2.50mL 85%硫酸溶液（滴加时间至少 1min），边加边振摇。将比色管从冰水浴中取出，室温放置 30min 后，以空白比色管溶液为参比，于 520nm 波长处测定另外 2 个样品溶液吸光度值，取平均值，从标准曲线上查得维生素 C 含量。

6. 结果计算 根据式（4-18）计算样品中维生素 C 含量。

$$X=\frac{cV}{m}\times F\times\frac{1}{1000}\times 100 \tag{4-18}$$

式（4-18）中：X 为样品中维生素 C 含量，mg/100g；c 为从标准曲线上查得样品中维生素 C 的浓度，μg/mL；V 为试样用 1%草酸溶液定容的体积，mL；m 为试样质量，g；F 为样品氧化处理过程中的稀释倍数；1000 为换算系数；每 100g 样品维生素 C 含量，因此需要乘以 100。

【注意事项】 ①由于大多数植物组织内含有一种能破坏维生素 C 的氧化酶，另外维生素 C 在酸性条件下较为稳定，因此测定维生素 C 时应采用新鲜样品，并尽快用 2%草酸溶液制成匀浆以保存维生素 C。②试管自冰水浴中取出后，颜色会继续变深，所以加入硫酸 30min 后应准时比色。

【思考题】

1. 在显色反应后期，为什么要缓慢滴加 85%的硫酸，且边加边振摇？

2. 标准系列溶液和样品溶液中为何要加入 10%硫脲溶液？

（二）高效液相色谱法测定维生素 C

【实验原理】 试样中的抗坏血酸用偏磷酸溶解超声提取后，以离子对试剂为流动相，经反相色谱柱分离，其中 L-（+）-抗坏血酸和 D-（−）-抗坏血酸直接用配有紫外检测器的液相色谱仪（波长 245nm）测定；试样中的 L-（+）-脱氢抗坏血酸经 L-半胱氨酸溶液进行还原后，用紫外检测器（波长 245nm）测定 L-（+）-抗坏血酸总量，或减去原样品中测得的 L-（+）-抗坏血酸含量而获得 L-（+）-脱氢抗坏血酸的含量。以色谱峰的保留时间定性，外标法定量。

【材料、器材和试剂】

1. 仪器与器皿 液相色谱仪：配有二极管阵列检测器或紫外检测器；pH 计：精度为 0.01；电子天平；离心机；均质机；滤膜：0.45μm 水相膜；振荡器；超声波清洗器；50mL 离心管；50mL 容量瓶；50mL 烧杯；1mL、2mL、10mL 移液管等。

2. 试剂

（1）偏磷酸溶液（200g/L）：称取 200g（精确至 0.1g）三聚偏磷酸溶于水并稀释至 1L，此溶液保存于 4℃的环境下可保存 1 个月。

（2）偏磷酸溶液（20g/L）：量取 50mL 200g/L 偏磷酸溶液，用水稀释至 500mL。

（3）磷酸三钠溶液（100g/L）：称取 100g（精确至 0.1g）磷酸三钠，溶于水并稀释至 1L。

（4）L-半胱氨酸溶液（40g/L）：称取 4g L-半胱氨酸，溶于水并稀释至 100mL。临用时配制。

（5）L-（+）-抗坏血酸标准贮备溶液（1.000mg/mL）：准确称取 L-（+）-抗坏血酸标准品 0.01g（精确至 0.01mg），用 20g/L 的偏磷酸溶液定容至 10mL。该贮备液在 2～8℃避光条件下可保存一周。

（6）D-（–）-抗坏血酸标准贮备溶液（1.000mg/mL）：准确称取 D-（–）-抗坏血酸标准品 0.01g（精确至 0.01mg），用 20g/L 的偏磷酸溶液定容至 10mL。该贮备液在 2～8℃避光条件下可保存一周。

（7）抗坏血酸混合标准系列工作液：分别吸取 L-（+）-抗坏血酸和 D-（–）-抗坏血酸标准贮备液 0mL、0.05mL、0.50mL、1.0mL、2.5mL、5.0mL，用 20g/L 的偏磷酸溶液定容至 100mL。标准系列工作液中 L-(+)-抗坏血酸和 D-(–)-抗坏血酸的浓度分别为 0μg/mL、0.50μg/mL、5.00μg/mL、10.00μg/mL、25.00μg/mL、50.00μg/mL，临用时配制。

实验中所用 L-（+）-抗坏血酸标准品（$C_6H_8O_6$）和 D-（–）-抗坏血酸（异抗坏血酸）标准品（$C_6H_8O_6$）纯度均≥99%；偏磷酸（HPO_3）含量≥38%（以 HPO_3 计）；磷酸（H_3PO_4）：85%；磷酸三钠（$Na_3PO_4 \cdot 12H_2O$）、磷酸二氢钾（KH_2PO_4）、L-半胱氨酸（$C_3H_7NO_2S$）均为优级纯；十六烷基三甲基溴化铵（$C_{19}H_{42}BrN$）和甲醇（CH_3OH）均为色谱纯。实验用水为 GB/T 6682—2008 规定的一级水。

【实验步骤】

1. 试样制备

（1）液体或固体粉末样品：混合均匀后，应立即用于检测。

（2）水果、蔬菜及其制品或其他固体样品：取 100g 左右样品加入等质量 20g/L 的偏磷酸溶液，经均质机均质并混合均匀后，应立即测定。

2. 试样溶液的制备 称取相当于样品 0.5～2g（精确至 0.001g）混合均匀的固体试样或匀浆试样，或吸取 2～10mL 液体试样[使所取试样含 L-（+）-抗坏血酸 0.03～6mg]于 50mL 烧杯中，用 20g/L 的偏磷酸溶液将试样转移至 50mL 容量瓶中，振摇溶解并定容。摇匀并全部转移至 50mL 离心管中，超声提取 5min 后于 4000r/min 离心 5min，取上清液过 0.45μm 水相滤膜，滤液待测。

3. 试样溶液的还原 准确吸取 20mL 上述离心后的上清液置于 50mL 离心管中，加入 10mL 40g/L 的 L-半胱氨酸溶液，用 100g/L 磷酸三钠溶液调节 pH 至 7.0～7.2，以 200 次/分钟振荡 5min。再用磷酸调节 pH 至 2.5～2.8，用水将试液全部转移至 50mL 容量瓶中定容。混匀后取此试液过 0.45μm 水相滤膜后待测。

若试样含有增稠剂，可准确吸取 4mL 经 L-半胱氨酸溶液还原的试液，准确加入 1mL 甲醇，混匀后过 0.45μm 滤膜后待测。

4. 仪器参考条件 ①色谱柱。C_{18} 柱，柱长 250mm，内径 4.6mm，粒径 5μm 或同等性能的色谱柱；检测器：二极管阵列检测器或紫外检测器；②流动相。A. 6.8g 磷酸二氢钾和 0.91g 十六烷基三甲基溴化铵，用水溶解并定容至 1L（用磷酸调 pH 至 2.5～2.8）；B. 100%甲醇。按 A∶B=98∶2 混合，过 0.45μm 滤膜，超声脱气；流速：0.7mL/min；③检测波长：245nm；柱温：25℃；进样量：20μL。

5. 标准曲线制作 分别对抗坏血酸混合标准系列工作溶液进行测定，以 L-（+）-抗坏血酸[或 D-（–）-抗坏血酸]标准溶液的质量浓度（μg/mL）为横坐标，L-（+）-抗坏血酸[或 D-（–）-抗坏血酸]的峰高或峰面积为纵坐标，绘制标准曲线或计算回归方程。

6. 试样溶液的测定 对试样溶液进行测定，根据标准曲线得到测定液中 L-（+）-抗坏血酸[或

D-（–）-抗坏血酸]的浓度（μg/mL）。

7. 空白试验　是指除不加试样外，采用完全相同的分析步骤、试剂和用量，进行平行操作。

8. 结果计算　根据式（4-19）计算样品中维生素 C 含量。

$$X = \frac{(c_1 - c_0) \times V}{m \times 1000} \times F \times K \times 100 \tag{4-19}$$

式（4-19）中：X为 L-（+）-抗坏血酸[或 D-（–）-抗坏血酸、L-（+）-抗坏血酸总量]的含量，mg/100g；c_1为样品中 L-（+）-抗坏血酸[或 D-（–）-抗坏血酸]的质量浓度，μg/mL；c_0为样品空白液中 L-（+）-抗坏血酸[或 D-（–）-抗坏血酸]的质量浓度，μg/mL；V为定容体积，mL；m为实际检测试样质量，g；F为稀释倍数；K为 1.25；100 为换算系数。

计算结果以重复性条件下获得的两次独立测定结果的算术平均值表示，结果保留三位有效数字。

【注意事项】　①流动相需要过滤脱气。②进样时不能将气泡带入。③在重复性条件下获得的两次独立测定结果的绝对差值不得超过算术平均值的 10%。

【思考题】　实验中选择的色谱柱和流动相有何特点？为什么选择这些条件？

（高　龙）

实验二　可见分光光度法测定食品中亚硝酸盐含量

【实验目的】　①掌握可见分光光度法测定食品中亚硝酸盐的原理和方法。②熟悉可见分光光度法测定食品中亚硝酸盐的样品处理方法。③了解测定食品中亚硝酸盐的卫生学意义及测定时的注意事项。

【实验原理】　食品样品经沉淀蛋白质和除去脂肪后，在弱酸性条件下，亚硝酸盐与对氨基苯磺酸发生重氮化反应生成重氮盐，然后再与盐酸萘乙二胺耦合生成紫红色偶氮化合物。在最大吸收波长 538nm 处测定吸光度，用标准曲线法进行定量分析。

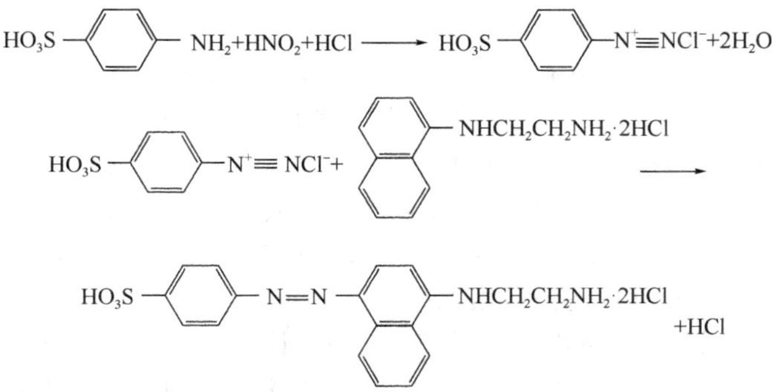

【材料、器材和试剂】

1. 器材　可见分光光度计，2.0cm 比色皿；分析天平；组织捣碎机；超声波清洗器；水浴锅；电炉。容量瓶（100mL、500mL、1000mL）；刻度吸管（5mL、10mL、20mL）；烧杯（50mL、250mL、500mL）；100mL 量筒；25mL 比色管等。

2. 试剂

（1）亚硝酸钠标准贮备液[ρ=500μg/mL]：准确称取 0.25g 亚硝酸钠于硅胶干燥器中干燥 24h，用水溶解后移入 500mL 容量瓶中，用水定容至刻度，置于棕色瓶中，4℃避光保存。

（2）亚硝酸钠标准应用液[ρ=5.0μg/mL]：吸取亚硝酸钠标准贮备液 1.00mL 于 100mL 容量瓶中，用水定容至刻度，现配现用。

（3）对氨基苯磺酸溶液[ρ=4.0μg/mL]：称取 0.40g 对氨基苯磺酸，用 20%盐酸溶解并稀释至 100mL，置于棕色瓶中，避光保存。

（4）盐酸萘乙二胺溶液[ρ=2.0g/L]：称取 0.20g 盐酸萘乙二胺，用适量水溶解于 100mL 容量瓶中，并用水定容至刻度，置于棕色瓶中，避光保存。

（5）饱和硼砂溶液[ρ=50g/L]：称取 5.0g 硼砂，溶于 100mL 热水中，冷却后备用。

（6）乙酸锌溶液[ρ=220g/L]：称取 220g 乙酸锌，用 30mL 冰醋酸溶解后，用水稀释至 1000mL。

（7）亚铁氰化钾溶液[ρ=106g/L]：称取 106g 亚铁氰化钾，用水溶解并稀释至 1000mL。

实验所用试剂均为分析纯，实验用水为去离子水或石英亚沸蒸馏水（电阻率 ≥10MΩ · cm）。

【实验步骤】

1. 样品预处理

（1）新鲜蔬菜和水果：将样品用去离子水洗净，晾去表面水分，取可食部分切碎混匀，再用四分法取适量，用组织捣碎机制成匀浆备用。如果制备匀浆时加了水，则称量时需要按照加水量进行折算。

（2）肉类、蛋、水产及其制品：用四分法取适量样品或取全部样品，用组织捣碎机制成匀浆备用。如果制备匀浆时加了水，则称量时需要按照加水量进行折算。

（3）乳粉、豆奶粉、婴儿配方粉等固态乳制品：将样品放入能够容纳 2 倍样品体积的带盖容器中，经过反复摇晃和颠倒容器，使样品充分混合均匀。

（4）发酵乳、乳、炼乳及其他液体乳制品：通过搅拌或反复摇晃和颠倒容器，使样品充分混合均匀。

（5）奶酪：取适量样品，研磨成均匀的泥浆状。为避免水分损失，研磨过程中要避免产生过多的热量。

2. 亚硝酸盐的提取

（1）蔬菜、水果、肉类、蛋、水产及奶酪等：称取 5.0g（精确至 0.0001g）制成匀浆的样品（如制备过程中加水，要按加水量折算），置于 50mL 烧杯中，加入 12.5mL 饱和硼砂溶液，搅拌均匀，然后用约 300mL 70℃左右的热水，将样品洗入 500mL 容量瓶中，置沸水浴中加热 15min，取出用冷水浴冷却，并放置到室温。

（2）乳及乳制品（不包括奶酪）：称取 5.0g（精确至 0.0001g）混匀的样品（牛奶等液态乳可取 10～20g），置于 50mL 烧杯中，加入 12.5mL 饱和硼砂溶液，搅拌均匀，用约 300mL 50～60℃热水将样品洗入 500mL 容量瓶中，于超声波清洗器中超声提取 20min。

3. 提取液的净化　于上述提取液中，在不断转动下加入 5.0mL 亚铁氰化钾溶液，摇匀，再加 5.0mL 乙酸锌溶液，以沉淀蛋白质。然后加水至刻度，摇匀，放置 30min，除去上层脂肪，上清液用滤纸过滤，去掉初滤液 30mL，滤液备用。

4. 样品溶液制备　吸取 20.00mL 上述滤液于 25mL 比色管中，分别加入 1.0mL 对氨基苯磺酸溶液，混匀，静置 3～5min 后加入 0.50mL 盐酸萘乙二胺溶液，加水至刻度，混匀，放置 15min。同时用水代替样品，按照亚硝酸盐的提取、提取液的净化和样品溶液制备步骤做试剂空白。

5. 标准系列溶液配制　分别吸取 0.00mL、0.25mL、0.50mL、0.75mL、1.00mL、1.25mL、1.50mL 亚硝酸钠标准应用液（相当于 0.00μg、1.25μg、2.50μg、3.75μg、5.00μg、6.25μg、7.50μg 亚硝酸钠）于 25mL 比色管中，以下操作同样品溶液制备。

6. 样品测定　用 2.0cm 比色皿，以浓度为 0.00 亚硝酸钠标准溶液为参比，于 538nm 波长处，依次测定标准系列溶液、试剂空白和样品溶液的吸光度。

以标准系列溶液中亚硝酸钠的质量为横坐标，测得的吸光度为纵坐标，绘制标准曲线，或计算标准曲线的直线回归方程。然后根据试剂空白和样品溶液的吸光度，从标准曲线上查出或由直线回归方程求出试剂空白和样品溶液中亚硝酸钠的质量。

7. 结果计算　根据式（4-20）计算样品中亚硝酸盐（以亚硝酸钠计）的含量。

$$\omega = \frac{(m_1 - m_0) \times \dfrac{V}{V_1} \times 1000}{m \times 1000} \tag{4-20}$$

式（4-20）中：ω为样品中亚硝酸钠的含量，mg/kg；m_1为由标准曲线确定的样品溶液中亚硝酸钠的质量，μg；m_0为由标准曲线确定的试剂空白溶液中亚硝酸钠的质量，μg；m为样品质量，g；V_1为制备样品溶液所取的滤液体积，mL；V为提取液净化的总体积，mL；1000为换算系数。

【注意事项】　①采集的样品最好当天及时测定；否则，样品必须密闭、避光和低温保存。②样品提取过程中加热，是为了促进样品组织中亚硝酸盐的溶出。若加热时间过短，亚硝酸盐可能无法完全溶解；而加热时间过长，则可能导致亚硝酸盐分解成氧化氮和硝酸，从而造成测量结果偏低。所以，应严格控制加热时间。③处理蔬菜样品时，滤液中的色素应用活性炭脱色。

【思考题】

1. 为什么要及时地测定样品中亚硝酸盐含量？
2. 样品提取过程中，饱和硼砂溶液的作用是什么？

（罗利霞）

实验三　分光光度法测定茶叶中茶多酚含量

【实验目的】　①掌握可见分光光度法测定茶叶中茶多酚的原理和方法。②熟悉样品溶液的制备方法。③了解测定茶叶中茶多酚的卫生学意义和测定注意事项。

【实验原理】　茶叶磨碎样品中的茶多酚采用70%的甲醇水溶液于70℃水浴中提取，福林酚试剂氧化茶多酚中的羟基并显蓝色。以没食子酸配制标准系列溶液，用紫外-可见分光光度计在765nm测定吸光度，用没食子酸作校正标准定量茶多酚。

【材料、器材和试剂】

1. 器材　分析天平；紫外-可见分光光度计，1.0cm比色皿；水浴锅；10mL离心管；100mL、500mL容量瓶；2mL、5mL刻度吸管；10mL比色管；0.45μm有机相滤膜等。

2. 试剂

（1）甲醇，碳酸钠（Na_2CO_3），福林酚（Folin-Ciocalteu）：1mol/L。

（2）70%甲醇水溶液（V/V）。

（3）10%福林酚试剂（V/V，现用现配）。

（4）7.5% 碳酸钠（Na_2CO_3）溶液：称取 37.50g±0.01g 碳酸钠（Na_2CO_3），加适量水溶解，转移至500mL容量瓶中，定容至刻度，摇匀（室温下可保存1个月）。

（5）没食子酸标准贮备液（1000μg/mL）：称取0.110g±0.001g没食子酸（GA，相对分子质量188.14），于100mL容量瓶中，用水溶解并定容至刻度，摇匀（现用现配）。

（6）没食子酸标准应用液（100μg/mL）：精准移取10mL没食子酸标准贮备液于100mL容量瓶中，用水定容至刻度，摇匀（现用现配）。

实验所用试剂均为分析纯，实验用水为蒸馏水。

【实验步骤】

1. 样品处理　称取0.2g（精确到0.0001g）均匀磨碎的茶叶于10mL离心管中，加入在70℃中预热过的70%甲醇水溶液5mL，用玻璃棒充分搅拌均匀湿润，立即移入70℃水浴中，浸提10min（隔5min搅拌一次），浸提后冷却至室温，转入离心机在3500r/min转速下离心10min，将上清液转移至 10mL 比色管。残渣用 5mL 的 70%甲醇水溶液再提取一次，重复以上操作。合并提取液，用 70%甲醇水溶液定容至 10mL，摇匀，用 0.45μm 滤膜过滤。移取 1.0mL 提取液于 100mL 容量瓶中，用水定容至刻度，上下颠倒混匀得样品液，待测。

2. 没食子酸工作液配制　用移液管分别移取 1.0mL、2.0mL、3.0mL、4.0mL、5.0mL 的没食子酸标准应用液于 10mL 比色管中，分别用水定容至刻度，摇匀，浓度分别为 10μg/mL、20μg/mL、30μg/mL、40μg/mL、50μg/mL。

3. 标准曲线绘制及样品测定　用移液管分别移取没食子酸工作液、水（作空白对照用）及样品液各 1.0mL 于 10mL 刻度试管内，在每个试管内分别加入 5.0mL 的福林酚试剂，摇匀。反应 3～8min 后，加入 4.0mL7.5%碳酸钠溶液，加水定容至刻度，摇匀。室温下放置 60min。用 1.0cm 比色皿，于 765nm 波长处，以试剂空白为参比，测定吸光度。以没食子酸工作液的吸光度与各工作溶液的没食子酸浓度，制作标准曲线。

4. 结果计算　根据式（4-21）计算茶叶中茶多酚的含量。

$$C = \frac{A \times V \times d \times 100}{S_{\text{Std}} \times m \times 10^{-6}} \tag{4-21}$$

式（4-21）中：C 为茶多酚含量，%；A 为样品测试液吸光度；S_{Std} 为没食子酸标准曲线的斜率；m 为样品质量，g；V 为样品提取液体积，mL；d 为稀释因子（通常为 1mL 稀释成 100mL，则其稀释因子为 100）。

【注意事项】　①茶叶样品用孔径 600～1000μm 的磨碎机磨碎，于 120℃干燥至恒重，混匀。②茶多酚遇强光时容易被氧化聚合，在浸提和测定过程中要避免强光照射。③茶多酚提取液在 4℃下可至多保存 24h。④同一样品茶多酚含量的两次测定值相对误差应＜5%，若测定值相对误差在此范围，则取两次测定值算术平均值为结果，保留小数点后一位。

【思考题】

1. 测定过程中为何要避免强光照射？

2. 本实验为何采用没食子酸作校正标准定量茶多酚？

（靳　敏）

实验四　氢化物发生-原子荧光光度法测定食品中总砷和总汞的含量

【实验目的】　①掌握氢化物发生-原子荧光光度法同时测定食品中总砷和总汞的原理和方法。②熟悉该方法同时测定食品中总砷和总汞的样品预处理方法。③了解测定食品中砷、汞的卫生学意义。

【实验原理】　食品样品经酸加热消解并预处理后，各种形式的砷转变为三价砷、汞转化为二价汞。在酸性条件下，三价砷和二价汞离子被硼氢化钾（或硼氢化钠）还原成气态砷化氢（AsH_3）和原子态汞蒸气，由载气（氩气）带入电加热石英原子化器中分解为基态原子态砷和汞。在高性能砷或汞空心阴极灯的发射谱线照射下，基态原子态砷和汞分别被激发，返回基态时发出原子荧光，在特定条件下，其荧光强度与溶液中砷或汞的含量成正比，标准曲线法定量。

【材料、器材和试剂】

1. 器材　双道原子荧光光度计；高性能砷、汞空心阴极灯；微波消解仪或控温电热板；万分之一分析天平；托盘天平。50mL 锥形瓶；短颈小漏斗；10mL、25mL、50mL、100mL、500mL、

1000mL 容量瓶；50mL、100mL、250mL、500mL 烧杯；1mL、2mL、5mL、10mL 刻度吸管；25mL 具塞比色管等。实验所用器皿均用硝酸溶液（1+3）浸泡至少 24h。用去离子水冲洗干净，晾干备用。

2. 试剂

（1）盐酸溶液（5+95）：量取 50mL 盐酸，缓慢加入 950mL 水中，混匀。

（2）盐酸溶液（20+80）：量取 200mL 盐酸，缓慢加入 800mL 水中，混匀。

（3）硝酸溶液（5+95）：量取 50mL 硝酸，缓缓加入 950mL 水中，混匀。

（4）硝酸-高氯酸混合酸（4+1）：取 4 份硝酸与 1 份高氯酸混合。

（5）氢氧化钾溶液（5g/L）：称取 5.0g 氢氧化钾，用适量水溶解并稀释至 1000mL，混匀。

（6）氢氧化钠溶液（100g/L）：称取 10.0g 氢氧化钠，用适量水溶解并稀释至 100mL，混匀。

（7）硼氢化钾溶液（10g/L）：称取 10.0g 硼氢化钾，用适量氢氧化钾溶液（5g/L）溶解并稀释至 1000mL，混匀，临用现配。

（8）硫脲+抗坏血酸溶液（100g/L）：称取 10.0g 硫脲，加约 80mL 水，加热溶解，冷却后加入 10.0g 抗坏血酸，用水稀释至 100.00mL，混匀，贮存于棕色瓶中，临用现配。

（9）保存液（0.5g/L 重铬酸钾的硝酸溶液）：称取 0.5g 重铬酸钾，用硝酸溶液（5+95）溶解并稀释至 1000mL，混匀。

（10）砷标准贮备液（1.000mg/mL）：购自国家标准物质中心；或称取 0.1320g 三氧化二砷（标准物质，于 100℃干燥 2h），用 10mL 氢氧化钠溶液（100g/L）溶解，用盐酸溶液（5+95）定容至 100.00mL，存于聚乙烯瓶中，4℃冰箱避光保存。

（11）砷标准中间液（100.0μg/mL）：量取 10.00mL 砷标准贮备液于 100mL 容量瓶中，用盐酸溶液（5+95）稀释定容。

（12）砷标准使用液（1.00μg/mL）：量取 1.00mL 砷标准中间液于 100mL 容量瓶中，用硝酸溶液（5+95）稀释定容。

（13）汞标准贮备液（1.000mg/mL）：或称取 0.1354g 干燥过的二氯化汞（优级纯），用保存液溶解并定容至 100.00mL，存于聚乙烯瓶中，4℃冰箱保存。

（14）汞标准中间液（10.00μg/mL）：取 1.00mL 汞标准贮备液于 100mL 容量瓶中，用盐酸溶液（5+95）稀释定容。

（15）汞标准使用液（50.0ng/mL）：取 1.00mL 汞标准中间液于 200mL 容量瓶中，用盐酸溶液（5+95）稀释定容。

盐酸、硝酸、高氯酸、氢氧化钾和重铬酸钾（$K_2Cr_2O_7$）均为优级纯；硫脲和抗坏血酸为分析纯；实验用水为去离子水或石英亚沸蒸馏水（电阻率≥10MΩ·cm）；氩气纯度≥99.99%；玻璃仪器和塑料器皿均需 20%的硝酸浸泡 24h 以上，冲洗干净，晾干备用。

【实验步骤】

1. 试样制备　食品原料经过机械手段去除非食用部分（如谷物碾磨、水果去皮、坚果去核、肉去骨、鱼去刺、贝去壳等）。谷物、干食用菌、水产动物干制品等样品，取可食部分粉碎均匀，过 40 目筛；对于固体乳制品、面粉、婴幼儿谷类辅助食品等呈均匀状的粉末样品，混匀，过 40 目筛；蔬菜、水果、水产动物、鲜食用菌、肉类及蛋类等水分含量高的鲜样，洗净晾干，取可食部分匀浆至均质；经解冻的速冻食品，取可食部分粉碎至均匀；罐装食品粉碎或匀浆至均匀；饮料、调味品、乳及其制品、油脂及其制品等样品匀浆或均质；半固体样品搅拌均匀。

2. 试样处理（湿法消解）　称取粉碎过筛类试样 0.2～2.5g（精确到 0.0001g）或匀浆类试样 1.0～3.0g（精确到 0.0001g）或液体类试样 5.00～10.00mL 于 50mL 锥形瓶中，加入 5.0mL 硝酸-高氯酸混合酸，盖上短颈小漏斗，放置过夜。次日于电热板上低温消化，保持微沸状态 1h，然后升高温度继续消化，待出现大量高氯酸白色烟雾，至溶液呈无色透明约 0.5mL，否则补加少许混合酸继续消化。取下锥形瓶，冷至室温。用水转移至 25mL 容量瓶或比色管中，加入 2.5mL 硫脲+抗坏血酸溶液（100g/L）和 6.25mL 盐酸溶液（20+80），用水定容至刻度，混匀待测。同时做试剂空白。具备条件的实验室可采取微波消解法，具体参考相关标准。

3. 混合标准系列溶液配制　取 7 支 25mL 容量瓶或具塞比色管，分别加砷标准使用液 0.00mL、0.10mL、0.25mL、0.50mL、1.00mL、1.50mL、2.00mL 和汞标准应用液体 0.00mL、0.10mL、0.25mL、0.50mL、1.00mL、1.50mL、2.00mL，加入 2.5mL 硫脲+抗坏血酸溶液（100g/L）和 6.25mL 盐酸溶液（20+80），用水定容至刻度，混匀，放置 30min 后测定，临用现配。该混合标准系列溶液中砷浓度分别为 0.00ng/mL、4.00ng/mL、10.0ng/mL、20.0ng/mL、40.0ng/mL、60.0ng/mL、80.0ng/mL，汞浓度分别为 0.00ng/mL、0.20ng/mL、0.50ng/mL、1.00ng/mL、2.00ng/mL、3.00ng/mL、4.00ng/mL。对于有自动稀释功能的仪器，分别取砷、汞标准应用液各 2.00mL 于 25mL 容量瓶或比色管中，其他操作同上，该混合标准溶液砷浓度为 80.0ng/mL、汞浓度为 4.00ng/mL，然后在工作站中将砷、汞标准系列溶液浓度梯度设置为相应值即可。

4. 仪器工作条件　①高性能砷空心阴极灯的主阴极灯电流：50mA；②辅阴极灯电流：50mA；③高性能汞空心阴极灯的主阴极灯电流：30mA；④原子化器温度：200℃；⑤光电倍增管负高压：240V；⑥载气流量：300～500mL/min；⑦屏蔽气流量 600～1000mL/min；⑧测量方式：峰面积；⑨积分时间：10.0s；⑩读数延迟时间：1.0～3.0s；⑪进样体积：1mL；⑫还原剂：硼氢化钾溶液或硼氢化钠溶液（10g/L，内含 0.5%氢氧化钾或氢氧化钠）；⑬载流：盐酸溶液（5+95）。自动进样分析。

5. 样品测定　设定好仪器工作条件，连续用盐酸溶液（5+95）进样，待读数稳定之后，转入标准系列溶液测量，由低到高浓度顺序测定砷、汞混合标准系列溶液、试剂空白和样品溶液的荧光强度。仪器自动以混合标准系列砷、汞浓度为横坐标，以相应的荧光强度为纵坐标，分别绘制标准曲线，然后分别从砷、汞标准曲线上直接计算出试剂空白和样品溶液的砷和汞浓度。

6. 结果计算　根据式（4-22）计算食品样品中砷的含量。

$$\omega = \frac{(c - c_0) \times V}{1000 \times m} \tag{4-22}$$

式（4-22）中：ω 为食品样品中砷或汞含量，μg/g（mg/kg）；V 为样品溶液体积，mL；c 为由仪器直接给出的样品溶液砷或汞浓度，ng/mL；c_0 为由仪器直接给出的试剂空白的砷或汞浓度，ng/mL；m 为称取食品样品质量，g；1000 为换算系数。

【注意事项】

1. 该方法可同时测定食品中砷和汞，也适用于单独测砷或汞。

2. 硼氢化钾（或硼氢化钠）溶液临用现配，保持一定的碱度。

3. 样品消解过程中，起始阶段要升温缓和，以防炭化。

4. 因高氯酸与羟基化合物可生成不稳定的高氯酸酯而发生爆炸，所以消化含羟基化合物样品时，应先加入硝酸将羟基化合物氧化，冷却后，再加适量混合酸消化。

5. 混合标准溶液中汞的浓度尽量控制在 10ng/mL 以下，否则会污染管路，造成背景值较大，灵敏度降低；测定砷时，必须在样品溶液中加入硫脲，保证待测砷为三价状态，否则会影响砷化氢的生成，降低准确度。

6. Se 和 Te 严重干扰 Hg 的检测，Cu、Co 和 Ni 等会干扰 As 的测定；此外，Au、Ag 和 Pd 等元素也可对 Hg 的测定产生一些干扰。这些元素的干扰可通过加入硫脲和抗坏血酸作为掩蔽剂而消除。但硫脲对 Hg 的检测灵敏度有影响，如单独测汞，可加入 Fe（Ⅲ）盐代替硫脲-抗坏血酸混合试剂，消除干扰。其他可形成氢化物的元素在其浓度不高于 10μg/mL 的情况下不会对 Hg、Se 及 As 的检测带来影响。

【思考题】

1. 如何实现用氢化物发生-原子荧光光度法测食品中无机砷？如分别测定食品中无机汞和有机汞（甲基汞）可选用哪些方法？

2. 本实验中样品处理属于哪类消化方法？还有哪些消化方法？各有何特点？

3. 本实验中在样品溶液和标准溶液中加入的硫脲和抗坏血酸的作用是什么？

（孟佩俊）

实验五　石墨炉原子吸收光谱法测定大米中镉的含量

【实验目的】　①掌握石墨炉原子吸收光谱法测定大米中镉的原理和方法。②熟悉石墨炉原子吸收光谱法测定大米中镉的样品前处理方法。③了解测定大米中镉的卫生学意义。

【实验原理】　样品消解后注入原子吸收分光光度计的石墨炉原子化器中，在电热高温下，样品中的镉转变为基态原子蒸气，基态镉原子吸收镉空心阴极灯发射的 228.8nm 特征谱线，在一定浓度范围内，其吸收值与镉的含量成正比，标准曲线法定量。

【材料、器材和试剂】

1. 器材　石墨炉原子吸收分光光度计；镉空心阴极灯；100μL、200μL 微量进样器；万分之一分析天平；可调式电热板或微波消解仪；聚四氟乙烯消解内罐；100mL 锥形瓶。

2. 试剂

（1）5%硝酸溶液（*V/V*）：取 50.0mL 硝酸，缓慢加入 950mL 水中，混匀。

（2）1%硝酸溶液（*V/V*）：取 50.0mL 硝酸，缓慢加入 450mL 水中，混匀。

（3）镉标准贮备液（100.0mg/L）：准确称取 0.2032g 氯化镉，用少量 1%硝酸溶液溶解后，用水定容，混匀。

（4）镉标准中间液（1.00mg/L）：准确吸取 1.00mL 镉标准贮备液于 100mL 容量瓶中，用 5%硝酸溶液稀释定容，混匀。

（5）镉标准应用液（10.0μg/L）：取 1.00mL 镉标准中间液于 100mL 容量瓶中，用 5%硝酸溶液稀释定容，混匀。

（6）磷酸二氢铵-硝酸钯混合溶液：称取 0.02g 硝酸钯，加入少量 1%硝酸溶液溶解后，再加入 2g 磷酸二氢铵，溶解后用 5%硝酸溶液定容至 100.0mL，混匀。

硝酸、高氯酸、磷酸二氢铵和硝酸钯均为优级纯；氯化镉纯度＞99.99%；实验用水为去离子水或石英亚沸蒸馏水（电阻率≥1MΩ・cm）；氩气纯度≥99.999%。

【实验步骤】

1. 样品处理

（1）湿法消解：称取 0.2～0.3g（精确至 0.001g）大米于锥形瓶中，加入 10.00mL 硝酸和 0.50mL 高氯酸，在可调式电热板上消解（参考条件：120℃保持 0.5～1h，升温至 180℃保持 2～4h，升温至 200～220℃）。若消化液呈棕褐色，冷却后，再加少量硝酸，消解至冒白烟，消化液呈无色透明或略带黄色，赶酸至 1mL 左右，冷却后用去离子水全部转移并定容至 10.00mL，混匀。同时做空白试验。

（2）微波消解：称取 0.2～0.5g（精确至 0.001g）大米于微波消解罐中，加入 5～10mL 硝酸，按照微波消解的操作步骤消解试样（必要时，在加酸后加盖放置 1h 或过夜后再按照微波消解的操作步骤消解试样）。冷却后取出消解罐，于 140～160℃赶酸至 1mL 左右。消解罐放冷后，将消解液转移至 10mL 比色管中，用少量去离子水洗涤消解罐 2～3 次，合并洗涤液于比色管中并用去离子水定容至 10.00mL，混匀。同时做空白试验。微波消解升温程序见表 4-1。

表 4-1　微波消解升温程序

步骤	设定温度（℃）	升温时间（min）	恒温时间（min）
1	120	5	5
2	160	5	10
3	180	5	10

2. 标准系列溶液配制　分别吸取镉标准应用液 0.00mL、0.20mL、0.50mL、1.00mL、2.00mL 和 4.00mL 于 6 支 10mL 比色管中，加入 5%硝酸溶液至刻度，混匀。该标准系列溶液镉浓度分别为 0.00μg/L、0.20μg/L、0.50μg/L、1.00μg/L、2.00μg/L 和 4.00μg/L。

3. 仪器工作条件　①分析线波长：228.8nm；②灯电流：5.0～7.0mA；③光谱带宽：0.8nm；④积分时间：3s；⑤氘灯背景校正。石墨炉工作条件见表 4-2。

表 4-2　石墨炉工作条件

元素	干燥		灰化		原子化	
	温度（℃）	时间（s）	温度（℃）	时间（s）	温度（℃）	时间（s）
镉	85～120	30～50	450～650	15～30	1500～2000	4～5

4. 样品测定　按照仪器工作条件，分别吸取 10.00μL 标准系列溶液、5.00μL 磷酸二氢铵-硝酸钯混合溶液同时注入石墨管后测其吸光度，处理好的样品溶液和试剂空白在和标准系列溶液相同的条件下进样测定，进样时加入相同体积的基体改进剂。仪器自动以标准系列溶液镉浓度为横坐标，以吸光度为纵坐标绘制标准曲线，然后由标准曲线或回归方程得到试剂空白和样品溶液中的镉浓度。

5. 结果计算　根据式（4-23）计算试样中镉的含量。

$$X = \frac{(\rho - \rho_0) \times f \times V}{m \times 1000} \tag{4-23}$$

式（4-23）中：X 为试样中镉的含量，mg/kg 或 mg/L；ρ 为试样消化液中镉的浓度，μg/L；ρ_0 为空白溶液中镉的浓度，μg/L；f 为稀释倍数；V 为试样消化液定容体积，mL；m 为试样质量或体积，g 或 mL；1000 为换算系数。

【注意事项】　①若无自动进样器，可将基体改进剂按同样的质量浓度配制进标准系列溶液、空白溶液和样品溶液中，进样时只取一次溶液即可。②实验所用玻璃器皿及聚四氟乙烯消解内罐均需硝酸溶液（1∶5）浸泡过夜后用去离子水冲洗干净。

【思考题】

1. 本实验中使用石墨炉原子吸收分光光度计测定时，加入磷酸二氢铵-硝酸钯混合溶液的作用是什么？

2. 本实验中用到的两种样品前处理方法各有何优缺点？

（张凌燕）

实验六　气相色谱法测定蒸馏酒中甲醇和乙酸乙酯的含量

【实验目的】　①掌握气相色谱法测定蒸馏酒中甲醇和乙酸乙酯的原理和方法。②熟悉测定中的注意事项。③了解测定蒸馏酒中甲醇和乙酸乙酯的意义。

【实验原理】 蒸馏酒中的甲醇和乙酸乙酯在气化室高温下转变为蒸气，由氮气载带进入毛细管色谱柱进行有效分离，经火焰离子化检测器检测的样品色谱图。依据色谱图上甲醇和乙酸乙酯的保留时间定性，峰面积定量，用标准曲线法定量。

【材料、器材和试剂】

1. 器材 气相色谱仪（带自动进样器和 FID 检测器）；氢气发生器；空气压缩机；RTX-wax 色谱柱（30m×0.25mm，0.25μm，毛细管色谱柱）；酒精比重计。100mL 容量瓶；100mL 量筒；1mL 精密移液枪；1mL 移液枪头、1.5mL EP 管、10mL 刻度吸管等。

2. 试剂

（1）甲醇标准贮备液（6.00mg/mL）：准确称取甲醇 0.600g，以少量水洗入 100mL 容量瓶中，加水稀释至刻度，置冰箱保存。

（2）乙酸乙酯标准贮备液（8.00mg/mL）：准确称取乙酸乙酯 0.800g，以少量水洗入 100mL 容量瓶中，加水稀释至刻度，置冰箱保存。

（3）甲醇标准应用液（0.600mg/mL）：吸取甲醇标准贮备液 10.00mL 于 100mL 容量瓶中，加入适量无水乙醇，使乙醇浓度与试样接近，加水稀释至刻度，置冰箱保存。

（4）乙酸乙酯标准应用液（0.800mg/mL）：吸取乙酸乙酯标准贮备液 10.00mL 于 100mL 容量瓶中，加入适量无水乙醇，使乙醇浓度与试样接近，加水稀释至刻度，置冰箱保存。

（5）混合标准应用液（甲醇浓度 0.600mg/mL，乙酸乙酯浓度 0.800mg/mL）：吸取甲醇和乙酸乙酯标准贮备液各 10.00mL 于 100mL 容量瓶中，加适量无水乙醇，控制乙醇浓度与试样接近，加水稀释至刻度，贮于冰箱备用。

甲醇和乙酸乙酯均为色谱纯；无水乙醇为分析纯（不含甲醇和乙酸乙酯）；实验用水为高纯水（电阻率≥10MΩ • cm）。

【实验步骤】

1. 粗测试样的乙醇浓度 试样倒入 100mL 量筒中，将洗净擦干的酒精比重计缓缓沉入量筒，静止后再轻轻按下少许，待其上升停止后，从水平位置观察其与液面相交处的刻度，为乙醇浓度，同时测定温度，按测定的温度与浓度查表，换算成温度为 20℃时的乙醇浓度（%体积分数）。

2. 色谱操作条件

（1）色谱柱：30m×0.25mm，毛细管色谱柱。

（2）固定相：聚乙二醇（PEG）0.25μm。

（3）工作温度：气化室温度为 200℃；色谱柱程序升温，从 40℃（升温速率 10℃/min）升至 150℃（保持 4min）；检测器温度为 210℃。

（4）气体流量：①载气（N_2）：43mL/min；②氢气（H_2）：55kPa；③空气：45kPa。

（5）自动进样器：进样量 1.0μL，设定清洗程序（进样前、进样后及样品液润洗次数）。

3. 定量分析

（1）定性分析：分别吸取 1.0μL 甲醇和乙酸乙酯标准应用液，分别进样，测量甲醇和乙酸乙酯的保留时间。再吸取 1.0μL 试样进样，测量各色谱峰的保留时间，与标准对照确定试样中甲醇和乙酸乙酯的色谱峰。

（2）标准曲线的绘制：准确吸取混合标准应用液 125μL、250μL、500μL、750μL、1000μL 于进样瓶管中，每管再分别加入 875μL、750μL、500μL、250μL、0μL 无水乙醇，混匀，依次配制成甲醇含量为 75μg/mL、150μg/mL、300μg/mL、450μg/mL、600μg/mL，乙酸乙酯含量 100μg/mL、200μg/mL、400μg/mL、600μg/mL、800μg/mL 标准系列溶液。

自动进样器分别进样 1.0μL 测得甲醇和乙酸乙酯色谱峰面积，以甲醇和乙酸乙酯系列标准溶液的浓度为横坐标，以甲醇和乙酸乙酯色谱峰面积为纵坐标，绘制标准曲线。

（3）样品溶液的测定：将样品溶液自动进样 1.0μL 注入气相色谱仪中，以保留时间定性，同时记录甲醇和乙酸乙酯色谱峰面积，根据标准曲线得到待测液中甲醇和乙酸乙酯的浓度。

4. 结果计算　根据式（4-24）计算样品中甲醇和乙酸乙酯含量。

$$X=c_x \tag{4-24}$$

式（4-24）中：c_x 为从标准曲线得到的试样溶液中甲醇或乙酸乙酯的浓度，mg/L；X 为试样中甲醇或乙酸乙酯的含量，mg/L。

【注意事项】　①严格按照仪器操作规程开机和关机。开机前应先通载气，关机时待温度降到近室温时关闭载气和主机。②外标法要求进样量非常准确，测定标准和样品溶液时的色谱条件完全相同。③在重复性测定条件下获得的两次独立测定结果的绝对差值不超过其算术平均值的10%。

【思考题】

1. 氢气流量对 FID 的灵敏度有何影响？为什么？

2. 比较外标法与内标法的优缺点。

（新　敏）

实验七　高效液相色谱法测定饮料中山梨酸、苯甲酸和糖精钠的含量

【实验目的】　①掌握高效液相色谱法测定饮料中山梨酸、苯甲酸和糖精钠的原理和方法。②熟悉饮料中山梨酸、苯甲酸和糖精钠的样品处理方法。③了解测定饮料中山梨酸、苯甲酸和糖精钠的卫生学意义。

【实验原理】　样品除去二氧化碳和乙醇后，调 pH 近中性，过滤后进高效液相色谱仪，经反相 C_{18} 色谱柱分离后，紫外检测器检测。以色谱峰的保留时间进行定性分析，以峰面积与浓度呈线性关系进行定量分析。

【材料、器材和试剂】

1. 器材　高效液相色谱仪，配紫外检测器；旋涡混合器；离心机；恒温水浴箱；超声波清洗器；pH 广泛试纸；0.22μm 亲水性微孔滤膜；25mL、50mL、250mL、1000mL 容量瓶；10mL 比色管；1mL、5mL 刻度吸管等。

2. 试剂

（1）乙酸铵溶液（0.020mol/L）：称取 1.54g 乙酸铵，加水溶解并定容至 1000.0mL，经 0.22μm 微孔滤膜过滤。

（2）亚铁氰化钾溶液（106.0g/L）：称取 106.0g 亚铁氰化钾[$K_4Fe(CN)_6 \cdot 3H_2O$]加适量水溶解，稀释至 1000.0mL。

（3）乙酸锌溶液（220.0g/L）：称取 220.0g 乙酸锌[$Zn(CH_3COO)_2 \cdot 2H_2O$]溶于少量水中，加 30.00mL 冰醋酸，加水稀释至 1000.0mL。

（4）氨水（1∶1，*V/V*）：氨水和水等体积混合。

（5）碳酸氢钠溶液（20.0g/L）：称取 5.0g 碳酸氢钠，溶于 250.0mL 水中。

（6）苯甲酸标准贮备液（5.000mg/mL）：准确称取 0.2500g 苯甲酸，加碳酸氢钠溶液 25.00mL，加热溶解，移入 50mL 容量瓶中，用水定容至刻度。

（7）山梨酸标准贮备液（5.000mg/mL）：准确称取 0.2500g 山梨酸，加碳酸氢钠溶液 25.00mL，加热溶解，移入 50mL 容量瓶中，用水定容至刻度。

（8）糖精钠标准贮备液（10.00mg/mL）：准确称取 0.4225g 经 120℃烘干 4h 后的糖精钠

[$C_7H_4ONNaSO_2 \cdot 2H_2O$]，加水溶解，移入 50mL 容量瓶中，用水定容至刻度。

（9）苯甲酸标准应用液（0.100mg/mL）：取苯甲酸标准贮备液 1.00mL 于 50mL 容量瓶中，用水定容至刻度。

（10）山梨酸标准应用液（0.100mg/mL）：取山梨酸标准贮备液 1.00mL 于 50mL 容量瓶中，用水定容至刻度。

（11）糖精钠标准应用液（0.200mg/mL）：取糖精钠标准贮备液 1.00mL 于 50mL 容量瓶中，用水定容至刻度。

（12）苯甲酸、山梨酸和糖精钠标准混合液（0.500mg/mL、0.500mg/mL 和 1.00mg/mL）：各取标准贮备液 5.00mL 于 50mL 容量瓶中，用水定容至刻度。

（13）其他：甲醇等。苯甲酸、山梨酸和糖精钠为色谱纯，其余试剂均为分析纯；实验用水为去离子水（电阻率≥10MΩ·cm）。

【实验步骤】

1. 样品处理

（1）碳酸饮料、果酒和葡萄酒等：称取 5g 样品（精确至 0.001g），放入小烧杯中，水浴加热搅拌 20min 除去二氧化碳和乙醇，用氨水（1∶1）调节 pH 至近中性，倒入 10mL 比色管中，加水定容至刻度，混匀，用 0.22μm 滤膜过滤，滤液备用。

（2）乳饮料、植物蛋白饮料等含蛋白较多的样品：称取 5g 样品（精确至 0.001g）于 10mL 比色管中，加入 2.00mL 亚铁氰化钾溶液，混匀，再加入 2.00mL 乙酸锌溶液，混匀，以沉淀蛋白质，加水定容至刻度。以 4000r/min 离心 10min，取上清液，用 0.22μm 滤膜过滤，滤液备用。

2. 标准系列溶液的配制　取混合标准溶液 0.00mL、0.20mL、0.50mL、1.00mL、2.00mL 和 4.00mL 于 10mL 比色管中，用水定容至 10.00mL。标准系列溶液苯甲酸、山梨酸浓度均为 0.000mg/mL、0.010mg/mL、0.025mg/mL、0.050mg/mL、0.100mg/mL 和 0.200mg/mL，糖精钠浓度为 0.000mg/mL、0.025mg/mL、0.050mg/mL、0.100mg/mL、0.200mg/mL 和 0.400mg/mL。

3. 仪器工作条件　色谱柱：C_{18} 柱（250mm×4.6mm I.D.，5μm）；流动相：甲醇-0.020mol/L 乙酸铵溶液（5∶95）；流速：1.0mL/min；检测波长 230nm；进样量 10.00μL。

4. 测定

（1）定性分析：将苯甲酸、山梨酸和糖精钠的标准应用液和样品溶液依次进样，根据标准溶液中各物质色谱峰的保留时间进行定性分析。

（2）定量分析：将标准系列溶液和样品溶液依次进样，以标准溶液的浓度为横坐标，相应的峰面积为纵坐标，分别绘制标准曲线，由标准曲线计算样品溶液中苯甲酸、山梨酸和糖精钠的浓度。

5. 结果计算　样品溶液中苯甲酸、山梨酸和糖精钠的含量根据式（4-25）计算。

$$\omega = \frac{c \times V \times 1000}{m \times 1000} \tag{4-25}$$

式（4-25）中：ω 为样品溶液中待测组分含量，mg/g；c 为从标准曲线得出的样品中待测物的浓度，mg/mL；V 为样品定容体积，mL；m 为样品质量，g；1000 为换算系数。

【注意事项】　①流动相经过脱气后方可使用，如果流动相中含有气体，在较高的柱压下会产生气泡，使流动相流动受阻，影响样品的分离。②样品溶液的 pH 对被测组分的保留时间和色谱柱使用寿命均有影响。样品溶液的 pH＞8 或 pH＜2 时还会对仪器有较严重的腐蚀作用。测定时需用稀氨水调节 pH 至近中性，方可进样。③糖精钠、苯甲酸的最佳测定波长为 230nm，山梨酸的最佳测定波长为 254nm，在 254nm 测定时糖精钠、苯甲酸的灵敏度较低，因此采用 230nm 为测定波长。色谱峰出峰顺序为苯甲酸、山梨酸、糖精钠。

【思考题】

1. 碳酸饮料样品溶液为什么需要除去二氧化碳？

2. 使用高效液相色谱仪进行分离分析时，需要如何处理流动相？为什么？

（张凌燕）

实验八　气相色谱-质谱法测定食品中有机磷农药残留量

【实验目的】　①掌握气相色谱-质谱法测定食品中有机磷农药残留的原理和方法。②熟悉食品样品预处理方法。③了解食品中有机磷农药测定的卫生学意义。

【实验原理】　食品样品用水-丙酮溶液均质提取后，依次用二氯甲烷进行液-液分配萃取、凝胶色谱柱净化和石墨化碳黑固相萃取柱净化后，用气相色谱-质谱联用仪进行检测，外标法定量。

【材料、器材和试剂】

1. 器材　气相色谱-质谱联用仪（配有电子轰击源 EI）；电子天平（感量 0.01g 和 0.0001g）；凝胶色谱仪（配有单元泵、馏分收集器）；均质器；旋转蒸发仪；250mL 具塞锥形瓶；250mL 分液漏斗；250mL 浓缩瓶；离心机（4000r/min 以上）等。

2. 试剂与材料

（1）单一有机磷标准贮备液（100.0μg/mL）：分别准确称取 0.1000g 敌敌畏、二嗪磷、皮蝇磷、杀螟硫磷、马拉硫磷、毒死蜱、倍硫磷、对硫磷、乙硫磷、蝇毒磷等有机磷农药标准品，用丙酮分别溶解，并定容至 100.00mL。

（2）混合有机磷标准工作液：分别准确量取敌敌畏、二嗪磷、皮蝇磷、杀螟硫磷、马拉硫磷、倍硫磷、对硫磷和乙硫磷标准贮备液各 1.00mL、毒死蜱标准贮备液 0.50mL、蝇毒磷标准贮备液 5.00mL 于 100mL 容量瓶中，用丙酮定容至刻度，此混合溶液中毒死蜱浓度为 0.50μg/mL，蝇毒磷浓度为 5.00μg/mL，其余 9 种有机磷农药的浓度均为 1.00μg/mL。

（3）氯化钠水溶液（50g/L）：称取 5.0g 氯化钠，用水溶解，并定容至 100mL。

（4）乙酸乙酯-正己烷（1+1）：量取 100mL 乙酸乙酯和 100mL 正己烷，混匀。

（5）环己烷-乙酸乙酯（1+1）：量取 100mL 环己烷和 100mL 正己烷，混匀。

（6）石墨化碳黑固相萃取柱：ENVI-Carb，250mg，6mL，或相当者，使用前用 6mL 乙酸乙酯-正己预淋洗。

（7）有机相微孔滤膜：0.45μm。

（8）石墨化碳黑：60～80 目。

（9）无水硫酸钠：650℃灼烧 4h，贮于密封容器中备用。

（10）其他：丙酮、二氯甲烷等。

敌敌畏、二嗪磷、皮蝇磷、杀螟硫磷、马拉硫磷、毒死蜱、倍硫磷、对硫磷、乙硫磷、蝇毒磷等有机磷农药标准品纯度均≥95%；丙酮、二氯甲烷、环己烷、乙酸乙酯、正己烷均为色谱纯（残留级）；氯化钠为分析纯；实验用水为去离子水或石英亚沸蒸馏水（电阻率≥10MΩ · cm）。

【实验步骤】

1. 试样制备　食品原料经过机械手段去除非食用部分（如谷物碾磨、水果去皮、坚果去核、肉去骨、鱼去刺、贝去壳等）。谷类制成粉末，其制品制成匀浆；蔬菜、水果及其制品制成匀浆；蛋品去壳制成匀浆；肉类样品去皮、筋后，切成小块，制成肉糜；鲜乳和食用油混匀。

2. 试样处理

（1）提取：称取试样 20g（精确到 0.01g）于 250mL 具塞锥形瓶中，加入 20mL 水和 100mL 丙酮，均质提取 3min。将提取液过滤，残渣再用 50mL 丙酮重复提取一次，合并滤液于 250mL 浓缩瓶中，于 40℃水浴中浓缩至约 20mL。将浓缩提取液转移至 250mL 分液漏斗中，加入 150mL 氯化钠溶液（50g/L）和 50mL 二氯甲烷，振摇 3min，静置分层，收集二氯甲烷相。水相再用 50mL 二氯甲烷重复提取两次，合并二氯甲烷相。经无水硫酸钠脱水，收集于 250mL 浓缩瓶中，于 40℃水浴中浓缩至近干。加入 10mL 环己烷-乙酸乙酯溶解残渣，用 0.45μm 滤膜过滤，待凝胶色谱（GPC）净化。

（2）净化

1）凝胶色谱（GPC）净化：①凝胶净化柱：Bio Beads S-X3，700mm×25mm I.D.，或相当者；②流动相：乙酸乙酯-环己烷（1+1，*V/V*）；流速：4.7mL/min；③样品定量环：10mL；④预淋洗时间：10min；⑤凝胶色谱平衡时间：5min；⑥收集时间：23～31min。将 10mL 待净化液按上述条件进行净化，收集 23～31min 区间的组分，于 40℃下浓缩至近干，并用 2mL 乙酸乙酯-正己烷溶解残渣，待固相萃取净化。

2）固相萃取（SPE）净化：将石墨化碳黑固相萃取柱（对于色素较深试样，在石墨化碳黑固相萃取柱上加 1.5cm 高的石墨化碳黑）用 6mL 乙酸乙酯-正己烷预淋洗，弃去淋洗液；将 2mL 待净化液倾入上述连接柱中，并用 3mL 乙酸乙酯-正己烷分 3 次洗涤浓缩瓶，将洗涤液倾入石墨化碳黑固相萃取柱中，再用 12mL 乙酸乙酯-正己烷洗脱，收集上述洗脱液至浓缩瓶中，于 40℃水浴中旋转蒸发至近干，用乙酸乙酯溶解并定容至 1.0mL，供气相色谱-质谱测定和确证。

3. 仪器参考工作条件 色谱柱：DB-5 MS 石英毛细管柱（30m×0.25mm I.D.，膜厚 0.25μm）或等效柱；进样口温度：280℃；色谱柱升温程序：初始温度 50℃，保持 2min，以 30℃/min 升温至 180℃，保持 10min，再以 30℃/min 升温至 270℃，保持 10min；色谱-质谱接口温度：270℃；载气（氦气，纯度≥99.999%）流速：1.2mL/min；进样量：1μL；进样方式：无分流进样，1.5min 后开阀；电离方式：EI；电离能量：70eV；测定方式：选择离子监测方式；选择监测离子（*m/z*）：具体参见表 4-3 和表 4-4；溶剂延迟：5min；离子源温度：150℃；四极杆温度：200℃。

表 4-3 选择离子监测方式的质谱参数表

通道	保留时间（min）	选择离子（amu）
1	5.00	109，125，137，145，179，185，199，220，270，285，304
2	17.00	109，127，158，169，214，235，245，247，258，260，261，263，285，286，314
3	19.00	153，125，384，226，210，334

注：amu.原子质量单位（atomic mass unit，AMU）

表 4-4 10 种有机磷农药的保留时间、定量和定性选择离子及定量限参考值

序号	农药名称	保留时间（min）	特征碎片离子（amu）			定量限（μg/g）
			定量	定性	丰度比	
1	敌敌畏	6.57	109	185，145，220	37∶100∶12∶07	0.02
2	二嗪磷	12.64	179	137，199，304	62∶100∶29∶11	0.02
3	皮蝇磷	16.43	285	125，109，270	100∶38∶56∶68	0.02
4	杀螟硫磷	17.15	277	260，247，214	100∶10∶06∶54	0.02
5	马拉硫磷	17.53	173	127，158，285	07∶40∶100∶10	0.02
6	毒死蜱	17.68	197	314，258，286	63∶68∶34∶100	0.01
7	倍硫磷	17.80	278	169，263，245	100∶18∶08∶06	0.02
8	对硫磷	17.90	291	109，261，235	25∶22∶16∶100	0.02
9	乙硫磷	20.16	231	153，125，384	16∶10∶100∶06	0.02
10	蝇毒磷	23.96	362	226，210，334	100∶53∶11∶15	0.10

4. 样品测定 设定好仪器工作条件，在相同的仪器工作条件下，分别对混合有机磷标准工作液和试样溶液进行测定，如果试样溶液与标准工作液的选择离子色谱图中，在相同保留时间有色谱峰

出现，则根据表 4-4 中每种有机磷农药选择离子的种类及其丰度比进行确证。利用外标法进行定量。

5. 结果计算 根据式（4-26）计算试样中砷的含量。

$$X_i = \frac{A_i \times c_{is} \times V}{A_{is} \times m} \tag{4-26}$$

式（4-26）中：X_i 为试样中某种有机磷农药残留量，μg/g（mg/kg）；A_i 为试样溶液中某种有机磷农药的峰面积（或峰高）；A_{is} 为混合有机磷标准工作液中某种有机磷农药的峰面积（或峰高）；c_{is} 为混合有机磷标准工作液中某种有机磷农药的浓度，μg/mL；V 为试样溶液最终定容体积，mL；m 为称取试样质量，g。

【注意事项】

1. 为确保气相色谱-质谱联用仪的正常运行和使用寿命，如果较长时间不用，一般至少 0.5～1 个月至少开启一次。

2. 气相色谱-质谱联用仪的载气是纯度要大于 99.999%的高纯氦气，且钢瓶内要确保有 10%的保有量。钢瓶内气体压力范围为 0.5～0.9MPa，一般为 0.6MPa 左右；另外要确保管路气密性。

3. 定期检查载气分子筛过滤器和捕集阱是否堵塞，堵塞会引起压力波动或升高。一般一年更换 1 次分子筛过滤器和捕集阱。

4. 质谱仪的调谐对于获得可靠的质谱数据非常重要，要在进行样品测试前进行质谱真空检漏和调谐；在开关机、换灯丝之后要做调谐，如仪器一直处于开机状态，一般 1～2 周进行一次调谐。调谐之后需要重新做标准曲线。检查水峰、氮峰，如果氮气 *m/z* 28 的峰高是水 *m/z* 18 峰高两倍以上，提示可能有漏气。

5. 上述混合有机磷标准工作液中各有机磷农药浓度是根据各有机磷农药的定量限初步确定。为了提高分析结果的准确性，可通过预实验确定样品中各有机磷农药的浓度范围，然后配制合适浓度的混合有机磷标准工作液，尽量使样品和标准工作液中待测有机磷农药浓度相当，或者采取标准曲线法进行定量。

6. 在操作过程中要注意个人安全防护，避免直接接触农药和有机溶剂，确保实验室安全。

【思考题】

1. 简述食品中有机磷农药测定的卫生学意义。

2. 本实验中凝胶色谱柱净化和石墨化碳黑固相萃取柱净化工作的原理是什么？主要去除哪些干扰物质？

3. 气相色谱-质谱联用仪除了 EI 离子源，还有哪几种离子源？简述其工作原理和适用范围。

（孟佩俊）

实验九　高效液相色谱-质谱法测定食品接触材料及制品中双酚 A 迁移量

【实验目的】 ①掌握高效液相色谱-质谱法测定食品接触材料及制品中双酚 A 迁移量的原理和方法。②熟悉食品接触材料及制品的迁移试验和样品前处理方法。③了解双酚 A 测定的卫生学意义。

【实验原理】 食品接触材料及制品的食品模拟物采用高效液相色谱-质谱进行检测，水性食品、酸性食品和含乙醇食品模拟物直接进样，含油脂食品模拟物通过甲醇溶液萃取过滤后进样，经反相 C_{18} 色谱柱分离后，根据食品模拟物试样溶液的质量色谱峰保留时间进行定性分析，根据峰面积进行定量分析。

【材料、器材和试剂】

1. 器材 高效液相色谱-串联质谱仪（配电喷雾离子源）；涡旋振荡器；C_{18}色谱柱（100mm×2.1mm I.D.，2.0μm）；10μL、50μL 和 1000μL 微量注射器；电热恒温水浴锅；超声波清洗器；万分之一分析天平；10mL 比色管；10mL 移液管；0.22μm 疏水性聚四氟乙烯（PTFE）滤膜等。

2. 试剂

（1）双酚 A 标准贮备液：1000μg/mL。

（2）双酚 A 标准中间溶液（10.00mg/L）：吸取 1.00mL 双酚 A 标准贮备液用甲醇定容至 100.0mL。甲醇、无水乙醇和正己烷为色谱纯；实验用水为超纯水。

（3）其他：正己烷等。

【实验步骤】

1. 迁移试验和样品前处理 依据《食品接触材料及制品迁移试验通则》（GB 31604.1—2023）和《食品接触材料及制品迁移试验预处理方法通则》（GB 5009.156—2016），食品模拟试验采用水性食品、酸性食品、含乙醇食品和含油脂食品模拟物，根据预期接触的食品类别选择相应的食品模拟物（表 4-5），根据预期最极端接触时间和温度选择一次性使用的食品接触材料及制品迁移试验时间和温度（表 4-6）。同时处理未与食品接触材料接触的食品模拟物作为空白溶液。

表 4-5 食品类别与食品模拟物

食品类别	食品模拟物	备注
水性食品	10%乙醇或水	表面含游离水，且乙醇含量≤10%
酸性食品	4%乙酸	pH＜5 的食品
含乙醇食品		
乙醇含量≤20%	20%乙醇	
20%＜乙醇含量≤50%	50%乙醇	乙醇含量＞10%的食品
乙醇含量＞50%	实际乙醇浓度或 95%乙醇	
含油脂食品	植物油	油脂及表面含有游离脂肪的食品

表 4-6 迁移试验时间和温度

预期最极端接触时间	迁移试验时间	预期最极端接触温度	迁移试验温度
t≤0.5h	0.5h	T≤5℃	5℃
0.5h＜t≤1h	1h	5℃＜T≤20℃	20℃
1h＜t≤2h	2h	20℃＜T≤40℃	40℃
2h＜t≤6h	6h	40℃＜T≤70℃	70℃
6h＜t≤24h	24h	70℃＜T≤100℃	100 ℃或回流温度
1d＜t≤3d	3d	100℃＜T≤121℃	121℃
3d＜t≤30d	10d	121℃＜T≤130℃	130℃
30d 以上	采用升温加速试验进行迁移试验	130℃＜T≤150℃	150℃
		150℃＜T≤175℃	175℃
		T＞175℃	调节温度至与食品接触的实际温度

迁移试验结束后，量取水性食品、酸性食品、含乙醇食品模拟物约 1mL 经 0.22μm 疏水性聚四氟乙烯滤膜过滤后上机测定；称取含油脂食品模拟物（1±0.01）g 于 10mL 比色管中，加入 3.00mL 正己烷，混匀，加入 2.00mL 甲醇-水混合液（1∶1）涡旋振荡 2min，静止分层。用玻璃注射器吸取下层水溶液，用 0.22μm 疏水性聚四氟乙烯滤膜过滤后上机测定。食品模拟物溶液可在 4℃冰箱中避光保存 1 周。

2. 标准系列溶液的配制

（1）水性食品、酸性食品、含乙醇食品模拟物标准系列溶液的配制：分别吸取双酚 A 标准中间液 0μL、10μL、50μL、100μL、500μL 和 1000μL 于 10mL 比色管中，用水定容至 10.00mL，摇匀，得到双酚 A 浓度分别为 0.00mg/L、0.01mg/L、0.05mg/L、0.10mg/L、0.50mg/L 和 1.00mg/L 的标准系列溶液。

（2）含油脂食品模拟物标准系列溶液的配制：分别称取 1g（精确至 0.01g）含油脂食品模拟物至 7 个 10mL 比色管中，分别移取 0.00mL、0.01mL、0.03mL、0.05mL、0.07mL、0.10mL 和 0.30mL 双酚 A 标准中间液于比色管中，得到浓度分别为 0.00mg/kg、0.10mg/kg、0.30mg/kg、0.50mg/kg、0.70mg/kg、1.00mg/kg 和 3.00mg/kg 的标准系列溶液。分别在各比色管中再加入 3.00mL 正己烷，混匀，加入 2.00mL 甲醇-水混合液（1∶1）涡旋振荡 2min，静止分层。用玻璃注射器吸取下层水溶液，用 0.22μm 疏水性聚四氟乙烯滤膜过滤。

3. 仪器工作条件

（1）液相色谱条件：①流动相：甲醇-水（70∶30）；②流速：0.5mL/min；③柱温：室温；④进样量 1.00μL。

（2）质谱条件：①离子化模式：电喷雾电离负离子模式；②质谱扫描方式：多反应监测（MRM）；③雾化气流量 3L/min；④干燥器流量 10L/min；⑤加热气流量 10L/min；⑥脱溶剂管温度 250℃；⑦加热模块温度 400℃；⑧接口温度 350℃。质谱分析参数见表 4-7。

表 4-7 双酚 A 质谱分析参数

名称	前体离子	产物离子	偏转电压 Q_1（V）	碰撞电压 CE（V）	偏转电压 Q_3（V）
双酚 A	227.0	212.15	25.0	18.0	30.0
		133.05	11.0	24.0	11.0
		211.20	12.0	30.0	18.0

4. 定性分析 按照仪器工作条件测定食品模拟物试样溶液和标准工作溶液，根据食品模拟物试样溶液的质量色谱峰保留时间进行定性分析。

5. 定量分析 标准系列溶液依照浓度从低到高的顺序设定序列测定峰面积。以标准系列溶液中双酚 A 浓度为横坐标，相应峰面积为纵坐标，绘制标准曲线，并通过线性回归方程计算食品模拟物中双酚 A 浓度。

【注意事项】 ①待测样品必须经 0.22μm 滤膜过滤或者 12 000r/min 离心 10min 以去除固体杂质后方可进样，否则会造成色谱柱和 DL 管堵塞。②实验所用容器及转移器具应避免使用塑料材质制品。

【思考题】

1. 高效液相色谱-质谱法有哪些优点？

2. 进行食品接触材料及制品特定迁移量测定时，如何选择食品模拟物和迁移试验条件？

（张凌燕）

第五章　生物材料检验

实验一　苦味酸分光光度法测定尿中肌酐的含量

【实验目的】　①掌握分光光度法测定尿中肌酐的原理和实验方法。②熟悉样品的处理方法。③了解测定尿中肌酐浓度的卫生学意义。

【实验原理】　在碱性介质中，尿中肌酐与过量苦味酸在室温条件下反应20～30min，生成橙红色苦味酸肌酐，用1cm比色皿，以试剂空白为参比，在490nm波长处测定吸光度，标准曲线法定量。

【材料、器材和试剂】

1. 器材　分光光度计（配套比色皿）；10mL比色管；50mL烧杯；50mL或100mL聚乙烯瓶；1mL、2mL、10mL刻度吸管等。

2. 试剂

（1）饱和苦味酸溶液（15.0g/L）：称取15.0g苦味酸，加1000mL水，加热至完全溶解，静置冷却，待有晶体析出时取上清液，临用前过滤。

（2）氢氧化钠溶液（100g/L）：称取50.0g氢氧化钠固体于500mL烧杯中，加水溶解，稀释至500mL。

（3）碱性饱和苦味酸溶液（1∶10）：于1体积100g/L氢氧化钠溶液中加入10体积15.0g/L饱和苦味酸上清液，混匀，临用前配制。

（4）盐酸溶液（0.10mol/L）：吸取8.33mL浓盐酸于适量水中，定容至1000.0mL。

（5）肌酐标准贮备液（1.000mg/mL）：称取0.1000g经110℃干燥2h的肌酐，加0.10mol/L盐酸溶液使其溶解，并稀释至100.0mL。

（6）肌酐标准应用液（0.1000mg/mL）：吸取10.00mL肌酐标准贮备液，并用水稀释至100.0mL，于4℃可保存1个月。

本实验所用试剂均为分析纯；实验用水为去离子水或石英亚沸蒸馏水。

【实验步骤】

1. 样品的采集与处理　按所接触的毒物或其代谢物所规定的采样时间，用聚乙烯瓶收集尿样约50mL，冷藏运输，于4℃下可保存2周。

2. 标准曲线的绘制　分别取肌酐标准应用液0.00mL、0.20mL、0.40mL、0.60mL、0.80mL和1.00mL于10mL比色管中，各管补加适量水使总体积为3.00mL。向各管中加入2.00mL碱性饱和苦味酸溶液，混匀，于室温下反应20～30min，加水至10.00mL，混匀。该标准系列溶液浓度分别为0.00mg/L、2.00mg/L、4.00mg/L、6.00mg/L、8.00mg/L、10.0mg/L。以试剂空白溶液为参比，用1cm比色皿于波长490nm处测定吸光度，在30min内完成测定。每个浓度测定3次，并求平均吸光度值。以平均吸光度值为纵坐标，肌酐浓度（mg/L）为横坐标，绘制标准曲线。

3. 样品测定　取1.00mL尿样稀释至10.00mL，然后取稀释后的尿样1.00mL，加水2.00mL，然后加2.00mL碱性饱和苦味酸溶液，混匀，于室温下反应20～30min，加水至10.00mL，混匀，在与测定标准系列溶液相同的条件下，测定样品溶液的吸光度，由标准曲线查得样品溶液中肌酐浓度。

4. 结果计算　根据式（5-1）计算尿样中肌酐的浓度：

$$c = K \times c_x \tag{5-1}$$

式（5-1）中：c 为尿样中肌酐的浓度，mg/L；c_x 为样品溶液中肌酐的浓度，mg/L；K 为尿样稀释倍数。

【注意事项】　显色反应随温度、时间、pH 及苦味酸纯度而变化。本显色反应在室温下反应 20～30min 显色完全。氢氧化钠浓度过低，与肌酐显色减少，结果偏低；浓度过高，假肌酐显色增加，结果偏高。

【思考题】

1. 测定尿中肌酐浓度有何意义？

2. 如何利用尿中肌酐浓度校正尿中待测成分含量？

（梁青青）

实验二　分子荧光光度法测定尿中维生素 B_2 的含量

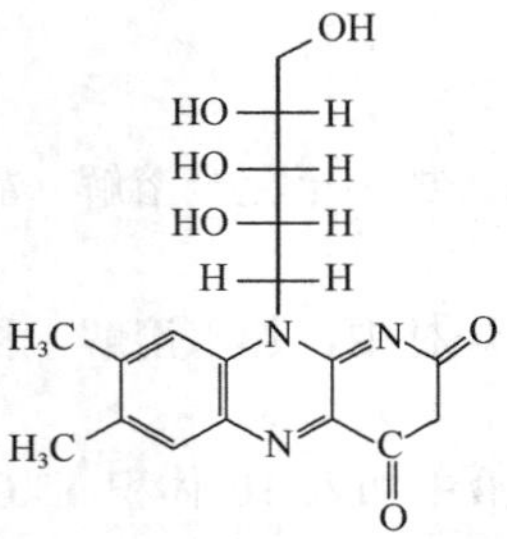

图 5-1　维生素 B_2 分子结构式

【实验目的】　①掌握测定尿中维生素 B_2 的基本原理及方法。②熟悉固相萃取法对样品进行分离纯化的技术。③了解测定尿中维生素 B_2 的卫生学意义。

【实验原理】

维生素 B_2 分子中有共轭体系，且具有刚性平面结构，结构式见图 5-1。

尿液通过硅镁吸附柱时，其中的维生素 B_2 被硅镁吸附剂吸附，再用弱酸性洗脱液洗脱维生素 B_2，洗脱液经适当稀释并控制 pH 为 6～7，在 350～440nm 波长激发光照射下发射黄绿色荧光。在一定实验条件下，荧光强度 F 与溶液中维生素 B_2 浓度 c 成正比，即 $F=Kc$，标准曲线法定量。

【材料、器材和试剂】

1. 器材　分子荧光分光光度计；石英比色皿；托盘天平；分析天平；玻璃吸附柱带筛板（内径 0.8～1.0cm，柱长 10cm）；50mL、1000mL 容量瓶；50mL 和 250mL 烧杯；10mL 比色管；1mL、2mL、5mL 刻度吸管；100mL 量筒等。

2. 试剂

（1）维生素 B_2 标准贮备液（25.0mg/L）：称取 25.0mg 维生素 B_2，用 400mL 水加热溶解，加热前加冰醋酸 1～2mL，冷却后转移至 1000mL 容量瓶，用水定容，摇匀，贮于棕色瓶，冷藏备用。

（2）0.10mol/L 乙酸：取冰醋酸（无水乙酸）5.7mL，加水稀释至 1000.0mL。

（3）维生素 B_2 标准应用液（0.500μg/mL）：吸取标准贮备液 1.00mL 于 50mL 棕色容量瓶中，用 0.10mol/L 乙酸稀释至刻度，摇匀。临用现配。

（4）洗脱液：丙酮-冰醋酸-纯水按体积比 5∶2∶9 混匀；硅镁吸附剂（60～100 目）。

实验所用试剂均为分析纯，实验用水为去离子水或石英亚沸蒸馏水（电阻率≥1MΩ · cm）。

【实验步骤】

1. 硅镁吸附柱制备　将玻璃吸附柱经 20%硝酸浸泡过夜，然后超声清洗 15min，再用去离子水洗净后备用。用 250mL 烧杯取适量的硅镁吸附剂，加入适量去离子水，轻轻搅拌均匀，停止搅拌片刻后弃去上清液。重复操作上述步骤数次，直至上清液澄清透亮。然后，再次加入适量去离子水搅拌形成硅镁吸附剂悬浮物，缓慢装入吸附柱一定高度（避免产生气泡和空隙，吸附剂高度约为柱长 2/3）。最后，用水测试洗脱流速，要求每分钟流出 60～80 滴水。

2. 工作曲线的绘制

（1）吸附：取维生素 B_2 标准应用液 0.00mL、1.00mL、2.00mL、2.50mL、3.00mL、4.00mL，分别加入吸附柱，然后分别用 15～20mL 热水（60～70℃）淋洗，弃去淋洗液。

（2）洗脱：分别向每个吸附柱加入 5.00mL 洗脱液，待洗脱液流尽后再加不足 5mL 的水，流出液一并接入 10mL 比色管，用水定容，混匀，避光保存，待测。

（3）最佳激发光波长和荧光波长的确定：取标准系列中最大浓度溶液，固定荧光波长 535nm，在 350～500nm 的激发光波长范围内，测定不同波长下的荧光强度。以激发光波长为横坐标，荧光强度为纵坐标，绘制维生素 B_2 激发光谱，确定最佳激发光波长 λ_{ex}。

固定最佳激发光波长 λ_{ex}，在 450～600nm 的荧光波长范围内，测定不同波长下的荧光强度。以荧光波长为横坐标，荧光强度为纵坐标，绘制荧光光谱，确定最佳荧光波长 λ_{em}。

（4）绘制工作曲线：在最佳激发光波长 λ_{ex} 和最佳荧光波长 λ_{em} 的条件下，分别测定标准系列溶液的荧光强度，以维生素 B_2 的浓度 c 为横坐标，荧光强度 F 为纵坐标，绘制工作曲线。

3. 样品测定　吸取尿样 5.00mL，按照上述方法进行吸附、洗脱和荧光强度的测定。

4. 结果计算　根据样品测得的 F_x，从工作曲线上查出样品溶液中维生素 B_2 的浓度 c_x，并根据式（5-2）计算尿样中维生素 B_2 的含量。

$$c=\frac{c_x\times 10}{V_x} \tag{5-2}$$

式（5-2）中：c 为尿样中维生素 B_2 含量，μg/mL；c_x 为样品溶液中维生素 B_2 浓度，μg/mL；V_x 为尿样体积，mL；10 为换算系数。

【注意事项】　①维生素 B_2 在 pH 为 6～7 的溶液中荧光强度最大，当 pH≥11 时，荧光消失。②制备硅镁吸附柱前应先确定吸附剂中是否含荧光物质。可用洗脱液通过硅镁吸附柱检查流出液是否有荧光物质。若有，则用丙酮浸洗硅镁吸附剂，烘干待用。制备硅镁吸附柱时，应将硅镁吸附剂与适量水混匀后装柱，以免柱内产生气泡和空隙。实验过程中，应保持柱内吸附剂湿润，防止出现干裂现象。③本实验所有操作应尽量在暗处进行。分离过程中，标准系列溶液和尿样的洗脱速度应保持一致。

【思考题】

1. 实验中用热水淋洗吸附柱的作用是什么？

2. 使用固相萃取法对样品进行分离纯化的优缺点有哪些？

（靳　敏）

实验三　火焰原子吸收光谱法测定发中铜、铁、锌的含量

【实验目的】　①掌握火焰原子吸收光谱法测定发中铜、铁、锌的基本原理和操作方法。②熟悉发样的采集和处理方法。③了解测定发中铜、铁、锌含量的卫生学意义。

【实验原理】　发样经洗涤、干燥、消化处理后制备成溶液，导入火焰原子化器，利用火焰热能将离子态的待测元素铜、铁和锌转变为基态原子蒸气。基态原子蒸气对铜、铁和锌的锐线光源（空心阴极灯）辐射出的特征谱线产生吸收。在一定实验条件下，其吸光度值与溶液中铜、铁和锌浓度符合 Lambert-Beer 定律，即 $A=Kc$，标准曲线法定量。

【材料、器材和试剂】

1. 器材　原子吸收分光光度计；铜、铁、锌空心阴极灯；空气压缩机；乙炔钢瓶；电热板。

2mL、5mL 刻度吸管；100mL 锥形瓶；25mL 具塞比色管；250mL、500mL 聚乙烯试剂瓶。实验所用器皿均用硝酸溶液（1∶3）浸泡过夜，用水清洗干净等。

2. 试剂

（1）铜、铁、锌标准贮备液（1.000mg/mL）：购自国家标准物质中心或分别称取金属铜、铁、锌各 0.5000g，用 20mL 硝酸溶液（1∶1）溶解，必要时进行加热，加水定容至 500.0mL。

（2）铜、铁、锌标准应用液（10.00μg/mL）：分别取铜、铁、锌标准贮备液 2.50mL，用 0.1mol/L 硝酸定容至 250.0mL。

（3）0.2mol/L 硝酸溶液：取 13.8mL 浓硝酸（质量分数为 65%～68%），用去离子水稀释至 1000.0mL，混匀。

（4）混合酸：硝酸与高氯酸为 4∶1（*V*/*V*）。

金属铜、铁、锌均为光谱纯（SP），硝酸、高氯酸为优级纯，实验用水为去离子水或石英亚沸蒸馏水（电阻率≥1MΩ·cm），乙炔纯度≥99.9%。

【实验步骤】

1. 样品的采集与处理 取枕部靠近皮肤的头发 0.2～0.5g，经中性洗发液进行洗涤后，用自来水冲洗数次后再用纯水洗 3～4 次。于烘箱内 105℃烘干，取出冷却。用干净不锈钢剪刀将头发剪成 3～4mm 长度，混匀。

称取发样 0.2000g 于 100mL 锥形瓶中，加入混合酸 4mL，放置约 30min 后，置于电热板上逐步升温消化至溶液无色透明（如消化不完全，取下冷却后补加适量混合酸），然后升高温度继续加热至剩余的酸全部蒸干，样品呈白色结晶为止。取下锥形瓶，用 10mL 0.2mol/L 硝酸溶解结晶，即得测定铜和铁的试样溶液。准确吸取上述试样溶液 2.00mL 于 10mL 比色管中，用 0.2mol/L 硝酸定容，摇匀，即得测定锌的试样溶液。

2. 混合标准系列溶液配制 取 25mL 比色管 6 支，分别加入铜标准应用液 0.00mL、0.25mL、0.50mL、0.75mL、1.00mL 和 1.25mL，铁标准应用液 0.00mL、1.25mL、2.50mL、5.00mL、7.50mL 和 10.00mL，锌标准应用液 0.00mL、0.25mL、0.50mL、1.00mL、2.00mL 和 2.50mL，用 0.2mol/L 硝酸定容，混匀。此混合标准系列溶液中铜浓度分别为 0.00μg/mL、0.10μg/mL、0.20μg/mL、0.30μg/mL、0.40μg/mL、0.50μg/mL；铁浓度分别为 0.00μg/mL、0.50μg/mL、1.00μg/mL、2.00μg/mL、3.00μg/mL、4.00μg/mL；锌浓度分别为 0.00μg/mL、0.10μg/mL、0.20μg/mL、0.40μg/mL、0.80μg/mL、1.00μg/mL。

3. 仪器工作条件 按照仪器使用说明预热 20～30min，按表 5-1 设置仪器工作条件。

表 5-1 仪器工作条件

元素	波长（nm）	灯电流（mA）	光谱带宽（nm）	乙炔流量（L/min）	空气流量（L/min）	燃烧器高度（mm）
Cu	324.8	8.0	0.7	1.8	15.0	7.0
Fe	248.3	12.0	0.2	2.2	15.0	9.0
Zn	213.9	8.0	0.7	2.0	15.0	7.0

4. 标准曲线的绘制 在仪器工作条件下，测定标准系列溶液的吸光度值，绘制吸光度与铜、铁、锌标准溶液浓度的关系曲线，求出直线回归方程。

5. 样品测定 在测定标准系列的条件下，测定试剂空白溶液和试样溶液的吸光度值，由标准曲线计算出被测溶液浓度。

6. 结果计算 根据式（5-3）计算发中铜和铁的含量，根据式（5-4）计算发中锌的含量。

$$\omega = \frac{(c_x - c_0) \times V_x}{m} \tag{5-3}$$

$$\omega=\frac{(c_x-c_0)\times\frac{10.00}{2.00}\times V_x}{m} \tag{5-4}$$

式（5-3）和式（5-4）中：ω 为发样中铜、铁、锌的质量浓度，mg/g；c_x 为试样溶液中铜、铁或锌的质量浓度，μg/mL；c_0 为试剂空白溶液中铜、铁、锌的质量浓度，μg/mL；V_x 为试样溶液的体积，mL；m 为发样的质量，mg。

【注意事项】 ①锌在环境中大量存在，极易造成样品污染，影响实验结果准确性，必须做空白试验。②点火时先通空气后通乙炔；熄火时先关乙炔，待火焰熄灭后再关空气。③实验结束后，应先后用 0.2mol/L 硝酸和水吸喷 5min，清洗燃烧头，最后空吸 2min，去除残留水分。

【思考题】

1. 若试样溶液的吸光度超出标准曲线范围，应如何调整？

2. 如何减小和消除由沾污引起的测量误差？

（梁青青）

实验四 流动注射氢化物发生原子吸收光谱法测定血清中硒的含量

【实验目的】 ①掌握流动注射氢化物发生原子吸收分光光度法的定量方法。②熟悉血清样品的前处理方法。③了解测定血清中硒的卫生学意义。④了解流动注射氢化物发生原子吸收分光光度法的基本原理、基本结构和操作方法。

【实验原理】 血清样品经硝酸-高氯酸消化处理，再用盐酸将六价硒还原为四价硒，将该溶液作为试样溶液。随后，将含有硒的溶液通过流动注射方式进样，以稀盐酸作为载流，试样溶液在载液的载带下于反应管中与硼氢化钾溶液混合后发生化学反应，生成大量的新生态氢，新生态氢还原四价硒为气态硒化氢，被氩气载气带入特制的石英管中进行硒富集，利用火焰的高温将离子态的硒转化为基态原子蒸气。当硒锐线光源（即硒空心阴极灯）发出的特定波长（196.0nm）的光通过基态原子蒸气时，硒原子会吸收这些光，产生特征谱线的吸收现象。在一定的实验条件下，这种吸收强度（即吸光度 A）与溶液中硒浓度成正比，符合 Lambert-Beer 定律（$A=Kc$）。最后，通过与已知浓度的标准曲线系列进行比较，可以准确地定量测定血清样品中硒的含量。

【材料、器材和试剂】

1. 器材 原子吸收分光光度计 AA-7000，配有计算机数据采集及处理系统；流动注射氢化物发生器 HVG-1；硒空心阴极灯；特制石英管；电热板。15mL 离心管；50mL 回流三角烧瓶；容量瓶（100mL、500mL）；刻度吸管（1mL、5mL）；10mL 比色管等。实验所用器皿均用硝酸溶液（1∶3）浸泡过夜。用去离子水冲洗干净。

2. 试剂

（1）硒（Ⅳ）标准贮备液（1.000mg/mL）：购自国家标准物质中心。

（2）硒（Ⅳ）标准应用液（500ng/mL）：将硒标准贮备液用 1mol/L 盐酸逐级稀释成相应浓度，储于聚乙烯瓶中。

（3）硼氢化钾溶液（5.0g/L）：称取 2.5g 硼氢化钾（94%），用 4g/L 氢氧化钠溶液并定容至 500mL，用脱脂棉过滤后移至聚乙烯瓶中，于 4℃冷藏保存。

（4）盐酸（1.0mol/L），载液。

（5）盐酸（3.0mol/L），稀释液。

（6）硝酸与高氯酸混合酸（4∶1，*V*/*V*）：4 体积硝酸与 1 体积高氯酸混合均匀。

（7）其他：75%乙醇溶液等。

盐酸、硝酸、高氯酸、氢氧化钠为优级纯，其他试剂为分析纯，实验用水为去离子水或石英亚沸蒸馏水（电阻率≥10MΩ·cm），高纯氩气，高纯乙炔（纯度≥99.999%）。

【实验步骤】

1. 样品采集与预处理 用 3%硝酸溶液和 75%乙醇溶液依次清洗皮肤，采集 5mL 受检者静脉血于 15mL 离心管中，置 37℃下保温 30min，以 4000r/min 离心 10min，分离出上层血清，冷冻或冷藏保存。

取血清 1.00～3.00mL（视硒含量高低而定）于 50mL 回流三角烧瓶中，加入混合酸 2.0～4.0mL（视取样量而定），置于电热板上低温消化，先保持微沸状态 1.0h，然后升高温度继续消化，直至出现大量高氯酸烟雾，剩余 1.0mL 左右且溶液呈无色透明。取下回流三角烧瓶，冷却至室温，用稀释液定容至 10.00mL，放置 0.5h，作为试样溶液。同时做试剂空白溶液。

2. 仪器分析测定条件 按仪器使用说明书预热 20～30min。并设置原子化器工作条件：分析波长 196.0nm；光谱通带 0.7nm；灯电流 23mA；载气流量 0.35MPa；燃气流量 2.0L/min；助燃器流量 15.0L/min；火焰类型 Air-C_2H_2；测量方式，峰高。

3. 标准曲线的绘制及测定 分别准确吸取硒标准应用液 0.00mL、0.10mL、0.20mL、0.30mL、0.40mL 于 5 支 10mL 比色管中，用稀释液稀释至刻度，摇匀。此标准系列硒浓度分别为 0.0ng/mL、5.0ng/mL、10.0ng/mL、15.0ng/mL、20.0ng/mL。在优化的实验条件下，按其浓度由低到高的顺序依次引入仪器进行吸光度的测定。以标准系列测得的吸光度对硒浓度进行线性回归，绘制标准曲线，求回归方程。

4. 样品测定 按照测定标准系列的工作条件和步骤，将试剂空白溶液和试样溶液分别引入仪器进行吸光度的测定（若试样溶液浓度过高，可适当稀释后测定）。根据回归方程计算出空白溶液和试样溶液被测的硒浓度，按照试样中硒含量的公式计算血清样中硒元素的质量浓度。

5. 结果计算 根据式（5-5）计算血清中硒的含量。

$$c=\frac{(c_x-c_0)\times K\times 10.00}{V} \tag{5-5}$$

式（5-5）中：c 为血清中硒的含量，ng/mL；c_x 为试样溶液中硒的浓度，ng/mL；c_0 为试剂空白溶液中硒的浓度，ng/mL；V 为血清样品的体积，mL；K 为试样溶液的稀释倍数；10.00 为测定时样品的定容体积，mL。

【注意事项】 ①硼氢化钾需在碱性水溶液中溶解，以有效减少其因酸度过高而发生的分解。②溶液和石英管的温度、溶液的酸度、硼氢化钾的浓度和载气流量等因素对硒化氢的发生和硒的原子化影响较大。因此，要求标准溶液、空白溶液、试样溶液同时配制和测定，以保证操作条件一致。

【思考题】

1. 采用本实验方法进行痕量硒测定的优点是什么？
2. 为什么要同时进行空白对照试验？

（罗利霞）

实验五　石墨炉原子吸收光谱法测定尿中铅的含量

【实验目的】 ①掌握石墨炉原子吸收光谱法测定尿中铅的原理和方法。②熟悉石墨炉原子吸收光谱法测定尿中铅的样品处理方法及基体改进剂的作用。③了解测定尿中铅的卫生学意义。

【实验原理】 尿液样品加入基体改进剂稀释后直接注入石墨炉原子化器，在电热高温下，样品中的铅转变为基态原子蒸气，基态铅原子吸收铅空心阴极灯发射的 283.3nm 特征谱线，其吸光度与尿液样品中铅元素含量成正比，标准曲线法定量。

【材料、器材和试剂】

1. 器材 石墨炉原子吸收分光光度计；铅空心阴极灯；100μL、200μL 微量进样器；万分之一分析天平；旋涡混合器。100mL 具盖聚乙烯瓶；1.5mL 具塞聚乙烯离心管；10mL、100mL、500mL 容量瓶；50mL 烧杯；1mL、2mL 刻度吸管；10mL 具塞比色管等。

2. 试剂

（1）1%硝酸溶液（*V/V*）：取 5.00mL 硝酸，缓慢加入 495mL 水中，混匀。

（2）铅标准贮备液（1.000mg/mL）：购自国家标准物质中心；或称取 0.1000g 光谱纯金属铅溶于 1.00mL 硝酸，加水定容至 100.0mL；或称取 0.1599g 硝酸铅（优级纯，于 105℃干燥 2h），用 1%硝酸溶液溶解定容至 100.0mL。存于聚乙烯瓶中，4℃冰箱保存。

（3）铅标准中间液（100.0μg/mL）：取 10.00mL 铅标准贮备液于 100mL 容量瓶中，用 1%硝酸溶液稀释定容。

（4）铅标准应用液（1.00μg/mL）：取 1.00mL 铅标准中间液于 100mL 容量瓶中，用 1%硝酸溶液稀释定容。

（5）基体改进剂：称取 0.33g 氯化钯加热微溶于 10.00mL 硝酸中，摇匀，用水稀释至 500.0mL。贮存于棕色瓶中，于冰箱内可避光保存一年。

硝酸和氯化钯为优级纯；实验用水为去离子水或石英亚沸蒸馏水（电阻率≥10MΩ·cm）；氩气纯度≥99.999%。

【实验步骤】

1. 样品采集 用具盖聚乙烯瓶收集一次尿样约 50mL。尽快测量其比重后，按 1%的比例在尿样中加入硝酸，混匀。样品于冰箱内−18℃冷冻可保存 1 个月。

2. 样品处理 将酸化后的尿样从冰箱中取出，恢复至室温后，充分摇匀。吸取 0.20mL 尿样于具塞聚乙烯离心管中，然后加入 0.20mL 氯化钯基体改进剂，充分混匀后，取 10.00μL 进样。同时用 1%硝酸代替尿样做试剂空白溶液。

3. 标准系列溶液配制 分别取铅标准应用液 0.00mL、0.20mL、0.40mL、0.80mL、1.20mL、1.60mL 和 2.00mL 于 7 支 10mL 比色管中，加入基体改进剂定容至刻度，摇匀。该标准系列溶液铅浓度分别为 0.00μg/L、20.0μg/L、40.0μg/L、80.0μg/L、120.0μg/L、160.0μg/L 和 200.0μg/L。

4. 仪器工作条件 分析线波长：283.3nm；灯电流：2.0mA；光谱带宽：0.4nm；积分时间：3s；氘灯背景校正。石墨炉工作条件见表 5-2。

表 5-2 石墨炉工作条件

步骤	温度（℃）	升温时间（s）	停留时间（s）	载气流量（mL/min）
干燥	90	1	30	250
干燥	120	15	30	250
灰化	800	10	20	250
原子化	1900	0	5	0
清除	2100	1	3	250

5. 样品测定 按照仪器工作条件，依次测定标准系列溶液、试剂空白溶液和样品溶液的吸光度，进样量均为 10.00μL。仪器自动以标准系列溶液铅浓度为横坐标，以吸光度为纵坐标绘制标准曲线，然后由标准曲线或回归方程得到试剂空白和样品溶液中的铅浓度。

6. 结果计算 根据式（5-6）计算尿液中铅的含量。

$$c = K(c_1 - c_0) \tag{5-6}$$

式（5-6）中：c 为尿样中铅含量，μg/L；K 为尿样换算成标准比重（1.020）下的浓度校正系数；c_1 为由仪器直接测得的样品溶液的铅浓度，μg/L；c_0 为由仪器直接测得的试剂空白的铅浓度，μg/L。

【注意事项】 ①尿样采集时间不限，采集尿样时要脱离现场环境，换下工作服，搞好个人卫生后，在洁净的房间内留尿，以防环境中铅的污染。②所用容器及实验用品均需经 1∶1 硝酸溶液浸泡过夜，用去离子水冲洗干净备用。③运行石墨炉程序时，原子化阶段关闭内气（氩气），其他阶段均开最大流量内气。④氘灯背景校正可显著降低背景吸收，提高分析结果准确度，实验过程中应注意调节氘灯电流与光路到最佳工作状态。⑤测定过程中，干燥、灰化温度和时间的选择对测定结果影响较大，要防止样品飞溅；另外不同石墨管的电阻值不同，更换石墨管后要重新制作标准曲线。

【思考题】

1. 与火焰原子吸收光谱法相比，石墨炉原子吸收光谱法分析样品主要有哪些优缺点？

2. 石墨炉的升温参数对分析结果有何影响？

3. 本实验中基体改进剂的作用是什么？

（张凌燕）

实验六　氟离子选择性电极法测定尿中氟化物的含量

【实验目的】 ①掌握氟离子选择性电极法测定尿中氟化物的基本原理和使用方法。②熟悉标准曲线法的定量方法及其操作。③了解测定尿中氟化物含量的卫生学意义。

【实验原理】 氟离子选择性电极简称氟电极，是对溶液中氟离子有特效电位响应的电极，可作为测定氟离子时的指示电极，其电极电位为式（5-7）。

$$\varphi_{F^-}=\varphi_{F^-}^0-\frac{2.303RT}{F}\lg a_{F^-} \tag{5-7}$$

式（5-7）中，R 是气体常数，其值约为 8.314J/（mol·K），是一个物理常数；T 是热力学温度，单位是开尔文（K）；F 是法拉第常数，96485.3（c/mol）；a_{F^-} 是溶液中氟离子的活度。

将氟离子选择性电极（ISE）和饱和甘汞电极（SCE）插入含有氟离子的待测液中，组成的原电池为：

$$(-)\ 氟\ ISE\,|\,F^-试液\,\|\,SCE\ (+)$$

该电池电动势可用下式表示：

$$\begin{aligned}E_{电池}&=\varphi_{SCE}-\varphi_{F^-}\\&=\varphi_{SCE}-(\varphi_{F^-}^0-\frac{2.303RT}{F}\lg a_{F^-})\\&=\varphi_{SCE}-\varphi_{F^-}^0+\frac{2.303RT}{F}\lg a_{F^-}\\&=K+\frac{2.303RT}{F}\lg a_{F^-}\end{aligned}$$

当离子强度恒定时，原电池的电动势与溶液中氟离子浓度的对数呈线性关系。通过测定标准溶液的电池电动势，用标准曲线法计算出待测溶液中氟离子浓度。

【材料、器材和试剂】

1. 器材 pHSJ-5 酸度计；分析天平；氟离子选择性电极；饱和甘汞电极；电磁搅拌器；绝缘磁力搅拌棒。50mL 聚乙烯瓶；50mL 烧杯；容量瓶（50mL、100mL、1000mL）；刻度吸管（5mL、

10mL）；尿比重计。

2. 试剂

（1）模拟尿溶液：称取 11.6g 氯化钠、2.0g 磷酸氢二铵[$(NH_4)_2HPO_4$]溶于适量水中，加入 1.00mL 浓硫酸，全量转入 1000mL 容量瓶，用水稀释至刻度，摇匀。

（2）氟化物标准贮备液[ρ_{F^-}=1000μg/mL]：准确称取烘至恒重（在 105～120℃烘干 2h）的氟化钠 0.2210g，溶于适量去离子水，溶解后全量移至 1000mL 容量瓶中，用水稀释至刻度，混匀后储存于聚乙烯瓶中，置于冰箱内冷藏。

（3）氟离子标准应用液 A1[ρ_{F^-}=10μg/mL]：准确吸取 1.00mL 氟化物标准贮备液于 100mL 容量瓶中，用水稀释至刻度，混匀，储存于聚乙烯瓶中，置于冰箱内冷藏。

（4）氟离子标准应用液 A2[ρ_{F^-}=100μg/mL]：准确吸取 10.00mL 氟化物标准贮备液于 100mL 容量瓶中，用水稀释至刻度，混匀，储存于聚乙烯瓶中，置于冰箱内冷藏。

（5）总离子强度调节缓冲液：① TISAB 溶液：准确称取 58.0g 氯化钠（NaCl）和 3.4g 柠檬酸钠（$Na_3C_6H_5O_7 \cdot 2H_2O$）加入烧杯中，准确移取 57.0mL 冰醋酸加入烧杯中，再加入约 500mL 去离子水或石英亚沸蒸馏水，并搅拌使固体溶解。然后逐步加入 10mol/L NaOH 溶液，调节溶液 pH 达到 5.0～5.5（约 5.25）。将调节好 pH 的溶液全量转入 1000mL 容量瓶，用水稀释至刻度，混匀。② 含氟 TISAB 溶液：按照 TISAB 溶液配制方法配制，在定容前，加入 2.00mL 氟离子标准应用液 B，最后用水稀释至 1000mL。

本实验所用试剂均为分析纯试剂；实验用水为去离子水或石英亚沸蒸馏水（电阻率≥10MΩ·cm）。

【实验步骤】

1. 样品的采集与处理 采集晨尿或随机一次尿样 20～50mL 于清洁干燥的聚乙烯瓶中，快速测定其比重并记录。若不能及时分析，该尿样可冷藏保存于 4℃冰箱中，两周内完成测定。

2. 氟离子选择性电极的准备及仪器调节 首先，打开酸度计电源开关，将氟离子选择性电极和饱和甘汞电极分别与酸度计相连接，预热至少 30min。接着，调节好仪器，将两电极同时插入去离子水中，投入一根绝缘磁力搅拌棒，打开电磁搅拌器电源开关，均匀搅拌，观察读数，当读数稳定在 320mV 以上即可开始测量（如果电池电动势长时间未达到要求，则可多次更换去离子水继续清洗）。

3. 标准曲线绘制及测定

（1）标准系列溶液的配制：取 7 只 50mL 容量瓶，其中 4 个分别加入 10μg/mL 标准应用液 0.50mL、1.00mL、2.50mL、5.00mL，另外 3 个分别加入 100μg/mL 标准应用液 1.00mL、2.50mL、5.00mL。然后各加入总离子强度调节缓冲液 25mL，用模拟尿溶液稀释至刻度，摇匀，得到的氟离子标准溶液浓度分别为：0.10μg/mL、0.20μg/mL、0.50μg/mL、1.00μg/mL、2.00μg/mL、5.00μg/mL、10.00μg/mL。

（2）测量标准系列溶液的电池电动势：准备 7 个 50mL 干净的小烧杯，各放入一个绝缘磁力搅拌棒，随后将配制的氟离子标准系列溶液分别全部转移至小烧杯中，由低浓度到高浓度顺序排列。电极清洗至电池电动势达 320mV 后，提起两电极，用水清洗电极表面，再用滤纸吸干两电极表面上的水，在电磁搅拌下依次测定各溶液的电池电动势 EmV，当数值稳定后（30s 内变动小于 0.1mV）读取平衡电位值。

（3）绘制标准曲线：在半对数坐标纸上，以对数坐标表示氟离子浓度（横坐标），等距离坐标表示电位值（纵坐标），绘制标准曲线。抑或采用 Excel 软件中的 E-lg$C$ 图。

4. 样品测定 标准曲线法：精确量取 20mL 尿样于 50mL 容量瓶中，加入 25mL 总离子强度缓冲液，加去离子水稀释至刻度，摇匀。依据标准系列溶液电池电动势的测定方法测量样品溶液平衡电位 E_1，由测得的电池电动势从工作曲线上求得氟离子浓度的对数。

5. 结果计算　尿样按照式（5-8）换算成标准比重（1.020）下的浓度校正系数（k）

$$k = \frac{1.020 - 1.000}{\text{实际比重} - 1.000} \tag{5-8}$$

标准曲线法尿样中氟离子的浓度按式（5-9）计算：

$$\rho(\mathrm{F}^-) = 2.5\rho_x \times k \tag{5-9}$$

式（5-9）中：ρ 为尿样中氟的质量浓度，μg/mL；ρ_x 为由标准曲线求得的溶液中氟离子的质量浓度，μg/mL；k 为尿样换算成标准比重（1.020）下的浓度校正系数；2.5 为尿样的稀释倍数。

【注意事项】　①用磁力搅拌器搅拌时，标准溶液与样品溶液搅拌速度应相等，测定过程中应连续搅拌。插入电极前不要搅拌溶液，以免在电极表面附有气泡，从而影响测定的准确度。②测定标准系列溶液时，应先测定低浓度溶液，后测定高浓度溶液。在测定了高浓度标准溶液后，氟离子选择性电极应在水中清洗至电池电动势达 320mV 后，再测定低浓度样品溶液。氟离子选择性电极用毕后，应用水清洗至电池电动势达 320mV 后存放，可延长使用寿命。③电极电位的平衡时间随氟离子浓度降低而延长，所以测定低浓度溶液时平衡时间要长些，测定较高浓度溶液时平衡时间可短些。测定时，如果电位值在 1min 变化不超过 1mV 时，即可读取平衡电位值。④使用参比电极后，应注意清洗电极液接部位，以防止堵塞。不用时在加液口和液接部套上橡胶帽。长期不用，应充满内充液，在电极盒中或氯化钾溶液中静置保存。

【思考题】

1. 用氟离子选择性电极法测定氟离子含量时，加入 TISAB 的组成和作用是什么？

2. 在稀释标准系列溶液过程中，加入模拟尿液的目的？

（罗利霞）

实验七　高效液相色谱法测定尿中马尿酸和甲基马尿酸的含量

【实验目的】　①掌握高效液相色谱法测定尿中马尿酸和甲基马尿酸的原理和方法。②熟悉尿样的前处理方法。③了解测定尿中马尿酸和甲基马尿酸的卫生学意义。

【实验原理】　尿液经酸化后用乙酸乙酯萃取马尿酸和甲基马尿酸，反相 C_{18} 液相色谱柱分离，紫外检测器 254nm 波长处检测，以保留时间定性，峰面积或峰高定量。

【材料、器材和试剂】

1. 器材　高效液相色谱仪（配紫外检测器）；离心机；恒温水浴箱；旋涡混合器；尿比重计；10μL 微量取样器；0.45μm 滤膜；10mL 具塞离心管；10mL 比色管；100mL 聚乙烯瓶；100mL 容量瓶；1mL、5mL 刻度吸管等。

2. 试剂

（1）盐酸溶液（1∶1，V/V）：盐酸和水等体积混合。

（2）马尿酸标准贮备液（1.000mg/mL）：称取马尿酸 100.0mg，用水溶解并定容至 100.0mL，混匀。

（3）马尿酸标准应用液（10.0μg/mL）：取马尿酸标准贮备液 1.00mL 于 100mL 容量瓶中，用水定容至刻度，混匀。

（4）甲基马尿酸标准贮备液（1.000mg/mL）：称取甲基马尿酸 100.0mg，用水溶解并定容至 100.0mL，混匀。

（5）甲基马尿酸标准应用液（10.0μg/mL）：取甲基马尿酸标准贮备液 1.00mL 于 100mL 容量

瓶中，用水定容至刻度，混匀。

（6）马尿酸和甲基马尿酸混合标准溶液（各 1.000mg/mL）：称取马尿酸和甲基马尿酸各 100.0mg，用水溶解并定容至 100.0mL，混匀，4℃保存备用。

盐酸、冰醋酸、氯化钠和乙酸乙酯为分析纯，甲醇、马尿酸和甲基马尿酸为色谱纯。实验用水为去离子水（电阻率≥10MΩ · cm）。

【实验步骤】

1. 样品采集　用聚乙烯瓶收集接触甲苯或二甲苯工人的班末尿，尽快测量比重，按 0.1%（*V*/*V*）的比例加浓盐酸，4℃冰箱中可保存两周。

2. 样品处理　取 1.00mL 尿样于离心管中，加入 0.1mL 盐酸溶液（1∶1），0.3g 氯化钠，4.0mL 乙酸乙酯。旋涡混合器混合 1min，1000r/min 离心 5min。取 0.40mL 乙酸乙酯层于具塞试管中，置于低于 70℃水浴挥发至干。加 1.00mL 去离子水溶解残留物，经 0.45μm 滤膜过滤后进样分析。

3. 标准系列溶液配制　移取马尿酸和甲基马尿酸混合标准溶液 0.10mL、0.20mL、0.40mL、0.80mL 于 4 支 10mL 离心管中，再分别加纯水 0.9mL、0.8mL、0.6mL、0.2mL，各管分别含马尿酸和甲基马尿酸 0.10mg、0.20mg、0.40mg 和 0.80mg。然后各管按样品处理步骤进行处理。

4. 仪器工作条件　色谱柱：C_{18}，150mm×4.6mm I.D.，5μm。柱温：35℃；流动相：甲醇-水-冰醋酸=20∶80∶0.01；流速：1mL/min；紫外检测器：波长 254nm。

5. 定性分析　分别取 10μL 马尿酸标准应用液、甲基马尿酸标准应用液和处理好的样品液进样，按仪器操作条件测定，根据保留时间定性分析。

6. 定量分析

（1）取 10μL 处理好的标准系列溶液进样，按仪器操作条件测定，以马尿酸或甲基马尿酸的峰面积为纵坐标，马尿酸或甲基马尿酸的质量（进样量为 10μL，相当于含 0.10μg、0.20μg、0.40μg 和 0.80μg）为横坐标，绘制标准曲线。

（2）取 10μL 处理好的样品液注入进样，按仪器操作条件测定，以保留时间定性，根据马尿酸和甲基马尿酸峰面积，从标准曲线上查出马尿酸和甲基马尿酸的含量（μg）。

7. 结果计算　根据式（5-10）计算尿样中被测物的校正系数 *κ*，按式（5-11）计算尿中马尿酸或甲基马尿酸的浓度。

$$\kappa = \frac{1.020 - 1.000}{\text{实际比重} - 1.000} \tag{5-10}$$

$$c = \kappa \times \frac{m}{V \times 1000} \tag{5-11}$$

式（5-11）中：c 为尿中马尿酸或甲基马尿酸的浓度，mg/L；m 为由标准曲线上查得的马尿酸或甲基马尿酸的质量，μg；V 为进样体积，μL。

【注意事项】

1. 试样中按 0.1%（*V*/*V*）比例加入盐酸，也可以按 0.1%（*m*/*m*）的比例加入百里酚，于 4℃保存，至少可以稳定 15d。尿样酸化，用乙酸乙酯提取，提取液蒸干保存，至少可以稳定半年。

2. 流动相也可采用：①甲醇-0.01mol/L 磷酸氢二钾（用乙酸调 pH=3.01）=30∶70；②甲醇-0.02mol/L 乙酸铵=15∶85。

【思考题】

1. 测定马尿酸和甲基马尿酸，尿样为何要酸化处理？

2. 如果马尿酸和甲基马尿酸的分离度好，但分析时间过长，如何进行调整？

（李淑荣）

实验八 顶空气相色谱法测定血中乙醇的含量

【实验目的】 掌握顶空气相色谱法测定血中乙醇的原理和方法；熟悉内标物的选择原则；了解测定血中乙醇含量的卫生学意义。

【实验原理】 乙醇具有挥发性，在密闭顶空瓶中，一定温度下，乙醇可在气液两相间达到动态平衡，气相中乙醇浓度和液相中乙醇浓度成正比。本法以叔丁醇为内标物，试样顶空进样，石英毛细管色谱柱分离，火焰离子化检测器检测，经与平行操作的乙醇对照品比较，以保留时间（或相对保留值）进行定性分析；以峰面积为依据，内标法定量。

【材料、器材和试剂】

1. 器材 气相色谱仪（配火焰离子化检测器）；顶空进样器（配 1mL 定量进样环）；10mL 样品瓶；硅橡胶垫；密封钳；铝帽；100μL 精密移液器；100mL 容量瓶；1mL 刻度吸管；抗凝血管（或采血管）等。

2. 试剂

（1）乙醇标准贮备液（10.00mg/mL）：称取 1.000g 乙醇，用去离子水定容至 100.00mL，4℃密封保存，有效期为 6 个月。

（2）叔丁醇标准贮备液（4.0mg/mL）：称取叔丁醇 0.400g，用去离子水定容至 100.00mL，4℃密封保存，有效期为 12 个月。

（3）叔丁醇标准应用液（40.0μg/mL）：取 1.00mL 叔丁醇标准贮备液于 100mL 容量瓶中，用水定容到刻度，4℃密封保存，有效期为 6 个月。

乙醇和叔丁醇为色谱纯，实验用水为去离子水或石英亚沸蒸馏水（电阻率≥10MΩ·cm）。

【实验步骤】

1. 样品采集 采集静脉血 2mL 于真空抗凝管，0～4℃保存，尽快分析。或用取血管采集手指末梢血 0.10mL。

2. 样品处理 准确移取血样 0.10mL 及叔丁醇标准应用液 0.50mL 于样品瓶，盖上硅橡胶垫，用密封钳加封铝帽，混匀。

3. 仪器工作条件 色谱柱：DB-ALC1 石英毛细管柱（30mm×0.32mm×1.8μm）或 DB-ALC2 石英毛细管柱（30mm×0.32mm×1.2μm）；柱温：40℃；载气流量：氮气（纯度≥99.999%），流速 8mL/min；进样口温度：150℃；检测器温度：250℃；加热箱温度：65℃；定量环温度：105℃；传输线温度：110℃；气相循环时间：3.5min；样品瓶加热平衡时间：10.0min；样品瓶加压时间：0.10min；定量环充满时间：0.10min；定量环平衡时间：0.05min；进样时间：1.00min。

4. 标准系列溶液配制 分别吸取乙醇标准贮备液 0.00mL、0.10mL、0.20mL、0.50mL、1.00mL、2.00mL 和 3.00mL 于 10mL 比色管中，用水稀释并定容到 10.00mL，混匀。该系列标准溶液中乙醇的浓度分别为 0.00mg/mL、0.10mg/mL、0.20mg/mL、0.50mg/mL、1.00mg/mL、2.00mg/mL 和 3.00mg/mL，4℃密封保存，有效期为 3 个月。

5. 定性分析 移取某一含乙醇标准溶液 0.10mL 和 0.50mL 叔丁醇标准应用液于样品瓶，盖上硅橡胶垫，用密封钳加封铝帽，混匀。按照仪器工作条件进行测定。样品溶液按照仪器工作条件进行测定。以叔丁醇为内标，计算乙醇的相对保留值。将样品乙醇色谱峰的保留时间（或相对保留值）与乙醇标准对照品的保留时间（或相对保留值）比较，相对误差＜2%，且空白对照的内标物色谱峰正常而无乙醇色谱峰，则样品中含有乙醇；如果样品溶液中内标物色谱峰正常，而无乙醇色谱峰，则样品中不含乙醇。

6. 定量分析

（1）内标标准曲线法：分别移取乙醇标准系列溶液 0.10mL 于 7 个样品瓶中，均加入叔丁醇标准应用液 0.50mL，盖上硅橡胶垫，用密封钳加封铝帽，混匀，按照仪器工作条件进行测定。以乙醇标准溶液浓度为横坐标，乙醇和叔丁醇的峰面积比为纵坐标绘制标准曲线。样品溶液按照仪器工作条件进行测定，从标准曲线上查出样品溶液中乙醇含量，即血液样品中乙醇含量（mg/mL）。

（2）内标单点校正法：血液样品乙醇浓度在乙醇标准溶液浓度的±30%内可用单点法定量。

移取乙醇标准溶液 0.10mL 于样品瓶中，加入叔丁醇标准应用液 0.50mL，盖上硅橡胶垫，用密封钳加封铝帽，混匀。按照仪器工作条件测定标准溶液和样品溶液。

7. 结果计算　采用内标单点校正法测定，根据式（5-12）计算血液样品中乙醇含量。

$$c=\frac{A_{样}\times A_{标i}\times c_{标}}{A_{标}\times A_{样i}} \tag{5-12}$$

式（5-12）中：c 为血液样品中乙醇浓度，mg/mL；$A_{样}$ 为血液样品中乙醇的峰面积；$A_{标}$ 为标准溶液中乙醇的峰面积；$A_{标i}$ 为标准溶液中内标物的峰面积；$A_{样i}$ 为血液样品中内标物的峰面积；$c_{标}$ 为标准溶液中乙醇浓度，mg/mL。

【注意事项】　①实验过程中血液样品应采用抗凝剂处理，以免出现凝血现象。②内标物叔丁醇中不应含有乙醇成分。

【思考题】

1. 顶空气相色谱法适用于哪些物质的测定？
2. 实验采用内标法进行定量分析，请问如何选择内标物？

（新　敏）

实验九　电感耦合等离子体质谱法测定尿中多种金属元素的含量

【实验目的】　①掌握电感耦合等离子体质谱法测定尿中多种金属元素的原理和方法。②熟悉尿液样品预处理方法。③了解尿中金属元素测定的卫生学意义。

【实验原理】　尿液样品（以下称尿样）用硝酸（1+99）溶液稀释后，直接进样。样品溶液在蠕动泵和雾化气的共同作用下经雾化器作用形成气溶胶进入雾化室，经雾化室选择后，较小粒径的气溶胶进入电感耦合等离子体（ICP）中，经快速干燥、分解、蒸发、原子化、激发和电离，绝大多数待测金属元素形成带一个单位正电荷的离子，根据质荷比（m/z）对待测元素进行分离并检测。在一定条件下，待测元素 m/z 计数值与其浓度成正比，采用内标法进行标准曲线定量。

【材料、器材和试剂】

1. 器材　电感耦合等离子体质谱仪（具有碰撞反应池）；超纯水制备仪；尿比重计；100mL 具塞聚乙烯瓶；5mL 聚乙烯塑料管；微量移液器，50μL、200μL、1000μL、5000μL 微量移液器。实验所用器皿均用硝酸溶液（1+3）浸泡至少 24h，用去离子水冲洗干净，晾干备用。

2. 试剂与材料

（1）硝酸溶液（1+99）：量取 10mL 硝酸，缓慢加入 990mL 水中，混匀。

（2）待测金属元素标准贮备液：锂、铍、钒、铬、锰、铁、钴、镍、铜、锌、砷、硒、锶、钼、镉、铟、锡、锑、钨、铼、铊、铅、铋单元素标准溶液或混合标准溶液购自国家标准物质中心或参考相关标准自行配制。

（3）金属元素混合标准应用液 A：采取逐级稀释法，用硝酸溶液（1+99）将铍、钒、铬、锰、钴、镍、砷、镉、铟、锡、锑、钨、铼、铊、铅、铋单元素标准溶液或混合标准溶液配制成各元素浓度均为 10.0ng/mL 的金属元素混合标准应用液 A。

（4）金属元素混合标准应用液 B：采取逐级稀释法，用硝酸溶液（1+99）将锂、铁、铜、硒、锶、钼单元素标准溶液或混合标准溶液配制成各元素浓度均为 0.10μg/mL 的金属元素混合标准应用液 B。

（5）锌标准应用液：采取逐级稀释法，用硝酸溶液（1+99）将锌单元素标准溶液配制成浓度为 1.00μg/mL 的锌标准应用液。

（6）内标标准贮备液：推荐选择钪、钇、镥单元素标准溶液或混合标准溶液，购自国家标准物质中心或参考相关标准自行配制。

（7）内标标准应用液：采取逐级稀释法，用硝酸溶液（1+99）将钪、钇、镥标准贮备液配制成浓度为 10.0μg/mL 内标标准中间液；临用时，稀释为浓度为 10.0ng/mL 的内标应用液。

（8）调谐标准贮备液：推荐选择锂、钇、铈、铊、钴单元素标准溶液或混合标准溶液，购自国家标准物质中心或参考相关标准自行配制。

（9）调谐标准应用液：用硝酸溶液（1+99）将锂、钇、铈、铊、钴标准贮备液配制成浓度为 10.0μg/mL 调谐标准中间液，临用时稀释为 10.0ng/mL 的调谐应用液。

硝酸为优级纯；实验用水为去离子水或石英亚沸蒸馏水（电阻率≥10MΩ · cm）。

【实验步骤】

1. 尿样采集与保存　用具塞聚乙烯瓶收集人的一次性尿液或全日尿液（24h 尿），混匀。如采集一次性尿液，采集后立即测定尿肌酐或尿比重。如不立即测定，按 1%（*V*/*V*）比例加入硝酸后，4℃下可保存 14d。

2. 尿样处理　将尿样摇匀，吸取尿样 0.25mL 置聚乙烯塑料管中，加入 4.75mL 硝酸溶液，充分混匀；同时用 0.25mL 去离子水代替尿样，进行同样处理，作为试剂空白溶液。

3. 混合标准系列溶液配制　取 6 只 10mL 容量瓶，根据测定元素需要，分别取金属元素混合标准应用液 A（10.0ng/mL）、金属元素混合标准应用液 B（0.10μg/mL）、锌标准应用液（1.00μg/mL）0.00mL、0.10mL、0.25mL、0.50mL、1.00mL、2.00mL，用硝酸溶液（1+99）定容至刻度。该混合标准系列溶液中铍、钒、铬、锰、钴、镍、砷、镉、铟、锡、锑、钨、铼、铊、铅、铋元素浓度分别为 0.00ng/mL、0.10ng/mL、0.25ng/mL、0.50ng/mL、1.00ng/mL、2.00ng/mL，锂、铁、铜、硒、锶、钼元素浓度分别为 0.00ng/mL、1.00ng/mL、2.50ng/mL、5.00ng/mL、10.0ng/mL、20.0ng/mL，锌元素浓度分别为 0.00ng/mL、10.0ng/mL、25.0ng/mL、50.0ng/mL、100.0ng/mL、200.0ng/mL。

4. 仪器参考工作条件　射频功率：1600W；冷却气流量：18L/min；载气流量：1.02L/min；辅助气流量：1.2L/min；蠕动泵转速：20r/min；扫描模式：全定量；积分时间 0.1s；采集次数：3 次；测定模式：铁、铍、钴、锰、镍、镉、锡、铋、铅、锑、钨、铼、锂、铜、硒、锶、钼、铟、铊在标准模式下测定；钒、铬、锌、砷在碰撞模式下测定，碰撞气为氦气；推荐内标：钪、钇、镥，在线引入方式；各元素的测定质量数和内标元素见表 5-3。

表 5-3　待测元素质量数和内标元素

待测元素	待测元素质量数	内标元素	待测元素	待测元素质量数	内标元素
锂	7	钪	锶	88	钇
铍	9	钪	钼	98	钇
钒	51	钪	镉	111	钇
铬	52	钪	铟	115	钇
锰	55	钪	锡	118	钇
铁	57	钪	锑	121	钇
钴	59	钪	钨	184	镥

续表

待测元素	待测元素质量数	内标元素	待测元素	待测元素质量数	内标元素
镍	60	钪	铼	187	镥
铜	63	钪	铊	205	镥
锌	66	钇	铅	208	镥
砷	75	钇	铋	209	镥
硒	82	钇			

5. 仪器调谐　开机点燃等离子体，仪器预热30min后，用调谐液进行质量校正和分辨率校验，使调谐液所含元素的灵敏度、精密度、质量轴和峰宽满足仪器使用要求；同时使氧化物干扰小于1.5%，双电荷干扰小于3.0%。

6. 标准曲线绘制　设定好仪器工作条件，由低到高浓度测定标准系列溶液，以待测元素信号值与内标元素信号值的比值为纵坐标，待测元素浓度为横坐标，绘制标准曲线。

7. 样品测定　在与标准系列溶液测定相同的仪器工作条件下，测定样品空白溶液和样品溶液，用测得的样品中待测元素信号值与内标元素信号值的比值减去试剂空白中待测元素信号值与内标元素信号值的比值，由标准曲线计算出待测元素的浓度。若尿中某待测元素浓度超出测定范围，应重新取样加大稀释倍数后测定。

8. 结果计算　先根据式（5-13）将尿样换算成标准比重（1.020）下的浓度校正系数（k）。

$$k=\frac{1.020-1.000}{\text{实际比重}-1.000} \tag{5-13}$$

按式（5-14）计算尿样中各金属元素的含量。

$$C=C_0\times F\times k \tag{5-14}$$

式中：C为尿样中某种金属元素的含量，ng/mL；C_0为由内标标准曲线得到的待测元素浓度，ng/mL；F为尿样稀释倍数；k为尿样浓度校正系数。

【注意事项】　①本法中的内标元素和内标溶液浓度均为推荐使用，在实际工作中，如职业接触内标元素时，本内标不可用，可选择尿中未检出且与待测元素质量数相近的其他元素作为内标元素，内标溶液的浓度应与待测元素浓度相匹配；内标引入方式可采用在线引入或直接加入到标准溶液或样品中。②本法中使用的硝酸为优级纯，若硝酸中待测元素本底较高，需蒸馏后使用。③若尿样放置后有沉渣，必须摇匀后测定；对于未知浓度的中毒样品，应加大稀释倍数。

【思考题】

1. 电感耦合等离子体质谱法、原子发射光谱法和原子吸收分光光度法都可以对金属元素进行定量分析，各有何优缺点？

2. 本法中内标元素的作用是什么？选择内标元素的原则是什么？

3. 本实验中，测定钒、铬、锌和砷元素时，为什么要在碰撞模式下测定？

（孟佩俊）

实验十　高效液相色谱-原子荧光光谱法测定尿中砷形态

【实验目的】　①掌握高效液相色谱-原子荧光光谱法测定尿中砷形态的原理和方法。②熟悉尿样分析结果的校正方法。③了解测定尿中砷形态的卫生学意义。

【实验原理】　尿样适当稀释后，注入高效液相色谱仪进行分离，分离后的亚砷酸根[As（Ⅲ）]、砷酸根[As（Ⅴ）]、一甲基砷（MMA）、二甲基砷（DMA）在酸性介质下与硼氢化钾（KBH_4）反应，生成气态砷化合物，用原子荧光光谱仪进行测定，保留时间定性，峰高或者峰面积标准曲线法定量。

【材料、器材和试剂】

1. 器材 高效液相色谱-原子荧光光谱联用仪；分析天平；离心机；超声波清洗器；10mL 塑料离心管；10mL 容量瓶；1mL、5mL 刻度吸管；100mL 聚乙烯瓶；0.45μm 水系微孔滤膜等。所用器皿均需以硝酸溶液（1+4）浸泡 24h，用纯水冲洗干净。

2. 试剂

（1）氢氧化钾溶液（5g/L）：称取 5.0g 氢氧化钾溶于 1000mL 水中。

（2）硼氢化钾溶液（35g/L）：称取硼氢化钾 35.0g，溶于 1000mL 5g/L 氢氧化钾溶液中，混匀，现用现配。

（3）10%盐酸溶液：移取 100mL 浓盐酸，用超纯水定容至 1000mL，混匀。

（4）流动相配制：称取 6.124g KH_2PO_4 和 1.7907g $Na_2HPO_4 \cdot 12H_2O$ 于超纯水中，定容至 1000mL，混匀，用 0.45μm 水系膜过滤，然后置于超声波清洗器中超声处理 15min。

（5）砷形态单标标准贮备溶液[c（As）=10.00μg/mL]：分别准确称取适量亚砷酸根[As（Ⅲ）]、砷酸根[As（Ⅴ）]、一甲基砷（MMA）、二甲基砷（DMA）四种砷形态标准物质，用纯水配制成含砷浓度为 10.00μg/mL 的砷形态单标标准贮备溶液，置于 4℃冰箱中保存。

（6）砷形态混合标准应用液[c(As)=100.0ng/mL]：准确移取 10.00μg/mL 砷形态单标标准贮备溶液 1.00mL 置于 100mL 容量瓶中，用纯水定容至刻度，现用现配。

甲醇为色谱纯，其他试剂为优级纯，实验室用水为超纯水。

【实验步骤】

1. 样品的采集和保存 采集 50mL 尿液，置于洁净的聚乙烯塑料中，严密封口以防蒸发，于 4℃下保存运输，样品应该尽快测定，在 4℃下可保存 30 日。

2. 样品前处理 取 1.00mL 均匀的尿样用纯水稀释 3 倍，用 0.45μm 水系滤膜过滤后上机测定。如果尿样中有沉淀，先将尿样以 8000r/min 离心 10min，用 0.45μm 水系滤膜过滤后上机测定。若样品中砷形态浓度超过标准曲线上限，则将尿样按一定比例稀释后测定。

3. 砷形态混合标准系列溶液的配制 分别准确移取 0.05mL、0.10mL、0.20mL、0.50mL、1.00mL、2.00mL、5.00mL 的砷形态混合标准应用液于 10mL 塑料离心管中，用纯水稀释，定容至 10.00mL。标准系列溶液的浓度分别为 0.50ng/mL、1.00ng/mL、2.00ng/mL、5.00ng/mL、10.00ng/mL、20.00ng/mL 和 50.00ng/mL，现用现配。

4. 仪器工作条件

（1）色谱分离条件：色谱柱：Hamilton PRP-X100 阴离子交换色谱柱（250mm×4.1mm I.D.，10μm）；柱温：25℃；流动相：45mmol/L KH_2PO_4+5mmol/L Na_2HPO_4；流速：1.2mL/min；进样体积：100μL。

（2）原子荧光条件：主阴极电流：60mA；辅助阴极电流：30mA；载气流量：600mL/min；屏蔽气流量：800mL/min；负高压：340V；泵速：60r/min；原子化方式：火焰法；原子化器高度：8mm；紫外线消解：无；消解液：无；载流：10%盐酸溶液；还原剂：3.5%KBH_4（含 0.5%KOH）。

5. 标准曲线的测定 分别吸取 100μL 砷形态混合标准系列溶液，依次注入高效液相色谱-原子荧光光谱联用仪进行分离及检测，得到色谱图，以保留时间定性。以标准系列溶液中砷形态的浓度为横坐标，以色谱峰高或峰面积为纵坐标，绘制标准曲线。

6. 试样测定 吸取 100μL 试样溶液注入高效液相色谱-原子荧光光谱联用仪进行分析，得到色谱图，以保留时间定性。根据标准曲线得到试样溶液中砷形态的含量。

7. 结果计算 尿样中砷形态[As（Ⅲ）、As（Ⅴ）、MMA、DMA]的含量（以砷计）根据式（5-15）计算。

$$\omega = (c - c_0) \times K \tag{5-15}$$

式（5-15）中：ω 为尿中砷形态含量（以砷计），ng/mL；c 为试样溶液中砷形态含量（以砷计），ng/mL；c_0 为现场空白中砷形态含量（以砷计），ng/mL；K 为尿样稀释倍数。

【注意事项】 ①实验环境、器皿、试剂、采样及运输过程应避免砷污染。②每次样品测定时均应配制和测定标准系列，标准曲线回归方程的相关系数绝对值应≥0.998。③随样品采集同时进行空白采集。④出峰顺序为 As（Ⅲ）、DMA、MMA、As（Ⅴ）。

【思考题】

1. 为了保护和延长高效液相色谱柱寿命，应该注意哪些问题？

2. 采用高效液相色谱-原子荧光光谱法测定尿中砷形态，如何清洗所用的器皿？

（李淑荣）

第六章 SPSS统计分析与应用

实验一 SPSS数据库与数据管理

实验目的

①掌握SPSS软件的打开、退出，数据文件的保存，数据库结构的建立；新数据文件的整理和操作方法；数据文件的编辑功能，新变量的定义方法。②熟悉SPSS软件的应用；SPSS软件的操作界面；Data菜单中的常用条目。③了解SPSS软件在医学中的地位和作用；Transform菜单中的其他条目。

（一）SPSS统计软件的介绍

1. SPSS统计软件的概述 SPSS是软件英文名称的首字母缩写，意为“Statistical Product and Service Solutions”，意为“统计产品与服务解决方案”。

SPSS现在的最新版本为29.0，SPSS统计软件由于用户界面友好，使用方便，统计功能强大，用户分布于多个领域和行业，在国际学术界有条不成文的规定，即在国际学术交流中，凡是用SPSS软件完成的计算和统计分析，可以不必说明算法，由此可见其影响之大和信誉之高。

SPSS中使用的对话框主要有两类，一类是文件操作对话框，另一类是统计分析对话框。有关对话框的详细操作将在后面的统计方法的实验操作中解释。

2. 主要窗口及其功能 SPSS 20.0统计软件主要有四大窗口：数据编辑窗口（Data Editor）、结果输出窗口（Output Viewer）、程序编辑窗口（Syntax Editor）和脚本编辑窗口（Script），这里只介绍前两种窗口。

（1）数据编辑窗口：SPSS是一个数据分析系统，启动SPSS关闭操作对话框后首先进入SPSS的数据编辑窗口，如图6-1所示。

SPSS的数据编辑窗口有两个视图区，一个是数据视图区（Data View），另外一个是变量视图区（Variable View），如图6-1所示。Variable View视图区用于定义变量的名称、类型、宽度等信息；Data View视图区用于向定义好格式的数据文件中输入数据。Variable View视图区和Data View视图区，可以通过单击窗口底端相应的标签在这两个区之间进行切换。

（2）结果输出窗口：软件进行统计分析时，结果输出窗口将被自动打开或者选择“File→New→Output”，打开新的输出窗口，如图6-2所示。

结果输出窗口分为两部分，左半部分为输出结果的标题，称为标题窗；右半部分为统计分析的具体输出内容，称内容窗。

（二）数据库的建立

在数据编辑窗口，单击“Variable View”标签，程序切换到变量视图窗口，如图6-3所示。该视图用于定义数据的格式，每一行代表对一个变量的定义，每一列则代表定义该变量时用到的某种属性，如名称（Name）、变量类型（Type）等。定义变量即要定义变量名、变量类型、变量长度、变量标签（或值标签）和变量的格式，操作步骤如下：单击数据编辑窗口中的“Variable View”标签，显示如图所示的变量定义视图，在变量视图中定义变量。每一行存放一个变量的定义信息，包括“Name”“Type”“Width”“Decimals”“Label”“Value”“Missing”“Columns”“Align”“Measure”等。

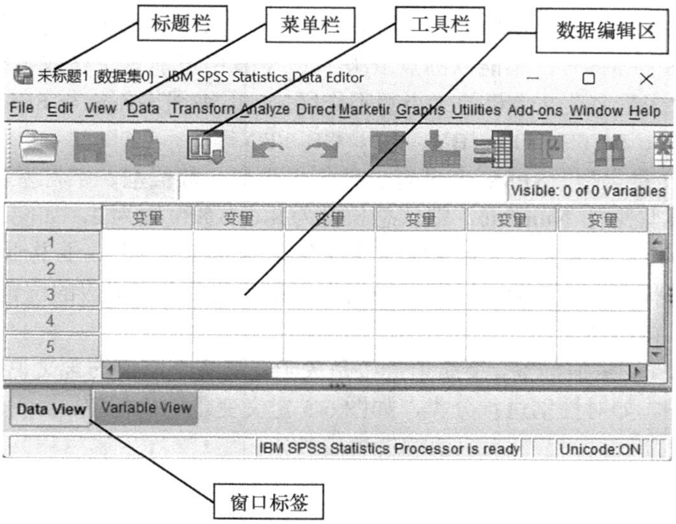

图 6-1　SPSS 20.0 软件的数据编辑窗口

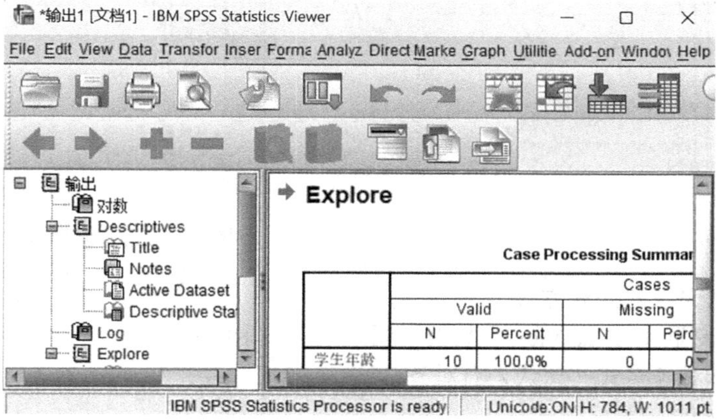

图 6-2　SPSS 结果输出窗口

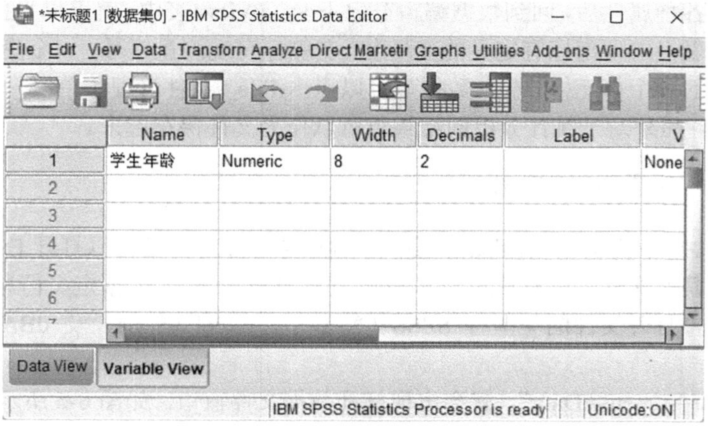

图 6-3　变量编辑窗口

1. Name　定义变量名。SPSS 默认的变量为 VAR00001、VAR00002 等，用户也可以根据自己的需要来命名变量。SPSS 变量命名有一定的命名规则，具体内容如下：①变量名最长不超过 64

个字符（32 个汉字）；②变量名必须以字母、汉字或字符@开头，其他字符可以是任何字母、数字或“_”“@”“#”“$”等符号，不能以圆点.结尾；③变量中不能有空格或某些特殊符号，如“!”“？”“*”等；④对变量名英文字母的大小写不作区分；⑤变量名不能与 SPSS 的关键词相同，即不能用如 ALL、AND、WITH、OR、BY、EQ、GE、TO 等。

2. Type 定义变量类型。SPSS 变量有三种基本类型：数值型、字符型、日期型。系统默认变量类型为标准数值型变量 Numeric，默认总长度为 8，小数位数为 2，如图 6-4 所示。

3. Variable Labels 变量标签。变量标签是对变量名的附加的进一步说明，需要用变量标签对变量名的含义加以解释。在统计分析过程的输出中会在与变量名相对应的位置显示该变量的标签，有助于分析输出结果得出结论。

4. Value Labels 变量值标签。变量值标签是关于变量各个取值的含义说明。对分类变量往往要定义其取值的标签。如对性别进行分类，如图 6-5 定义变量的值标签：

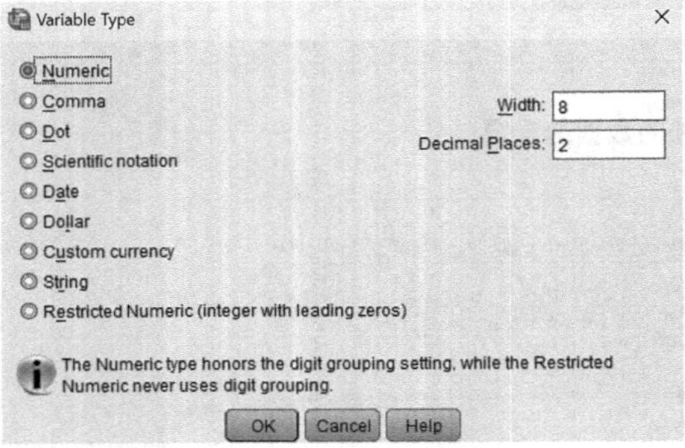

图 6-4 变量类型对话框

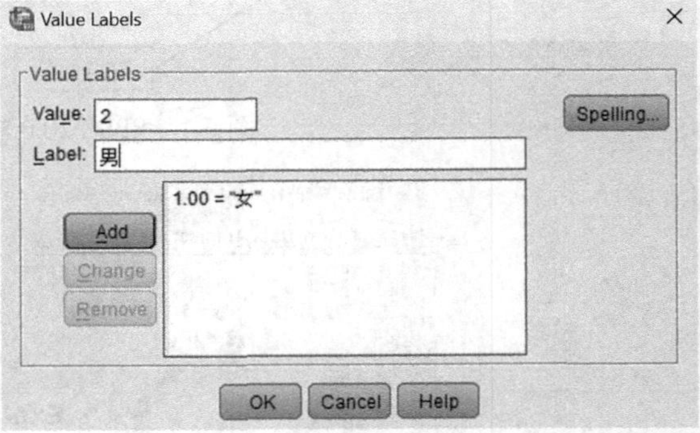

图 6-5 变量值标签对话框

5. Missing 缺失值的处理方式。

6. Columns 变量在 Data View（数据视图）中所显示的列宽（默认列宽为 8）。

7. Align 数据对齐格式（默认为右对齐）。

8. Measure 数据的测度方式。

系统给出名义尺度、定序尺度和等间距尺度三种（默认为等间距尺度）。

定义了变量的各种属性后，回到数据编辑窗口下 Data View 表中，就可以直接在表中录入数据。数据编辑器的二维表格中顶部标有定义的变量名，左侧标有观测量序号。一个变量名和一个观测量序号就指定了唯一的一个单元格。输入数据后可以点击 File（文件管理菜单）下的“Save”或“Save as”保存数据文件。另外对于统计分析的结果也可以作为文件保存起来。

（三）数据库的导入与导出

SPSS 除了可以打开以 SPSS Statistics 格式保存的文件以外，还可以打开 Excel、SAS、Stata、制表符分隔文件和其他文件，而无须将文件转换为中间格式或输入数据定义信息，这跟其他系统打开文件的方式相同，打开文件的类型有 SPSS（*.sav），Excel（*.xls）及 dBASE（*dbf）等文件类型。

依次点击“File→Open→Data”，就会出现打开数据文件窗口，如图 6-6 所示，选择数据库所在的位置和类型，点击“Open”按钮。

（四）数据的整理

在很多时候需要对数据做进一步的加工处理，才能调用分析过程，对数据进行统计分析。数据

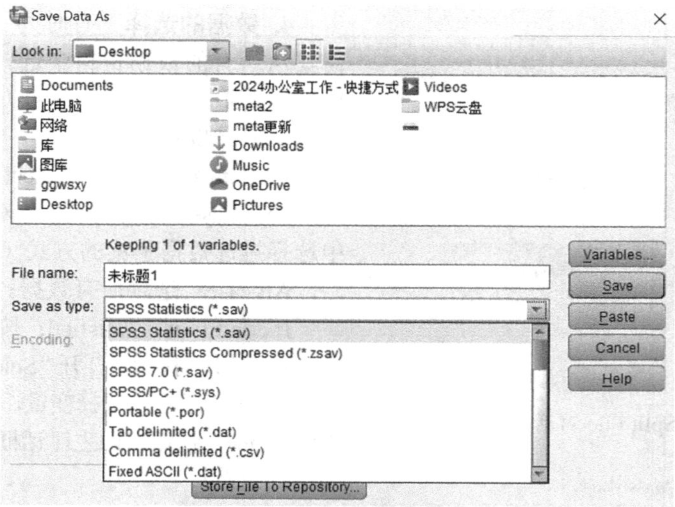

图 6-6　打开数据文件的窗口

文件的管理主要是一些关于数据的排序、行列转置、文件的合并与分割，观察值的选择与加权，数据的变换与计算等。

1. 查找指定的观测量（数据）　查找指定的观测数据的命令是“Go To Case”。

在数据窗口点击“Edit→Go To Case”，弹出一个对话框，如图 6-7 所示。输入要找的观测量的序号后，点击“Go”按钮，数据表中光标就会指到选定的观测量个体。

2. 数据的排序　排序是一种常见的操作，步骤为：点击“Data→Sort Cases”进入“Sort Cases”对话框，如图 6-8 所示。在“Sort Order”中选中需排序的变量，可有多个变量作为 Sort by 变量，排序结果与这多个变量在其中出现的先后顺序有关。其中有两种排序方式：Ascending 表示升序，Descending 表示降序。

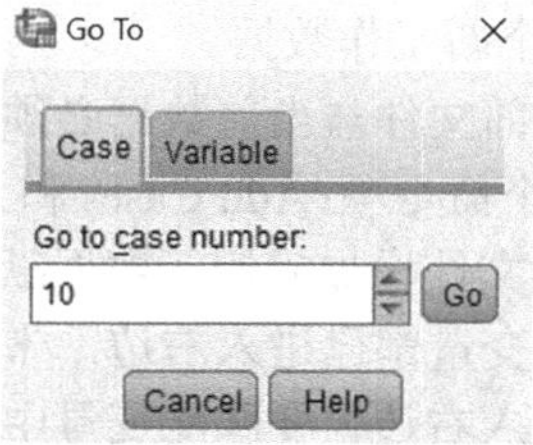

图 6-7　Go To Case 对话框

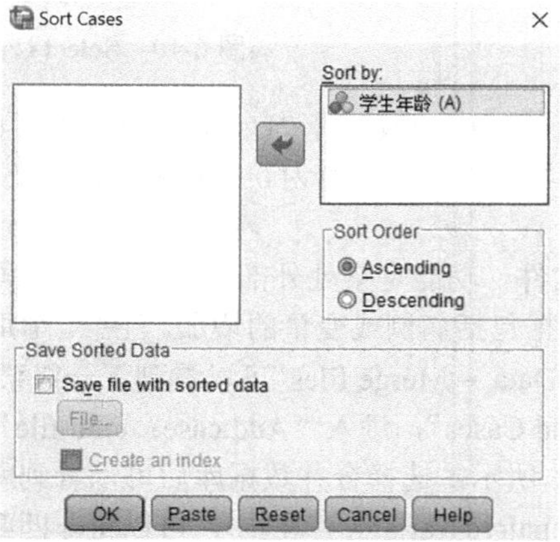

图 6-8　观测值排序对话框

3. 数据的拆分　在进行数据的处理时经常要对文件中的观测量进行分组分析，如按男女统计成绩。这里的拆分并非将一个数据文件拆分为两个或者更多的文件，而是按性别变量进行排序，创造按男生和女生考试成绩数据分别进行分析的条件的过程。如将上例数据文件进行分组，步骤如下：依次点击“Data→Split File”打开“Split File”对话框，选择“Compare groups”，激活“Groups Based on”栏，将分组变量，如 sex，选入“Groups Based on”栏中，因原来数据文件未对变量 sex 进行排序，故保留“Sort the file by grouping variables”选项，如图 6-9 所示。

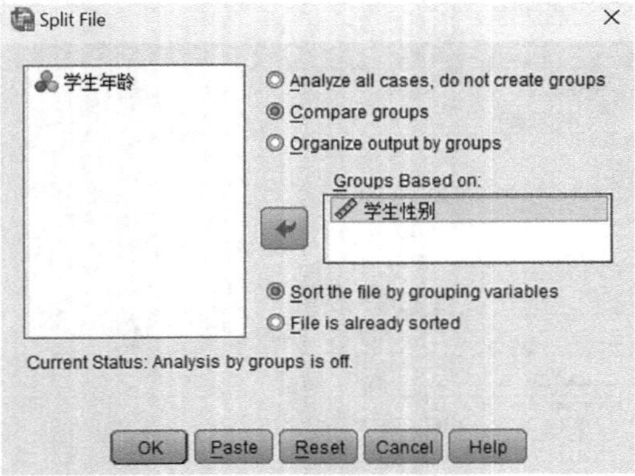

图 6-9　Split File 对话框

4. 数据的选择　有时为了进行特定的分析，需要从所有的数据资料中选择出一些数据进行统计分析。如选择女性（sex=1）和蒙古族（民族=2）的观察值。步骤如下：

从 Data 菜单选择“Select Cases”命令项，弹出 Select Cases 对话框。在该对话框的“Select”栏中选择挑选数据子集的方式（单选）：

All case：选择所有数据。

If condition is satisfied：按指定条件选择数据。

单击“If”按钮，打开“Select Case：If”对话框，如图 6-10 所示，先选择变量，然后定义条件，点击“Continue”按钮返回主对话框，点击“OK”即可。

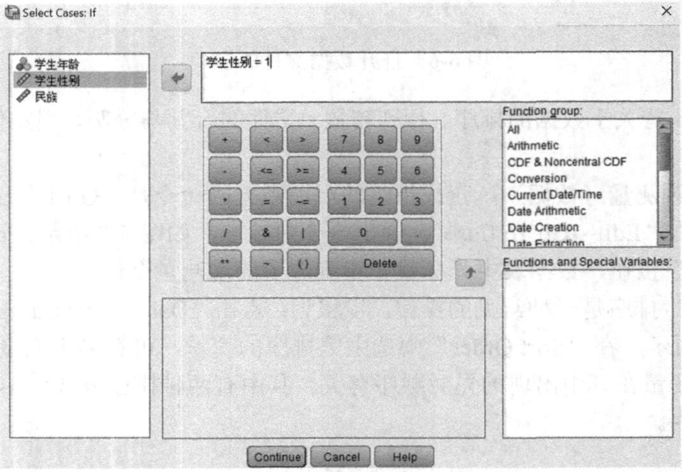

图 6-10　Select Cases：If 对话框

在 Output 窗口中一般选择“Use filter variable”：用指定变量做过滤。先选择一个变量，系统自动在数据管理器中将该变量值为 0 的观测单位标上删除记号，系统对标有删除记号的观测单位不做分析。

5. 合并文件　功能是某处外部文件与当前数据合并成一个新工作数据。

新工作数据包括病例或变量的增加。注意，增加变量时外部文件与当前数据必须是升序排列文件。依次点击“Data →Merge files”可以看到下一级菜单中有两个命令项：Add Cases 和 Add Variables。

点击“Add Cases”，进入“Add case：read file”读取外部文件增加病例（数据纵向合并）对话框，如图 6-11 所示，选择合并数据库后可以看到所有匹配的变量都已进入右边，未匹配的变量都在左边的“Unpaired Variables”框中，可以将非匹配的变量移入右边。非匹配变量中如果有两个来自不同文件的变量，虽然它们的名称不同，但数据的性质和意义相同，可以通过单击 Pair 来使这两个变量匹配（方法是：先选中两个变量后按“Pair”键）。

依次点击“Data→Merge files → Add Variables”，进入“Add Variables: Read File”读取外部文件增加变量（数据横向合并）对话框，如图 6-11 所示，选取外部文件后出现图 6-12 中“Add Variables from”增加变量对话框。

Excluded Variables：拒绝变量栏，外部文件与当前数据的同名变量拒绝加到新工作区中；New Working Data：新工作数据变量栏；Match Case on Key Variable in Sort：排序文件中按关键变量匹

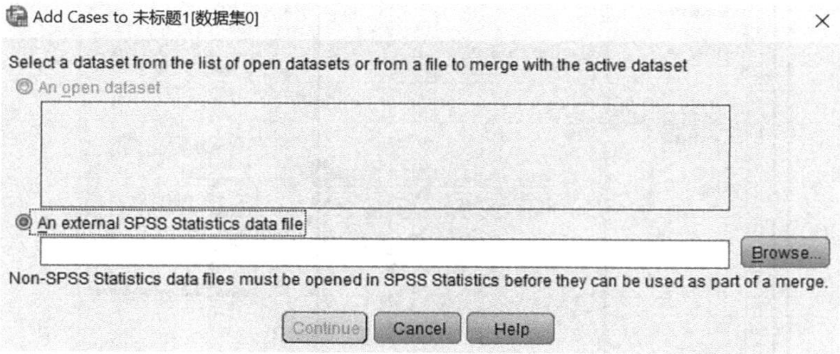

图 6-11　Add case：read file 读取外部文件增加病例对话框

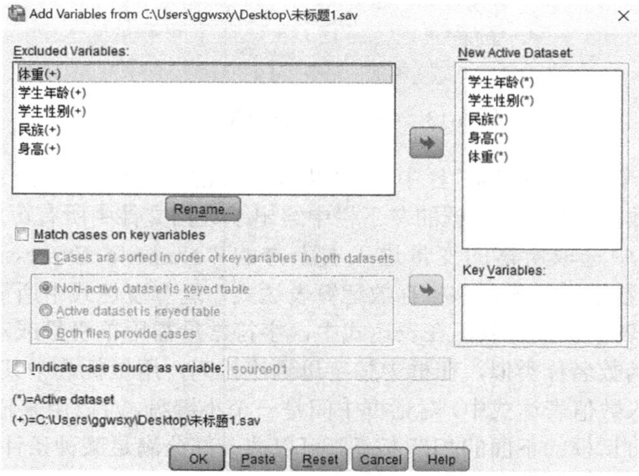

图 6-12　Add Variables from 增加变量对话框

配病例选项；Both files provide case：由外部文件和当前数据两者提供病例；Non-active dataset is keyed table：外部文件为关键表，以当前数据为基准，外部文件匹配当前数据的关键变量值，如果匹配成功，外部文件的新变量值加入到当前数据的新变量中；匹配不成功则不加入。

Active Dataset is keyed table：当前数据为关键表，以外部文件为基准，当前数据匹配外部文件的关键变量值，如果匹配成功，外部文件的新变量值加入到当前数据的新变量中，匹配不成功则舍去当前数据的该病例。

Key Variables：关键变量栏，在拒绝变量栏选择某变量作为关键变量。

Indicate case source as variable：指示病例来源的变量选项，数值 0 表示原工作数据的病例，值 1 表示外部文件的病例，选择该项可以输入任意变量名作为指示病例来源的变量，系统默认值的变量名为 source01。

（*）=Active Dataset，星号表示工作数据文件。

（+）=E:\chengxu\spss\cars.sav，加号表示外部文件。

（五）数据的转换

1. 用已存在的变量生成新变量　对于已存在的数据变量，根据需要进行计算生成新变量的命令是“Compute”。在数据窗口点击“Transform→ Compute Variable”，打开“Compute Variable”对话框，如图 6-13 所示。

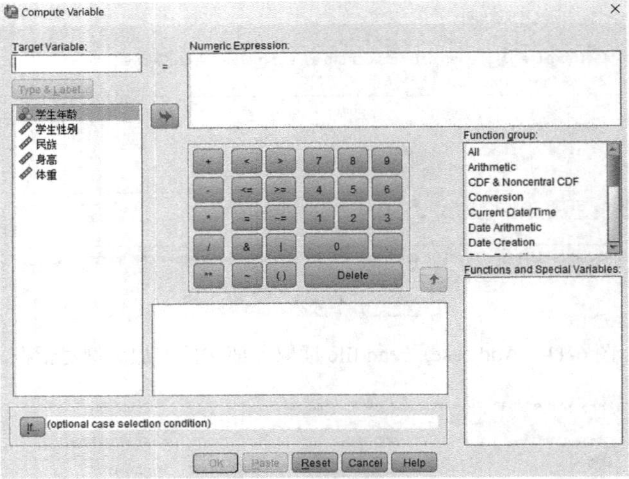

图 6-13　Compute Variable 对话框

在对话框左上方“Target Variable”栏中，键入即将生成的新变量的名称，并单击“Type & Lable”按钮确定变量标签及数据类型。对话框的左下栏中给出了数据文件中所有可用的变量列表，使用者可以用右箭头按钮从中选取所需的变量进入右上方的“Numeric Expression”栏中。“Numeric Expression”栏是建立数学表达式，该栏存放运算表达式，运算表达式中所需要的常用函数可以从“Function group”列表中直接选取，在表达式中，字符常量需用单引号或双引号括起。这些常用函数和其他软件中的函数名称类似，在框中按字母顺序排列，用鼠标选中某个函数，用 Functions 右面的上箭头按钮加入数值表达式中，对话框中间是一个小键盘，可以用来输入数字、运算符号等。“Compute Variable”对话框的下面的“if”按钮，可以选一部分满足某种条件的观测个体来做运算，不满足条件观测，其新变量值缺失。

2. 重新赋值（Recode）　问卷调查中，正向问题和负向问题往往会同时出现在一张问卷中，造成答案的编码和实际赋值不符，因此需要将某些变量值重新赋值。数据处理中更为多见的是根据某一变量建立新的分类变量。“Transform”菜单下有两条编码命令。对变量数据的重新分组（编码），是指给每个变量值重新赋予一个码来描述他们的某些属性。码数相同的即为一组。比如，可以对年龄重新分组，19 岁及以下年龄赋予一个编码 1，20～29 岁的年龄码赋予 2，30～39 岁年龄码赋予 3，依此类推，这些码只能取正整数值。从某种程度上来讲，编码也可以看作组：一个组对应一个组号，这样就把这些人按年龄分为几个组，一目了然。变量重新编码命令为“Recode”，可以根据用户的需要指定特别的码值。自动编码的具体操作为：

在数据窗口单击“Transform Automatic Recode”打开“Automatic Recode”对话框，从左侧的变量列表中选出被重新编码的原变量，在“New Name”按钮右边空白栏中输入新的码值的变量名，点击“New Name”按钮放到上面的栏中。对话框底下有两个选项，以确定编码是从最小的开始，还是从最大的开始，点击“OK”按钮执行这条命令。需要注意码与秩是不同的，学习时注意它们的区别。

如果用户需要自定义分组的条件，可选择“Recode”命令。Recode 命令有两个选项，分别是：

Recode into Same Variables：数据编码后新的码值直接放到原来的变量中。

Recode into Different Variables：数据编码后新的码值存到一个新变量中。

为了避免数据丢失，尽量不要轻易选择前者。选择后者的“Recode into Different Variables”命令对话框，如图 6-14 所示。

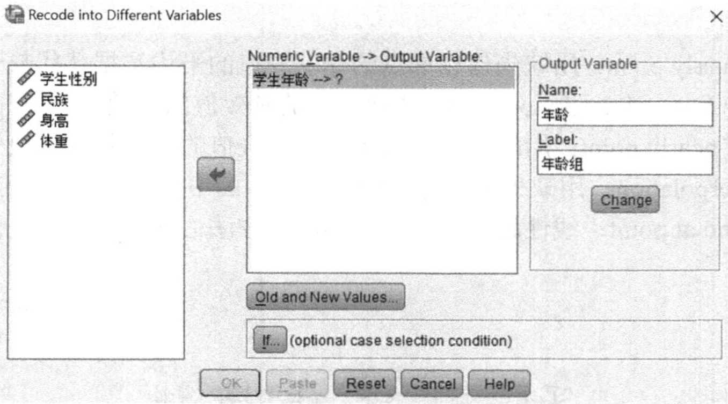

图 6-14　重新赋值为不同变量对话框

选择需要重新分组（编码）的变量进入“Numeric Variable→Output Variable”框中（如年龄），并在右边的“Output Variable”框中定义新的变量名及变量标签，单击“Old and New Values”按钮，打开对话框（Old and New Values 对话框），如图 6-15 所示，最左侧有 6 个选项，用来确定原变量的取值区间（或单个变量值），它们将被赋予一个相同的新码值，新的码值在右上方的“New Value”栏中填入。填好后点击“Add”按钮就可以将旧的变量区间（值）及新的码值添加到 Old→New 栏中。重复以上步骤，把所有的区间一个一个都输入后，点“Continue”按钮回到“Recode into Different Variables”菜单，点击“OK”按钮执行命令，即在数据窗口可得到需要的分组赋值变量。

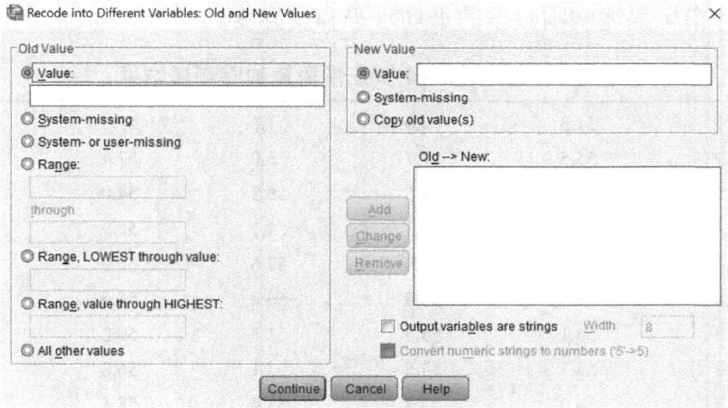

图 6-15　重新赋值 Old and New Values 对话框

3. 缺失值的替代方式　在实际工作中，因各种原因会出现数值缺失现象，如果用户希望对缺失值进行定义，可以采用以下的操作：在数据窗口点击“Transform→Replace Missing Values”，打开“Replace Missing Values”对话框，如图 6-16 所示。

New Variable（s）框内选择需要估计缺失值的变量，系统可以自动产生替代缺失值的新变量，也可定义新变量。然后在“Name and Method”的下拉菜单中选择缺失值的替代方式。五种方式依次是：

（1）Series mean：用该变量所有非缺失值

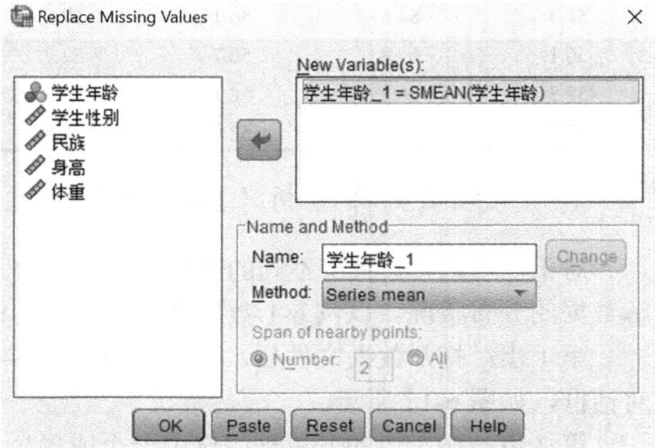

图 6-16　Replace Missing Values 对话框

的平均值替代缺失值。

（2）Mean of nearly point：用缺失值相邻点的非缺失值的平均数据替代缺失值；选此项后，激活邻近点长度选项（Span of nearby points），选择邻近的有效值的个数。

（3）Median of nearly point：用缺失值相邻点的非缺失值的中位数替代缺失值。

（4）Linear interpolation：用缺失值相邻点的非缺失值的中点值替代缺失值。

（5）Linear trend at point：线性趋势法。用线性回归方法估计和替代缺失值。

（宋子璇　任忠和）

实验二　统 计 描 述

实验目的

①掌握统计描述 Descriptive Statistics、Frequencies 菜单的作用和具体操作方法。②熟悉 Explore 菜单的作用；熟悉制作统计图的操作过程。③了解 Descriptive Statistics 菜单中的其他条目。

在建立了数据文件之后，需要对数据做进一步的考察，如了解数据的基本特征，数据的均值、标准差、四分位点，数据的分布形态等，这个过程称为对数据进行基本统计描述。因此，数据的基本统计描述目的是了解数据的基本特征和基本分布形状，为进一步分析做好充分准备。

[例 6-1]　某年某地 120 例 6～7 岁正常男童胸围（cm）测量结果，如表 6-1 所示。利用原始数据，选用合适的统计指标描述胸围数据的平均水平和变异度。

表 6-1　120 例 6～7 岁正常男童胸围测量结果　（单位：cm）

51.6	54.1	51.3	56.6	51.2	53.6	56.0	58.3
54.0	56.9	55.5	57.7	56.0	57.4	55.2	53.6
57.7	55.5	57.4	53.5	56.3	54.0	57.5	55.4
58.3	55.4	55.9	53.3	54.1	55.9	57.2	56.1
53.8	57.7	56	8.6	57.6	56.0	58.1	49.1
51.3	53.8	50.5	53.8	56.8	56.0	54.5	51.7
57.3	54.8	58.1	56.5	51.3	50.2	55.5	53.6
52.1	55.3	58.3	53.5	53.1	56.8	54.5	56.1
54.8	54.7	56.2	53.7	53.4	58.1	56.6	56.7
53.4	57.1	54.4	53.7	54.1	59.0	56.2	55.7
53.1	55.9	56.6	56.4	50.4	53.3	56.7	50.8
51.4	54.6	56.1	58.0	54.2	53.8	55.3	55.9
56.1	61.8	56.7	52.7	52.4	51.4	53.5	56.6
59.3	56.8	58.1	59.0	53.1	54.2	54.0	54.7
59.8	53.9	52.6	54.6	52.7	56.4	55.5	54.4

（一）频数分布分析（Frequencies 过程）

对于一组数据，考察不同的数据出现的频数，或者是数据所落入指定的区域内的频数，可以了解数据的分布状况。以例 6-1 数据文件为例，具体操作如下：

第 1 步：打开数据文件后，单击“Analyze→Descriptive Statistics→Frequencies”打开频数分析对话框，如图 6-17 所示。

第 2 步：在左边的变量框中选中一个或多个变量送入“Variable（s）”。

第 3 步：选中“Display frequency tables”要求输出分布表。

第 4 步：单击“Statistics”按钮，单击后弹出 Statistics 对话框，如图 6-18 所示。用于定义需要计算的其他描述统计量，在“Frequencies：Statistics”对话框中选择要求输出的统计量。

（1）Percentile Values：复选框组，定义需要输出的百分位数：可计算四分位数、直接指定某个百分位数，如直接指定输出 $P_{2.5}$ 和 $P_{97.5}$。

（2）Central Tendency：复选框组用于定义描述集中趋势的一组指标：均数、中位数、众数、总和。

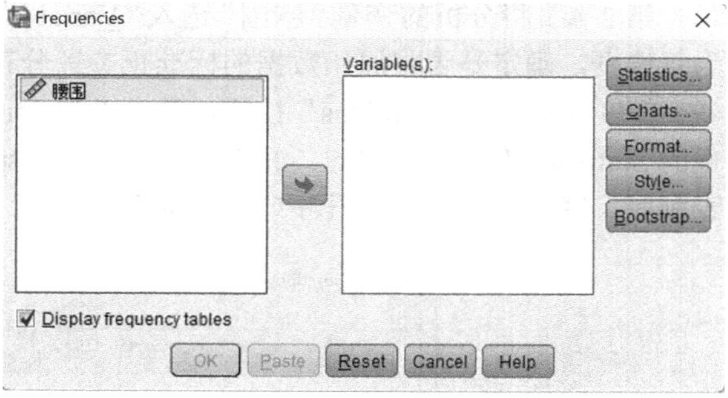

图 6-17　Frequencies 对话框

（3）Dispersion：复选框组用于定义描述离散趋势的一组指标：标准差、方差、全距、最小值、最大值、标准误。

（4）Characterize Posterior Distribution：复选框组用于定义描述分布特征的两个指标：偏度系数和峰度系。

第 5 步：单击“Chart”按钮，得到“Frequencies：Charts”对话框，如图 6-19 所示。在对话框中有 Chart Type 图形栏（单选），选择输出的图形类型：“None”为不输出图形（系统默许）、“Bar charts”为条形图、“Pie charts”为饼图、“Histograms”为直方图。

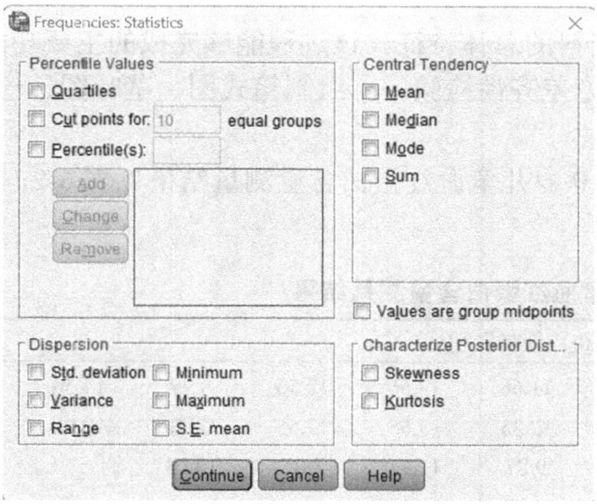

图 6-18　Frequencies：Statistics 对话框

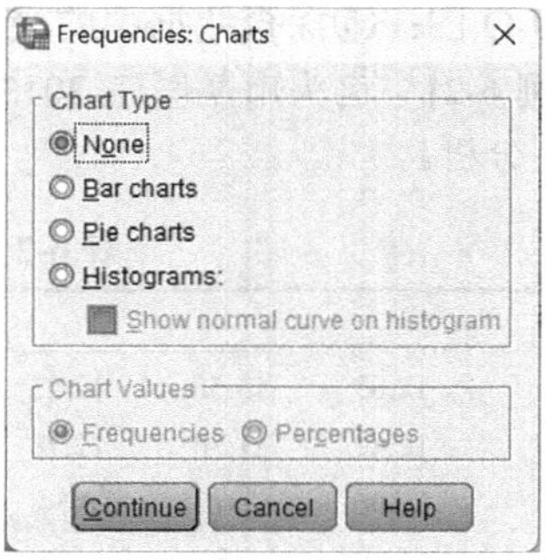

图 6-19　Frequencies：Charts 对话框

（1）Chart Values：选择图形中分类值的表现形式。

（2）Frequencies：直方图纵轴为频数，饼图中每块表示属于该组观测值频数。

（3）Percentages：直方图纵轴为百分比，饼图中每块表示该组的观测量数占总数的百分比。

第 6 步：单击“Format”按钮，得到“Frequencies Format”对话框。在对话框中选择变量的排列顺序。

本例中均选择系统默认项。点击“OK”按钮，得到输出结果。

（二）描述性统计分析（Descriptives 过程）

Descriptives 过程是连续资料统计描述应用最多的一个过程，它可对变量进行描述性统计分析，计算并列出一系列相应的统计指标。这和其他过程相比并无不同，但该过程还有个特殊功能，就是可将原始数据转换成标准正态评分值，并以变量的形式存入数据库供以后分析。

第 1 步：打开数据文件例 1 后，单击“Analyze→Descriptive Statistics→Descriptives”打开频数分析对话框，如图 6-20 所示。

第 2 步：将分析的变量“胸围”选入“Variable（s）”框内。“Save standardized values as variables”为复选框，确定是否将原始数据的标准正态评分存为新变量。

第 3 步：点击“Options”按钮，弹出“Options”对话框，大部分内容均在前面 Frequencies 过程的 Statistics 对话框中见过，只有最下方的“Display Order”单选钮组是新的，可以选择为变量列表顺序、字母顺序、均数升序或均数降序。

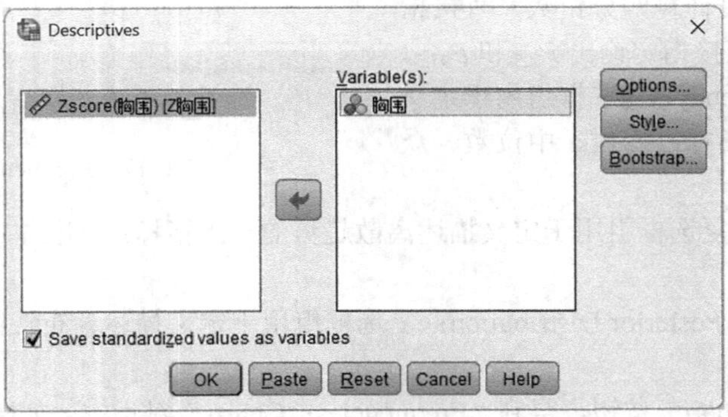

图 6-20　描述性统计分析对话框

（三）探索性分析（Explore 过程）

Explore 过程对数据进行探索性分析，了解资料的总体特征。该过程能够完成的主要功能有：①计算描述统计量；②进行正态性检验；③进行方差齐性检验；④绘制箱式图、茎叶图、直方图、正态 Q-Q 图；⑤探查数据中的极端值。

[例 6-2]　包头市某医院 2013 年不同性别的 10 岁儿童血红蛋白含量测量结果见表 6-2，试进行探索性分析。

表 6-2　某医院 10 岁儿童血红蛋白含量测量结果

性别	血红蛋白含量（g/L）									
男	12.83	15.50	12.25	10.88	8.36	11.66	13.66	12.56	8.99	14.56	11.35
	12.40	11.36	12.78	12.56	11.56	12.35	13.65	12.55	13.78	10.98	
女	10.06	9.65	8.54	7.78	10.57	9.87	11.35	8.05	14.03		
	15.09	8.67	8.56	14.67	7.88	9.87	10.09	16.04	11.67	8.78	

1. 数据准备　定义 2 个变量：性别和血红蛋白值。

2. 统计分析

（1）选择菜单：点击“Analyze→Descriptive Statistics→Explore”，弹出“Explore”主对话框，如图 6-21 所示。

在对话框左侧的变量列表中选血红蛋白变量点击钮使之进入“Dependent List”框，再选性别点击按钮使之进入“Factor List”框。

（2）点击“Statistics...”按钮，弹出“Explore：Statistics”对话框（图 6-22），有如下选项：

1）Descriptives：输出均数、中位数、众数、5%修正均数、标准误、方差、标准差、最小值、最大值、全距等指标。

2）M-estimators：M 估计值，描述平均水平，其意义同均数和中位数。

3）Outliers：输 5 个最大值与 5 个最小值。

4）Percentiles：输出第 5 百分位数、第 10 百分位数、第 25 百分位数、第 50 百分位数、第 75 百分位数、第 90 百分位数、第 95 百分位数。

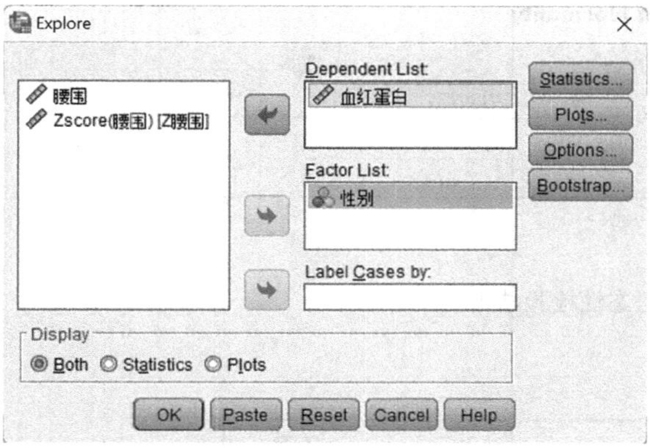

图 6-21 探索性分析对话框

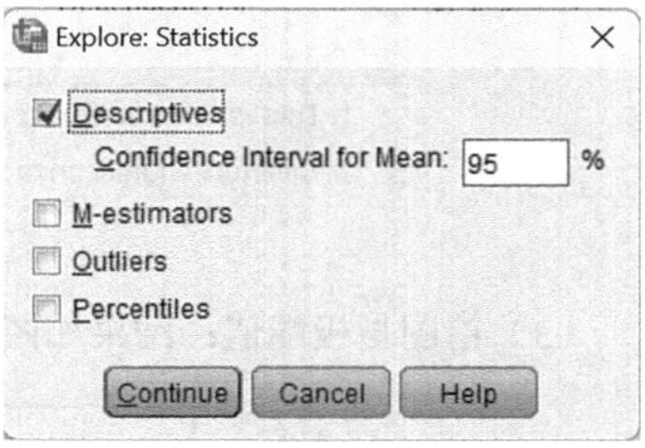

图 6-22 探索性分析统计对话框

本例选择“Descriptives”，点击“Continue”按钮返回 Explore 对话框。

（3）点击“Plots...”按钮弹出“Explore：Plots”对话框（图 6-23），在“Boxplots”栏内选“Factor levels together”项要求按组别进行箱图绘制；在“Descriptive”栏内选“Stem-and-leaf”项要求作茎叶情形描述。之后点击“Continue”按钮返回“Explore”对话框，再点击“OK”按钮即可。

3. 例 6-2 的 SPSS 输出结果

（1）描述性统计量：结果如图 6-24 所示。

（2）正态性检验：结果如图 6-25 所示。

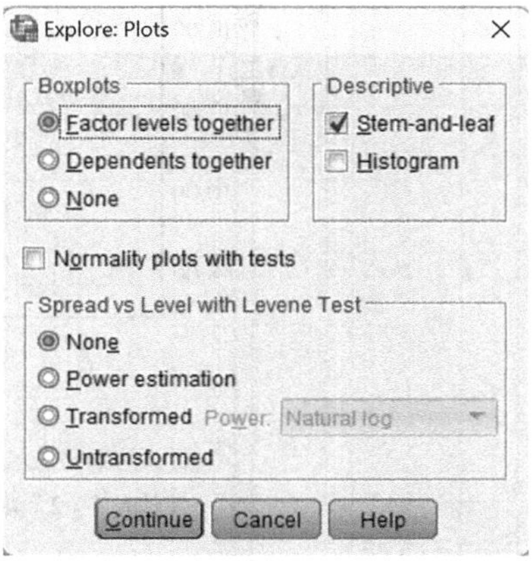

图 6-23 探索性分析绘图对话框

Descriptives

	性别			Statistic	Std. Error
血红蛋白	男	Mean		12.2176	.36113
		95% Confidence Interval for Mean	Lower Bound	11.4643	
			Upper Bound	12.9709	
		5% Trimmed Mean		12.2504	
		Median		12.4000	
		Variance		2.739	
		Std. Deviation		1.65489	
		Minimum		8.36	
		Maximum		15.50	
		Range		7.14	
		Interquartile Range		1.88	
		Skewness		-.470	.501
		Kurtosis		.975	.972
	女	Mean		10.5905	.59138
		95% Confidence Interval for Mean	Lower Bound	9.3481	
			Upper Bound	11.8330	
		5% Trimmed Mean		10.4439	
		Median		9.8700	
		Variance		6.645	
		Std. Deviation		2.57775	
		Minimum		7.78	
		Maximum		16.04	
		Range		8.26	
		Interquartile Range		3.11	
		Skewness		.989	.524
		Kurtosis		-.183	1.014

图 6-24 描述性统计量结果

Tests of Normality

	性别	Kolmogorov-Smirnov[a] Statistic	df	Sig.	Shapiro-Wilk Statistic	df	Sig.
血红蛋白	1.00	.127	21	.200*	.958	21	.470
	2.00	.209	19	.029	.866	19	.012

*. This is a lower bound of the true significance

a. Lilliefors Significance Correction

图 6-25　正态性检验结果

（3）箱图与极端值：结果如图 6-26 所示。

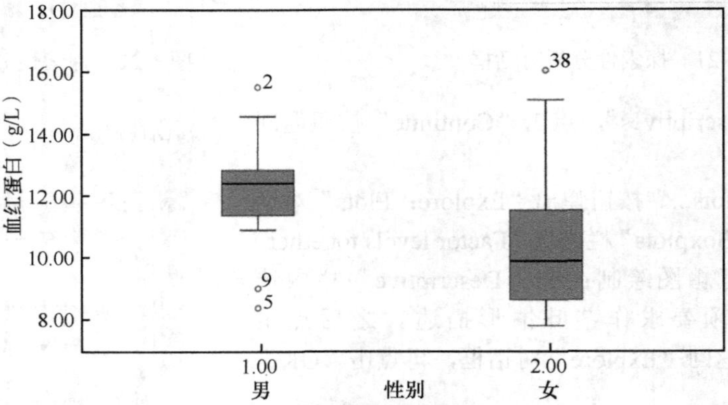

图 6-26　箱图与极端值结果

“。”后面的数字表示离群点或极端值的编号，即该值所在的行号或观测序号。

例如，“。2”表示该极端值位于所有数据的第二行，其值为 15.50

（四）统计图

图与表相比，在表达上更生动、更直观，SPSS 可以生成二十多种图形，具有很强的图形表达能力。其中在 Graph 菜单中可以生成很多图形。

1. 条形图（bar chart）　条形图用等宽直条的长度表示参与比较的指标大小，用于性质相似的间断性资料的比较。调用 Graphs 菜单的 Bar 过程，可绘制直条图。

[例 6-3]　某医生调查了某地工人不同文化程度和性别感冒的两周患病率，结果见表 6-3。试绘制条形图。

表 6-3　2013 年某市不同性别、文化程度工人感冒的两周患病率

文化程度	男性		女性	
	调查人数	患病率（%）	调查人数	患病率（%）
初中及以下	1045	12.60	1824	12.30
高中及中专	641	8.40	1033	6.90
大学及以上	143	5.30	429	4.00

（1）简单条形图：具体步骤如下。

第 1 步：建立三个变量，即文化程度、性别和患病率。

第 2 步：点击“Graphs→Legacy Dialogs→Bar”过程，出现如图 6-27 所示对话框，选择“Simple”和“Summaries for groups of cases”。

第 3 步：单击“Define”按钮，打开对话框，并按图 6-28 所示进行设置。表示绘制不同文化程度工人感冒的两周患病率情况的简单条形图。

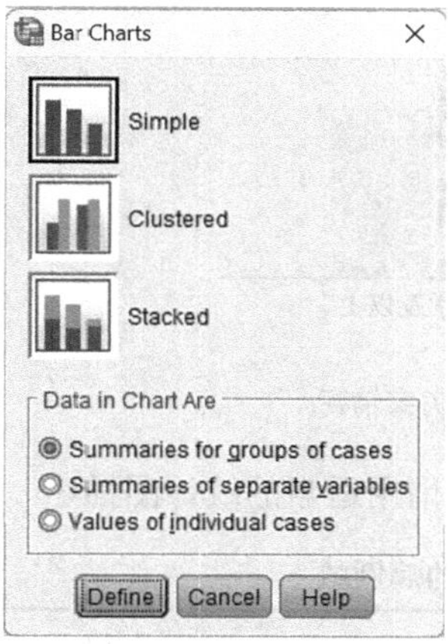

图 6-27 条形图主对话框

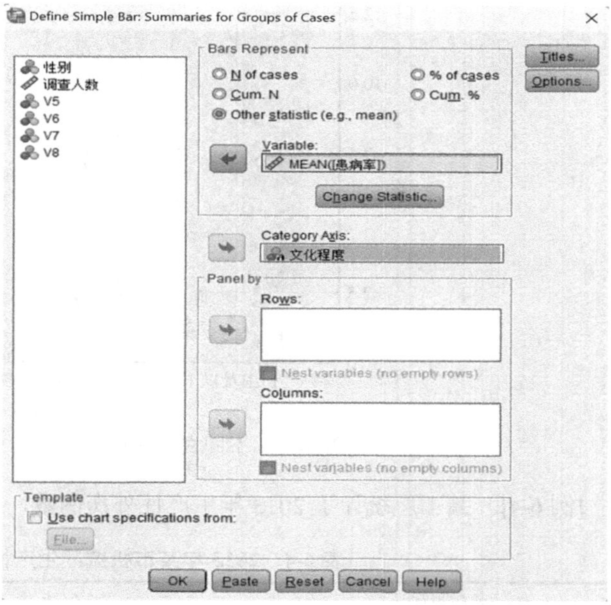

图 6-28 条形图的定义对话框

第 4 步：打开“Change Summary”，可看到许多表示条形高度含义的函数，这里选 Mean（平均值）。

第 5 步：打开“Titles”按钮，设置图形的名称，单击“OK”按钮运行，结果如图 6-29 所示。

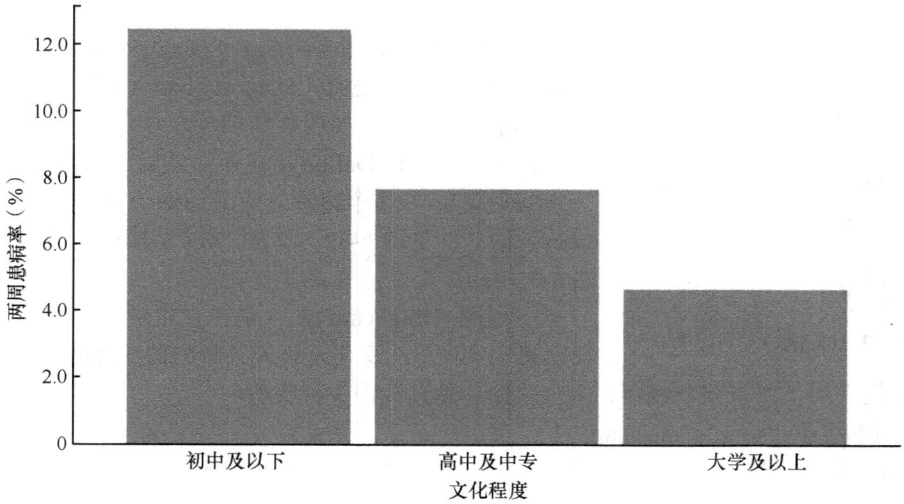

图 6-29 不同文化程度工人感冒两周患病率比较

（2）分类条形图：沿用上例的数据，具体步骤如下。

第 1 步：如图 6-27 所示，选择 Clustered 和 Summaries for groups of cases。

第 2 步：打开“Define”，在“Define Clusters by”中选“性别”变量，即按性别进行分类汇总，运行结果如图 6-30 所示。分类条形图（clustered bar charts）的横坐标为文化程度，纵坐标为患病率值。

2. 饼图（pie chart） 又称圆图或饼形图，用同一圆形中扇形的弧度表示各部分所占的比重。

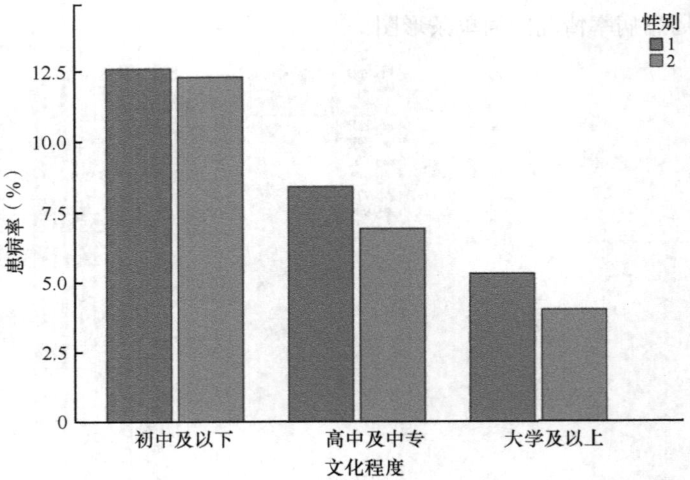

图 6-30　不同文化程度、性别工人感冒的患病率情况

[例 6-4]　某工厂统计了 2013 年生产性外伤例数，见表 6-4，请用适当的统计图描述。

表 6-4　2013 年某市机械厂生产性外伤分类的病例数

外伤类型	病例数	百分比（%）
创伤	321	55.44
眼外伤	128	22.11
烧伤	89	15.37
其他	41	7.08
合计	579	100.00

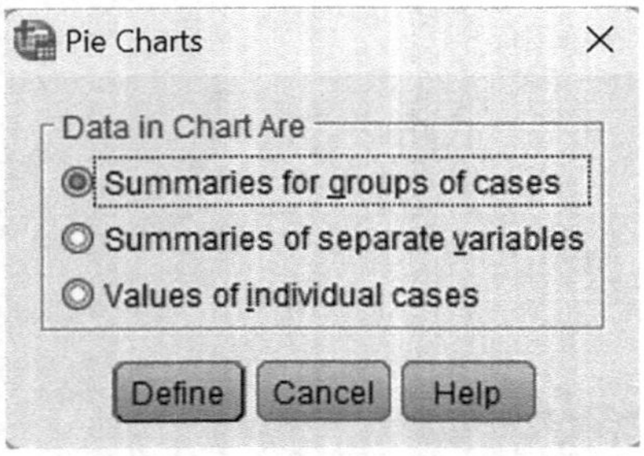

图 6-31　Pie Charts 主对话框

第 1 步：按“Graphs→Legacy Dialogs→Pie”顺序打开“Pie Charts”主对话框，选择“Data in Chart Are”中的“Summaries for groups of cases”，如图 6-31 所示。

第 2 步：打开“Define”，将外伤类型定义为 Define Slice by（分组变量），并按个案数（N of cases）或个案百分比（% of cases）汇总，见图 6-32，单击“OK”按钮运行即可。结果如图 6-33 所示。

3. 线图（line chart）　是在直角坐标系中用线段的升降表示某一事物量的变化趋势或某事物的量随时间变化的过程，适用于连续性资料，共有简单线图、多重线图、垂直线图 3 种类型。

（1）简单线图（simple line chart）

[例 6-5]　家兔服药后血清总胆固醇的变化见表 6-5，请用适当统计图描述变化情况。

表 6-5　家兔服药后血清总胆固醇的变化情况

指标	服药后周数						
	1	2	4	6	8	10	12
总胆固醇（mg/dL）	53.6	716.3	875.9	1301.4	1232.5	1124.1	1038.6

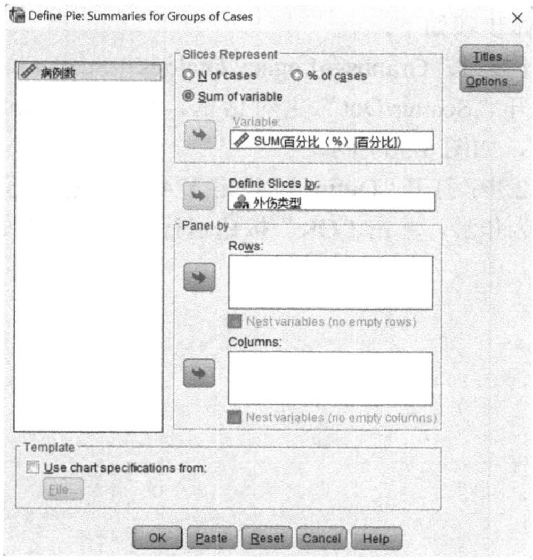

图 6-32　饼图定义对话框

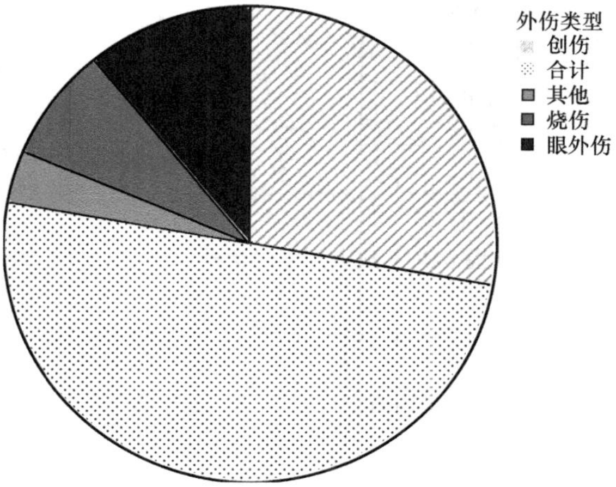

图 6-33　机械厂生产性外伤的饼图

具体步骤如下：

第 1 步：按“Graphs→Legacy Dialogs→Line”顺序打开“Line Charts”主对话框，见图 6-34，选“Simple”及“Data in Chart Are”中的“Summaries for groups of cases”。

第 2 步：点击“Define”按钮，将总胆固醇选入“Variable”中，将周数选入“Category Axis”中，并选择“Line Represent”中的“Other summary function”中的“Mean of Values”（表示平均值），单击“OK”按钮运行，结果如图 6-35 所示。

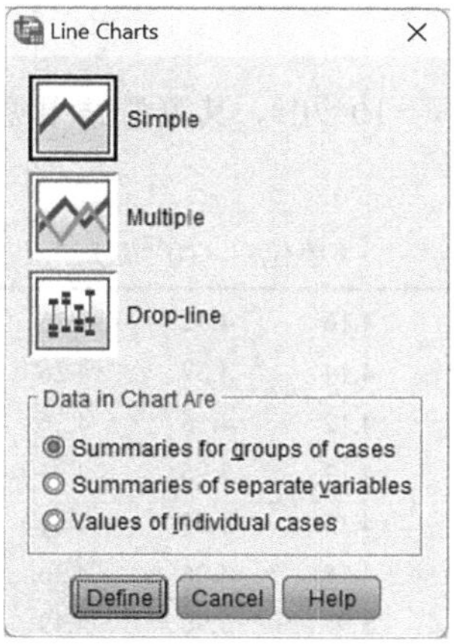

图 6-34　线图主对话框

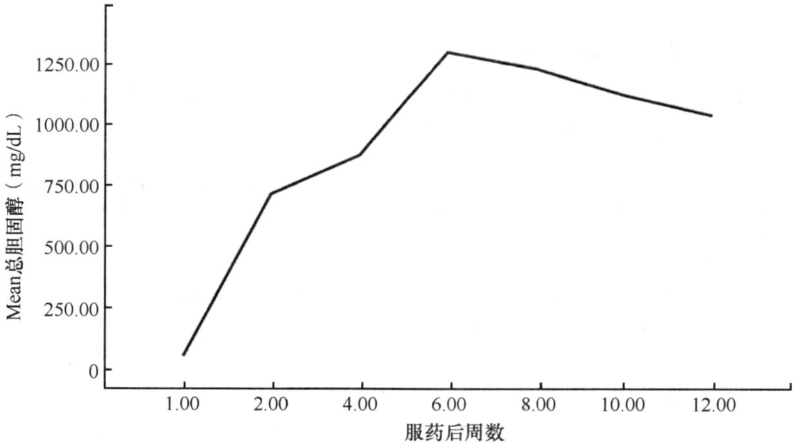

图 6-35　家兔服药后血清总胆固醇的变化情况

（2）多重线图（multiple line charts）和垂直线图（drop-line line charts），请同学们结合参考资料自己尝试。

4. 散点图（scatterplot）

[例 6-6]　12 名成年人的年龄与舒张压数据见表 6-6，试做散点图。

表 6-6　12 名成年人的年龄与舒张压结果

年龄（岁）	50	53	35	26	34	38	36	33	39	40	45	43
舒张压（mmHg）	108	96	68	72	79	87	78	76	74	89	93	90

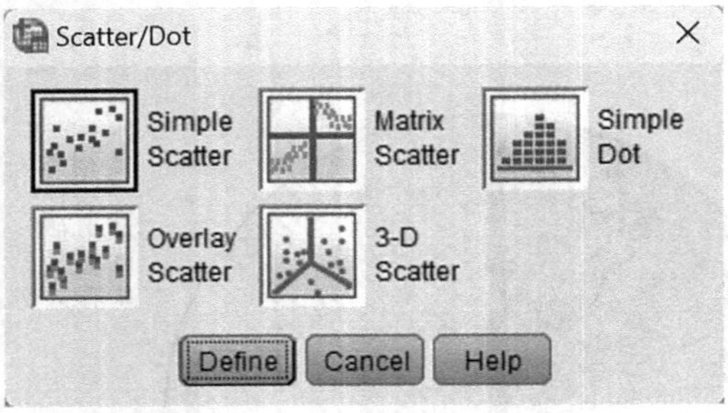

图 6-36 散点图主对话框

具体步骤如下：

第 1 步：按“Graphs→Legacy Dialogs→Scatter…”顺序打开“Scatter/Dot”主对话框，选择“Simple Scatter”，如图 6-36 所示。

第 2 步：打开“Define”，设定 Y Axis 为舒张压，X Axis 为年龄，单击“OK”按钮运行即可。结果如图 6-37。

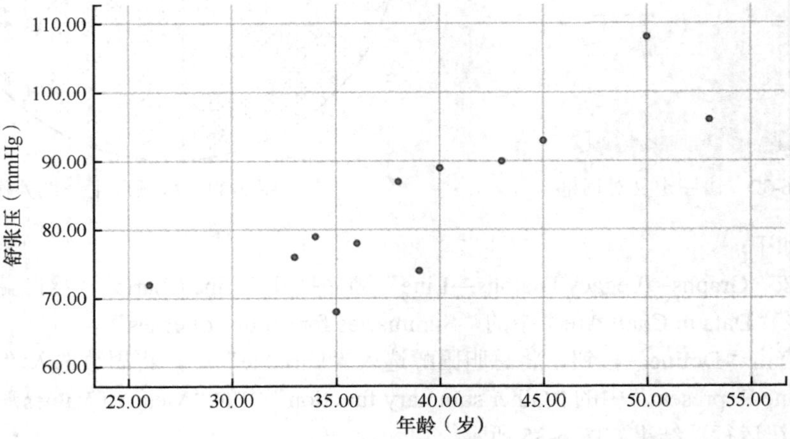

图 6-37 12 名成年人的年龄与舒张压数据的散点图

5. 直方图（histogram）

[例 6-7] 某医院用随机抽样方法检查了 120 名成年女子的红细胞数（$\times10^{12}$/L），其测量结果见表 6-7，请绘制红细胞数的直方图。

表 6-7 120 名成年女子的红细胞数的测量值 （单位：$\times10^{12}$/L）

3.96	4.23	4.42	3.59	5.12	4.02	4.32	3.72	4.76	4.16	4.61	4.26
4.63	3.91	4.41	3.52	5.03	4.01	4.30	4.19	4.75	4.14	4.57	4.26
4.56	3.79	3.89	4.21	4.95	3.98	4.29	3.67	4.69	4.12	4.56	4.26
4.66	4.28	3.83	4.20	5.24	4.02	4.33	3.76	4.81	4.17	3.96	3.27
4.61	4.26	3.96	4.23	3.76	4.01	4.29	3.67	3.39	4.12	4.27	3.61
4.98	4.24	3.83	4.20	3.71	4.03	4.34	4.69	3.62	4.18	4.26	4.36
5.28	4.21	4.42	4.36	3.66	4.02	4.31	4.83	3.59	3.97	3.96	4.49
5.11	4.20	4.36	4.54	3.72	3.97	4.28	4.76	3.21	4.04	4.56	4.25
4.92	4.23	4.47	3.60	5.23	4.02	4.32	4.68	4.76	3.69	4.61	4.26
3.89	4.21	4.36	3.42	5.01	4.01	4.29	3.68	4.71	4.13	4.57	4.26

具体步骤如下：

第 1 步：按“Graphs→Legacy Dialogs→Histogram”打开“Histogram”主对话框，设定“Variable”为红细胞数。

第 2 步：选上“Display normal curve”（显示正态曲线），单击“OK”按钮运行即可。结果如图 6-38 所示。

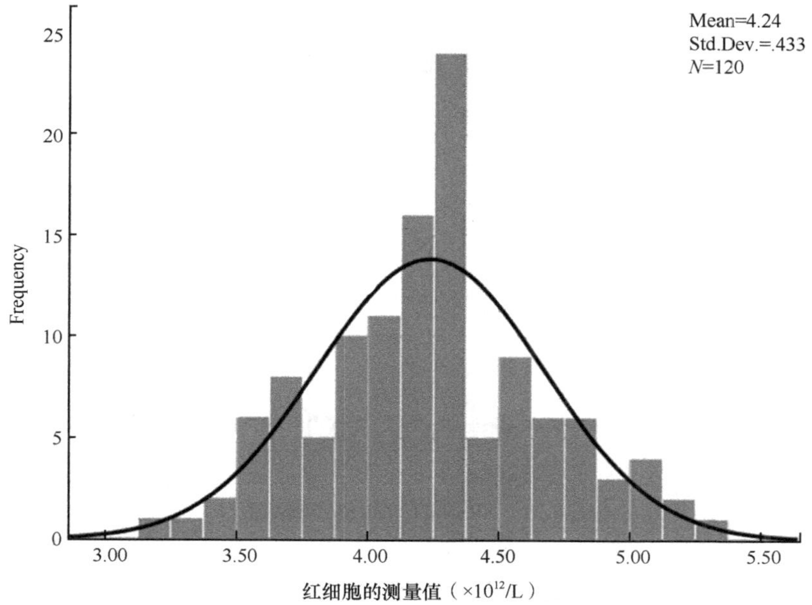

图 6-38　120 名成年女子红细胞数的分布情况

（郭　凯　任忠和）

实验三　定量资料的统计推断——*t* 检验

实验目的

①掌握 *t* 检验的操作方法及输出结果的含义。②熟悉 Compare Means 菜单中条目的功能。③了解 Means 菜单的作用和操作方法及输出结果的解释。

（一）单样本 *t* 检验

[例 6-8]　某地区为了分析蒙古族初中学生的营养状况，随机调查了牧区蒙古族 30 名初中生的身高和体重，他们的营养状况指标体重指数如表 6-8 所示，试与 10 年前同年龄组初中生的营养状况指标进行比较。10 年前大量调查的同年龄组男孩的体重指数均数为 19.35（kg/m^2）。

表 6-8　30 名初中生的体重指数的测量值　（单位：kg/m^2）

21.6	20.1	19.1	20.8	18.6	22.1	19.8	21.0	21.3	20.5
21.7	19.8	20.2	21.1	20.2	21.7	22.1	21.9	22.8	20.7
20.3	20.0	19.9	19.1	20.8	20.4	20.6	22.0	21.3	22.9

操作过程：调用 SPSS 的 Analyze 菜单 Compare Means 中的 One-Sample T Test 过程实现。

1. 数据准备

（1）建立数据库：单击窗口左下角的 Variable View（变量视图），定义变量名为 TZZS，在 Label（变量名标签）框中输入体重指数，如图 6-39 所示。

（2）输入数据：点击数据编辑窗口左下角的 Data View（数据视图），按顺序输入相应的数据，如图 6-40 所示。

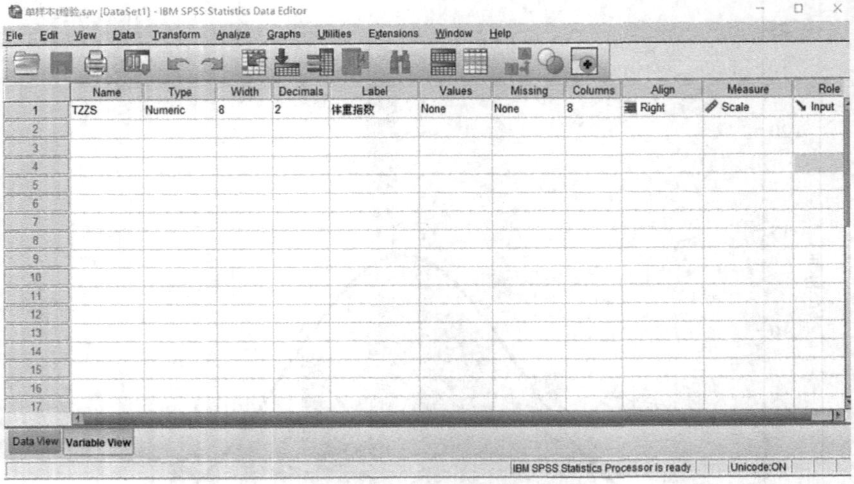

图 6-39　SPSS 的 Variable View 窗口

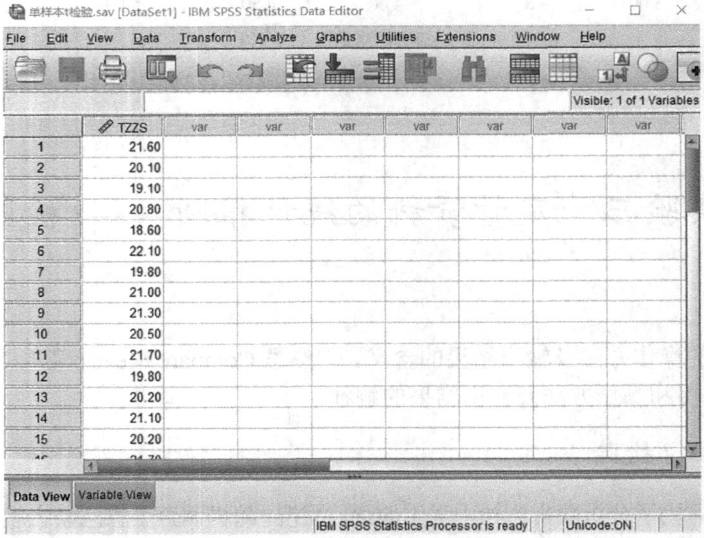

图 6-40　SPSS 的 Data View 窗口

2. 统计分析　选择菜单“Analyze→Compare Means→One-Sample T Test”，弹出“One-Sample T Test”（单样本 *t* 检验）主对话框（图 6-41）。选择变量“体重指数[TZZS]”，单击中间的➡，将其送入“Test Variable（s）”（分析变量）框中；在“Test Value”（用于输入已知总体均数）框中输入 19.35，如图 6-41 所示，单击“OK”按钮，输出结果。

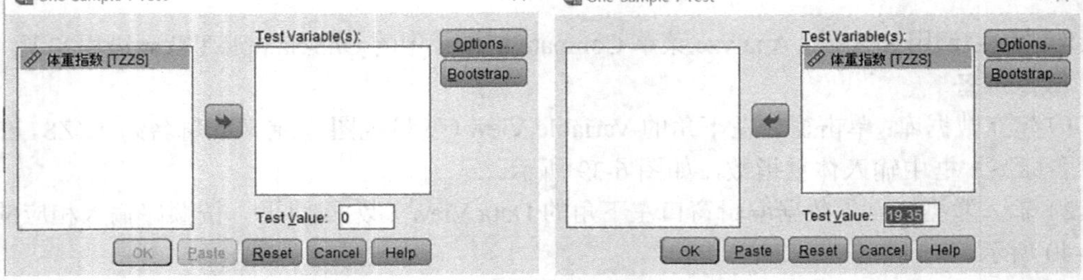

图 6-41　One-Sample T Test 主对话框

3. 结果 例 6-8 的 SPSS 输出结果如图 6-42 所示。

One-Sample Statistics

	N	Mean	Std.Deviation	Std.Error Mean
体重指数	30	20.8133	1.06924	.19521

One-Sample Test

	Test Value=19.35					
	t	df	Sig.(2-tailed)	Mean Difference	95%Confidence Interval of the Difference Lower	Upper
体重指数	7.496	29	.000	1.46333	1.0641	1.8626

图 6-42 单样本 t 检验 SPSS 输出结果

（1）One-Sample Statistics 表格为统计描述表，描述了分析变量的基本情况。从左到右依次为例数（N）、均数（Mean）、标准差（Std. Deviation）、标准误（Std. Error Mean）。本例 n=30，$\bar{x}$ =20.8133（kg/m^2），s=1.06924（kg/m^2），$S_{\bar{x}}$ =0.19521（kg/m^2）。

（2）One-Sample Test 表格为单样本 t 检验的统计分析结果，第一行注明了用于比较的已知总体均数为 19.35；第二行依次为 t 值（t）、自由度（df）、双侧 P 值 Sig.（2-tailed）、两均数的差值（Mean Difference）、差值 95%可信区间（95% Confidence Interval of the Difference）的下限（Lower）和上限（Upper）。本例 t=7.496，ν=29，双侧 P=0.000，按 α=0.05 水准，拒绝 H_0，差异有统计学意义，可认为该地区蒙古族初中学生的营养状况指标体重指数高于 10 年前本地区同年龄初中生的体重指数。

（二）配对 t 检验

[例 6-9] 某地用溴酚法与改进淀粉显色法（简称改进法）测定碘盐含碘量（mg/kg），资料见表 6-9。请问两法测定碘盐含碘量的结果是否相同？

表 6-9 用溴酚法与改进法测定碘盐含碘量 （单位：mg/kg）

方法	样品号									
	1	2	3	4	5	6	7	8	9	10
溴酚法	16.84	19.02	10.44	14.87	22.31	24.83	26.89	31.06	36.76	41.67
改进法	16.79	19.22	10.40	15.14	21.89	24.82	27.00	31.42	36.07	40.99

操作过程：调用 SPSS 的 Paired-Samples T Test 过程实现。

1. 数据准备 定义变量：溴酚法、改进法。输入数据，如图 6-43 所示。

2. 统计分析 选择菜单“Analyze→Compare Means→Paired-Samples T Test”，弹出“Paired-Samples T Test”（配对 t 检验）主对话框。依次选中两个成对变量治疗前和治疗后，单击中间的↵，将其成对送入“Paired Variables”（配对变量）框中，如图 6-44 所示。单击“OK”按钮，输出结果。

3. 结果 例 6-9 的 SPSS 输出结果如图 6-45 所示。

（1）Paired Samples Statistics 表格为统计描述表，分别描述了配对变量的基本情况：均数（Mean）、对子数（N）、标准差（Std. Deviation）、标准误（Std. Error Mean）。本例对子数 n=10，溴酚法 $\bar{x}_1 = 24.4690$（mg/kg），s_1=9.87637（mg/kg），$S_{\bar{x}_1}$ =3.12318（mg/kg）；改进法 $\bar{x}_2$ =24.3740（mg/kg），s_2=9.66333（mg/kg），$S_{\bar{x}_2}$ =3.05581（mg/kg）。

（2）Paired Samples Correlations 表格为配对变量间的相关分析，本例对子数 n=10，相关系数（Correlation）r =0.999，P = 0.000。

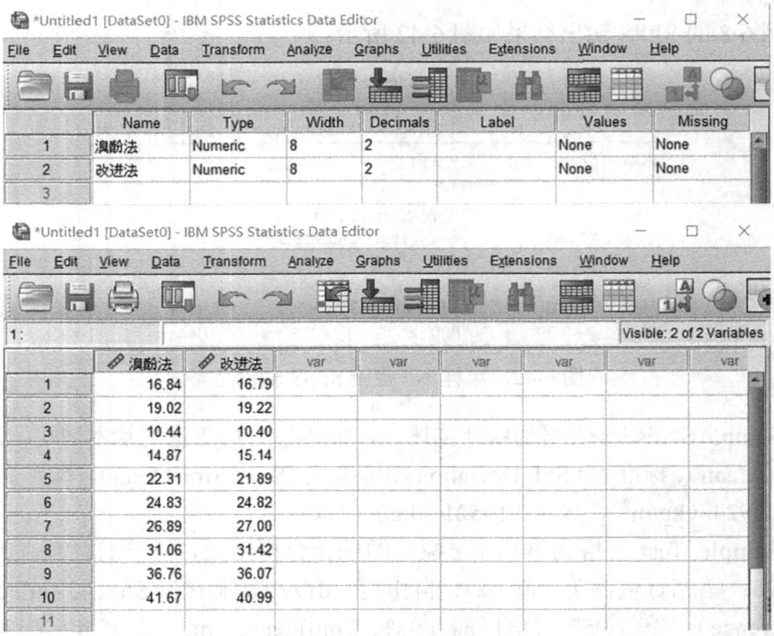

图 6-43　溴酚法及改进法调用 SPSS 的 Data View 窗口

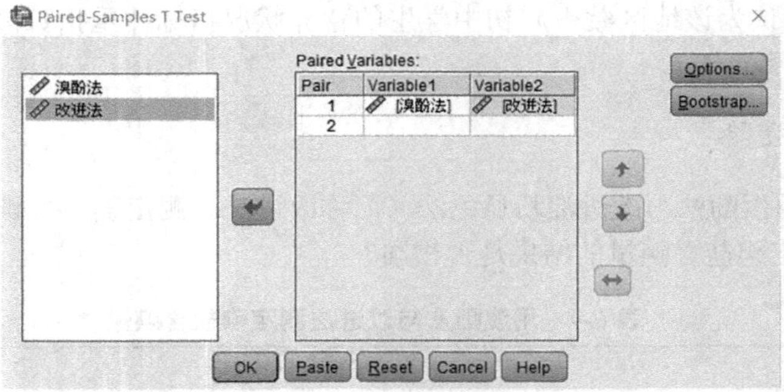

图 6-44　Paired-Samples T Test 主对话框

Paired Samples Statistics

		Mean	N	Std.Deviation	Std.Error Mean
Pair1	溴酚法	24.4690	10	9.87637	3.12318
	改进法	24.3740	10	9.66333	3.05581

Paired Samples Correlations

		N	Correlation	Sig.
Pair1	溴酚法&改进法	10	.999	.000

Paired Samples Test

		Paired Differences							
					95%Confidence Interval of the Difference				
		Mean	Std. Deviation	Std. Error Mean	Lower	Upper	t	df	Sig. (2-tailed)
Pair1	溴酚法 - 改进法	.09500	.37763	.11942	-.17514	.36514	.796	9	.447

图 6-45　配对 *t* 检验 SPSS 输出结果

（3）Paired Samples Test 表格为配对 t 检验的统计分析结果，从左到右依次为差值的均数（Mean）、标准差（Std. Deviation）、标准误（Std. Error Mean）、差值的 95%可信区间（95% Confidence Interval of the Difference）的下限（Lower）和上限（Upper）、t 值（t）、自由度（df）、双侧 P 值[Sig.（2-tailed）]。本例 t=0.796，ν=9，P=0.447，按 α=0.05 水准，不拒绝 H_0，差异无统计学意义，尚不能认为用溴酚法与改进法测定碘盐含碘量的结果不同。

（三）完全随机设计两样本均数比较的 t 检验

[例 6-10]　为了了解稀土氧化物颗粒对大鼠肺部的影响，研究者对 11 例大鼠进行灌肺，以正常大鼠 11 例为对照，测量两组动物超氧化物歧化酶（SOD）的活性（$\times10^3$ U/L），结果如表 6-10 所示。请问被灌肺大鼠与正常大鼠的超氧化物歧化酶（SOD）的活性是否相同？

表 6-10　两组大鼠超氧化物歧化酶（SOD）的活性测定结果

分组	超氧化物歧化酶（SOD）的活性（$\times10^3$U/L）										
灌肺组	29.32	30.12	28.62	30.78	31.62	29.06	31.97	29. 43	33.37	29.20	32.78
正常组	33.25	34.56	35.21	34.14	30.89	33.64	35.64	32.57	35.71	33.02	34.82

操作过程：调用 SPSS 的 Independent-Samples T Test 过程实现。

1. 数据准备

（1）建立数据库：激活 SPSS 的数据编辑窗口，单击窗口左下角的“Variable View”（变量视图），定义变量，第一个变量名为分组[在 Values（变量值标签）中定义：1=灌肺组，2=正常组]；第二个变量名为“SOD”（在 Label 框中输入“超氧化物歧化酶活性”），如图 6-46 所示。

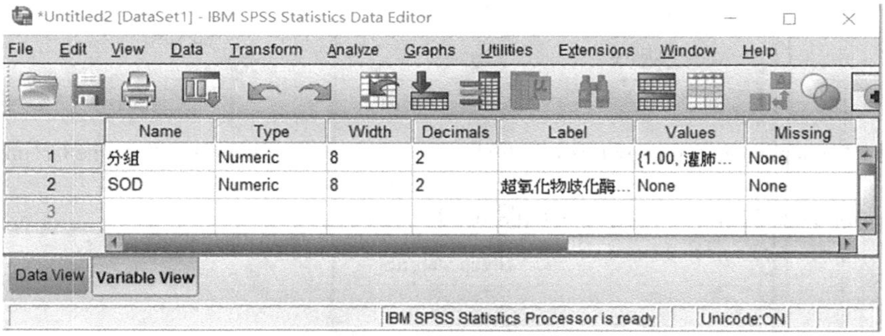

图 6-46　测量 SOD 活性调用 SPSS 的 Variable View 窗口

（2）输入数据：点击数据编辑窗口左下角的 Data View（数据视图），按顺序输入相应的数据，如图 6-47 所示。

2. 统计分析　选择菜单“Analyze→Compare Means→Independent-Samples T Test”，弹出“Independent-Samples T Test”（两独立样本 t 检验）主对话框。①选择变量“超氧化物歧化酶活性”，单击第一个 ➡，将其选入“Test Variable（s）”框中；②选择变量“分组”，单击第二个 ➡，将其选入“Grouping Variable”（分组变量）框中，如图 6-48 所示；③单击“Grouping Variable”下方的“Define Groups”（定义分组变量值），弹出“Define Groups”子对话框，在“Use specified values”（使用指定数值）的“Group 1”框中输入 1，“Group 2”框中输入“2”，如图 6-49 所示，单击“Continue”返回，再单击“OK”按钮，输出结果。

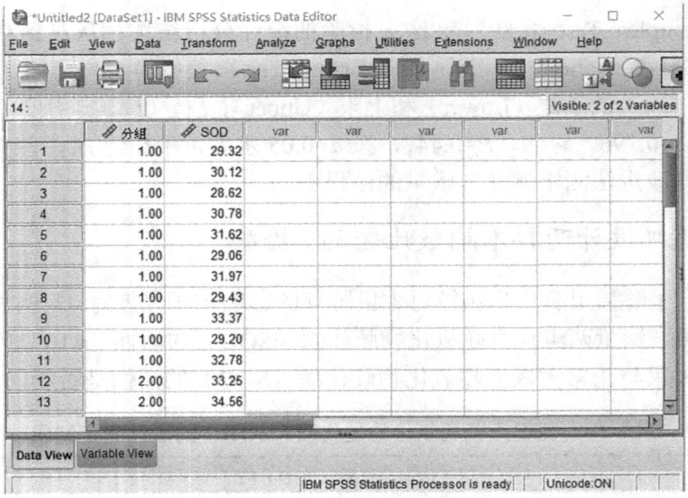

图 6-47　测量 SOD 活性调用 SPSS 的 Data View 窗口

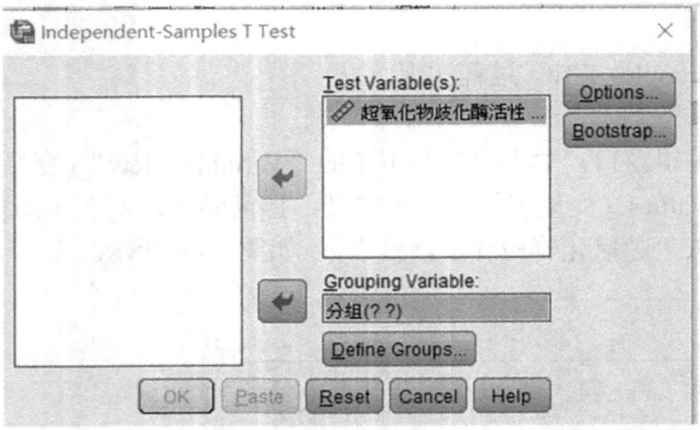

图 6-48　“Independent-Samples T Test”主对话框

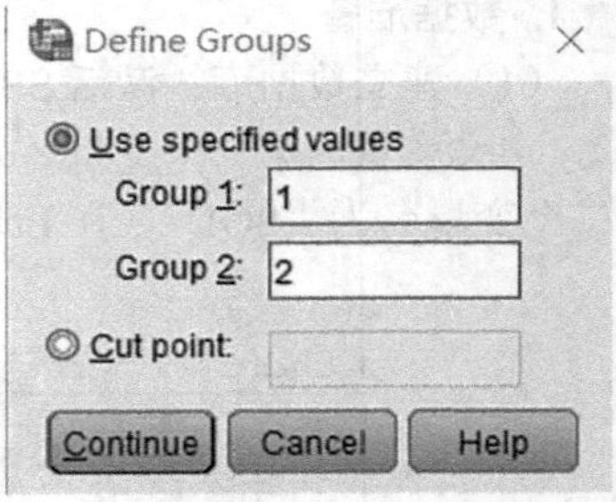

图 6-49　“Define Groups”子对话框

3. 结果　例 6-10 的 SPSS 输出结果如图 6-50 所示。

Group Statistics

	分组	N	Mean	Std. Deviation	Std.Error Mean
超氧化物歧化酶活性	灌肺组	11	30.5700	1.33874	.49410
	正常组	11	33.9500	1.46374	.44133

Independent Samples Test

		Levene's Test for Equality of Variances		t-test for Equality of Means						
									95% Confidence Inter of theDifference	
		F	Sig.	t	df	Sig. (2-tailed)	Mean Difference	Std.Error Difference	Lower	Upper
超氧化物歧化酶活性	Equal variances assumed	.501	.487	−5.102	20	.000	−3.38000	.66250	−4.76196	−1.99804
	Equal variances not assumed			−5.102	19.750	.000	−3.38000	.66250	−4.76308	−1.99692

图 6-50　例 6-10 统计分析结果

（1）Group Statistics 表格为统计描述表，分别描述了两组分析变量：例数（N）、均数（Mean）、标准差（Std. Deviation）、标准误（Std. Error Mean）。本例灌肺组 n_1=11，$\bar{x}_1 = 30.5700$ （$\times 10^3$U/L），

$S_1=1.33874$（$\times10^3$U/L），$S_{\bar{x}_1}=0.49410$（$\times10^3$U/L）；正常组 n_2=11，$\bar{x}_2=33.9500$（$\times10^3$U/L），$S_2=1.46374$（$\times10^3$U/L），$S_{\bar{x}_2}=0.44133$（$\times10^3$U/L）。

（2）Independent Samples Test 表格为统计分析结果，分为两部分：第一部分为 Levene's 方差齐性检验（Levene's Test for Equality of Variances），用于判断两总体方差是否相等，本例方差齐性检验结果为 F=0.501，P=0.487，可认为两总体方差相等即方差齐性；第二部分分别为两总体方差齐（Equal variances assumed）和方差不齐（Equal variances not assumed）时的 t 检验结果。现两总体方差齐，应选用方差齐时的 t 检验结果，即 t=–5.102，ν=20，P=0.000，按 α=0.05 水准，拒绝 H_0，接受 H_1，差异有统计学意义，可认为灌肺组和正常组大鼠的超氧化物歧化酶活性不同；如果方差不齐，则应用 t'检验，t'= –5.102，P=0.000。

（郭慧君）

实验四　定量资料的统计推断——方差分析

实验目的

①掌握完全随机设计、随机区组设计方差分析的操作方法。②熟悉样本均数比较及各个样本均数间的两两比较的方法及结果解读。③了解 General Linear Model 菜单的其他条目。

（一）完全随机设计的方差分析

[例 6-11]　某医生对不同严重程度的脑卒中患者的血压进行分析，根据问卷评分分为轻度、中度、重度，结果见表 6-11，请分析不同严重程度的脑卒中患者舒张压是否相同？

表 6-11　不同严重程度的脑卒中患者舒张压测量结果

严重程度	n	舒张压（mmHg）														
		1	2	3	4	5	6	7	8	9	10	11	12	13	14	15
轻度	15	136	132	120	120	130	135	120	130	135	131	133	128	134	131	130
中度	15	132	135	140	150	143	135	140	135	135	136	140	143	139	141	140
重度	15	151	163	162	169	167	159	172	165	160	155	161	173	170	171	168

操作步骤：

1. 数据准备

（1）建立数据库：激活 SPSS 的数据编辑窗口，单击窗口左下角的“Variable View”（变量视图），定义变量，第一个变量名为严重程度[在 Values（变量值标签）中定义：1=轻度，2=中度，3=重度]；第二个变量名为舒张压，如图 6-51 所示。

（2）输入数据：点击数据编辑窗口左下角的“Data View”（数据视图），按顺序输入相应的数据，如图 6-52 所示。

2. 统计分析

（1）单击“Analyze → Compare Means → One-Way ANOVA”，打开“One-Way ANOVA”对话框（图 6-53）。

弹出“One-Way ANOVA”对话框，从对话框左侧的变量列表中选入需要分析的变量舒张压，点击按钮使之进入“Dependent List”框，选严重程度点击钮使之进入“Factor”框。

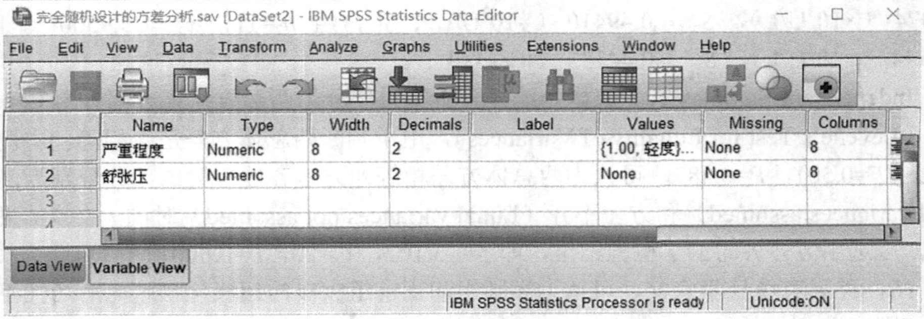

图 6-51　例 6-11 SPSS 的 Variable View 窗口

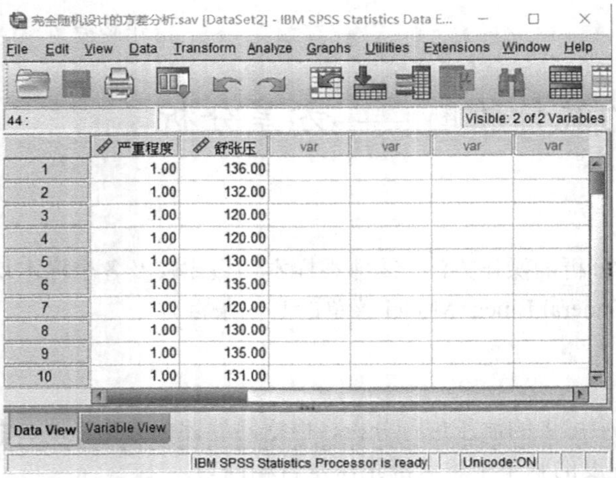

图 6-52　例 6-11 SPSS 的 Data View 窗口

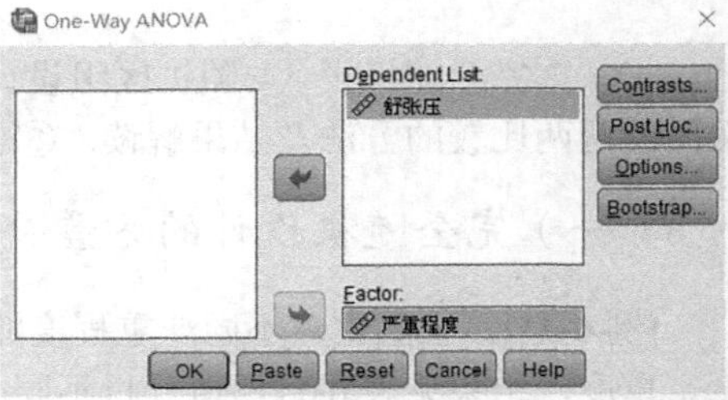

图 6-53　完全随机设计方差分析对话框

（2）单击“Options”按钮，打开“Options”对话框（图 6-54）。选择要求输出的统计量，并按要求的方式显示这些统计量，在该对话框中还可以选择对缺失值的处理要求。各组选择项的含义如下：

在“Statistics”栏中选择输出“Descriptive”和“Homogeneity of variance test”（方差齐性检验）。

（3）如果欲做多个样本均数间两两比较，可点击该对话框的“Post Hoc...”按钮打开“One-Way ANOVA：Post Hoc Multiple Comparisons”对话框（图 6-55），这时可见在 Tests 框中有多种比较方法可供选择。

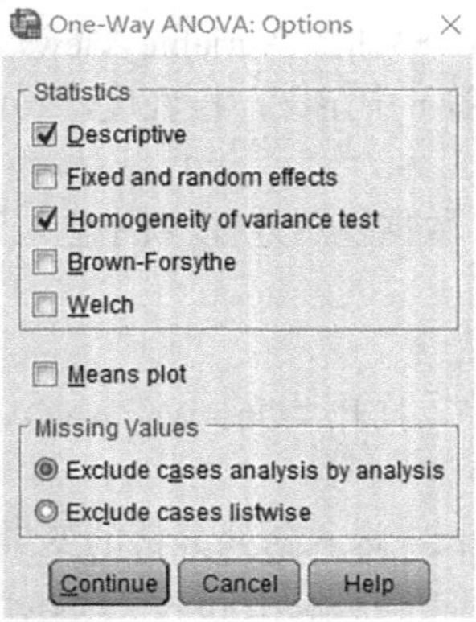

图 6-54　单变量方差分析的“选项”对话框

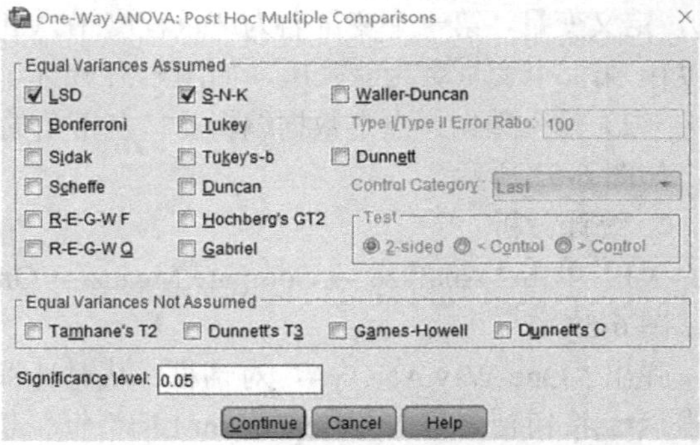

图 6-55　单变量方差分析“事后多重比较”对话框

均值多重比较的对话框：

1）方差齐时（Equal Variances Assumed），该矩形框中有如下选择方法："LSD""Bonferroni""Sidak""Scheffe""R-E-G-W F""S-N-K""R-E-G-W Q"等。

2）方差不齐时（Equal Variances Not Assumed），检验各均数间是否有差异的方法有四种可供选择："Tamhane' s T2""Dunnett' s T3""Games-Howell""Dunnett' s C"。

本例选用 LSD 和 S-N-K，点击"Continue"按钮返回"One-Way ANOVA"对话框。

3. 结果 例 6-11 的 SPSS 输出结果如图 6-56 所示。

Descriptives

舒张压

	N	Mean	Std. Deviation	Std.Error	95% Confidence Interval for Mean Lower Bound	Upper Bound	Minimum	Maximum
轻度	15	129.6667	5.47288	1.41309	126.6359	132.6974	120.00	136.00
中度	15	138.9333	4.49550	1.16073	136.4438	141.4229	132.00	150.00
重度	15	164.4000	6.45645	1.66705	160.8245	167.9755	151.00	173.00
Total	45	144.3333	15.80420	2.35595	139.5852	149.0814	120.00	173.00

Test of Homogeneity of Variances

		Levene Statistic	df1	df2	Sig.
舒张压	Based on Mean	1.325	2	42	.277
	Based on Median	1.190	2	42	.314
	Based on Median and with adjusted df	1.190	2	40.299	.315
	Based on trimmed mean	1.239	2	42	.300

ANOVA

舒张压

	Sum of Squares	df	Mean Square	F	Sig.
Between Groups	9704.133	2	4852.067	158.482	.000
Within Groups	1285.867	42	30.616		
Total	10990.000	44			

Post Hoc Tests

Multiple Comparisons

Dependent Variable：舒张压

	(I)严重程度	(J)严重程度	Mean Difference(I-J)	Std.Error	Sig.	95% Confidence Interval Lower Bound	Upper Bound
LSD	轻度	中度	−9.26667*	2.02042	.000	−13.3440	−5.1893
		重度	−34.73333*	2.02042	.000	−38.8107	−30.6560
	中度	轻度	9.26667*	2.02042	.000	5.1893	13.3440
		重度	−25.46667*	2.02042	.000	−29.5440	−21.3893
	重度	轻度	34.73333*	2.02042	.000	30.6560	38.8107
		中度	25.46667*	2.02042	.000	21.3893	29.5440

*.The mean difference is significant at the 0.05 level

Homogeneous Subsets

舒张压

	严重程度	N	Subset for alpha = 0.05		
			1	2	3
Student-Newman-Keuls[a]	轻度	15	129.6667		
	中度	15		138.9333	
	重度	15			164.4000
	Sig.		1.000	1.000	1.000

Means for groups in homogeneous subsets are displayed

a.Uses Harmonic Mean Sample Size = 15.000

图 6-56　完全随机设计方差分析统计分析结果

（1）Descriptives 表格是对不同病情的患者舒张压进行统计描述的结果，包括例数、均值、标准差、标准误等。

（2）Test of Homogeneity of Variances 表格是方差齐性检验结果，结果显示，Levene Statistic（方差齐性检验）统计量为 1.325，概率 P=0.277，按 α=0.05 的检验水准，差异无统计学意义，可认为所比较的各组间方差是齐的。

（3）ANOVA 表格是方差分析结果：组间的离均差平方和（Sum of Squares，即 SS）、自由度（df）、均方（Means Square，即 MS）分别为 9704.133、2、4852.067；组内的离均差平方和（Sum of Squares，即 SS）、自由度（df）、均方（Means Squares，即 MS）分别为 1285.867、42、30.616；总的离均差平方和（Sum of Squares，即 SS）和自由度（df）分别为 10990.000 和 44；本例 F=158.482，P＜0.001，按 α=0.05 的检验水准，差异有统计学意义，表明不同病情患者的舒张压不同。

（4）Multiple Comparisons 和 Homogeneous Subsets 是多重比较结果，为了解哪两组之间有差别，需进行两两比较，两种检验方法结果都显示：1 组与 2 组，1 组与 3 组及 2 组与 3 组比较差异均有统计学意义（已用*标出）。

（二）随机区组设计的方差分析

[例 6-12]　某院有 30 名头疼患者，按照病情分为 10 个区组，每一区组内 3 名患者随机接受标准法或两种新方法治疗，记录用药后止痛时间，见表 6-12，试问三种方法治疗头疼患者的止痛时间是否相同？

操作步骤：

1. 数据准备　单击变量窗口，定义变量名：“区组”“组别”（标准方法=1，新方法一=2，新方法二=3）和止痛时间，按顺序输入数据，见图 6-57 和图 6-58。

表 6-12　30 名头疼患者用药后止痛时间（min）

区组	标准方法	新方法一	新方法二
1	8.40	6.90	6.80
2	7.70	6.80	6.40
3	10.10	10.30	10.60
4	9.60	9.40	9.20
5	9.30	8.00	7.60
6	9.10	8.80	8.90
7	9.00	6.10	6.40
8	7.70	7.40	7.30
9	8.10	8.00	8.20
10	5.30	5.10	5.20

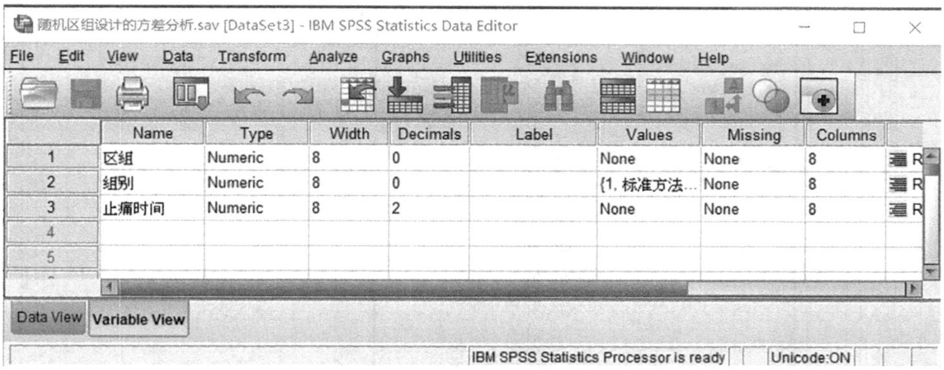

图 6-57　例 6-12 SPSS 的 Variable View 窗口

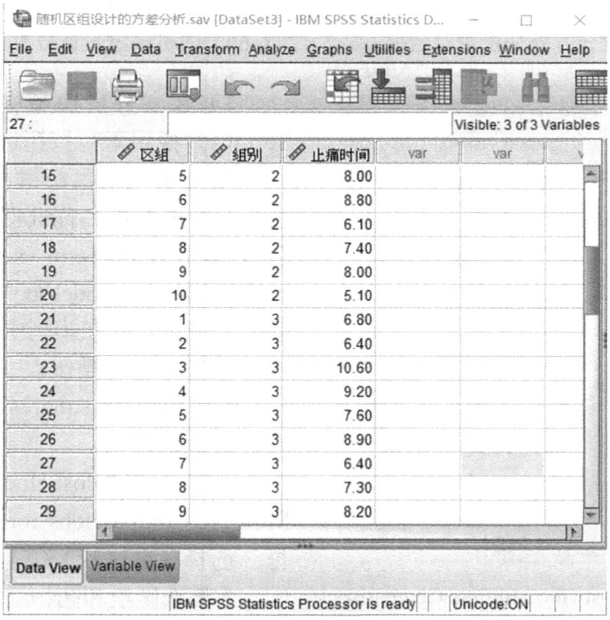

图 6-58　例 6-12 SPSS 的“Data View”窗口

2. 统计分析

（1）单击“Analyze→General Linear Model→Univariate...”项，弹出“Univariate”对话框（设置分析变量），如图 6-59 示，从对话框左侧的变量列表中选止痛时间，点击 按钮使之进入“Dependent Variable”框，选区组和组别点击 按钮使之进入“Fixed Factor（s）”框。

（2）点击“Model”按钮，弹出“Univariate：Model”对话框（选择分析模型），如图 6-60 所示，在“Specify Model”栏中，指定分析模型类型。

1）系统默认 Full factorial 的模型类型，该项选择建立全模型。全模型包括所有因素变量的主效应和所有的交互效应，选择该项后无须进行进一步的操作，即可单击“Continue”按钮返回主对话框。

2）本例选择“Build terms”（构建项）选项，选择“Build terms”后，原来被屏蔽的“Factors & Covariates、Model 和 Build Term（s）”栏被激活。在“Factors & Covariates”框中自动列出可以作为因素变量的变量名，这些变量都是由用户在主对话框中定义的，根据表中列出的变量名建立模型。

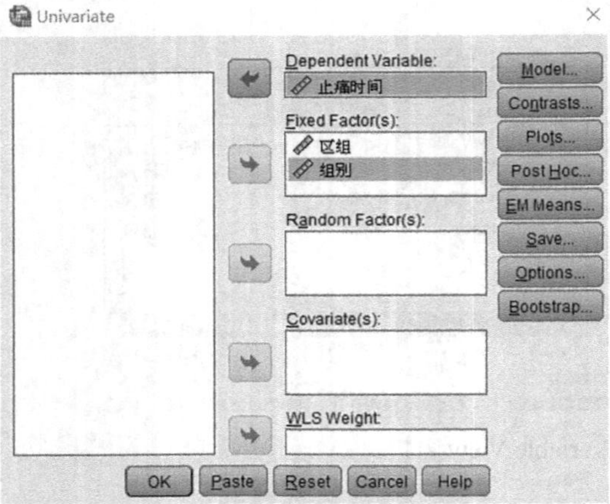

图 6-59　随机区组设计方差分析主对话框

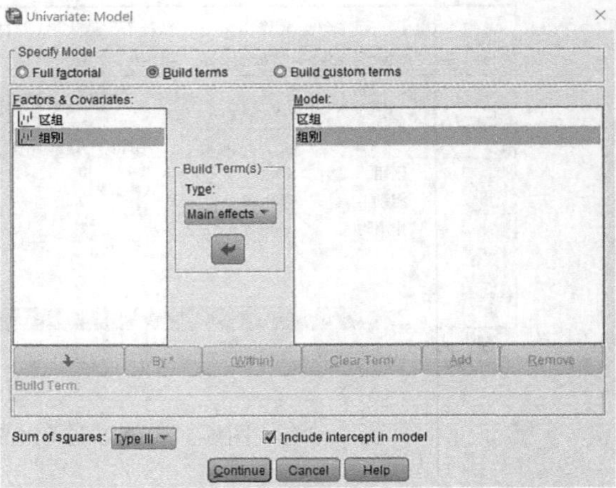

图 6-60　随机区组设计方差分析的“Model”对话框

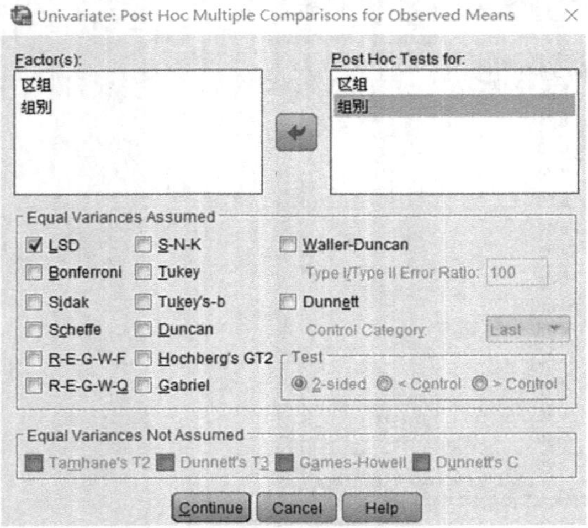

图 6-61　方差分析的“Post Hoc Multiple Comparisons for Observed Means”对话框

3）建立分析模型中的主效应：在“Build Term(s)”栏用下拉按钮选中主效应 Main effects，在变量列表栏用鼠标键单击某一个单个的因素变量名，该变量名背景将改变颜色（一般变为黄色），单击 Build Term（s）栏中的右拉箭头按钮，该变量出现在 Model 框中。一个变量名占一行称为主效应项。欲在模型中包括几个主效应项，就进行数次如上的操作。

4）“Sum of squares”栏分解平方和的选择项，按默认即可。

（3）点击“Post Hoc”按钮，弹出“Post Hoc Multiple Comparisons for Observed Means”对话框（选择多重比较）（图 6-61）。

本例选区组和药物组别点击钮使之进入“Post Hoc Tests for”对话框，在“Equal Variances Assumed”下点选“LSD”，点击“Continue”返回，再单击“OK”按钮，输出结果。

3. 结果　例 6-12 的 SPSS 输出结果如图 6-62 所示。

（1）Between-Subjects Factors 表格为所分析因素的取值情况列表，由表可见，处理组分为 3 个水平，各有 10 次测量，区组因素共有 10 个水平，各有 3 次测量。

（2）Tests of Between-Subjects Effects 表格为随机区组设计方差分析的主要结果：①检验结果的第一行是校正方差分析模型（Corrected Model）的检验，F=17.167，P＜0.001，差异有统计学意义，可以用它来继续判断模型中系数有无统计学意义；②第二行是截距（Intercept），在分析中无统计学意义，可忽略；③第三行是区组的方差分析结果，F=19.627，P＜0.001，按 α=0.05 水准，拒绝 H_0，接受 H_1，差异有统计学意义，可认为不同区组的总体均数不全相同；④第四行是处理组的方差分析结果，F=6.097，P=0.010，按 α=0.05 水准，拒绝 H_0，接受 H_1，差异有统计学意义，可认为三种方法治疗头疼患者的止痛时间不全相同。

（3）Multiple Comparisons 表格是采用 LSD 法进行组间均数两两比较的结果，可以看出标准方法与新方法一、新方法二比较的均值差异均有统计学意义。

Univariate Analysis of Variance

Between-Subjects Factors

		Value Label	N
区组	1.00		3
	2.00		3
	3.00		3
	4.00		3
	5.00		3
	6.00		3
	7.00		3
	8.00		3
	9.00		3
	10.00		3
组别	1	标准方法	10
	2	新方法一	10
	3	新方法二	10

Tests of Between-Subjects Effects

DependentVariable:　止痛时间

Source	Type Ⅲ Sum of Squares	df	Mean Square	F	Sig.
CorrectedModel	59.666[a]	11	5.424	17.167	.000
Intercept	1883.376	1	1883.376	5960.750	.000
区组	55.814	9	6.202	19.627	.000
组别	3.853	2	1.926	6.097	.010
Error	5.687	18	.316		
Total	1948.730	30			
CorrectedTotal	65.354	29			

a.R Squared=.913(Adjusted R Squared=.860)

Post Hoc Tests

组别

MultipleComparisons

DependentVariable:　止痛时间
LSD

(I)组别	(J)组别	MeanDifference (I-J)	Std.Error	Sig.	95% Confidence Interval Lower Bound	95% Confidence Interval Upper Bound
标准方法	新方法一	.7500*	.25138	.008	.2219	1.2781
	新方法二	.7700*	.25138	.007	.2419	1.2981
新方法一	标准方法	−.7500*	.25138	.008	−1.2781	−.2219
	新方法二	.0200*	.25138	.937	−.5081	.5481
新方法二	标准方法	−.7700*	.25138	.007	−1.2981	−.2419
	新方法一	−.0200*	.25138	.937	−.5481	.5081

Based on observed means
The error term is Mean Square(Error)=.316
*.The mean difference is significant at the .05 level

图 6-62　随机区组设计方差分析统计分析结果

（郭慧君）

实验五　卡 方 检 验

实验目的

①掌握四格表资料、配对资料、行×列表资料的卡方检验的方法。②熟悉卡方检验频数表资料数据库的建立方法。③了解卡方检验的用途；四格表确切概率法的基本思想及其应用。

（一）四格表资料的卡方检验

[例 6-13] 某医院收治 186 例乙型脑炎患者，随机分为两组，分别用同样的方法治疗，但其中一组加一定量的人工牛黄，治疗结果见表 6-13。试问加人工牛黄是否增加该方法的疗效？

表 6-13　加人工牛黄与不加人工牛黄治疗乙型脑炎的效果

疗法	治愈	未治愈	合计
不加人工牛黄	26	45	71
加人工牛黄	68	47	115
合计	94	92	186

SPSS 软件实现方法：

1. 数据准备　激活 SPSS 的数据编辑窗口，单击窗口左下角的“Variable View”（变量视图），定义三个变量：疗法、疗效、频数。疗法变量赋值，在“Values”（变量值标签）中用 1 表示不加人工牛黄，2 表示加人工牛黄。疗效变量赋值，在“Values”中用 1 表示治愈，2 表示未治愈，SPSS 数据文件格式见图 6-63。

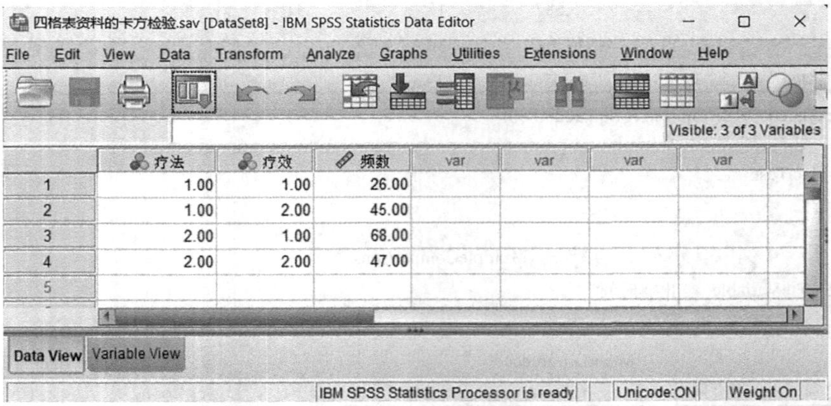

图 6-63　例 6-13 SPSS 的“Data View”窗口

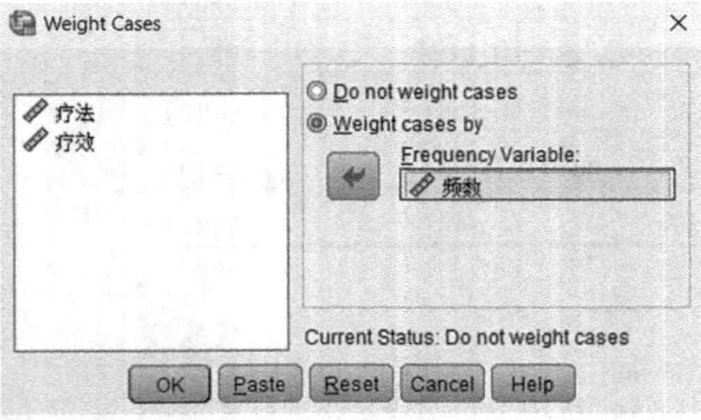

图 6-64　“Weigh Cases”对话框

2. 统计分析

（1）频数加权：调用 Weigh Cases 过程实现。选择“Data→Weigh Cases”，弹出“Weigh Cases”对话框，选择“Weigh cases by”，选中变量“频数”，单击 ，将其送入“Frequency Variable”（频数变量）框中，如图 6-64 所示，单击“OK”按钮。

（2）选择菜单“Analyze → Descriptive Statistics → Crosstabs”，弹出“Crosstabs”（列联表）主对话框，如图

6-65 所示。

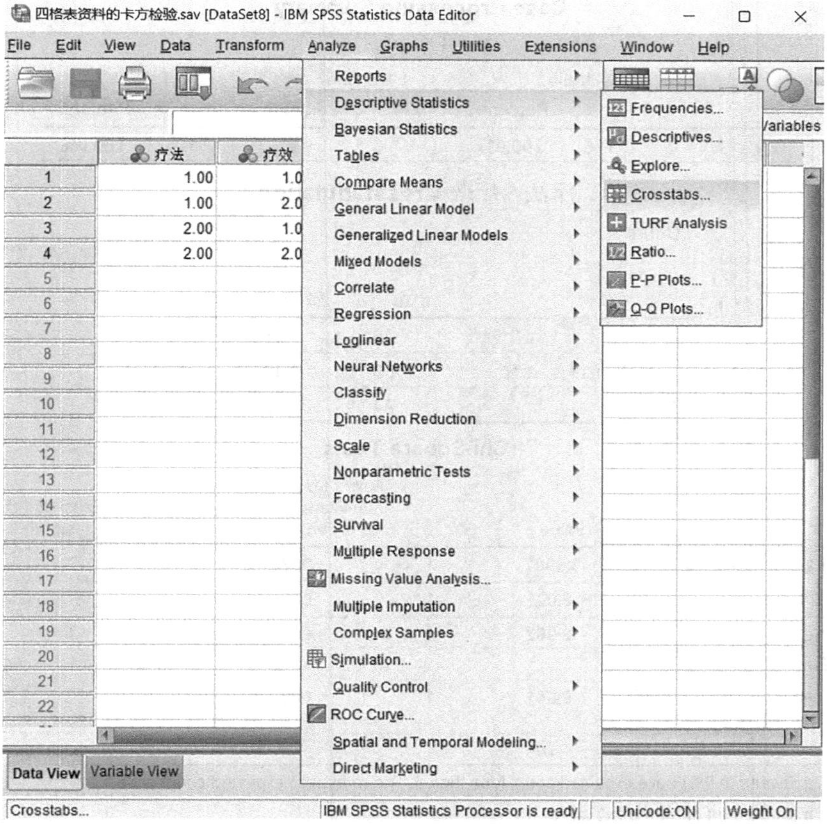

图 6-65　Crosstabs（列联表）主对话框

（3）选择变量“疗法”，单击第一个，将其送入“Row（s）”（行变量）框中；选择变量“疗效”，单击第一个，将其送入“Column（s）”（列变量）框中；点击右上方的“Statistics”，弹出“Statistics”（统计量）子对话框，选择“Chi-square”（卡方检验），单击“Continue”按钮返回，其他项选择系统默认方式，点击“OK”按钮提交系统运行，如图 6-66 所示。

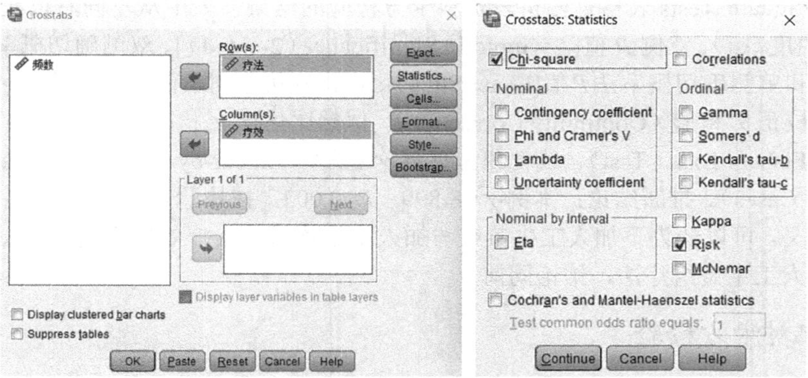

图 6-66　例 6-13 Chi-square（卡方检验）操作

3. 结果 例 6-13 的 SPSS 输出结果如图 6-67 所示。

Case Processing Summary

	Cases					
	Valid		Missing		Total	
	N	Percent	N	Percent	N	Percent
疗法 * 疗效	186	100.0%	0	0.0%	186	100.0%

疗法 * 疗效 Crosstabulation

Count

		疗效		
		治愈	未治愈	Total
疗法	不加人工牛黄	26	45	71
	加人工牛黄	68	47	115
Total		94	92	186

Chi-Square Tests

	Value	df	Asymptotic Significance (2-sided)	Exact Sig. (2-sided)	Exact Sig. (1-sided)
Pearson Chi-Square	8.899[a]	1	.003		
Continuity Correction[b]	8.021	1	.005		
Likelihood Ratio	8.982	1	.003		
Fisher's Exact Test				.004	.002
Linear-by-Linear Association	8.851	1	.003		
N of Valid Cases	186				

a. 0 cells (0.0%) have expected count less than 5. The minimum expected count is 35.12

b. Computed only for a 2x2 table

图 6-67　例 6-13 统计分析结果

（1）Case Processing Summary 表格给出样本的几个基本统计量：有效例数（Valid）、缺失例数（Missing）、合计例数（Total）和百分数。

（2）疗法*疗效 Crosstabulation 表格是不加人工牛黄组与加人工牛黄组疗效的四格表资料的情况。

（3）Chi-Square Tests 表格是四格表资料卡方检验的结果：表中从左向右依次为检验统计量（Value）、自由度（df）、双侧 P 值[Asymptotic Significance（2-sided）]、双侧确切概率法 P 值[Exact Sig.（2-sided）]和单侧确切概率法 P 值[Exact Sig.（1-sided）]；从上到下依次为未校正 χ^2 检验（Pearson Chi-Square）、校正 χ^2 检验（Continuity Correction） 似然比估计 χ^2 检验（Likelihood Ratio）、Fisher 确切概率法（Fishers Exact Test）、线性模型估计 χ^2 检验（Linear-by-Linear Association）、有效例数（N of Valid Cases）。推断结论：本例 χ^2=8.899，P=0.003，按检验水准，拒绝 H_0，接受 H_1，差异有统计学意义，可以认为不加人工牛黄组与加人工牛黄组的治疗效果不同，加人工牛黄组疗法效果优于不加人工牛黄组疗法，结论同前。

（二）配对卡方检验

[例 6-14]　某医生现有 84 份胃肠消化病患者的标本，把每份标本分成两份，分别用细菌培养法和快速脲酶试验诊断患者幽门螺杆菌的感染情况，结果见表 6-14，试问两种方法的检测结果有无差别？

表 6-14　两种方法检测结果

细菌培养法	快速脲酶试验		合计
	+	−	
+	26（*a*）	22（*b*）	48
−	9（*c*）	27（*d*）	36
合计	35	49	84

配对设计的 χ^2 检验 SPSS 软件实现方法：

1. 数据准备　激活 SPSS 的数据编辑窗口，单击窗口左下角的“Variable View”（变量视图），定义三个变量：第一个变量名为频数；第二个变量名为细菌培养法，在“Values”（变量值标签）中用 1 表示阳性，2 表示阴性；第三个变量名为快速脲酶试验，在“Values”中用 1 表示阳性，2 表示阴性，单击 SPSS 的数据编辑窗口左下角的“Data View”按钮，输入相应数据，图 6-68。

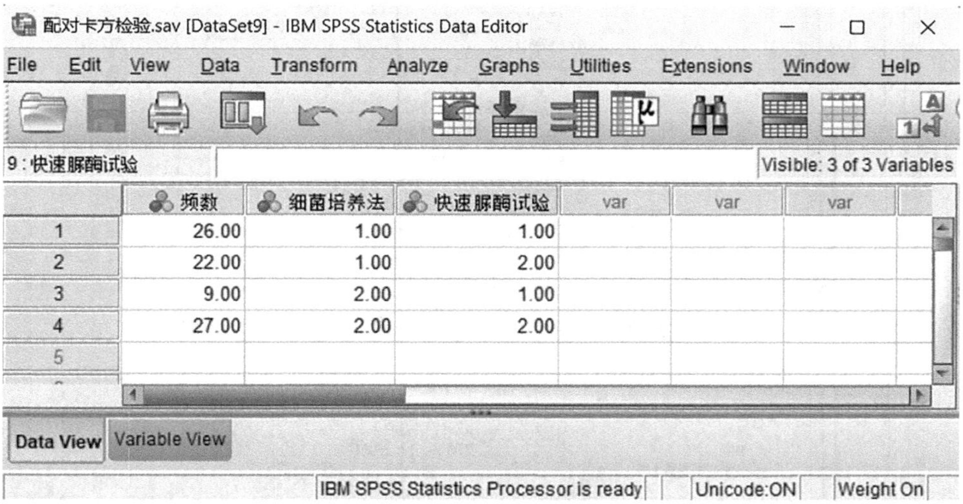

图 6-68　例 6-14 SPSS 的“Data View”窗口

2. 统计分析

（1）频数加权：详细过程类似图 6-64。

（2）点击“Analyze → Nonparametric Tests → 2 Related Samples”，弹出非参数的“Two-Related-Samples Tests”主对话框（图 6-69），把左边源变量的细菌培养法和快速脲酶试验作为配对变量，调入右边的“Test Pairs”下的矩形框。激活“Test Type”框中的“McNemar”，其他项选择系统默认方式，点击“OK”按钮提交系统运行，如图 6-70 所示。

3. 结果　例 6-14 的 SPSS 输出结果如图 6-71 所示。

（1）细菌培养法&快速脲酶试验表格是细菌培养法与快速脲酶试验与疗效的四格表资料的情况。

（2）Test Statistics[a] 表格是四格表资料 χ^2 检验的结果：从上到下依次为有效例数（N）；校正 χ^2 检验结果（Chi-Square）；双侧 P 值（Asymp. Sig）。结论：本例 χ^2=4.645，P=0.031，按检验水准，拒绝 H_0，接受 H_1，差异有统计学意义，可以认为细菌培养法、快速脲酶试验检测患者幽门螺杆菌的感染情况的阳性率不同。

（三）行×列卡方检验

[例 6-15]　2010 年某医生在研究药物治疗卒中疾病的疗效中，采用中药、蒙药、西药治疗卒中患者 183 例，结果见表 6-15。试问三种药物对治疗卒中的疗效有无差别？

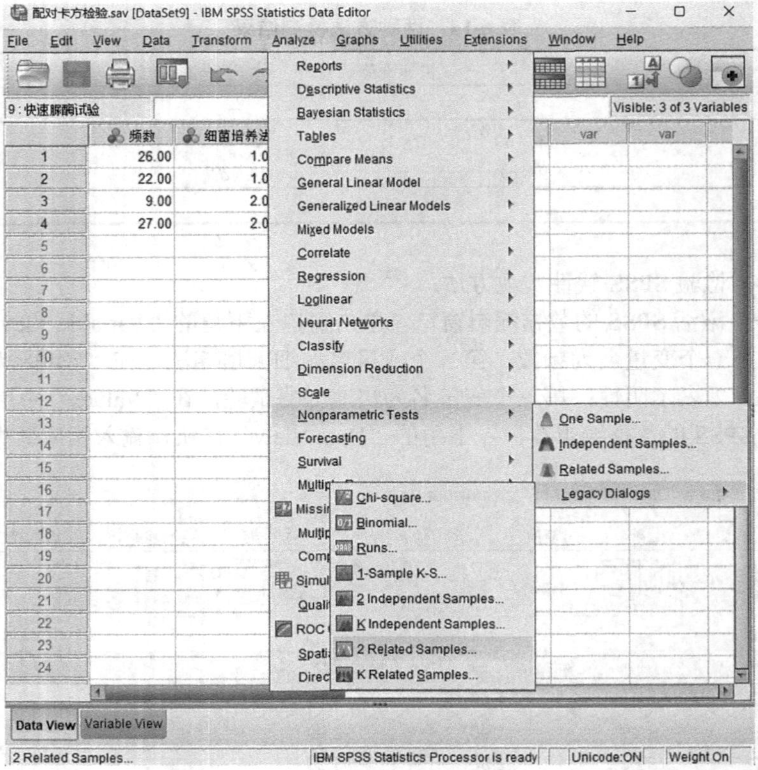

图 6-69　Analyze→Nonparametric Tests→2 Related Samples 操作

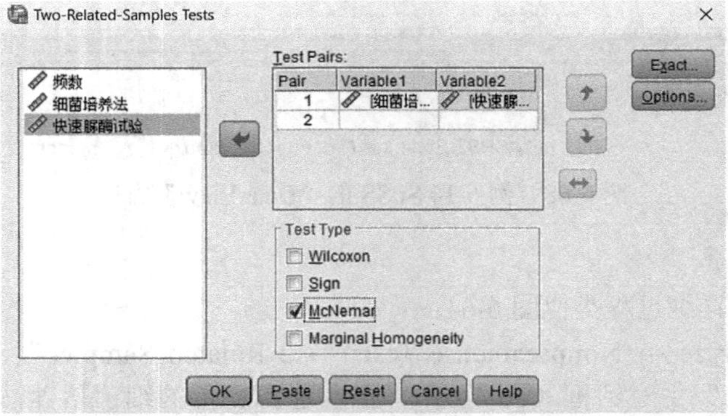

图 6-70　非参数的“Two-Related-Samples Tests”对话框

细菌培养法 & 快速脲酶试验

细菌培养法	快速脲酶试验 阳性	阴性
阳性	26	22
阴性	9	27

Test Statistics[a]

	细菌培养法 & 快速脲酶试验
N	84
Chi-Square[b]	4.645
Asymp. Sig.	.031

a. McNemar Test

b. Continuity Corrected

图 6-71　例 6-14 统计分析结果

表 6-15　三种药物治疗卒中的疗效比较

组别	疗效		合计	有效率（%）
	有效	无效		
西药	36	25	61	59.0
中药	48	12	60	80.0
蒙药	56	6	62	90.3
合计	140	43	183	76.5

例 6-15 资料 SPSS 软件实现方法：

1. 数据准备　激活 SPSS 的数据编辑窗口，单击窗口左下角的“Variable View”（变量视图），定义三个变量：第一个变量名为分组，在“Values”（变量值标签）中用 1 表西药，2 表示中药，3 表示蒙药；第二个变量名为疗效，在“Values”中用 1 表示有效，2 表示无效；第三个变量名为频数。单击 SPSS 的数据编辑窗口左下角的“Data View”（数据视图）按钮，输入相应的数据，如图 6-72 所示。

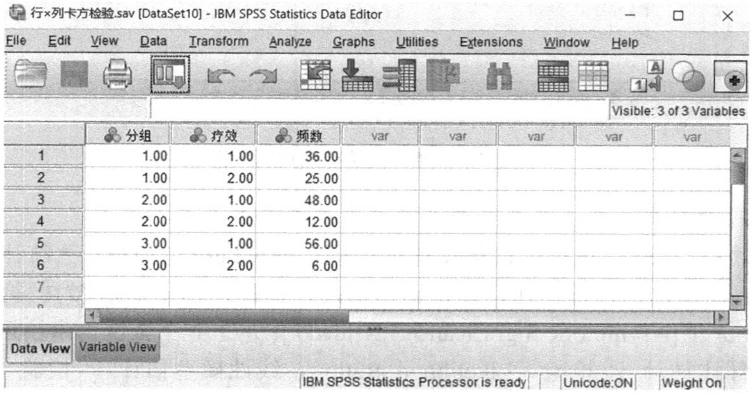

图 6-72　例 6-15 SPSS 的 Data View 窗口

2. 统计分析

（1）频数加权：详细过程参照例 6-13。

（2）选择菜单“Analyze→descriptive statistics→Crosstabs”，弹出“Crosstabs”（列联表）主对话框。

（3）选择变量分组，单击第一个→，将其送入“Row（s）”（行变量）框中；选择变量疗效，单击第一个→，将其送入“Column（s）”（列变量）框中；点击右上方的“Statistics”，弹出“Statistics”（统计量）子对话框，选择“Chi-square”（卡方检验），单击“Continue”按钮返回，其他项选择系统默认方式，点击“OK”按钮提交系统运行，见图 6-73。

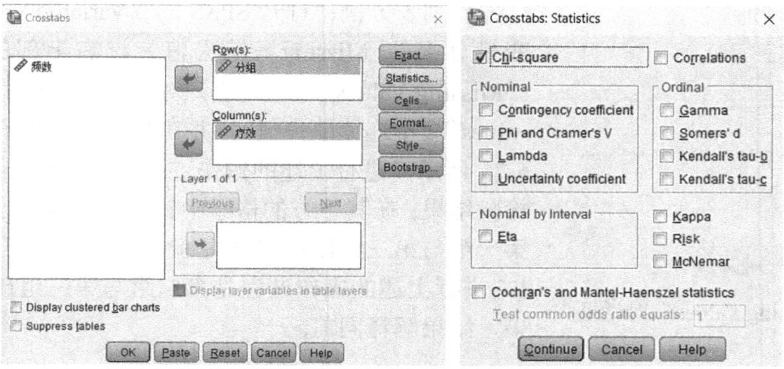

图 6-73　例 6-15 Chi-square（卡方检验）操作

3. 结果 例 6-15 的 SPSS 输出结果如图 6-74 所示。

组别*疗效Crosstabulation疗效

		有效	无效	Total
分组	西药	36	25	61
	中药	48	12	60
	蒙药	56	6	62
Total		140	43	183

Chi-Square Tests

	Value	df	Asymptotic Significance (2-sided)
Pearson Chi-Square	17.372[a]	2	.000
Likelihood Ratio	17.507	2	.000
Linear-by-Linear Association	16.643	1	.000
N of Valid Cases	183		

a. 0 cells (0.0%) have expected count less than 5. The minimum expected count is 14.10.

图 6-74　例 6-15 统计分析结果

（1）多组的总体比较

1）组别*疗效 Crosstabulation 疗效表格是三种药物与疗效的行×列表，为统计描述表。

2）Chi-Square Tests 表格是行×列表 χ^2 检验的结果。表中从左向右依次为检验统计量（Value）、自由度（df）、双侧 P 值[Asymptotic Significance（2-sided）]；从上到下依次为未校正 χ^2 检验（Pearson Chi-Square）、似然比估计 χ^2 检验（Likelihood Ratio）、线性模型估计 χ^2 检验（Linear-by-Linear Association）、有效例数（N of Valid Cases）。本例未校正 χ^2 检验结果为 χ^2=17.372，P<0.0001，按 α=0.05 水准，拒绝 H_0，接受 H_1，差异有统计学意义，可以认为三种药物治疗卒中的有效率不全相同。

（2）多个样本率之间的两两比较：在行×列表 χ^2 检验中，若 P<0.05，若拒绝无效假设 H_0，只能作出总的结论，即总的来说 3 种不同药物治疗卒中有效率的差异有统计学意义。但是无法确定具体是哪两种药物治疗卒中有效率的差异有统计学意义。若想确定哪两种药物治疗卒中有效率的差异有统计学意义，还需要进行两两比较，即需要进行行×列分割（Subdividing R×C table）。即对每两种药物疗效的差异做统计分析，然后作出结论。根据研究设计类型的不同，有不同的行×列分割方法。重复多次的假设检验，将使第一类错误 α 扩大，必须重新规定检验水准。操作步骤如下：

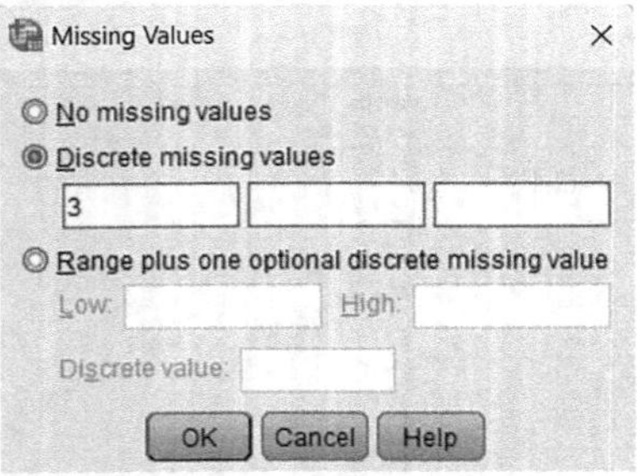

图 6-75　“Missing Values”对话框

行列表分割：打开 SPSS 的“Variable View”窗口，单击变量分组的 Missing（缺失值）框右半部的省略号，弹出“Missing Values”（缺失值）对话框，选择“Discrete missing values”（不连续缺失值），并在其下方的格子中输入 3，如图 6-75 所示。进行上述的操作过程是第一组与第二组比较的 χ^2 检验结果；在其下方的格子中输入 2，进行上述的操作过程是第一组与第三组比较的 χ^2 检验结果；在其下方的格子中输入 1，进行上述的操作过程是第二组与第三组比较的 χ^2 检验结果，结果解释同前。

（四）两个或多个构成比的比较

[例 6-16]　某医师研究蒙古族与汉族血型的分布情况，随机抽取蒙古族 150 人，汉族 200 人，分别检测其血型，数据整理见表 6-16，请问两民族血型分布有无差异？

表 6-16　蒙古族与汉族的血型分布

民族	血型				合计
	A	B	O	AB	
汉族	63	51	64	22	200
蒙古族	58	31	48	13	150
合计	121	82	112	35	350

例 6-16 资料 SPSS 软件实现方法：

1. 数据准备　激活 SPSS 的数据编辑窗口，单击窗口左下角的“Variable View”（变量视图），定义三个变量：第一个变量名为民族，在“Values”（变量值标签）中用 1 表示汉族，2 表示蒙古族；第二个变量名为血型，在“Values”中用 1 表示 A 型，2 表示 B 型，3 表示 O 型，4 表示 AB 型；第三个变量名为频数。单击 SPSS 的数据编辑窗口左下角的“Data View”（数据视图），按顺序输入表 6-16 的数据，如图 6-76 所示。

2. 统计分析

（1）频数加权：详细过程参照例 6-13。

（2）选择菜单“Analyze → Descriptive Statistics → Crosstabs”，弹出“Crosstabs”（列联表）主对话框。

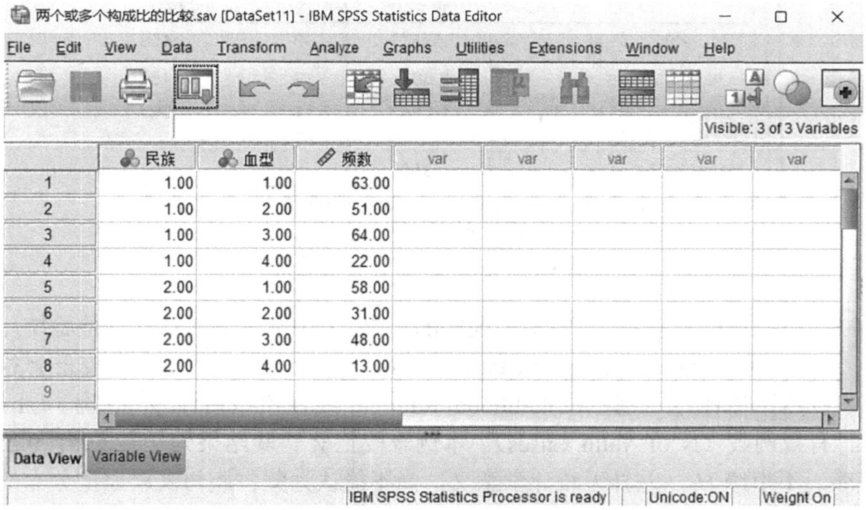

图 6-76　例 6-16 SPSS 的“Data View”窗口

（3）选择变量民族，单击第一个 →，将其送入“Row（s）”（行变量）框中；选择变量血型，单击第一个 →，将其送入“Column（s）”（列变量）框中；点击右上方的“Statistics”，弹出“Statistics”（统计量）子对话框，选择“Chi-square”（卡方检验），单击“Continue”按钮返回，其他项选择系统默认方式，点击“OK”按钮提交系统运行，如图 6-77。

3. 结果　例 6-16 的 SPSS 输出结果如图 6-78 所示。

（1）民族*血型 Crosstabulation 表格是民族与血型的行×列表，为统计描述表。

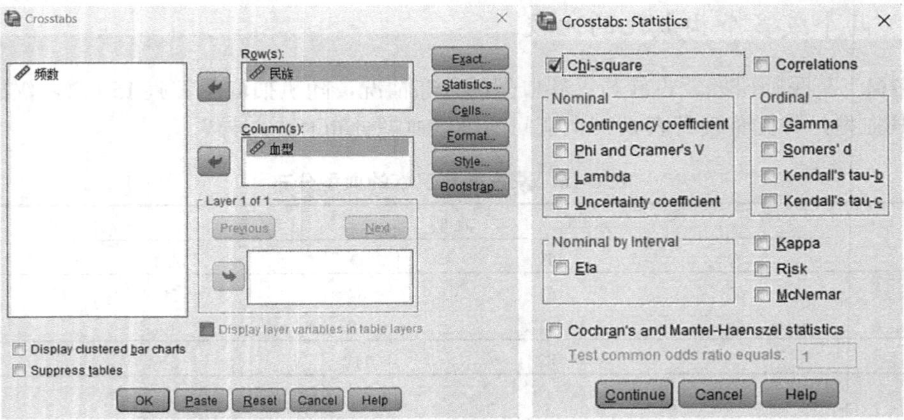

图 6-77　例 6-16 Crosstabs-Statistics 操作

民族 * 血型 Crosstabulation

Count

		血型 A	B	O	AB	Total
民族	汉族	63	51	64	22	200
	蒙族	58	31	48	13	150
Total		121	82	112	35	350

Chi-Square Tests

	Value	df	Asymptotic Significance (2-sided)
Pearson Chi-Square	2.595[a]	3	.458
Likelihood Ratio	2.601	3	.457
Linear-by-Linear Association	1.156	1	.282
N of Valid Cases	350		

a. 0 cells (0.0%) have expected count less than 5. The minimum expected count is 15.00

图 6-78　例 6-16 统计分析结果

（2）Chi-Square Tests 表格是行×列表 χ^2 检验的结果。表中从左向右依次为检验统计量（Value）、自由度（df）、双侧 P 值[Asymptotic Significance（2-sided）]；从上到下依次为未校正 χ^2 检验（Pearson Chi-Square）、似然比估计 χ^2 检验（Likelihood Ratio）、线性模型估计 χ^2 检验（Linear-by-Linear Association）、有效例数（N of Valid Cases）。本例未校正 χ^2 检验结果为 $\chi^2=2.595$，$0.25<P<0.5$，按 $\alpha=0.05$ 水准，不拒绝 H_0，差异无统计学意义，尚不能认为蒙古族与汉族血型分布的构成不同。

（五）双向无序分类资料的关联性检验

[例 6-17]　某医生为了研究脱发的中医类型与情绪的关系，收集了 310 名脱发患者的中医类型和情绪类型，结果见表 6-17，试问患者的中医类型和情绪类型有无关系？

表 6-17　310 名脱发患者中医类型与情绪类型情况

中医类型	情绪类型			合计
	抑郁	强迫	焦虑	
肝肾不足	80	48	4	132

续表

中医类型	情绪类型			合计
	抑郁	强迫	焦虑	
气血两虚	53	62	11	126
血热风盛	20	21	11	52
合计	153	131	26	310

例 6-17 的 SPSS 软件实现方法：

1. 数据准备　激活 SPSS 的数据编辑窗口，单击窗口左下角的“Variable View”（变量视图），定义三个变量：第一个变量名为中医类型，在“Values”（变量值标签）中用 1 表示肝肾不足，2 表示气血两虚，3 表示血热风盛；第二个变量名为情绪类型，在“Values”中用 1 表示抑郁，2 表示强迫，3 表示焦虑；第三个变量名为频数。单击 SPSS 数据编辑窗口左下角的“Data View”按钮，输入数据，如图 6-79 所示。

2. 统计分析

（1）频数加权：详细过程参照例 6-13。

（2）选择菜单“Analyze → Descriptive statistics → Crosstabs”，弹出“Crosstabs”（列联表）主对话框。

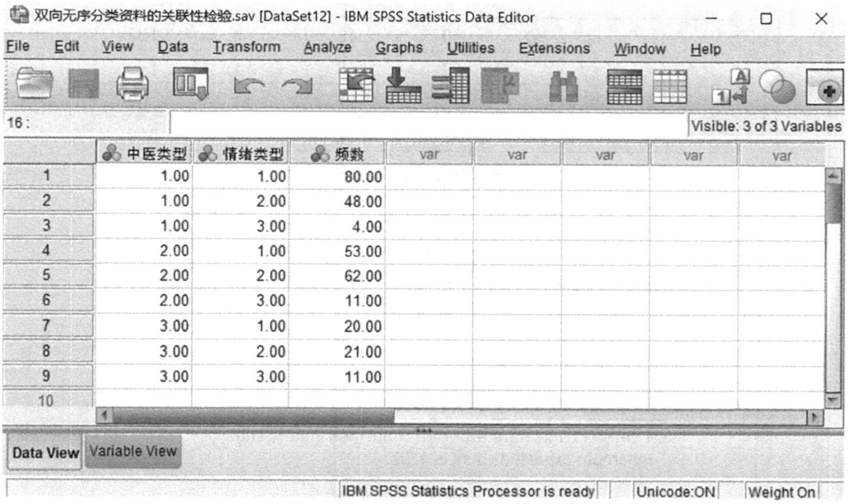

图 6-79　例 6-17 SPSS 的 Data View 窗口

（3）选择变量中医类型，单击第一个，将其送入“Row（s）”（行变量）框中；选择变量情绪类型，单击第一个，将其送入“Column（s）”（列变量）框中；点击右上方的“Statistics”，弹出“Statistics”（统计量）子对话框，选择“Chi-square”（卡方检验）和“Contingency coefficient”（列联系数），单击“Continue”按钮返回，其他项选择系统默认方式，点击“OK”按钮提交系统运行，如图 6-80。

3. 结果　例 6-17 的 SPSS 输出结果如图 6-81 所示。

（1）中医类型*情绪类型 Crosstabulation 表格是中医类型与情绪类型的行×列表，为统计描述表。

（2）Chi-Square Tests 表格是行×列表 χ^2 检验的结果。表中从左向右依次为检验统计量（Value）、自由度（df）、双侧 P 值[Asymptotic Significance（2-sided）]；从上到下依次为未校正 χ^2 检验（Pearson Chi-Square）、似然比估计 χ^2 检验（Likelihood Ratio）、线性模型估计 χ^2 检验（Linear-by-Linear Association）、有效例数（N of Valid Cases）。本例未校正 χ^2 检验结果为 $\chi^2=23.20$，$P<0.001$，按 $\alpha=0.05$

水准，拒绝 H_0，接受 H_1，差异有统计学意义，可以认为脱发患者的中医类型与情绪类型之间有关联。

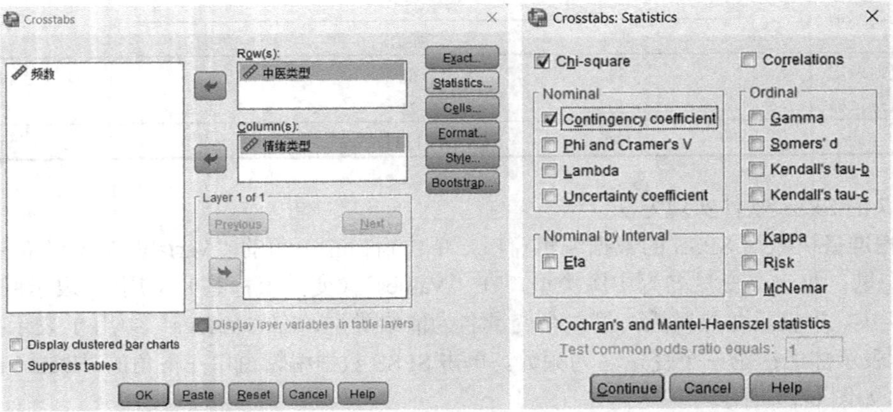

图 6-80　Crosstabs-Statistics 操作

中医类型 * 情绪类型 Crosstabulation

Count

		情绪类型 抑郁	强迫	焦虑	Total
中医类型	肝肾不足	80	48	4	132
	气血两虚	53	62	11	126
	血热风盛	20	21	11	52
Total		153	131	26	310

Chi-Square Tests

	Value	df	Asymptotic Significance (2-sided)
Pearson Chi-Square	23.200[a]	4	.000
Likelihood Ratio	21.578	4	.000
Linear-by-Linear Association	17.451	1	.000
N of Valid Cases	310		

a. 1 cells (11.1%) have expected count less than 5. The minimum expected count is 4.36

Symmetric Measures

		Value	Approximate Significance
Nominal by Nominal	Contingency Coefficient	.264	.000
N of Valid Cases		310	

图 6-81　例 6-17 统计分析结果

（3）Symmetric Measures 表格说明脱发患者的中医类型与情绪类型之间关联性大小，从结果可以看出本例列联系数（Contingency Coefficient）为 0.264，对列联系数进行假设检验的结果 $P<0.05$，所以可以认为脱发患者的中医类型与情绪类型之间有关联性。

（六）四格表资料的确切概率法

[例 6-18]　某医师为了比较 A、B 两药治疗高血压的疗效，将 38 例高血压患者随机分为两组，分别给予 A 药和 B 药治疗，结果见表 6-18。请判断 A、B 两药治疗高血压的疗效是否相同？

表 6-18 两种药物治疗高血压的疗效比较

药物	治愈	未治愈	合计
A 药	11	8	19
B 药	7	12	19
	18	20	38

SPSS 软件实现方法：

1. 数据准备 激活 SPSS 的数据编辑窗口，单击窗口左下角的“Variable View”（变量视图），定义三个变量：第一个变量名为频数；第二个变量名为药物，在“Values”（变量值标签）中用 1 表示 A 药，2 表示 B 药；第三个变量名为疗效，在“Values”中用 1 表示治愈，2 表示未治愈，单击 SPSS 数据编辑窗口左下角的“Data View”按钮，输入数据，见图 6-82。

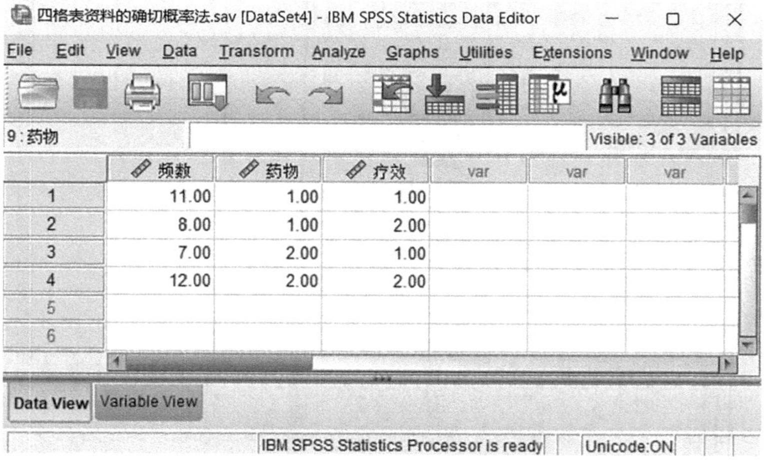

图 6-82 例 6-18 SPSS 的“Data View”窗口

2. 统计分析

（1）频数加权：调用 Weight Cases 过程实现。选择“Data → Weight Cases”，弹出“Weight Cases”对话框，选择“Weight cases by”，选中变量“频数”，单击，将其送入“Frequency Variable”（频数变量）框中，如图 6-83 所示，单击“OK”按钮。

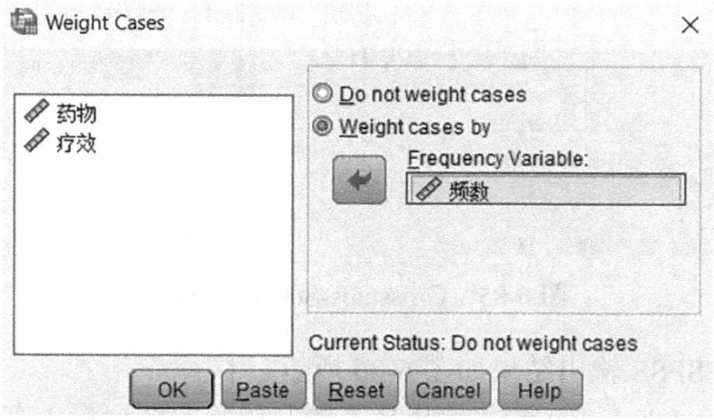

图 6-83 “Weight Cases”对话框

（2）选择菜单“Analyze → Descriptive Statistics → Crosstabs”，弹出“Crosstabs”（列联表）主对话框，如图 6-84 所示。

（3）选择变量“药物”，单击第一个，将其送入“Row（s）”（行变量）框中；选择变量

“疗效”，单击第一个➡，将其送入“Column（s）”（列变量）框中；点击右上方的“Statistics”，弹出“Statistics”（统计量）子对话框，选择“Chi-square”（卡方检验），单击“Continue”按钮返回，其他项选择系统默认方式，点击“OK”按钮提交系统运行，如图 6-85。

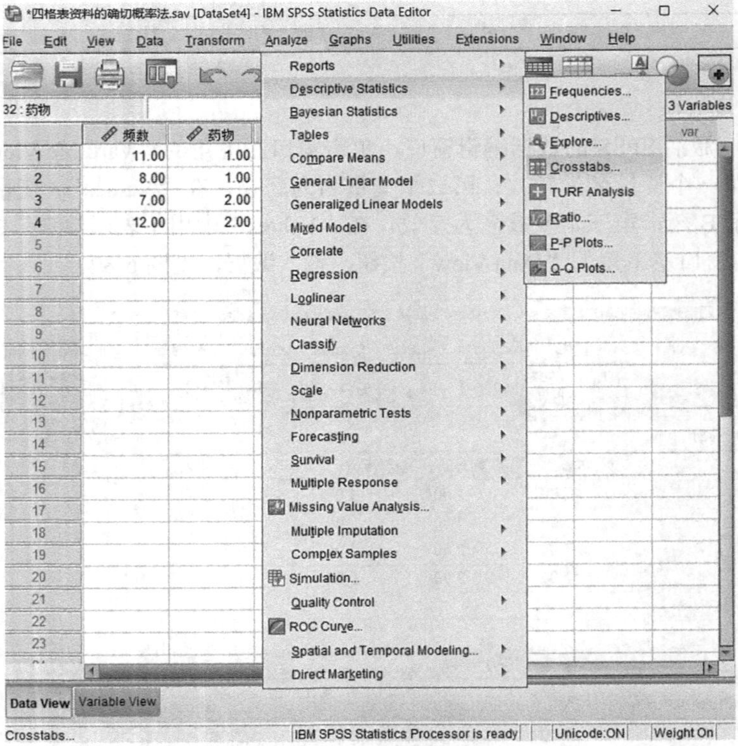

图 6-84 Analyze-Descriptive Statistics-Crosstabs 操作

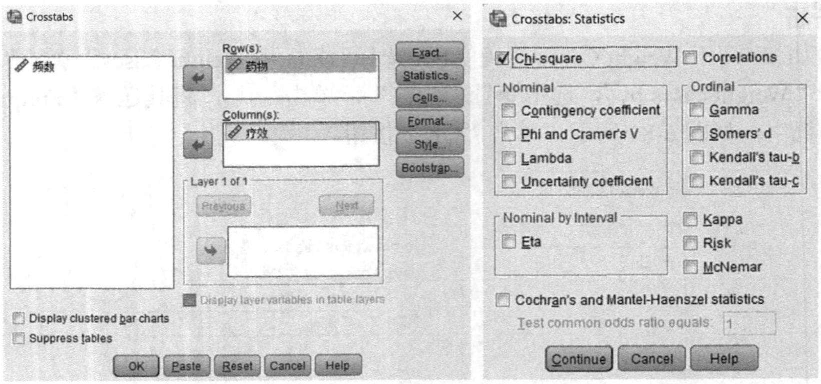

图 6-85 Crosstabs-Statistics 操作

3. 结果 例 6-18 的 SPSS 输出结果如图 6-86 所示。

（1）药物*疗效 Crosstabulation 表格给出样本的几个基本统计量：有效例数（Valid）、合计例数（Total）。

（2）Chi-Square Tests 表格是四格表资料卡方检验的结果：表中从左向右依次为检验统计量（Value）、自由度（df）、双侧 P 值[Asymptotic Significance（2-sided）]、双侧确切概率法 P 值[Exact Sig.（2-sided）]和单侧确切概率法 P 值[Exact Sig.（1-sided）]；从上到下依次为未校正 χ^2 检验（Pearson

药物 * 疗效 Crosstabulation

Count

		疗效		
		治愈	未治愈	Total
药物	A药	11	8	19
	B药	7	12	19
Total		18	20	38

Chi-Square Tests

	Value	df	Asymptotic Significance (2-sided)	Exact Sig. (2-sided)	Exact Sig. (1-sided)
Pearson Chi-Square	1.689[a]	1	.194		
Continuity Correction[b]	.950	1	.330		
Likelihood Ratio	1.702	1	.192		
Fisher's Exact Test				.330	.165
Linear-by-Linear Association	1.644	1	.200		
N of Valid Cases	38				

a. 0 cells (0.0%) have expected count less than 5. The minimum expected count is 9.00

b. Computed only for a 2x2 table

图 6-86　例 6-18 统计分析结果

Chi-Square)、校正 χ^2 检验（Continuity Correction）似然比估计 χ^2 检验（Likelihood Ratio)、Fisher 确切概率法（Fisher's Exact Test)、线性模型估计 χ^2 检验（Linear-by-Linear Association)、有效例数（N of Valid Cases)。推断结论：本例因样本量小于 40，采用确切概率法，双侧概率 P=0.330，按检验水准，不拒绝 H_0，差异无统计学意义，尚不能认为 A、B 药治疗高血压的疗效不同。

（侯瑞丽）

实验六　基于秩次的非参数检验

实验目的

①掌握参数检验与非参数检验的概念；秩和检验的基本思想、适用条件和优缺点；配对设计资料、单样本资料、完全随机设计两样本资料的秩和检验方法步骤、适用条件。②熟悉完全随机设计多个样本资料的秩和检验方法步骤、适用条件；随机区组设计资料的秩和检验方法步骤、适用条件。③了解完全随机设计和随机区组设计的多个样本之间的两两比较。

（一）两组独立样本比较的秩和检验

[例 6-19]　某医师欲比较卵巢早衰（premature ovary failure，POF）女性与正常妇女的左子宫动脉的收缩期峰值流速（peak systolic velocity，PSV)，因此随机选取 11 名卵巢早衰女性及 11 名正常体检女性，采用彩色多普勒超声测定其 PSV 值，结果见表 6-19。试问两组妇女 PSV 值有无差别？

表 6-19　两组女性 PSV 值　　（单位：cm/s）

POF 女性	正常女性
32.4	36.7
28.9	38.9

续表

POF 女性	正常女性
29.8	40.3
25.9	35.7
30.4	38.6
32.7	41.3
30.4	39.6
29.8	36.7
28.9	41.9
32.4	39.6
36.9	38.4

分析：该资料属于完全随机设计的计量资料。由于两组资料方差不齐，宜选用非参数检验中的 Wilcoxon 秩和检验，目的是推断 POF 女性与正常女性的 PSV 的总体分布是否不同。

调用 SPSS 的 2 Independent Samples 过程实现。

1. 数据准备　定义变量：分组（Value 定义：1=POF 组，2=正常女性组）、PSV 值。输入数据，如图 6-87 所示。

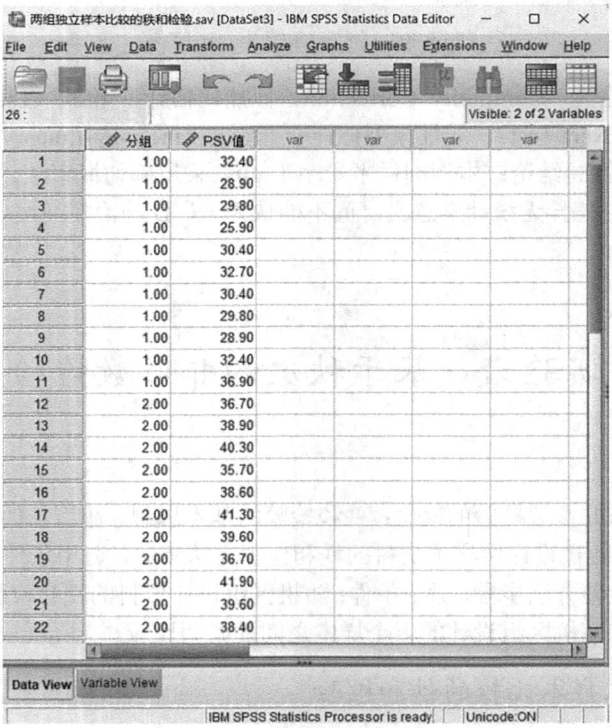

图 6-87　例 6-19 SPSS 的“Data View”窗口

2. 统计分析　选择菜单“Analyse→Nonparametric Tests→2 Independent Samples”，弹出“Two-Independent-Samples Tests”（两独立样本检验）主对话框：①选择变量“PSV 值”，单击第一个 ，将其送入 Test Variable List（分析变量列表）框中；②选择变量“分组”，单击第二个 ，将其送入 Grouping Variable（分组变量）框中。单击 Define Groups，定义比较组的变量取值为 1 和 2，如图 6-88 所示。单击“OK”按钮，输出结果。

3. 结果　例 6-19 的 SPSS 输出结果如图 6-89 所示。

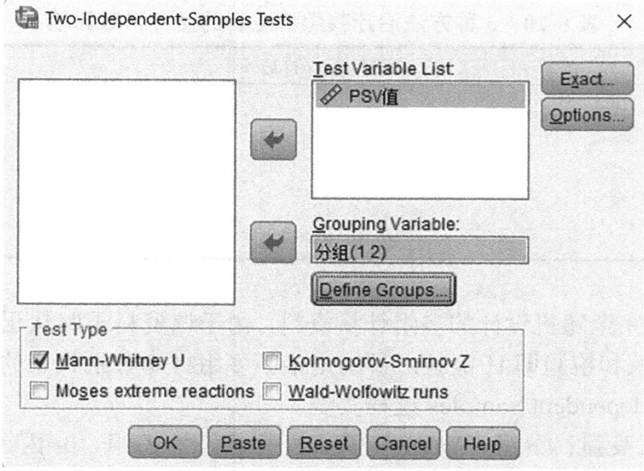

图 6-88　例 6-19“Two-Independent-Samples Tests”主对话框

NPar Tests

Mann-Whitney Test

Ranks

	分组	N	Mean Rank	Sum of Ranks
PSV值	POF组	11	6.27	69.00
	正常女性	11	16.73	184.00
	Total	22		

Test Statistics[a]

	PSV值
Mann-Whitney U	3.000
Wilcoxon W	69.000
Z	-3.782
Asymp. Sig. (2-tailed)	.000
Exact Sig. [2*(1-tailed Sig.)]	.000[b]

a. Grouping Variable: 分组

b. Not corrected for ties

图 6-89　例 6-19 统计分析结果

（1）Ranks 表格为编秩情况列表，默认是从小到大的顺序编秩。本组 POF 组例数为 11 例，平均秩次为 6.27，秩和为 69.00；正常女性组例数为 11 例，平均秩次为 16.73，秩和为 184.00。由此可见，正常女性组的平均秩次高于 POF 组，但是究竟有无统计学意义还要看 Test Statistics 表格的结果。

（2）Test Statistics 表格为两组独立样本比较的秩和检验结果，依次为 Mann-Whitney U 统计量、Wilcoxon W 统计量、Z 值（即常用的 u 值）、双侧 P 值和确切概率法计算的 P 值。近似值和精确概率值都小于给定水平 0.05，可见两种算法得出的结论是一致的，所以拒绝原假设，差异有统计学意义，可认为 POF 组与正常女性组的 PSV 值有差别。

（二）多组独立样本比较的秩和检验

[例 6-20]　某医院用 3 种不同方法治疗 15 例胰腺癌患者，每种方法各治疗 5 例。治疗后生存月数见表 6-20，请问这 3 种方法对胰腺癌患者的疗效有无差别？

表 6-20　3 种方法治疗胰腺癌患者的生存月数比较

甲法生存月数	乙法生存月数	丙法生存月数
3	6	2
4	9	3
7	10	5
8	12	7
8	13	8

分析：该资料属于完全随机设计的多组计量资料，由于该资料不服从正态分布，应采用非参数检验的 Kruskal-Wallis 秩和检验即 H 检验，目的是推断多组样本分别代表的总体分布是否相同。

调用 SPSS 的 K Independent Samples 过程实现。

1. 数据准备　定义变量：分组（Value 定义：1=甲组，2=乙组，3=丙组）、生存月数。输入数据，如图 6-90 所示。

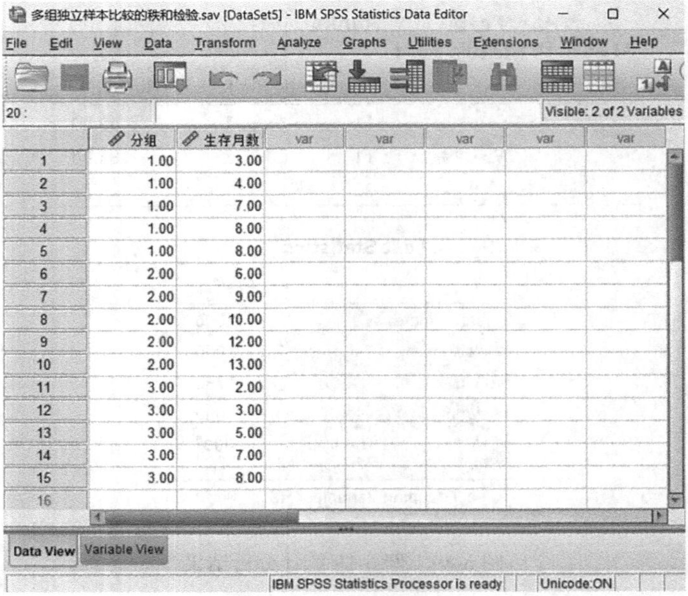

图 6-90　例 6-20 SPSS 的“Data View”窗口

2. 统计分析　选择菜单“Analyse→Nonparametric Tests→K Independent Samples”，弹出“Tests for Several Independent Samples”（多个独立样本检验）主对话框：①选择变量“生存月数”，单击第一个 ，将其送入“Test Variable List”（分析变量列表）框中；②选择变量“分组”，单击第二个 ，将其送入“Grouping Variable”（分组变量）框中。单击“Define Range”，定义比较组的变量取值为 1 和 3，如图 6-91 所示。单击“OK”按钮，输出结果。

3. 结果　例 6-20 的 SPSS 输出结果如图 6-92 所示。

（1）Ranks 表格为编秩情况列表。本组甲法的例数为 5 例，平均秩次为 6.80，乙法的例数为 5 例，平均秩次为 12.00；丙法的例数为 5 例，平均秩次为 5.20。

（2）Test Statistics 表格为 Kruskal-Wallis 的秩和检验结果，$\chi^2(H)$ =6.388，df=2，P=0.041，按照 α=0.05 水准，所以拒绝 H_0，差异有统计学意义，可认为 3 种方法对胰腺癌患者的疗效不全相同，而要确定哪两组之间有差异还需要进行完全随机设计多个样本之间的两两比较。

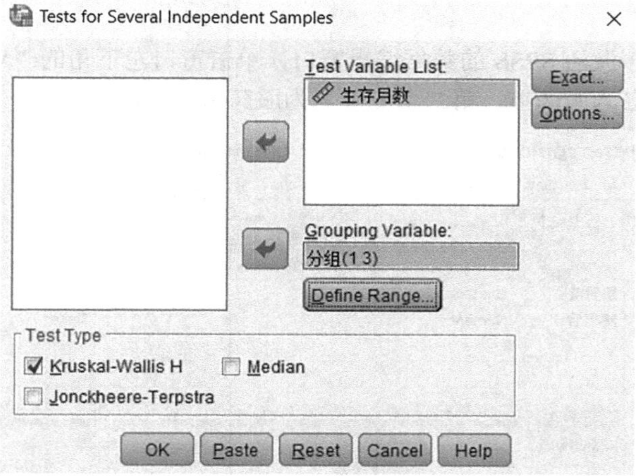

图 6-91　Tests for Several Independent Samples

NPar Tests

Kruskal-Wallis Test

Ranks

	分组	N	Mean Rank
生存月数	甲组	5	6.80
	乙组	5	12.00
	丙组	5	5.20
	Total	15	

Test Statistics[a,b]

	生存月数
Kruskal-Wallis H	6.388
df	2
Asymp. Sig.	.041

a. Kruskal Wallis Test

b. Grouping Variable: 分组

图 6-92　例 6-20 统计分析结果

（三）配对设计资料的符号秩和检验

[例 6-21]　某医师欲研究依那普利治疗慢性心力衰竭的疗效，随机选取某医院的 10 例患者在其知情同意的情况下进行研究，分别于服用依那普利前后测定超声心动图指标左室收缩末期容积（left ventricular end-systolic volume，LVESV），结果见表 6-21，请问依那普利治疗慢性心力衰竭是否有效？

表 6-21　服用依那普利前后患者的 LVESV 值　　（单位：mL）

编号	服药前	服药后
1	128.98	97.13
2	123.80	93.06
3	123.54	92.80
4	124.29	91.34
5	94.72	78.09
6	116.01	96.81
7	94.00	79.16
8	121.41	102.86
9	87.80	77.25
10	97.28	81.48

分析：该资料属于配对设计的计量资料。由于两组资料不服从正态分布，宜选用非参数检验方法，本例可选用配对符号秩和检验，目的是推断配对资料的差值是否来自中位数为零的总体。

调用 SPSS 的 2 Related Samples 过程实现。

1. 数据准备

（1）建立数据库：激活 SPSS 的数据编辑窗口，单击窗口左下角的“Variable View”（变量视图），定义第一个变量名为服药前，第二个变量名为服药后，见图 6-93。

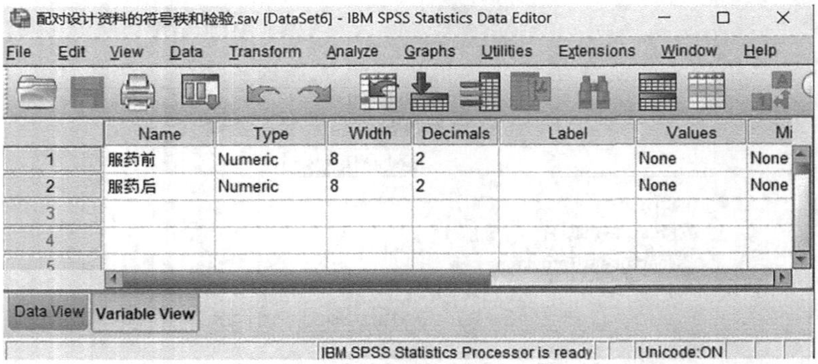

图 6-93　例 6-21 SPSS 的“Variable View”窗口

（2）输入数据：点击数据编辑窗口左下角的“Data View”（数据视图）按钮，按顺序输入相应的数据，如图 6-94 所示。

2. 统计分析　选择菜单“Analyse→Nonparametric Tests→2 Related Samples”，弹出“Two Related-Samples Tests”（配对秩和检验）主对话框。依次点击两个成对变量“服药前”“服药后”，单击中间的，将其送入“Test Pairs”（分析配对变量列表）框中，如图 6-95 所示。单击“OK”按钮，输出结果。

3. 结果　例 6-21 的 SPSS 输出结果如图 6-96 所示。

（1）Ranks 表格为编秩情况列表，采用的是服药前-服药后的差值。从左到右依次为对子数（N）、平均秩次（Mean Rank）、秩和（Sum of Ranks）；从上到下依次为负秩（Negative Ranks）、正秩（Positive Ranks）、相持（Ties）、合计（Total）。本例负秩（服药后＜服药前）例数是 10，平均秩次为 5.50，秩和为 55.00；正秩（服药后＞服药前）例数为 0，平均秩次为 0.00，秩和为 0.00；相持（服药后=服药前）例数为 0，由此可见，负秩和较大，服药后的 LVESV 可能高于服药前，具体有无统计学意义还需看 Test Statistics 表格。

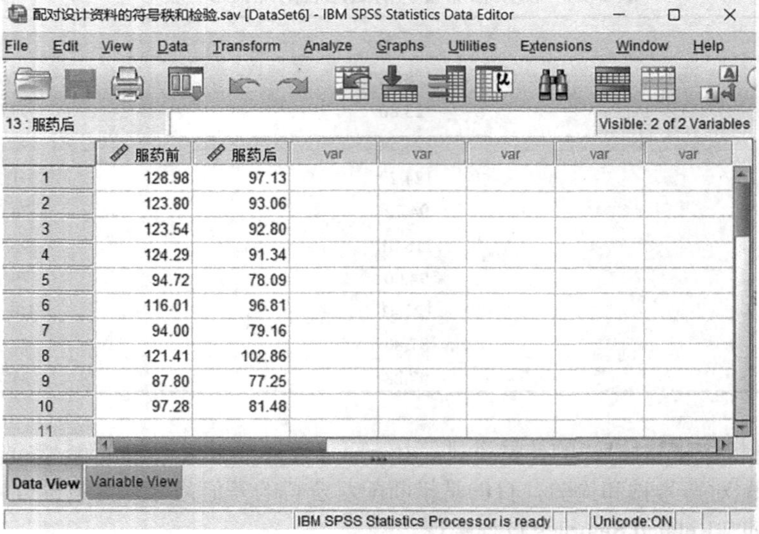

图 6-94　例 6-21 SPSS 的“Data View”窗口

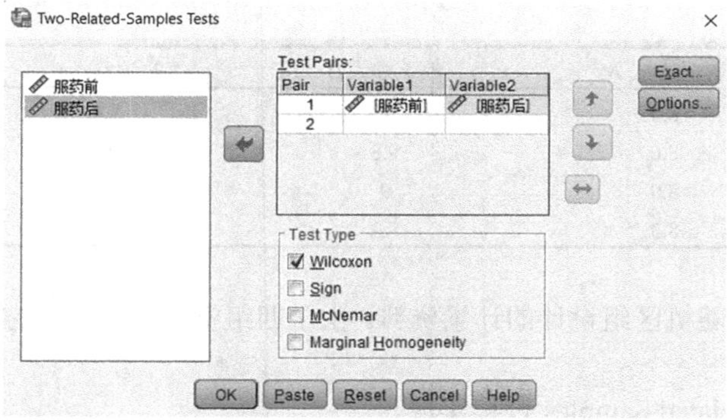

图 6-95　“Two Related-Samples Tests”主对话框

NPar Tests Wilcoxon Signed Ranks Test

Ranks

		N	Mean Rank	Sum of Ranks
服药后 - 服药前	Negative Ranks	10[a]	5.50	55.00
	Positive Ranks	0[b]	.00	.00
	Ties	0[c]		
	Total	10		

a. 服药后 < 服药前

b. 服药后 > 服药前

c. 服药后 = 服药前

Test Statistics[a]

	服药后 - 服药前
Z	-2.805[b]
Asymp. Sig. (2-tailed)	.005

a. Wilcoxon Signed Ranks Test

b. Based on positive ranks.

图 6-96　例 6-21 统计分析结果

（2）Test Statistics 表格为 Wilcoxon 符号秩和检验结果，列出了基于负秩的统计量 Z 值和双侧 P 值（[Asymp.Sig.（2-tailed）]。本例 $Z=-2.805$，$P=0.005$，按照 $\alpha=0.05$ 水准，拒绝 H_0，差异有统计学意义，可认为依那普利治疗慢性心力衰竭有效。

（四）随机区组设计资料的秩和检验

[例 6-22]　欲用学生的综合评分来评价四种教学方式的不同，按照年龄、性别、年级、社会经济地位、学习动机相同和智力水平、学习情况相近作为配伍条件，现将 4 名学生分为一组，共 8 组，每区组的 4 名学生随机分到 4 种不同的教学试验组，经过相同的一段时间后，测得学习成绩的综合评分，见表 6-22，试比较 4 种教学方式对学生学习成绩的综合评分影响有无不同？

表 6-22　不同区组 4 种教学方式对学生学习成绩综合评分比较

区组编号	教学方式 A	教学方式 B	教学方式 C	教学方式 D
1	8.4	9.6	9.8	11.7
2	11.6	12.7	11.8	12
3	9.4	9.1	10.4	9.8
4	9.8	8.7	9.9	12

续表

区组编号	教学方式 A	教学方式 B	教学方式 C	教学方式 D
5	8.3	8	8.6	8.6
6	8.6	9.8	9.6	10.6
7	8.9	9	10.6	11.4
8	8.3	8.2	8.5	10.8

分析：该资料属于随机区组设计的计量资料。由于四组资料不服从正态分布，宜选用非参数检验方法。

调用 SPSS 的 K Related Samples 过程实现。

1. 数据准备

（1）建立数据库：激活 SPSS 的数据编辑窗口，单击窗口左下角的“Variable View”（变量视图），定义第一个变量名为教学方式 A，第二个变量名为教学方式 B，第三个变量名为教学方式 C，第四个变量名为教学方式 D，如图 6-97。

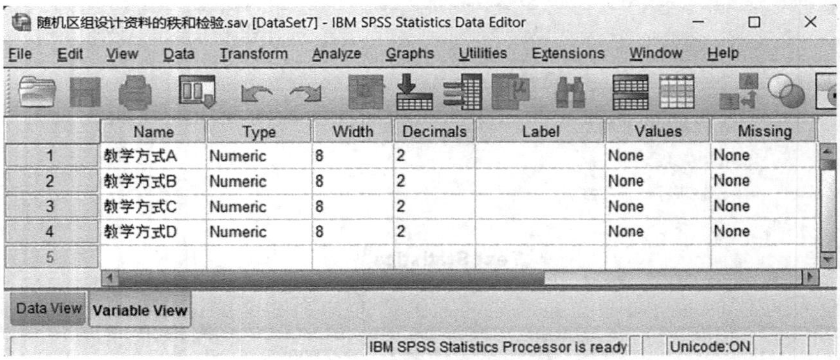

图 6-97　例 6-22 SPSS 的“Variable View”窗口

（2）输入数据：点击数据编辑窗口左下角的“Data View”（数据视图），按顺序输入相应的数据，如图 6-98 所示。

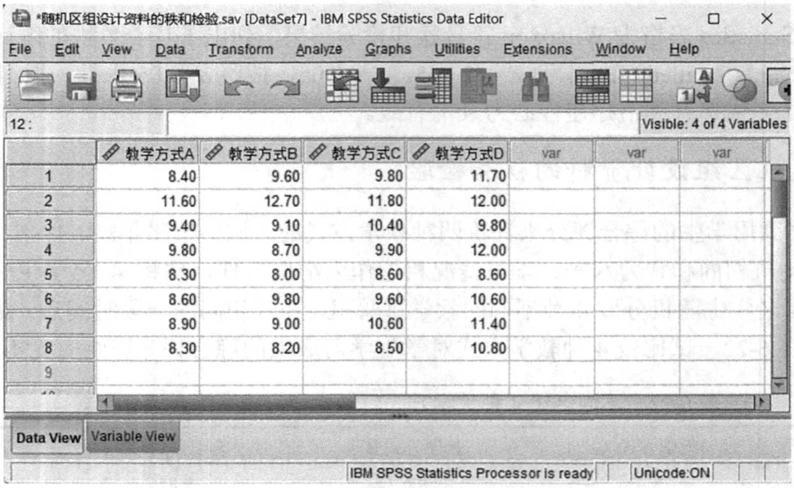

图 6-98　例 6-22 SPSS 的“Data View”窗口

2. 统计分析　选择菜单“Analyse→Nonparametric Tests→K Related Samples”，弹出“Test for

Several Related Samples”（随机区组设计秩和检验）主对话框。依次点击四个区组变量“教学方式 A”“教学方式 B”“教学方式 C”“教学方式 D”，单击中间的 ，将其送入“Test Variables”框中，如图 6-99 所示。单击“OK”按钮，输出结果。

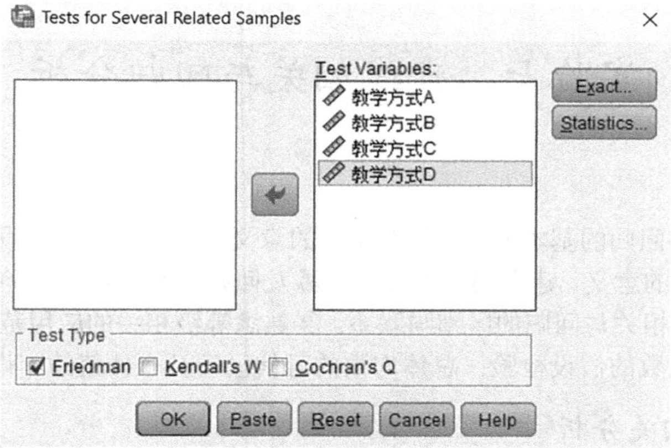

图 6-99　“Test for Several Related Samples”主对话框

3. 结果　例 6-22 的 SPSS 输出结果如图 6-100 所示。

NPar Tests
Friedman Test

Ranks

	Mean Rank
教学方式A	1.50
教学方式B	1.88
教学方式C	2.94
教学方式D	3.69

Test Statistics[a]

N	8
Chi-Square	14.544
df	3
Asymp. Sig.	.002

a. Friedman Test

图 6-100　例 6-22 统计分析结果

（1）Ranks 表格列出了四个区组的平均秩次。

（2）Test Statistics 表格为 Friedman 秩和检验结果，$\chi^2(H)=14.544$，df=3，P=0.002，按照 $\alpha=0.05$ 水准，所以拒绝 H_0，差异有统计学意义，可认为四种教学方式对学生学习成绩的综合评分的影响不全相同。

（五）完全随机设计的多个样本之间的两两比较

以例 6-20 多组独立样本比较的秩和检验为例，用以说明完全随机设计的多个样本之间的两两比较。

对于本例，要比较 3 种方法对胰腺癌患者的疗效有无差别，需对甲法与乙法、甲法与丙法、乙法与丙法进行比较，即需要比较的次数为 3 次，每两种方法的比较采用前面的两组独立样本比较的秩和检验方法，不同之处是因为增加了比较次数，所以需要降低检验水准（检验水准为原来的检验水准除以比较次数），以减少第一类错误。

（六）随机区组设计的多个样本之间的两两比较

以例 6-22 不同区组 4 种教学方式对学生学习综合评分比较为例，说明随机区组设计的多个样本之间的两两比较方法。

要比较四种不同的教学方式的教学效果是否不同，同样需要进行两两比较，共需比较 6 次，每两种方法的比较采用前面的配对设计资料的符号秩和检验，唯一不同的地方是需要降低检验水准（检验水准为原来的检验水准除以比较次数），以减少第一类错误。

（侯瑞丽）

实验七 直线相关与回归分析

实验目的

①掌握直线相关与回归的基本概念；相关系数的意义、计算步骤及其假设检验；直线回归分析的前提条件、回归系数的意义、建立回归方程的步骤及回归系数的假设检验；简单直线回归方程的应用及注意事项；直线相关与回归的区别与联系。②熟悉等级相关的应用范围；等级相关系数的意义。③了解等级相关系数的假设检验；总体均数的可信区间及个体值的容许区间的计算。

（一）双变量相关分析

[例 6-23] 在内蒙古牧区收集牧民腰围（cm）和 BMI（kg/m^2）资料中，为了研究腰围大小与 BMI 的关系，测定了内蒙古牧区某地牧民腰围与 BMI 数据，见表 6-23。据此数据如何判断这两变量间有无关联？

表 6-23 牧民腰围与 BMI 大小

编号	腰围（cm）	BMI（kg/m^2）	编号	腰围（cm）	BMI（kg/m^2）
1	85	24.6	7	88	25.1
2	89	25.8	8	95	28.6
3	78	23.6	9	99	29.3
4	90	26.1	10	103	30.8
5	93	27.4	11	75	23.1
6	73	22.2			

分析：该资料的腰围和 BMI 都是连续型随机变量，属于双变量正态分布资料，目的是分析腰围与 BMI 之间有无相关关系，应采用 Pearson 直线相关分析。在进行相关与回归分析之前，应先做散点图，初步判断两变量间有无直线相关趋势。

1. 数据准备

（1）建立数据库：激活 SPSS 的数据编辑窗口，单击窗口左下角的“Variable View”（变量视图），定义第一个变量名为腰围，第二个变量名为 BMI，如图 6-101 所示。

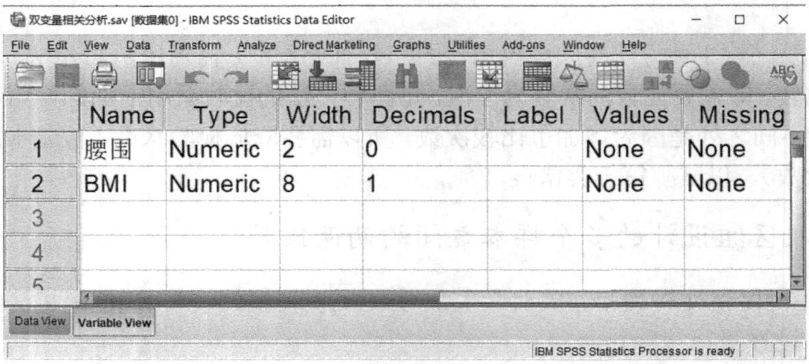

图 6-101 例 6-23 SPSS 的“Variable View”窗口

（2）输入数据：点击数据编辑窗口左下角的“Data View”（数据视图），按顺序输入相应的数据，如图 6-102 所示。

2. 绘制散点图

（1）选择菜单“Graphs→Legacy Dialogs→Scatter/Dot”，弹出“Scatter/Dot”（散点图/点图）预定义对话框，选择“Simple Scatterplot”（简单散点图），如图 6-103。

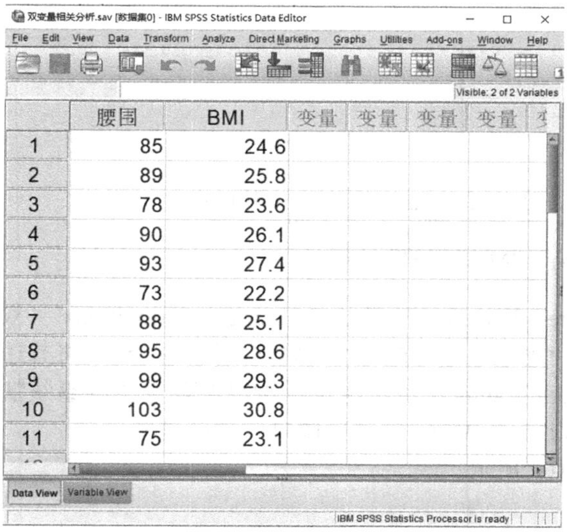

图 6-102 例 6-23 SPSS 的“Data View”窗口

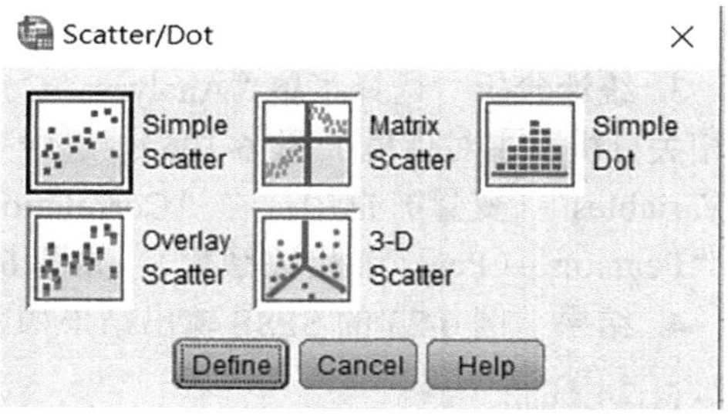

图 6-103 “Scatter/Dot”预定义对话框

（2）单击“Define”按钮，弹出“Simple Scatterplot”（简单散点图）对话框。选择变量“BMI”，单击第一个，将其送入“Y Axis”（Y 轴）框；选择变量“腰围”，单击第二个，将其送入“X Axis”（X 轴）框，如图 6-104 所示。单击“OK”按钮，输出结果，见图 6-105。

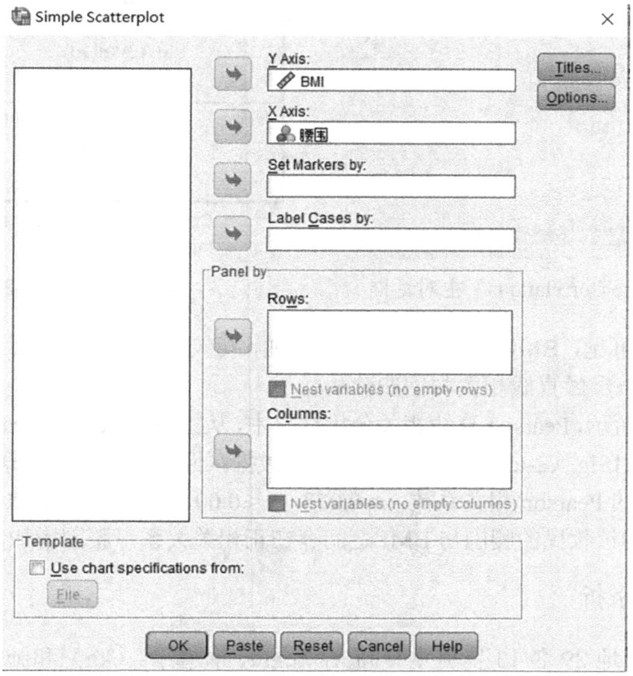

图 6-104 “Simple Scatterplot”对话框

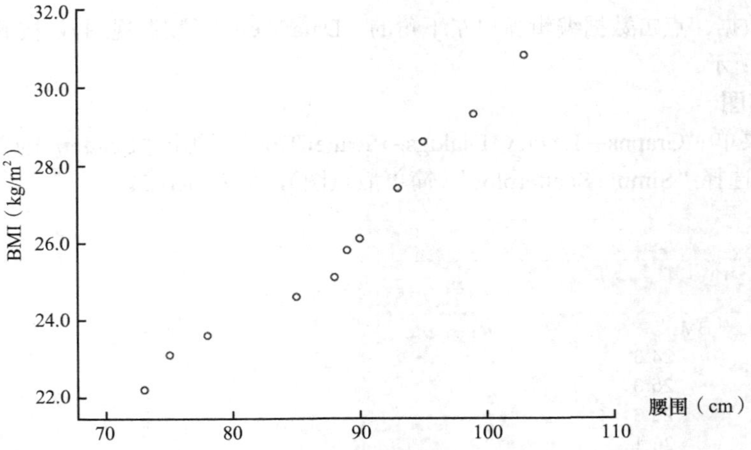

图 6-105　牧民腰围与 BMI 数据的散点图

3. 统计分析　选择菜单“Analyze→Correlate→Bivariate”，弹出“Bivariate Correlations”（双变量相关分析）主对话框（图 6-106），选中变量“腰围”和“BMI”，单击中间的➡，将其送入“Variables”（变量）框中；在“Correlation Coefficients”（相关系数）复选框组中选择系统默认的“Pearson”（Pearson 相关系数），如图 6-106 所示，单击“OK”按钮，输出结果。

4. 结果　例 6-23 的 SPSS 输出结果如图 6-107 所示。

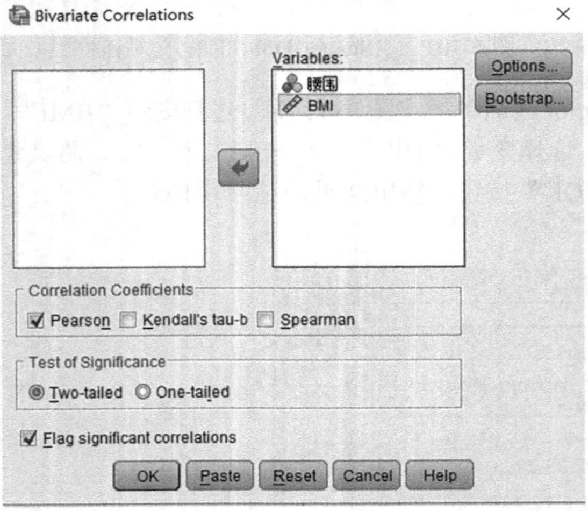

图 6-106　“Bivariate Correlations”主对话框

Correlations

		腰围	BMI
腰围	Pearson Correlation	1	.978**
	Sig. (2-tailed)		.000
	N	11	11
BMI	Pearson Correlation	.978**	1
	Sig. (2-tailed)	.000	
	N	11	11

**. Correlation is significant at the 0.01 level (2-tailed)

图 6-107　例 6-23 统计分析结果

（1）由图 6-105 可见，BMI 随腰围的增加而增加，可初步判断腰围大小与 BMI 之间有近似线性关系，提示可以进一步做直线相关与回归分析。

（2）如图 6-107 所示，Pearson 直线相关分析结果中，从上到下依次为 Pearson 相关系数（Pearson Correlation）、双侧 P 值[Sig.（2-tailed）]和例数（N），数据区四个格子中的数据呈矩阵形式对称排列。本例腰围大小与 BMI 的 Pearson 相关系数，r=0.978，p<0.001，按 $\alpha = 0.05$ 水准，拒绝 H_0，接受 H_1，有统计学意义，可认为该牧民的腰围与 BMI 之间存在正相关关系，腰围增加，BMI 也增加。

（二）偏相关分析

[例 6-24]　测量某地 29 名 13 岁男童身高 X_1（cm）、体重 X_2（kg）和肺活量 Y（mL）的数据，见表 6-24，请分析身高与肺活量是否有相关关系。

表 6-24　某地 29 名 13 岁男童身高、体重、肺活量情况

编号	身高（cm）	体重（kg）	肺活量（mL）	编号	身高（cm）	体重（kg）	肺活量（mL）
1	135.1	32.0	1.75	16	153.0	32.0	1.75
2	139.9	30.4	1.75	17	147.6	40.5	2.00
3	163.6	46.2	2.75	18	157.5	43.3	2.25
4	146.5	33.5	2.50	19	155.1	44.7	2.75
5	156.2	37.1	2.75	20	160.5	37.5	2.00
6	156.4	35.5	2.00	21	143.0	31.5	1.75
7	167.8	41.5	2.75	22	149.9	33.9	2.25
8	149.7	31.0	1.50	23	160.8	40.4	2.75
9	145.0	33.0	2.50	24	159.0	38.5	2.25
10	148.5	37.2	2.25	25	158.2	37.5	2.00
11	165.5	49.5	3.00	26	150.0	36.0	1.75
12	135.0	27.6	1.25	27	144.5	34.7	2.25
13	153.3	41.0	2.75	28	154.6	39.5	2.50
14	152.0	32.0	1.75	29	156.5	32.0	1.75
15	160.5	47.2	2.25				

调用 SPSS 的 Correlate 过程实现。

1. 数据准备　建立数据库结构，如图 6-108，输入数据，见图 6-109。

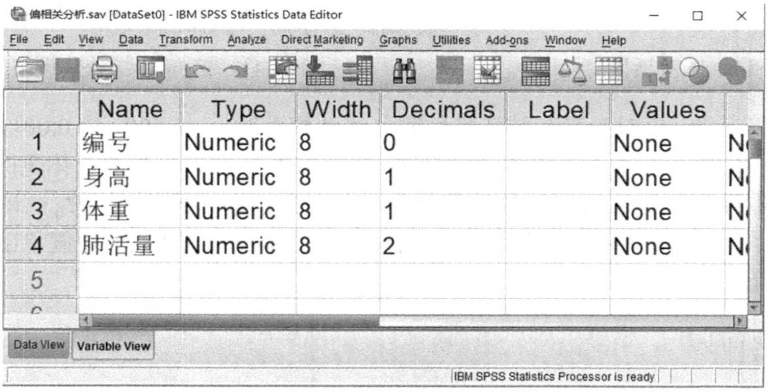

图 6-108　例 6-24 SPSS 的 Variable View 窗口

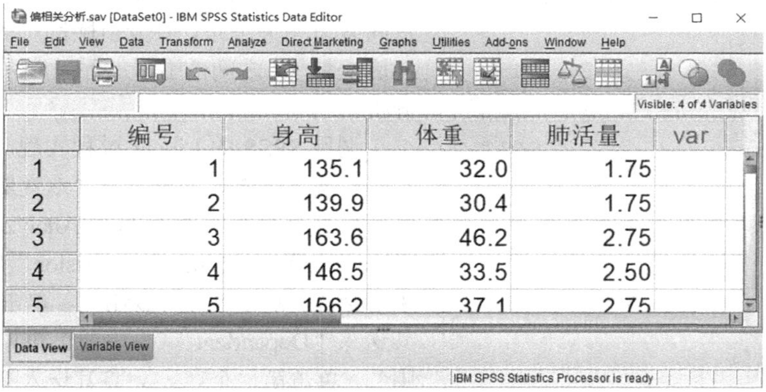

图 6-109　例 6-24 SPSS 的 Data View 窗口

2. 统计分析 选择菜单“Analyze→Correlate→Partial”，弹出“Partial Correlations”（偏相关分析）主对话框，选中变量“身高”和“肺活量”，单击中间的，将其送入“Variables”（变量）框中；选中变量“体重”，单击中间的，将其送入“Controlling for”（控制）框中，若在如图6-110所示的Options子对话框中选择“Zero-order correlations”复选框，则可以在给出偏相关系数的同时也给出包括协变量在内所有变量两两相关的矩阵，单击“OK”按钮，输出结果。

3. 结果 例6-24的SPSS输出结果如图6-111所示。

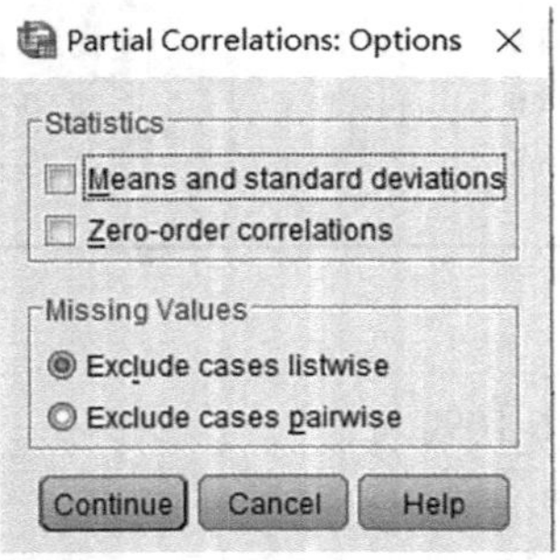

图 6-110 Options 子对话框

Correlations

Control Variables			肺活量	身高	体重
-none-[a]	肺活量	Correlation	1.000	.600	.751
		Significance (2-tailed)	.	.001	.000
		df	0	27	27
	身高	Correlation	.600	1.000	.741
		Significance (2-tailed)	.001	.	.000
		df	27	0	27
	体重	Correlation	.751	.741	1.000
		Significance (2-tailed)	.000	.000	.
		df	27	27	0
体重	肺活量	Correlation	1.000	.098	
		Significance (2-tailed)	.	.619	
		df	0	26	
	身高	Correlation	.098	1.000	
		Significance (2-tailed)	.619	.	
		df	26	0	

a. Cells contain zero-order (Pearson) correlations

图 6-111 例 6-24 统计分析结果

当不控制任何变量，仅对身高和肺活量做简单线性相关时，r=0.600，P=0.001，按照$\alpha = 0.05$的水准，拒绝H_0，接受H_1，可认为身高和肺活量之间存在相关关系，当校正体重的因素后，身高和肺活量的相关系数为 r=0.098，P=0.619，按照$\alpha = 0.05$的水准，不能拒绝H_0，即身高和肺活量之间不存在相关关系。在本例中身高和肺活量之间呈正相关是一种假象，这种假象出现的原因是体重这一因素起的作用。

（三）线性回归

[例 6-25] 根据例6-23资料，用简单直线回归分析腰围与BMI之间的数量关系。

分析：该资料的腰围与BMI都是定量变量，属于双变量正态分布资料，从相关分析可知两变量间有正相关关系，要分析腰围（自变量X）与BMI（应变量Y）之间的数量关系，应采用简单直线回归分析。

调用SPSS的Linear过程实现。

1. 数据准备 打开文件“双变量相关分析.sav”。

2. 统计分析 选择菜单“Analyze → Regression → Linear”，弹出“Linear Regression”（直线回归分析）主对话框，选中变量“BMI”，单击第一个，将其送入“Dependent”（应变量）框中；选中变量“腰围”，单击第二个，将其送入“Independent（s）”（自变量）框中；在“Method”下拉列表中选择系统默认的“Enter”（全回归法），如图6-112所示。

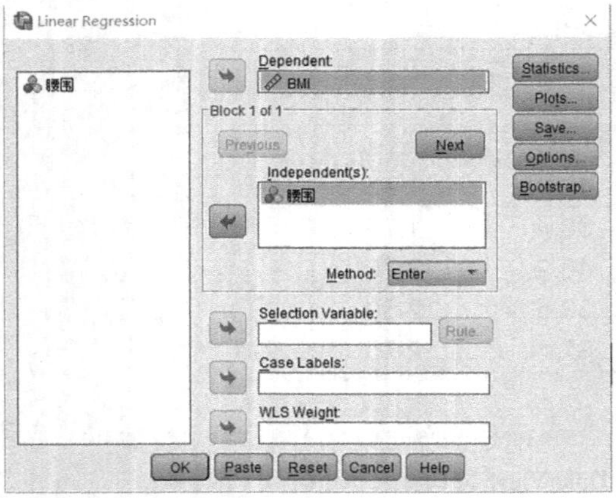

图 6-112 Linear Regression 主对话框

3. 结果　例 6-25 的 SPSS 输出结果如图 6-113 所示。

Variables Entered/Removed[a]

Model	Variables Entered	Variables Removed	Method
1	腰围[b]	.	Enter

a. Dependent Variable: BMI

b. All requested variables entered.

Model Summary

Model	R	R Square	Adjusted R Square	Std. Error of the Estimate
1	.978[a]	.957	.952	.5968

a. Predictors: (Constant), 腰围

ANOVA[a]

Model		Sum of Squares	df	Mean Square	F	Sig.
1	Regression	70.842	1	70.842	198.886	.000[b]
	Residual	3.206	9	.356		
	Total	74.047	10			

a. Dependent Variable: BMI

b. Predictors: (Constant), 腰围

Coefficients[a]

Model		Unstandardized Coefficients		Standardized Coefficients	t	Sig.
		B	Std. Error	Beta		
1	(Constant)	1.741	1.733		1.004	.342
	腰围	.276	.020	.978	14.103	.000

a. Dependent Variable: BMI

图 6-113　例 6-25 统计分析结果

（1）Variables Entered/Removed 表格为变量引入/剔除模型表，由于只进入了 1 个自变量，故只有模型 1（Model 1）。在模型 1 中，腰围为引入变量（Variables Entered），无剔除变量（Variables Removed），引入/剔除方法（Method）为 Enter 法。

（2）Model Summary 表格为模型摘要表，模型 1 的复相关系数 $R = 0.978$，决定系数（R Square）$R^2 = 0.957$。

（3）ANOVA 表格为回归方程的方程分析结果，F=198.886，P=0.000，按 $\alpha = 0.05$ 水准，拒接 H_0，接受 H_1，可认为腰围和 BMI 的直线回归方程有统计学意义。

（4）Coefficients 表格为系数分析表，从左到右依次为未标准化偏回归系数（Unstandardized Coefficients）（简单回归系数）的值（B）和标准误（SE）、标准化偏回归系数（Standardized Coefficients）（简单标准回归系数）的 β 值（Beta）、t 值和 P 值。由表中可见：①回归直线截距 α（常数项 Constant 的值）为 1.741；回归系数 b（腰围的 B 值）为 0.276。②回归系数的 t 检验结果为 t=14.103，P=0.000，按 $\alpha = 0.05$ 水准，拒绝 H_0，接受 H_1，可认为腰围与 BMI 间存在直线回归关系。③由腰围推 BMI 大小的直线回归方程为 $\hat{y} = 1.741 + 0.276x$。

（郝金奇）

实验八　多重线性回归分析

实验目的

①掌握多重线性回归分析的基本概念：多重线性回归、偏回归系数、标准偏回归系数、复相关系数、偏相关系数、决定系数、剩余标准差、偏回归平方和、回归平方和、残差、多重共线性；多重线性回归分析的基本步骤；多重线性回归分析中回归方程模型的假设检验及评价，模型的总体假设检验的方法、偏回归系数的假设检验。②熟悉使用统计软件 SPSS 来进行多重线性回归分析，包括程序的编写及结果的解释，数据假设条件的分析。③了解偏回归系数和标准化偏回归系数意义的解释，回归分析方法的选择。

[例 6-26]　某医院对 30 名慢性阻塞性肺疾病（COPD）患者测定内皮素（ET）、一氧化氮（NO）、动脉血 pH 值（pH）、应用脉冲多普勒（PWD）检测二尖瓣血流频谱，测量舒张早期血流峰值速度（E）与舒张晚期血流峰值速度（A）的比值（E/A）、肺动脉收缩压（PASP），测定结果见表 6-25，分析肺动脉收缩压与其他 4 项指标有无关系？有何关系？

表 6-25　30 名 COPD 患者 5 项指标测定结果

序号 no	ET（pq/mL） X_1	NO（ppm） X_2	EA 比值 X_3	PH X_4	PASP（mmHg） Y
1	173.900	49.450	0.284	7.325	86
2	40.100	37.640	0.939	7.390	36
3	151.800	39.140	0.258	7.380	78
4	102.000	44.480	0.436	7.330	56
5	24.640	37.360	1.516	7.450	60
6	64.000	47.200	0.738	7.350	45
7	156.610	48.600	0.310	7.447	62
8	145.670	49.200	0.338	7.500	48
9	77.200	47.120	0.610	7.350	45
10	69.330	119.370	1.722	7.290	41
11	21.350	53.840	2.522	7.430	35
12	21.350	44.600	2.089	7.379	45
13	26.740	54.870	2.052	7.360	35
14	94.430	36.800	0.390	7.390	40
15	26.230	62.260	2.374	7.386	45
16	41.900	56.100	1.339	7.426	45
17	22.300	44.300	1.987	7.302	45
18	83.750	52.600	0.514	7.424	50
19	91.760	62.200	0.678	7.350	50
20	80.600	45.300	0.562	7.378	60
21	77.300	46.100	0.596	7.314	40
22	29.200	38.300	1.312	7.326	85
23	39.200	44.600	1.138	7.396	65
24	139.700	49.300	0.502	9.388	98
25	128.32	55.100	0.808	7.360	73
26	60.730	57.100	0.940	7.384	45
27	42.100	55.200	1.311	7.430	35
28	97.600	44.900	0.460	7.330	55
29	88.900	56.700	0.638	7.348	50
30	77.300	48.100	0.622	7.382	45

分析：该资料属于多变量的计量资料，目的是分析多种因素对肺动脉收缩压的影响，这些因素不是单独存在的，而是同时对肺动脉收缩压有影响，彼此之间也有影响，故应用多重线性回归分析方法进行分析才适合。

调用 SPSS 的 Regression 过程实现。

1. 数据准备

（1）建立数据库：激活 SPSS 的数据编辑窗口，单击窗口左下角的“Variable View”（变量视图），定义第一个变量名为“number”，在“Label”中标签为序号；第二个变量名为“ET”，在“Label”中标签为内皮素；第三个变量名为“NO”，在“Label”中标签为一氧化氮；第四个变量名为“EA 比值”，在“Label”中标签为舒张早晚期血流峰值速度比；第五个变量名为“pH”，在“Label”中标签为动脉血 pH 值；第六个变量名为“PASP”，在“Label”中标签为肺动脉收缩压，如图 6-114 所示。选择菜单“File→Save”或“Save as”，以“多重线性回归”.sav 文件名保存。

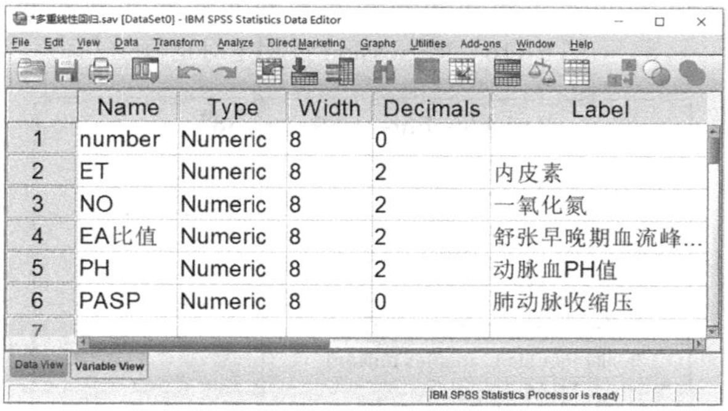

图 6-114　例 6-26 SPSS 的 Variable View 窗口

（2）输入数据：点击数据编辑窗口左下角的“Data View”（数据视图），按顺序输入相应的数据，如图 6-115 所示。

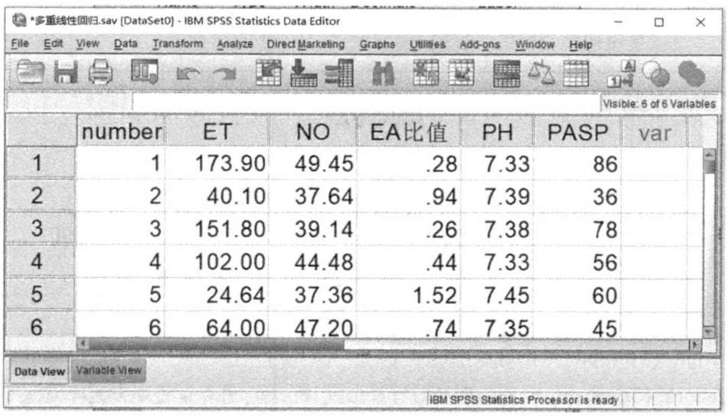

图 6-115　例 6-26 SPSS 的 Data View 窗口

2. 统计分析

选择菜单“Regression → Linear”，弹出“Linear Regression”主对话框：①选择变量“PASP”，单击第一个，将其送入“Dependent”（应变量）框中；②选择变量“ET”“NO”“EA 比值”和“PH”单击第二个，将其送入 Independent（s）（自变量）框中，再单击“OK”按钮，输出结果，如图 6-116 所示。

例 6-26 的 SPSS 输出结果如图 6-117 所示。

（1）Variables Entered/Removed 表格给出了自变量进入模型的方式（Method 为 Enter 即强行进入法），此处尚未涉及变量筛选的问题，因此四个自变量都是被强行纳入回归模型的，当然也就不存在删除变量的事情了。

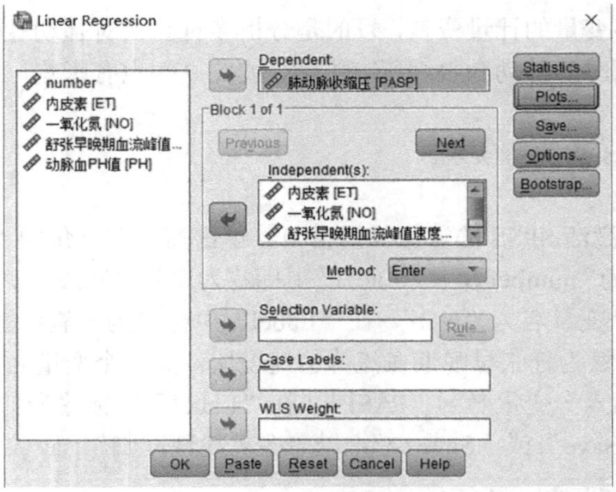

图 6-116　Regression 过程主对话框

Variables Entered/Removed[a]

Model	Variables Entered	Variables Removed	Method
1	动脉血PH值, 一氧化氮, 内皮素, 舒张早晚期血流峰值速度比[b]	.	Enter

a. Dependent Variable: 肺动脉收缩压

b. All requested variables entered

Model Summary

Model	R	R Square	Adjusted R Square	Std. Error of the Estimate
1	.697[a]	.486	.404	12.668

a. Predictors: (Constant), 动脉血PH值, 一氧化氮, 内皮素, 舒张早晚期血流峰值速度比

ANOVA[a]

Model		Sum of Squares	df	Mean Square	F	Sig.
1	Regression	3791.985	4	947.996	5.907	.002[b]
	Residual	4011.882	25	160.475		
	Total	7803.867	29			

a. Dependent Variable: 肺动脉收缩压

b. Predictors: (Constant), 动脉血PH值, 一氧化氮, 内皮素, 舒张早晚期血流峰值速度比

Coefficients[a]

Model		Unstandardized Coefficients B	Unstandardized Coefficients Std. Error	Standardized Coefficients Beta	t	Sig.
1	(Constant)	-69.317	49.302		-1.406	.172
	内皮素	.234	.097	.645	2.408	.024
	一氧化氮	-.288	.179	-.258	-1.607	.121
	舒张早晚期血流峰值速度比	5.966	6.645	.244	.898	.378
	动脉血PH值	15.235	6.685	.344	2.279	.031

a. Dependent Variable: 肺动脉收缩压

图 6-117　例 6-26 统计分析结果

（2）Model Summary 表格是模型的汇总，其实是对回归方程拟合情况的描述，用于衡量多重线性回归模型的优劣，表中复相关系数（R）为 0.697，它反映模型中所有自变量与应变量之间线性回归关系的密切程度，实际上它是 y_i 与估计值 $\hat{y}_i$ 的简单线性相关系数，该值为多大才够好，在不同的研究领域有不同标准，并且用该值评价多重线性回归模型存在缺陷，即当模型中增加的变量没有统计学意义时，该值仍会增大；决定系数即复相关系数的平方（即 R Square）为 0.486，它表示应变量 y 的总变异中可由回归模型中自变量解释的部分所占的比例，该系数也存在同复相关系数的缺点；校正后的决定系数（Adjusted R Square）为 0.404，该系数是衡量所建模型好坏的重要指标之一，其值越大，模型拟合的越好；剩余标准差（Std. Error of the Estimate）即误差均方 MSE 的算术平方根为 12.668，该系数越小越好。

（3）ANOVA 表格为对模型进行方差分析的结果，即对回归模型的假设检验，从左到右依次为变异来源（Model）、离均差平方和（Sum of Squares）、自由度（df）、均方（Mean Square）、F 值、P 值（Sig'），从上到下依次为回归（Regression）、残差（Residual）、总变异（Total），由该表可以看到 F 值为 5.907，P 值为 0.002，小于 0.05，说明至少有一个自变量的回归系数不为 0，该模型有统计学意义。

（4）Coefficients 表格为系数表，从左到右依次为未标化的偏回归系数（B）、未标化的标准误（Std. Error）、标准化的偏回归系数（Beta）、对常数项及各个自变量的偏回归系数进行 t 检验得出的 t 值、P 值，其中常数项仍表示当自变量取值为 0 时，应变量的取值，这里的常数项没有实际意义；从上到下为常数项及各个自变量，根据该表的结果可以看出内皮素和动脉血 pH 所对应的 P 值小于 0.05，具有统计学意义，且内皮素的偏回归系数为 0.645，动脉血 pH 的偏回归系数为 0.344，因此可认为内皮素对肺动脉收缩压的影响比动脉血 pH 的影响大。回归模型为

$$\hat{y} = -69.332 + 0.234x_1 + 15.235x_4$$

[例 6-27]　采用逐步回归法对例 6-26 进行分析。

调用 SPSS，选择菜单“Regression→Linear”，弹出“Linear Regression”主对话框：①选择变量“PASP”，单击第一个 ，将其送入“Dependent”（应变量）框中；②选择变量“ET”“NO”“EA 比值”和“PH”单击第二个 ，将其送入“Independent（s）”（自变量）框中，“Method”选择“Stepwise”再单击“OK”按钮，输出结果，如图 6-118 所示。

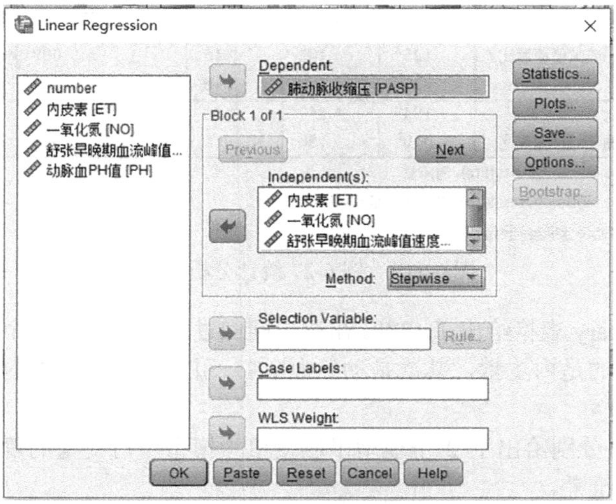

图 6-118　Linear Regression 过程主对话框

例 6-27 的 SPSS 主要输出结果如图 6-119 所示。

Model Summary

Model	R	R Square	Adjusted R Square	Std. Error of the Estimate
1	.548[a]	.301	.276	13.961
2	.657[b]	.432	.390	12.813

a. Predictors: (Constant), 内皮素

b. Predictors: (Constant), 内皮素, 动脉血PH

ANOVA[c]

Model		Sum of Squares	df	Mean Square	F	Sig.
1	Regression	2346.331	1	2346.331	12.038	.002[a]
	Residual	5457.536	28	194.912		
	Total	7803.867	29			
2	Regression	3370.955	2	1685.477	10.266	.000[b]
	Residual	4432.912	27	164.182		
	Total	7803.867	29			

a. Predictors: (Constant), 内皮素

b. Predictors: (Constant), 内皮素, 动脉血PH

c. Dependent Variable: 肺动脉收缩压

Coefficients[a]

Model		Unstandardized Coefficients		Standardized Coefficients	t	Sig.
		B	Std. Error	Beta		
1	(Constant)	38.058	5.071		7.505	.000
	内皮素	.199	.057	.548	3.470	.002
2	(Constant)	-83.054	48.703		-1.705	.100
	内皮素	.163	.055	.448	2.981	.006
	动脉血PH	16.644	6.662	.376	2.498	.019

a. Dependent Variable: 肺动脉收缩压

Excluded Variables[c]

Model		Beta In	t	Sig.	Partial Correlation	Collinearity Statistics
						Tolerance
1	一氧化氮	-.210[a]	-1.351	.188	-.252	.999
	舒张早晚期血流峰值速度比	.125[a]	.466	.645	.089	.354
	动脉血PH	.376[a]	2.498	.019	.433	.929
2	一氧化氮	-.194[b]	-1.353	.188	-.257	.997
	舒张早晚期血流峰值速度比	.049[b]	.196	.846	.038	.348

a. Predictors in the Model: (Constant), 内皮素

b. Predictors in the Model: (Constant), 内皮素, 动脉血PH

c. Dependent Variable: 肺动脉收缩压

图 6-119 例 6-27 统计分析结果

（1）Model Summary 表格给出了 SPSS 在逐步回归过程中拟合的 2 个步骤中每一步引入模型的变量，最先引入模型的是内皮素，其次是动脉血 pH，引入、剔除变量的标准为系统默认值，分别为 0.05 和 0.10。

（2）ANOVA 表格分别给出了 2 个模型中应变量与模型中自变量的复相关系数、决定系数、校正决定系数、剩余标准差。

（3）Coefficients 表格为对两个模型回归方程的假设检验，对于 SPSS 默认的引入、剔除自变量的标准而言，这里的结果均应有统计学意义。

（4）Excluded Variables 表格为各模型的未标准化偏回归系数、标准误、标准化回归系数、t

值、P 值。同样对于 SPSS 默认的引入、剔除自变量的标准而言，这里的结果均应有统计学意义。

（郝金奇）

实验九　logistic 回归分析

实验目的

①掌握 logistic 回归参数的意义及其与优势比的关系。②熟悉 logistic 回归模型的基本结构；logistic 回归系数的假设检验和区间估计方法。③了解 logistic 回归参数估计的基本思想。

[例 6-28]　为研究冠心病的影响因素，某研究者随机抽取 54 名社区居民进行入户调查，调查各因素的说明见表 6-26。用 logistic 回归模型进行分析，数据见表 6-27。

表 6-26　冠心病患病可能影响因素赋值表

因素	变量名	赋值说明
年龄	$X1$	＜45=1，45～=2，55～=3，65～=4
高血压史	$X2$	无=0，有=1
吸烟史	$X3$	不吸烟=0，吸烟=1
高血脂	$X4$	无=0，有=1
BMI	$X5$	＜24=1，24～=2，26～=3
冠心病	Y	0=未患病，1=患病

表 6-27　冠心病相关影响因素调查资料

NO	$X1$	$X2$	$X3$	$X4$	$X5$	Y	NO	$X1$	$X2$	$X3$	$X4$	$X5$	Y
1	3	1	1	0	1	0	25	2	0	0	0	1	0
2	2	0	1	0	1	0	26	2	0	1	1	1	0
3	2	1	1	0	1	0	27	2	0	0	0	1	0
4	2	0	1	0	1	0	28	2	0	0	0	2	0
5	3	0	1	0	1	0	29	2	1	1	0	2	1
6	3	0	1	0	2	0	30	3	0	1	1	2	1
7	2	0	0	0	1	0	31	2	0	1	1	1	1
8	3	0	1	1	1	0	32	3	1	1	1	3	1
9	2	0	0	0	1	0	33	2	0	1	0	1	1
10	1	0	1	0	1	0	34	2	0	0	1	1	1
11	1	0	0	0	1	0	35	2	0	1	0	1	1
12	1	0	0	0	2	0	36	2	1	1	1	1	1
13	2	0	0	0	1	0	37	3	1	1	1	1	1
14	4	1	1	0	1	0	38	3	1	1	0	1	1
15	3	0	1	0	1	0	39	3	1	1	1	1	1
16	1	0	1	0	3	0	40	3	0	0	0	1	1
17	2	0	1	0	1	0	41	2	1	1	1	2	1
18	1	0	1	0	1	0	42	3	1	1	0	2	1
19	3	1	1	1	1	0	43	3	1	1	0	1	1
20	2	1	1	1	2	0	44	3	1	1	1	2	1
21	3	1	1	0	1	0	45	4	0	1	1	3	1
22	2	1	0	1	3	0	46	3	1	1	1	3	1
23	2	0	1	1	1	0	47	4	1	1	1	3	1
24	2	0	0	0	1	0	48	3	0	1	1	1	1

续表

NO	$X1$	$X2$	$X3$	$X4$	$X5$	Y	NO	$X1$	$X2$	$X3$	$X4$	$X5$	Y
49	4	0	1	0	2	1	52	2	1	1	0	2	1
50	1	0	1	1	2	1	53	2	1	1	0	1	1
51	2	0	1	0	2	1	54	3	1	0	1	3	1

调用 SPSS 的 Regression 过程实现。

1. 数据准备　建立数据库结构，如图 6-120 所示，输入数据，如图 6-121 所示。

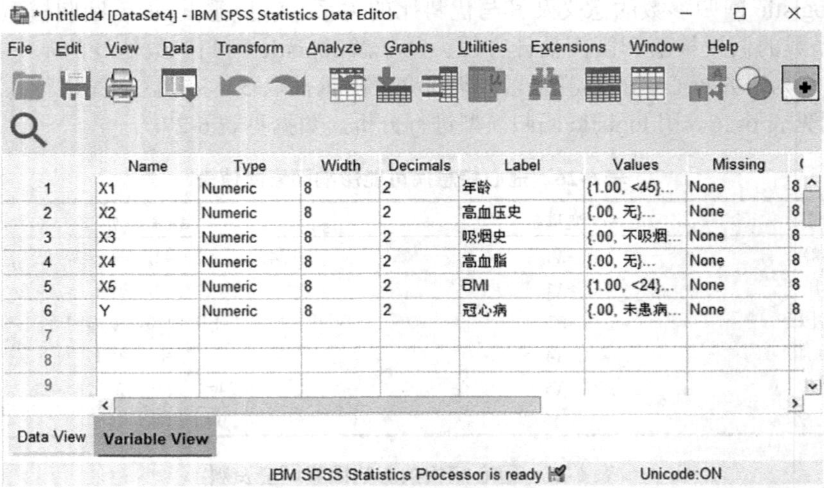

图 6-120　例 6-28 SPSS 的 Variable View 窗口

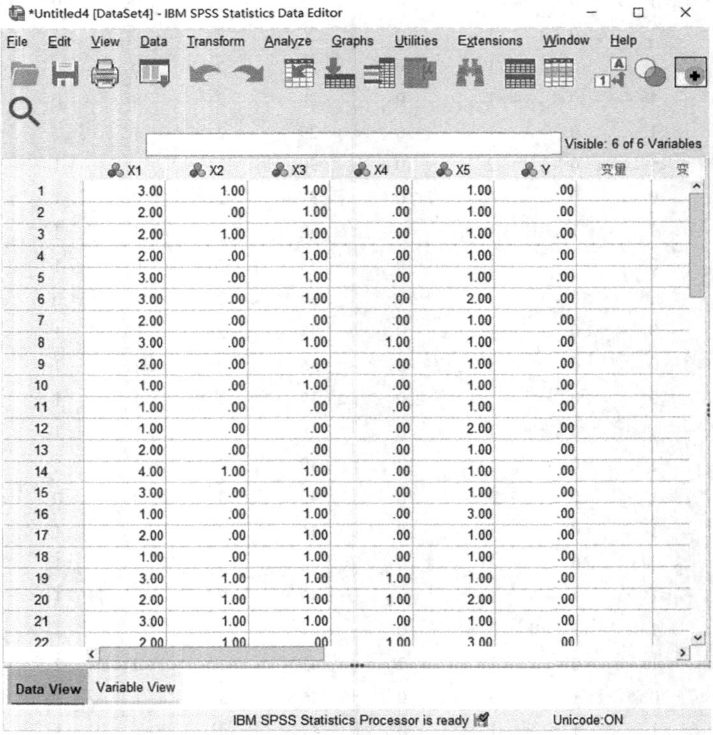

图 6-121　例 6-28 SPSS 的 Data View 窗口

2. 统计分析　选择菜单“Regression → Binary Logistic”，弹出“Logistic Regression”主对话框：①选择变量“Y（冠心病）”将其送入 Dependent（应变量）框内；选择变量“X1”“X2”“X3”“X4”“X5”将其送入“Covariates”（自变量）框中，单击“Method”按钮选取“Enter”，如图 6-122 所示；②单击右上角的“Categorical”按钮，弹出“Categorical”子对话框，将“Covariates”中的“X1”“X5”选入“Categorical Covariates”，选择“Change Contrast”中的“First”，单击“Change”按钮，如图 6-123 所示，再单击“Continue”按钮返回主对话框；③单击右上角的“Options”按钮，弹出“Options”子对话框，勾选“CI for exp（B）95%”，单击“Continue”按钮返回主对话框，如图 6-124 所示，再单击“OK”按钮，输出结果。

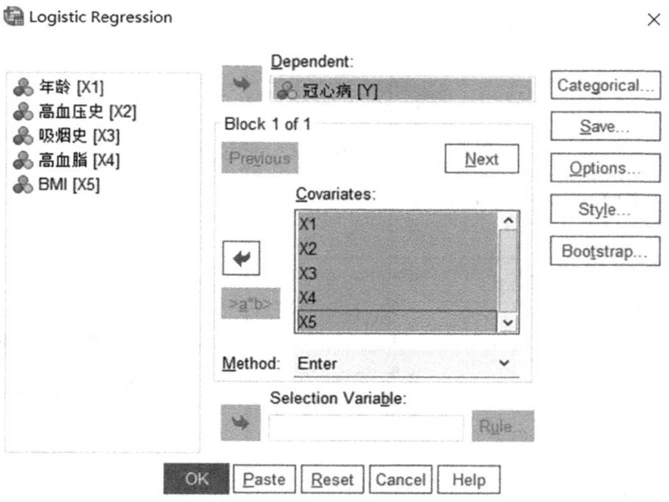

图 6-122　Logistic 回归主对话框

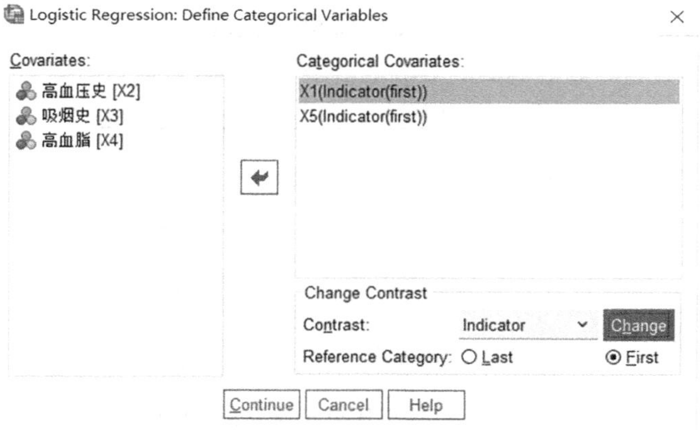

图 6-123　“Categorical”子对话框

3. 结果　例 6-28 的 SPSS 输出结果如下：

（1）图 6-125 为总例数、缺失例数的汇总表。

（2）图 6-126 为因变量的取值水平编码，SPSS 拟合模型时默认取值水平高的为阳性结果，对于本例来讲，拟合的模型是 logit（P｜y=患病）。若不慎在录入数据时将患病、未患病两个水平弄反了，可以通过①数据处理回复反应变量赋值水平；②将下面所有的回归系数正负号颠倒；③编程定义拟合的模型以应变量取值水平低的为阳性结果。

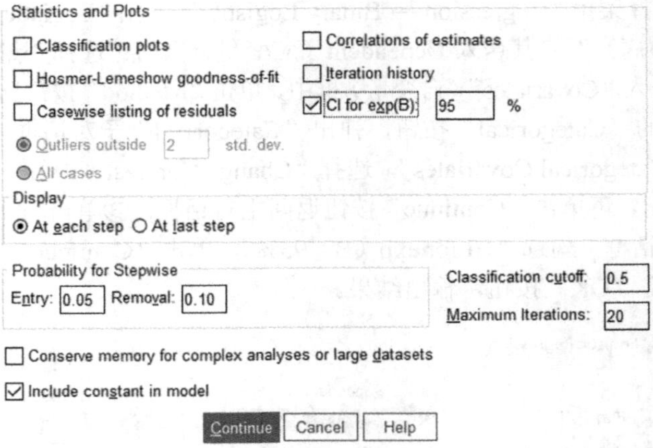

图 6-124　"Options"子对话框

Case Processing Summary

Unweighted Cases[a]		N	Percent
Selected Cases	Included in Analysis	54	100.0
	Missing Cases	0	.0
	Total	54	100.0
Unselected Cases		0	.0
Total		54	100.0

a. If weight is in effect, see classification table for the total number of cases

图 6-125　例 6-28 总例数、缺失例数汇总表

Dependent Variable Encoding

Original Value	Internal Value
未患病	0
患病	1

图 6-126　例 6-28 因变量取值水平编码

（3）图 6-127 为年龄和 BMI 的哑变量赋值情况。

Categorical Variables Codings

		Frequency	Parameter coding (1)	(2)	(3)
年龄	<45	6	.000	.000	.000
	45-55	25	1.000	.000	.000
	55-65	19	.000	1.000	.000
	>65	4	.000	.000	1.000
BMI	<24	34	.000	.000	
	24-26	13	1.000	.000	
	>26	7	.000	1.000	

图 6-127　年龄和 BMI 的哑变量赋值情况

（4）首先给出的是模型不含任何自变量，而只有常数项（即无效模型）时的输出结果，图 6-128 为预测分类结果，当模型中不包含任何自变量时，未患高血压的判断正确率为 100.0%，高血压患者的判断正确率为 0（可见，当模型中不包含任何自变量时，所有观察对象皆被预测为未患病），总的预测准确率为 51.9%。

（5）如图 6-129 所示，是模型不含任何自变量时，模型的常数项估计值（B），标准误（S.E.），Wald χ^2 值（Wald），自由度（df），e 的 β_0 次方[exp（B）]、其实际意义为总体研究对象患病率与未患病率的比值即 0.9286=0.4815/0.5185。

（6）如图 6-130 所示，为第六个表输出了当前未引入模型的变量的比分检验结果，其意义为向当前模型中引入某变量时，该变量回归系数是否等于 0 的比分检验结果。

Block 0: Beginning Block

Classification Table[a,b]

Observed			Predicted 冠心病 未患病	患病	Percentage Correct
Step 0	冠心病	未患病	28	0	100.0
		患病	26	0	.0
	Overall Percentage				51.9

a. Constant is included in the model

b. The cut value is .500

图 6-128 例 6-28 预测分类结果

Variables in the Equation

		B	S.E.	Wald	df	Sig.	Exp(B)
Step 0	Constant	-.074	.272	.074	1	.786	.929

图 6-129 不含自变量的模型

Variables not in the Equation

			Score	df	Sig.
Step 0	Variables	年龄	5.916	3	.116
		年龄(1)	1.238	1	.266
		年龄(2)	2.645	1	.104
		年龄(3)	1.248	1	.264
		高血压史	5.968	1	.015
		吸烟史	4.311	1	.038
		高血脂	7.460	1	.006
		BMI	6.084	2	.048
		BMI(1)	3.048	1	.081
		BMI(2)	1.746	1	.186
	Overall Statistics		16.430	8	.037

图 6-130 例 6-28 当前未引入模型的变量的比分检验结果

（7）图 6-131 为现模型对因变量的分类判别效果，对冠心病的发病归属进行判别分类，从预测分类表可以看出，预测准确率由未引入变量时的 51.9%上升至 72.2%，说明新变量的引入对改善模型预测效果起到了作用。

Classification Table[a]

Observed			Predicted 冠心病 未患病	患病	Percentage Correct
Step 1	冠心病	未患病	20	8	71.4
		患病	7	19	73.1
	Overall Percentage				72.2

a. The cut value is .500

图 6-131 例 6-28 现模型对因变量的分类判别效果

（8）图 6-132 为模型的参数估计及检验最重要的一个表格，包括各自变量的偏回归系数及其标准误（S.E.）、Wald χ^2 值、自由度（df）、P 值及 OR 值。

Variables in the Equation

		B	S.E.	Wald	df	Sig.	Exp(B)	95% C.I.for EXP(B)	
								Lower	Upper
Step 1[a]	年龄			1.859	3	.602			
	年龄(1)	1.449	1.418	1.044	1	.307	4.259	.264	68.657
	年龄(2)	1.885	1.487	1.608	1	.205	6.587	.358	121.359
	年龄(3)	2.096	1.805	1.348	1	.246	8.136	.236	280.017
	高血压史	.547	.743	.542	1	.461	1.728	.403	7.405
	吸烟史	.969	.937	1.071	1	.301	2.636	.421	16.526
	高血脂	1.197	.725	2.726	1	.099	3.310	.799	13.702
	BMI			3.670	2	.160			
	BMI(1)	1.564	.829	3.564	1	.059	4.780	.942	24.252
	BMI(2)	.887	1.290	.473	1	.492	2.428	.194	30.449
	Constant	-3.534	1.595	4.911	1	.027	.029		

a. Variable(s) entered on step 1: 年龄, 高血压史, 吸烟史, 高血脂, BMI

图 6-132　各自变量的偏回归系数及其标准误、Wald χ^2 值、自由度、P 值及 OR 值

（苏　鑫）

实验十　生 存 分 析

实验目的

①掌握生存曲线的定义和解释；Cox 回归模型的回归系数假设检验、区间估计方法及与 RR 的关系；Kaplan-Meier 法和寿命表法估计生存率的方法；Log-rank 检验的应用。②熟悉 Kaplan-Meier 法和寿命表法估计生存率的基本思想；Cox 回归模型的基本结构。③了解 Cox 回归模型的基本原理。

（一）Kaplan-Meier 法生存率估计

[例 6-29]　某医师采用手术疗法治疗 15 例乳腺癌患者，随访时间（月）记录如下：1，4，6，7，8，8^+，11，12，15，15^+，18，33^+，38^+，43，46^+。请估计各时点生存率并绘制生存曲线。

调用 SPSS 的 Survial 过程实现。

1. 数据准备　建立数据库结构，定义两个变量：time 表示生存时间，status 表示结局变量（status=1 表示死亡，status=0 表示截尾），如图 6-133 所示，输入数据，如图 6-134 所示。

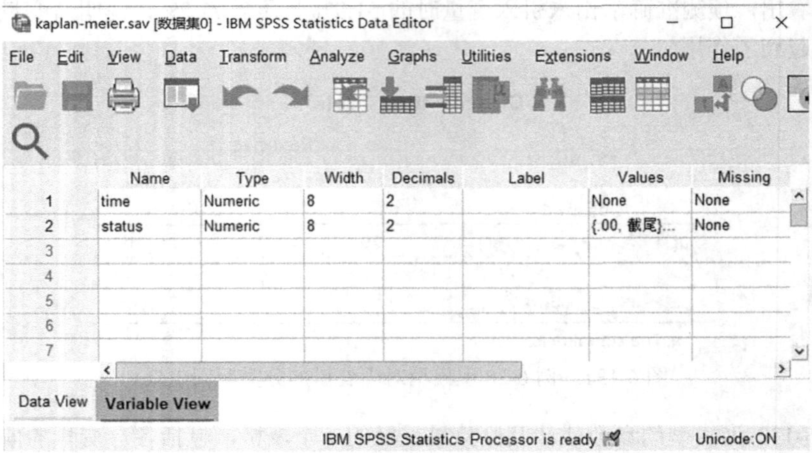

图 6-133　例 6-29 SPSS 的“Variable View”窗口

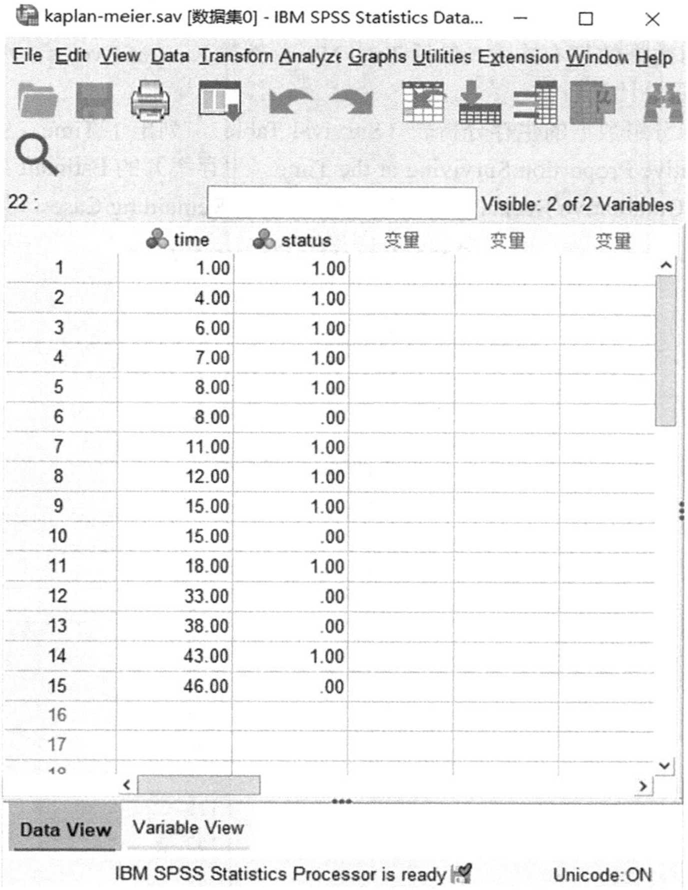

图 6-134　例 6-29 SPSS 的“Data View”窗口

2. 统计分析　选择菜单“Analyze → Survival → Kaplan-Meier”，弹出“Kaplan-Meier”主对话框：①选择变量“time”将其送入“Time”框内；②选择变量“status”将其送入“Status”框中，单击“Define Event”按钮，如图 6-135 所示，“Single value”框内填入 1；单击右上角的“Options”按钮，弹出“Options”子对话框，在“Statistics”下选择“Survival table(s)”和“Mean and median survival”，在“Plots”选项下的“Survival”选项，如图 6-136 所示，单击“Continue”按钮返回主对话框，再单击“OK”按钮，输出结果。

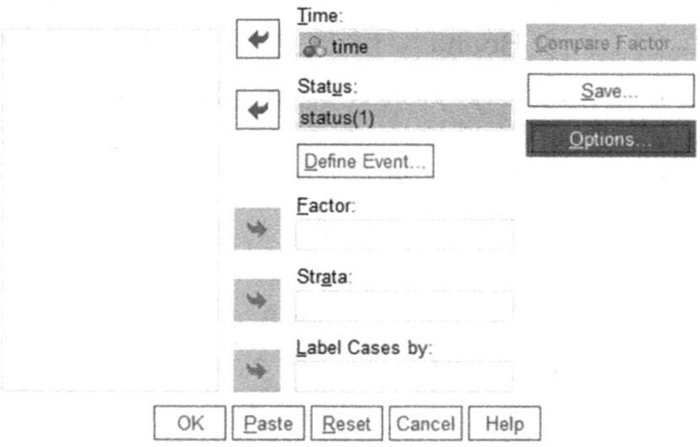

图 6-135　例 6-29“Define Event”子对话框

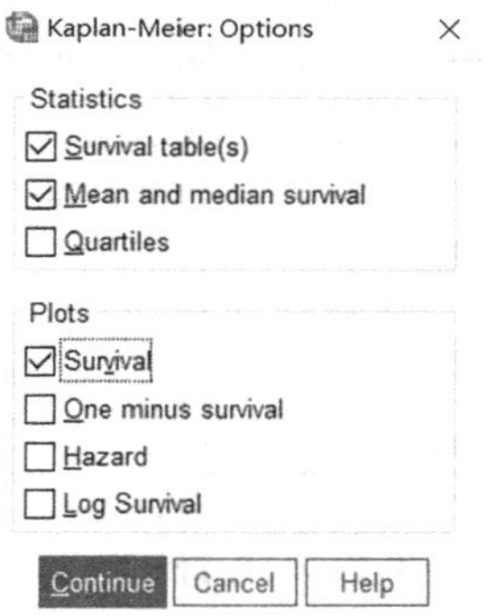

图 6-136　“Options”子对话框

3. 结果 例 6-29 的 SPSS 输出结果如下：

图 6-137 是对数据的基本描述，包括 Total N（总例数）、*N* of Events（死亡人数）、*N*（截尾人数）及 Percent（百分比）。

图 6-138 是未分组数据的生存分析表（Survival Table），列出了 Time（生存时间）、Status（生存状态）、Cumulative Proportion Surviving at the Time（生存率）的 Estimate（估计值）及 Std.Error（标准误）、*N* of Cumulative Events（累计死亡数）、*N* of Remaining Cases（剩余数）。

Case Processing Summary

Total N	N of Events	Censored	
		N	Percent
15	10	5	33.3%

图 6-137　数据基本描述

Survival Table

	Time	Status	Cumulative Proportion Surviving at the Time		N of Cumulative Events	N of Remaining Cases
			Estimate	Std. Error		
1	1.000	死亡	.933	.064	1	14
2	4.000	死亡	.867	.088	2	13
3	6.000	死亡	.800	.103	3	12
4	7.000	死亡	.733	.114	4	11
5	8.000	死亡	.667	.122	5	10
6	8.000	截尾	.	.	5	9
7	11.000	死亡	.593	.129	6	8
8	12.000	死亡	.519	.132	7	7
9	15.000	死亡	.444	.133	8	6
10	15.000	截尾	.	.	8	5
11	18.000	死亡	.356	.133	9	4
12	33.000	截尾	.	.	9	3
13	38.000	截尾	.	.	9	2
14	43.000	死亡	.178	.142	10	1
15	46.000	截尾	.	.	10	0

图 6-138　未分组数据的生存分析表

如图 6-139 所示，表中列出了 Mean（生存时间的均数）和 Median（中位生存时间），以及标准误和 95% Confidence Interval（95%置信区间）的 Lower Bound（下限）和 Upper Bound（上限）。本例乳腺癌患者术后生存时间的中位数为 15 个月，95%置信区间为（7.988，22.012）。

Means and Medians for Survival Time

Mean[a]				Median			
		95% Confidence Interval				95% Confidence Interval	
Estimate	Std. Error	Lower Bound	Upper Bound	Estimate	Std. Error	Lower Bound	Upper Bound
21.970	4.676	12.805	31.136	15.000	3.578	7.988	22.012

a. Estimation is limited to the largest survival time if it is censored.

图 6-139　生存时间的均数和中位数

如图 6-140 所示，为未分组资料的生存曲线。

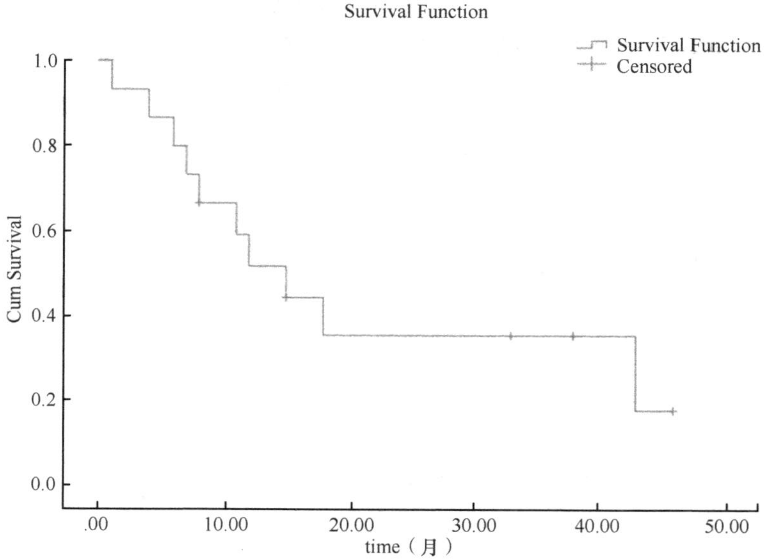

图 6-140　Kaplan Meier 生存曲线

（二）寿命表法生存率估计

[例 6-30]　某医院对 100 例原发性肺癌患者术后进行随访，资料见表 6-28。请估计各时点生存率并绘制生存曲线。

表 6-28　某医院对 100 例原发性肺癌患者术后的随访结果

	术后随访月数									
	0～	1～	2～	3～	4～	5～	6～	7～	8～	9～10
期间失访人数	1	2	2	1	0	0	1	2	0	1
期间死亡人数	20	23	25	16	2	1	2	0	1	0

调用 SPSS 的 Survial 过程实现。

1. 数据准备　建立数据库结构，定义 3 个变量：time 表示生存时间，status 表示结局变量（status=1 表示死亡，status=0 表示截尾），freq 表示频数，如图 6-141 所示，输入数据，如图 6-142 所示。

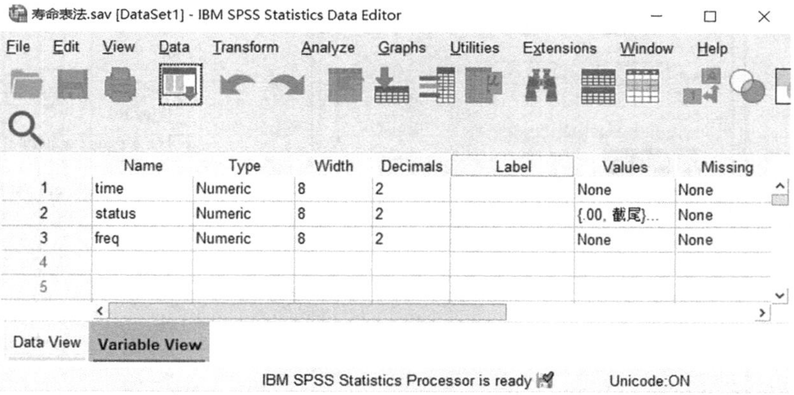

图 6-141　SPSS 的“Variable View”窗口

2. 统计分析

（1）选择菜单“Data → Weight cases”，在弹出的“Weight cases”菜单下将“freq”变量调入第二行“Weight cases by”命令下的方框中，如图 6-143 所示，单击“OK”按钮关闭对话框。

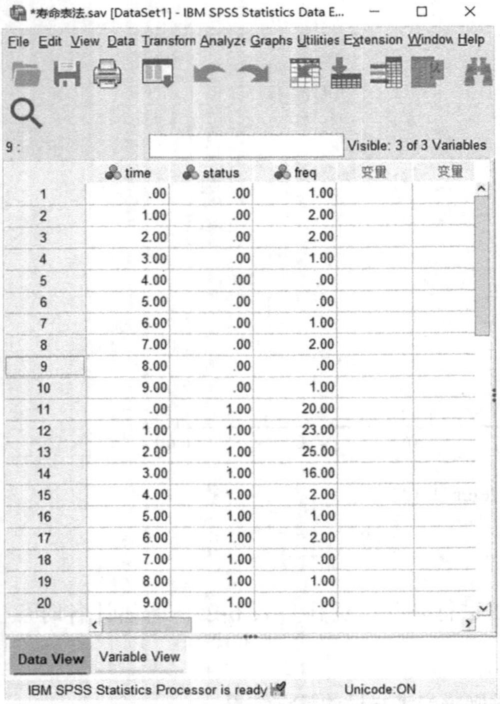

图 6-142　例 6-30 SPSS 的 Data View 窗口

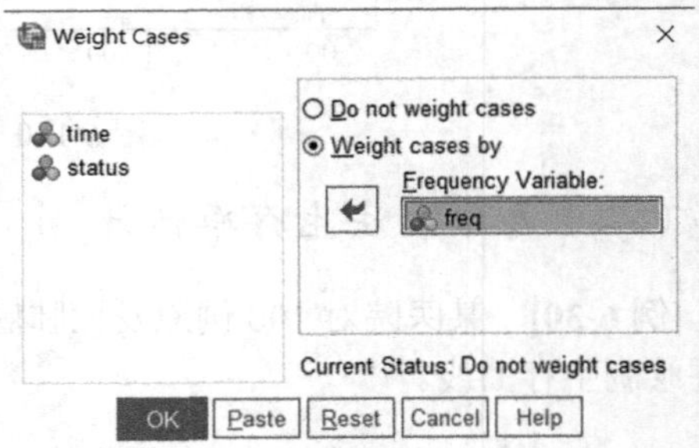

图 6-143　定义权重对话框

（2）选择菜单“Analyze → Survival → Life Tables”，弹出“Life Tables”主对话框：①选择变量“time”将其送入 Time 框内；同时 Display Time Intervals 定义时间区间从 0 到 10 年，区间间隔为 1 年，分别输入 10 和 1；选择变量“status”将其送入 Status 框中，单击“Define Event”按钮，如图 6-144 所示，“Single value”框内填入 1；②单击右上角的“Options”按钮，弹出“Options”子对话框，选择“Plot”选项下的“Survival”选项，如图 6-145 所示，单击“Continue”按钮返回主对话框，再单击“OK”按钮，输出结果。

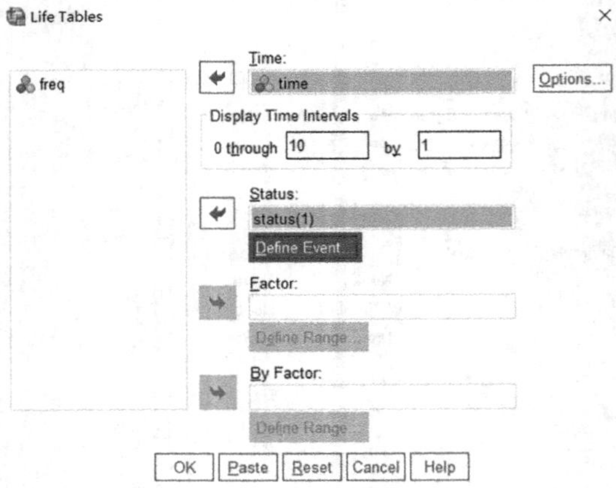

图 6-144　Life Tables 子对话框

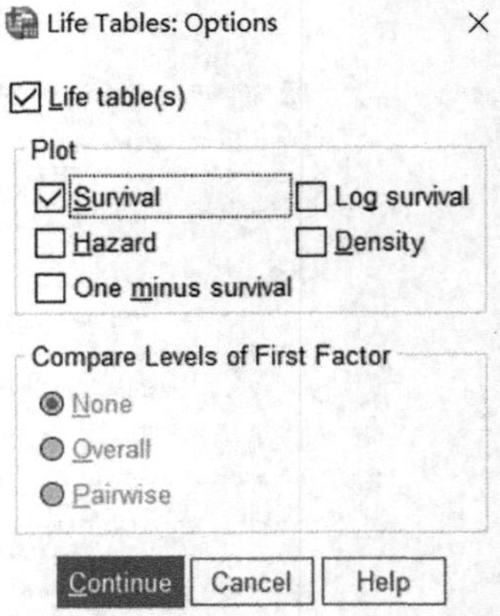

图 6-145　Options 子对话框

3. 结果　例 6-30 的 SPSS 输出结果如下：

（1）图 6-146 为分组资料的寿命表，列出了 Interval Start Time（生存时间区间的下限）、Number Entering Interval（期初病例数）、Number Withdrawing during Interval（截尾人数）、Number Exposed to Risk（校正人数）、Number of Terminal Events（死亡人数）、Proportion Terminating（死亡概率）、Proportion Surviving（生存概率）、Cumulative Proportion Surviving at End of Interval（生存率）、Std.Error of Cumulative Proportion Surviving at End of Interval（标准误）等指标。表左下角还给出了中位生存时间为 2.24 月。

Life Table[a]

Interval Start Time	Number Entering Interval	Number Withdrawing during Interval	Number Exposed to Risk	Number of Terminal Events	Proportion Terminating	Proportion Surviving	Cumulative Proportion Surviving at End of Interval	Std. Error of Cumulative Proportion Surviving at End of Interval	Probability Density	Std. Error of Probability Density	Hazard Rate	Std. Error of Hazard Rate
0	100	1	99.500	20	.20	.80	.80	.04	.201	.040	.22	.05
1	79	2	78.000	23	.29	.71	.56	.05	.236	.043	.35	.07
2	54	2	53.000	25	.47	.53	.30	.05	.266	.045	.62	.12
3	27	1	26.500	16	.60	.40	.12	.03	.180	.040	.86	.19
4	10	0	10.000	2	.20	.80	.09	.03	.024	.016	.22	.16
5	8	0	8.000	1	.13	.88	.08	.03	.012	.012	.13	.13
6	7	1	6.500	2	.31	.69	.06	.03	.025	.017	.36	.25
7	4	2	3.000	0	.00	1.00	.06	.03	.000	.000	.00	.00
8	2	0	2.000	1	.50	.50	.03	.02	.029	.024	.67	.63
9	1	1	.500	0	.00	1.00	.03	.02	.000	.000	.00	.00

a. The median survival time is 2.2385

图 6-146　分组资料的寿命表

（2）图 6-147 为生存曲线图。

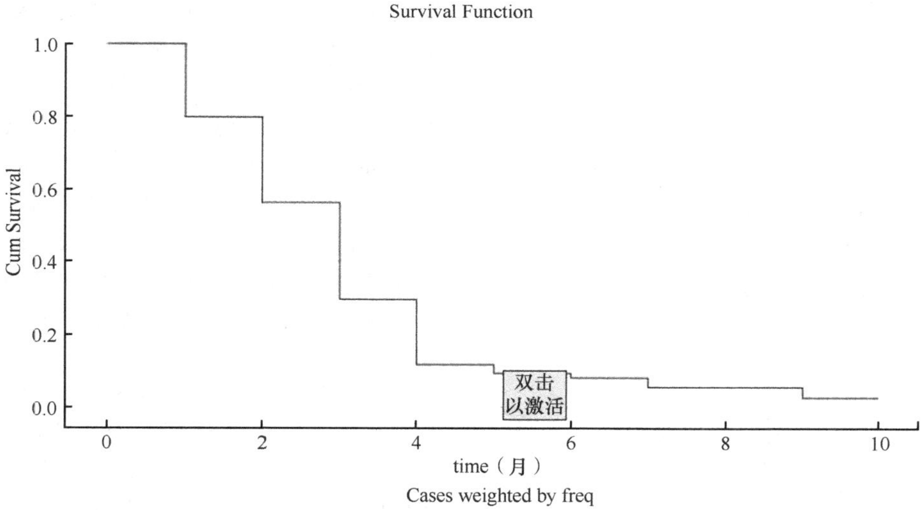

图 6-147　生存曲线

（三）生存曲线的比较（Log-rank 检验）

[例 6-31]　某医生将 20 例肺癌患者随机分为两组，分别采用 A 法和 B 法治疗，从缓解出院日开始随访，随访时间（月）如下，试比较 A 法和 B 法治疗肺癌的疗效是否有差别。

A 法：1，2，5，7，9^{+}，11，13，16，25，36^{+}。

B 法：10，11^{+}，15，19，22，22，25，32，39，42^{+}。

调用 SPSS 的 Survial 过程实现。

1. 数据准备　建立数据库结构，定义 3 个变量：group 表示疗法（group=1 为 A 法，group=2 为 B 法），time 表示生存时间，status 表示结局变量（status=1 表示死亡，status=0 表示截尾），如图 6-148 所示，输入数据，见图 6-149。

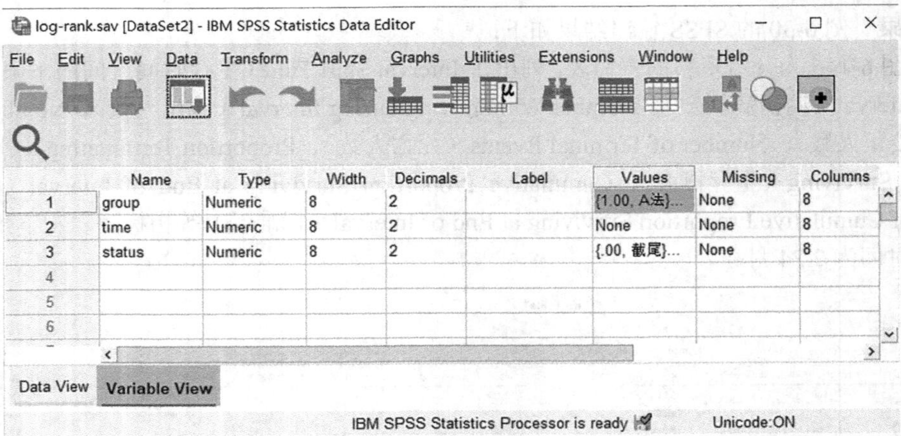

图 6-148　例 6-31 SPSS 的"Variable View"窗口

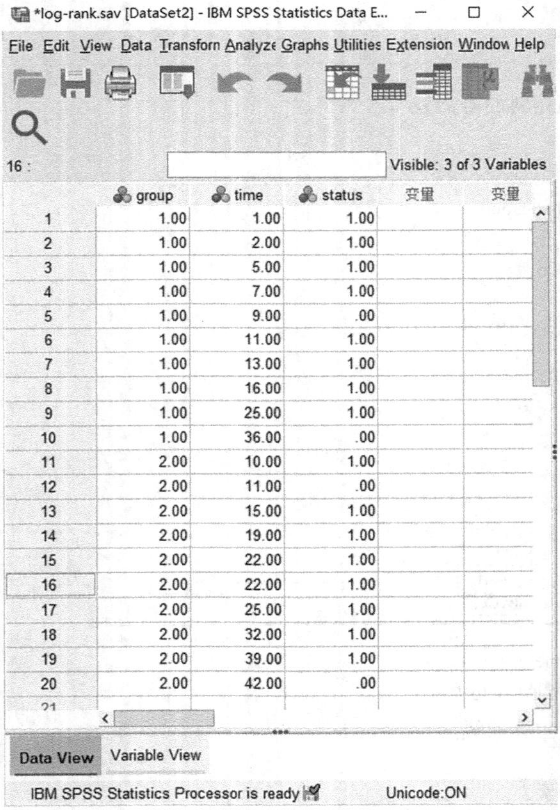

图 6-149　例 6-31 SPSS 的"Data View"窗口

2. 统计分析　选择菜单"Analyze → Survival → Kaplan- Meier"，弹出"Kaplan-Meier"主对话框：①选择变量"time"将其送入 Time 框内；选择变量"status"将其送入 Status 框中，单击"Define Event"按钮，"Single value"框内填入 1，选择变量"group"将其送入 Factor 框中，如图 6-150 所示；②单击右上角的"Options"按钮，弹出"Options"子对话框，在"Statistics"下选择"Survival table（s）"和"Mean and median survival"，在 Plots 选项下的"Survival"选项，如图 6-151 所示，单击"Continue"按钮返回主对话框；③单击右上角的"Compare Factor"按钮，选择"Log rank"选项，如图 6-152 所示，单击"Continue"按钮返回主对话框，再单击"OK"按钮，输出结果。

3. 结果　例 6-31 的 SPSS 输出结果如下：

（1）图 6-153 是对数据的基本描述，包括 Total *N*（总例数）、*N* of Events（死亡人数）、*N*（截尾人数）及 Percent（百分比）。

（2）图 6-154 是未分组数据的生存分析表（Survival Table），列出了 Time（生存时间）、Status（生存状态）、Cumulative Proportion Surviving at the Time（生存率）的 Estimate（估计值）及 Std. Error（标准误）、*N* of Cumulative Events（累计死亡数）、*N* of Remaining Cases（剩余数）。

（3）如图 6-155 所示，列出了 Mean（生存时间的均数）和 Median（中位生存时间）、标准误和 95% Confidence Interval（95%置信区间）的 Lower Bound（下限）和 Upper Bound（上限）。

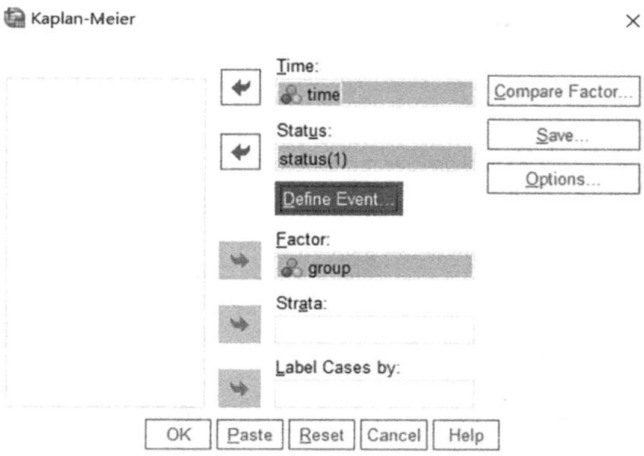

图 6-150　"Define Event"子对话框

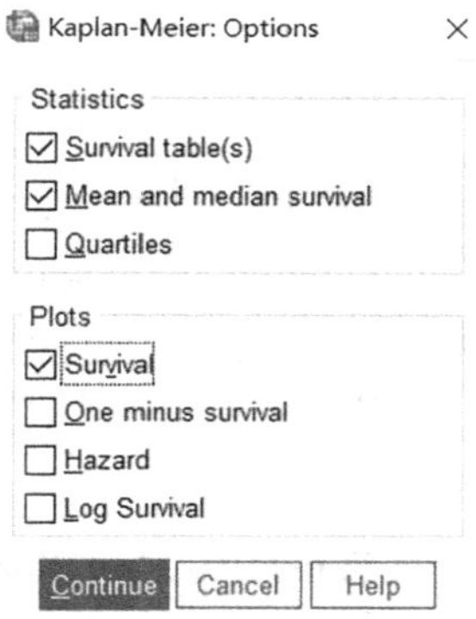

图 6-151　"Options"子对话框

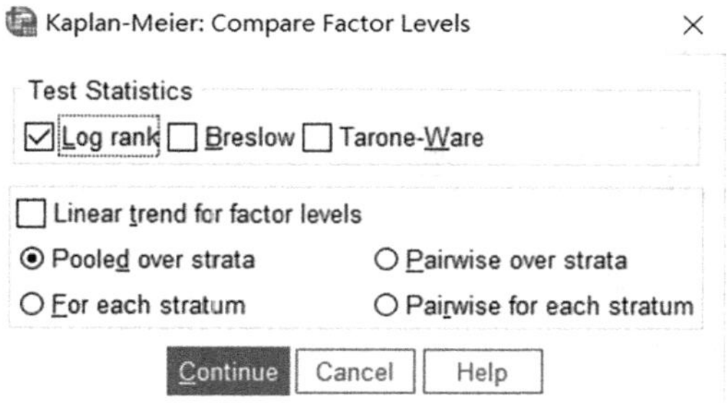

图 6-152　"Compare Factor Levels"子对话框

Case Processing Summary

group	Total N	N of Events	Censored	
			N	Percent
A法	10	8	2	20.0%
B法	10	8	2	20.0%
Overall	20	16	4	20.0%

图 6-153　例 6-31　数据基本描述表

Survival Table

group		Time	Status	Cumulative Proportion Surviving at the Time		N of Cumulative Events	N of Remaining Cases
				Estimate	Std. Error		
A法	1	1.000	死亡	.900	.095	1	9
	2	2.000	死亡	.800	.126	2	8
	3	5.000	死亡	.700	.145	3	7
	4	7.000	死亡	.600	.155	4	6
	5	9.000	截尾	.	.	4	5
	6	11.000	死亡	.480	.164	5	4
	7	13.000	死亡	.360	.161	6	3
	8	16.000	死亡	.240	.145	7	2
	9	25.000	死亡	.120	.112	8	1
	10	36.000	截尾	.	.	8	0
B法	1	10.000	死亡	.900	.095	1	9
	2	11.000	截尾	.	.	1	8
	3	15.000	死亡	.788	.134	2	7
	4	19.000	死亡	.675	.155	3	6
	5	22.000	死亡	.	.	4	5
	6	22.000	死亡	.450	.166	5	4
	7	25.000	死亡	.338	.158	6	3
	8	32.000	死亡	.225	.140	7	2
	9	39.000	死亡	.113	.106	8	1
	10	42.000	截尾	.	.	8	0

图 6-154　例 6-31 未分组数据的生存分析表

Means and Medians for Survival Time

group	Mean[a]				Median			
			95% Confidence Interval				95% Confidence Interval	
	Estimate	Std. Error	Lower Bound	Upper Bound	Estimate	Std. Error	Lower Bound	Upper Bound
A法	13.620	3.587	6.589	20.651	11.000	4.099	2.966	19.034
B法	25.300	3.302	18.828	31.772	22.000	2.214	17.661	26.339
Overall	19.810	2.879	14.168	25.452	19.000	3.553	12.035	25.965

a. Estimation is limited to the largest survival time if it is censored.

图 6-155　生存时间的均数和中位数

（4）图 6-156 为 Log Rank 法的结果，Chi-Square 等于 2.771，df（自由度）等于 1，*P* 值（Sig.）等于 0.096。

（5）图 6-157 为生存曲线。

Overall Comparisons

	Chi-Square	df	Sig.
Log Rank (Mantel-Cox)	2.771	1	.096

Test of equality of survival distributions for the different levels of group

图 6-156　Log Rank 法结果

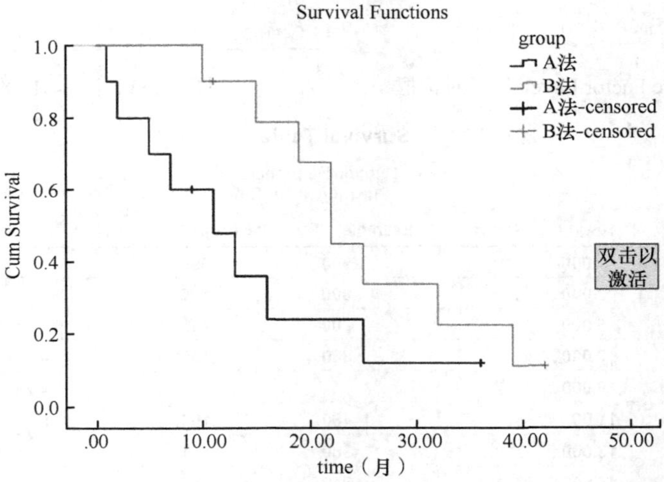

图 6-157　Kaplan Meier 生存曲线

（四）Cox 比例风险回归分析

[例 6-32]　30 例膀胱肿瘤患者的随访记录见表 6-29，现对膀胱肿瘤患者生存情况的影响因素进行分析。变量赋值见表 6-30。

表 6-29　30 例膀胱肿瘤患者生存数据原始记录表

id	age	grade	size	relapse	start	end	t	status	PI	s（t）
1	62	1	0	0	02/10/1996	12/30/2000	59	0	1.68	0.256
2	64	1	0	0	03/05/1996	08/12/2000	54	1	1.68	0.256
3	52	2	0	1	04/09/1996	12/03/1999	44	0	4.339	0.018
4	60	1	0	0	06/06/1996	10/27/2000	53	0	1.68	0.512
5	59	2	1	0	07/20/1996	06/21/1998	23	1	4.438	0.662
6	59	1	1	1	08/19/1996	09/10/1999	37	1	3.737	0.249

续表

id	age	grade	size	relapse	start	end	t	status	PI	s（t）
7	63	1	1	0	09/16/1996	10/20/2000	50	1	2.758	0.139
8	62	1	0	0	09/20/1996	09/18/1999	36	1	1.68	0.859
9	50	1	1	0	09/26/1996	03/22/1999	30	1	2.758	0.76
10	26	1	1	1	11/04/1996	05/25/2000	43	1	3.737	0.11
11	43	2	1	0	01/10/1997	11/08/1999	34	1	4.438	0.131
12	62	1	0	0	02/16/1997	11/10/2000	45	1	1.68	0.646
13	67	1	0	0	03/09/1997	08/18/2000	42	1	1.68	0.785
14	70	2	0	0	03/28/1997	07/20/2000	40	1	3.36	0.328
15	56	1	0	1	04/03/1997	11/10/1999	32	1	2.659	0.747
16	85	2	0	1	04/15/1997	11/20/1998	19	1	4.339	0.801
17	65	1	0	1	08/06/1997	09/28/1999	26	1	2.659	0.894
18	54	3	1	1	11/10/1997	12/09/1998	13	1	7.097	0.155
19	62	2	0	0	02/19/1998	07/20/2000	29	1	3.36	0.659
20	52	3	0	0	03/14/1998	07/02/2000	28	1	5.04	0.163
21	63	2	1	0	06/10/1998	09/01/2000	27	1	4.438	0.446
22	50	3	1	1	06/15/1998	04/14/1999	10	1	7.097	0.517
23	83	2	1	1	09/03/1998	09/20/2000	25	1	5.417	0.246
24	61	3	1	0	10/10/1998	06/13/2000	20	1	6.118	0.181
25	57	3	1	1	01/16/1999	12/20/1999	11	1	7.097	0.396
26	63	2	0	1	02/17/1999	04/20/2000	14	1	4.339	0.845
27	72	3	1	1	05/10/1999	05/12/2000	12	1	7.097	0.276
28	56	3	1	1	09/15/1999	06/17/2000	9	1	7.097	0.638
29	73	3	1	1	12/19/1999	07/26/2000	7	1	7.097	0.759
30	54	3	1	1	03/10/2000	09/20/2000	6	1	7.097	0.879

表 6-30　膀胱肿瘤患者生存数据变量赋值表

变量	因素	分组及赋值
age	年龄	岁
grade	肿瘤分级	Ⅰ级：1；Ⅱ级：2；Ⅲ级：3
size	肿瘤大小	＜3.0：0；≥3.0：1
relapse	是否复发	未复发：0；复发：1
start	手术日期	月/日/年
end	终止观察日期	月/日/年
t	生存时间	月
status	生存结局	删失：0；死亡：1

调用 SPSS 的 Survial 过程实现。

1. 数据准备　建立数据库结构，定义 6 个变量：*t* 表示生存时间，status 表示结局变量（status=1 表示死亡，status=0 表示删失），age、grade、size、relapse，见图 6-158，输入数据，见图 6-159。

2. 统计分析　选择菜单“Analyze → Survival → Cox Regression”，弹出“Cox Regression”主对话框：①选择变量“*t*”将其送入 Time 框内；选择变量“status”将其送入“Status”框中，单击“Define Event”按钮，“Single value”框内填入 1；选择变量“age”“grade”“size”“relapse”将其送入“Covariates”框中，“Method”选取“Forward：LR”（图 6-160）；②单击右上角的“Categorical”按钮，弹出“Categorical”子对话框，将“Covariates”中的肿瘤分级选入“Categorical Covariates”，

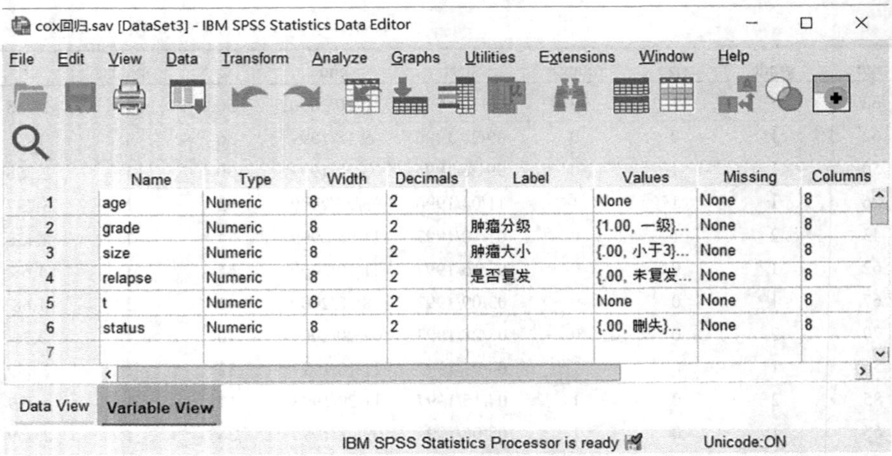

图 6-158　例 6-32 SPSS 的“Variable View”窗口

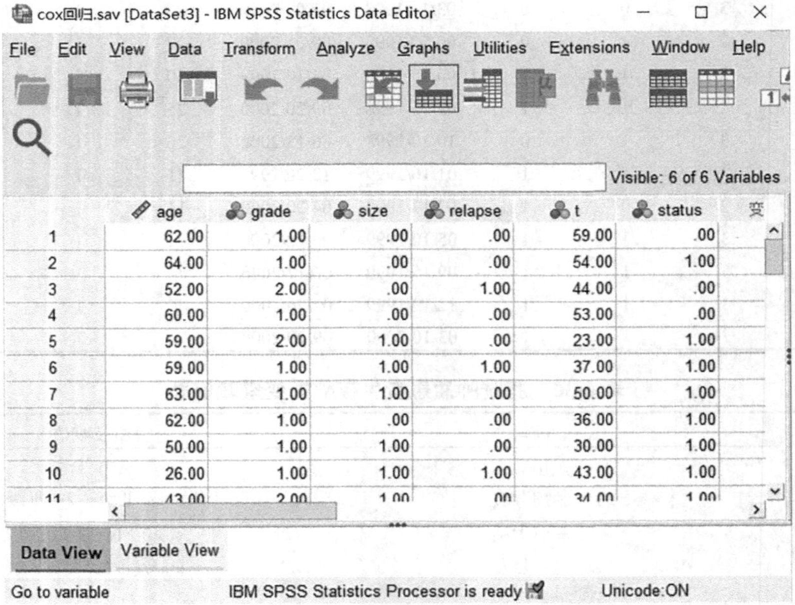

图 6-159　例 6-32 SPSS 的“Data View”窗口

选择“Change Contrast”中的“First”，单击“Change”按钮，如图 6-161 所示，再单击“Continue”返回主对话框；③单击右上角的“Options”按钮，弹出“Options”子对话框，勾选“Model Statistics”下的“CI for exp（B）95%”，单击“Continue”按钮返回主对话框，如图 6-162 所示，再单击“OK”按钮，输出结果。

3. 结果　例 6-32 的 SPSS 输出结果如下：

（1）图 6-163 为总例数、事件发生例数、删失发生例数的汇总表。

（2）图 6-164 为多分类变量肿瘤分级生成哑变量时的各分类水平频数和编码的对照表。

（3）图 6-165 为当前未引入模型的变量的比分检验结果，其意义为向当前模型中引入某变量时，该变量回归系数是否等于 0。

（4）图 6-166 为 4 个模型的拟合效果。

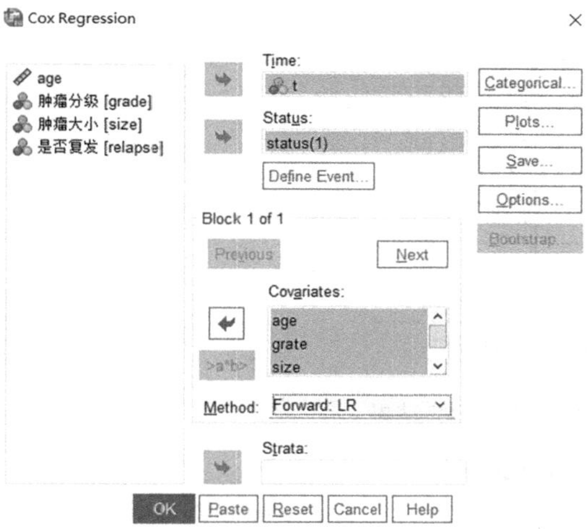

图 6-160　“Cox Regression”主对话框

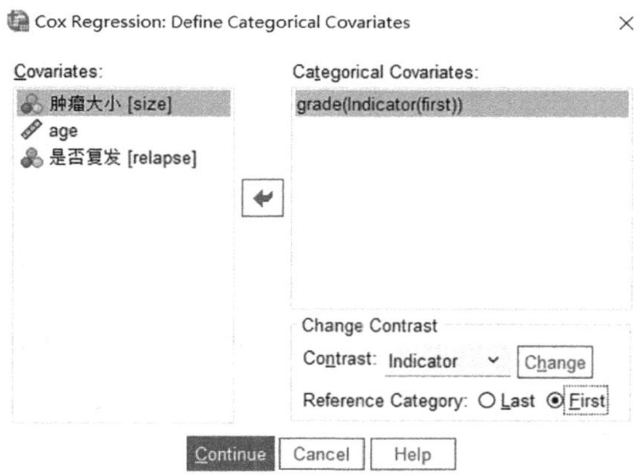

图 6-161　“Categorical”子对话框

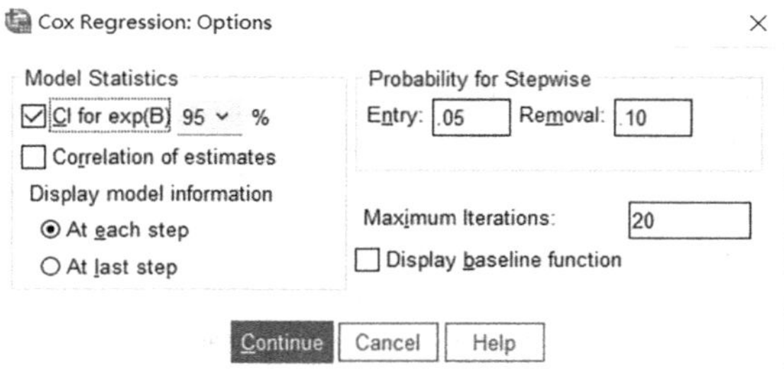

图 6-162　“Options”子对话框

Case Processing Summary

		N	Percent
Cases available in analysis	Event[a]	27	90.0%
	Censored	3	10.0%
	Total	30	100.0%
Cases dropped	Cases with missing values	0	0.0%
	Cases with negative time	0	0.0%
	Censored cases before the earliest event in a stratum	0	0.0%
	Total	0	0.0%
Total		30	100.0%

a. Dependent Variable: time

图 6-163　例 6-32 基本信息汇总表

Categorical Variable Codings[a]

		Frequency	(1)	(2)
肿瘤分级[b]	1.00=一级	12	0	0
	2.00=二级	9	1	0
	3.00=三级	9	0	1

a. Category variable: 肿瘤分级 (grade)

b. Indicator Parameter Coding

图 6-164　例 6-32 各分类水平频数和编码的对照表

Variables not in the Equation[a]

	Score	df	Sig.
age	.402	1	.526
肿瘤分级	32.191	2	<.001
肿瘤分级(1)	.327	1	.567
肿瘤分级(2)	28.500	1	<.001
肿瘤大小	7.369	1	.007
是否复发	7.349	1	.007

a. Residual Chi Square = 44.894 with 5 df Sig. = .000

图 6-165 未引入模型的变量的比分检验结果

Omnibus Tests of Model Coefficients[e]

Step	-2 Log Likelihood	Overall (score)			Change From Previous Step			Change From Previous Block		
		Chi-square	df	Sig.	Chi-square	df	Sig.	Chi-square	df	Sig.
1[a]	119.715	32.191	2	<.001	23.821	2	<.001	23.821	2	<.001
2[b]	113.006	37.299	3	<.001	6.709	1	.010	30.530	3	<.001
3[c]	108.447	39.627	4	<.001	4.559	1	.033	35.089	4	<.001
4[d]	104.232	44.894	5	<.001	4.215	1	.040	39.303	5	<.001

a. Variable(s) Entered at Step Number 1: 肿瘤分级

b. Variable(s) Entered at Step Number 2: 是否复发

c. Variable(s) Entered at Step Number 3: 肿瘤大小

d. Variable(s) Entered at Step Number 4: age

e. Beginning Block Number 1. Method = Forward Stepwise (Likelihood Ratio)

图 6-166 例 6-32 中 4 个模型的拟合效果

（5）图 6-167 为各个协变量的回归系数的估计值和检验结果。应看最后一步 Step 4 的结果，年龄（age）的回归系数为 0.039，$P<0.001$；肿瘤分级 1 的回归系数为 1.177，$P=0.043$；肿瘤分级 2 的

Variables in the Equation

		B	SE	Wald	df	Sig.	Exp(B)	95.0% CI for Exp(B)	
								Lower	Upper
Step 1	肿瘤分级			22.476	2	<.001			
	肿瘤分级(1)	1.192	.532	5.023	1	.025	3.295	1.161	9.350
	肿瘤分级(2)	3.105	.657	22.348	1	<.001	22.305	6.157	80.808
Step 2	肿瘤分级			22.738	2	<.001			
	肿瘤分级(1)	.990	.527	3.522	1	.061	2.690	.957	7.562
	肿瘤分级(2)	3.246	.682	22.663	1	<.001	25.687	6.750	97.748
	是否复发	1.196	.472	6.422	1	.011	3.306	1.311	8.335
Step 3	肿瘤分级			20.702	2	<.001			
	肿瘤分级(1)	1.341	.561	5.719	1	.017	3.824	1.274	11.478
	肿瘤分级(2)	3.461	.761	20.701	1	<.001	31.849	7.171	141.442
	肿瘤大小	1.004	.473	4.500	1	.034	2.728	1.079	6.895
	是否复发	1.025	.473	4.688	1	.030	2.786	1.102	7.042
Step 4	age	.039	.020	3.815	1	.051	1.040	1.000	1.082
	肿瘤分级			20.756	2	<.001			
	肿瘤分级(1)	1.177	.583	4.078	1	.043	3.246	1.035	10.175
	肿瘤分级(2)	3.735	.820	20.730	1	<.001	41.883	8.391	209.067
	肿瘤大小	1.129	.493	5.236	1	.022	3.093	1.176	8.134
	是否复发	1.192	.493	5.846	1	.016	3.293	1.253	8.653

图 6-167 例 6-32 各协变量的回归系数的估计值和检验结果

回归系数为 3.735，$P<0.001$；肿瘤大小的回归系数为 1.129，$P=0.022$；是否复发的回归系数为 1.192，$P=0.016$，均有统计学意义。年龄对应的 HR 为 1.040，95%置信区间为（1.000，1.082）；肿瘤分级 1 对应的 HR 为 3.246，95%置信区间为（1.035，10.175）；肿瘤分级 2 对应的 HR 为 41.883，95%置信区间为（8.391，209.067）；肿瘤大小对应的 HR 为 3.093，95%置信区间为（1.176，8.134）；是否复发对应的 HR 为 3.293，95%置信区间为（1.253，8.653）。

（苏　鑫）

第七章 流行病学研究设计

实习一 疾病的分布原理及应用

【实习目的】 ①掌握疾病按时间、地区及人群分布的流行病学描述方法和以年龄分层的分析方法。②熟悉疾病按时间、地区及人群分布的描述形式，熟悉移民流行病学的研究原理。

（一）疾病三间分布描述

1. 疾病时间分布

（1）短期波动

案例一： 亚硝酸盐食物中毒是指因食用被亚硝酸盐污染的食物引起的急性或亚急性疾病。2010年7月8日，某市疾病预防控制中心接报，某医院收治了11名病人，接诊医院根据患者临床表现，诊断为“亚硝酸盐中毒”，给予对症治疗后，患者症状均快速缓解。疾控中心对于本次事件进行调查，比较病例组和对照组间的暴露差异，最终确定是一起因自来水污染而引起的急性食源性亚硝酸盐中毒事件。首发1名病例于7月8日11:00发病，末例1名病例于14:00发病，如图7-1所示。

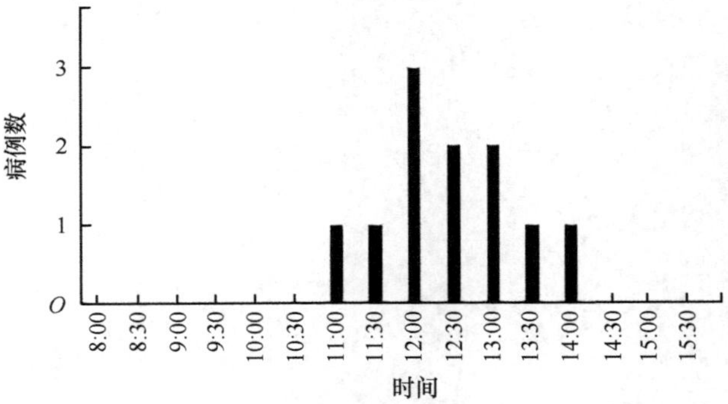

图7-1 病例发病时间分布

问题：你如何确定此次亚硝酸盐中毒的暴露时间？

案例二： 2000年5月3日，某户人家生日宴，共邀请本村312人和隔壁村40人，合计352人参加。自当日20时起，该地区医院陆续报告参加宴席的50人（男性32人和女性18人）出现了腹泻、腹痛、恶心、呕吐等症状，疑似食物中毒。该地疾病预防控制中心专业人员通过流行病学调查，结合临床诊疗和实验室检测结果，确定为一起食物中毒事件。

问题1：请根据图7-2描述本次事件的时间分布情况。

问题2：请思考如何预防类似事件的发生？

（2）季节性

案例三： 中国（在北半球）、巴西（在南半球）脊髓灰质炎的季节分布如图7-3所示。

问题：请解释中国和巴西两国脊髓灰质炎季节性不同的原因？

案例四： 麻疹、脊髓灰质炎、脑膜炎风疹、百日咳季节性发病分布如图7-4所示。

问题：请解释以上4种传染病季节性发病高峰不同的原因。

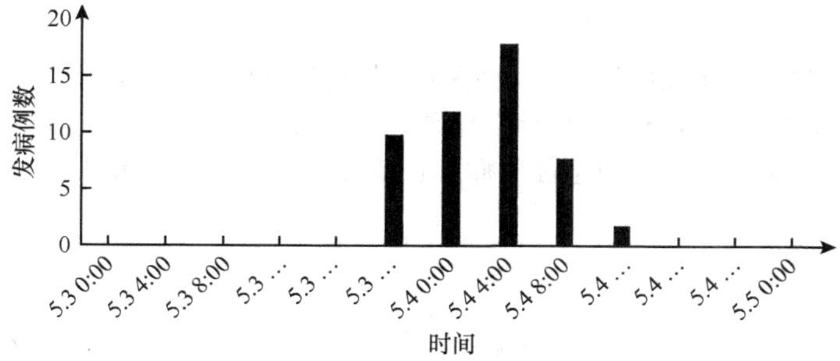

图 7-2　病例发病时间分布图

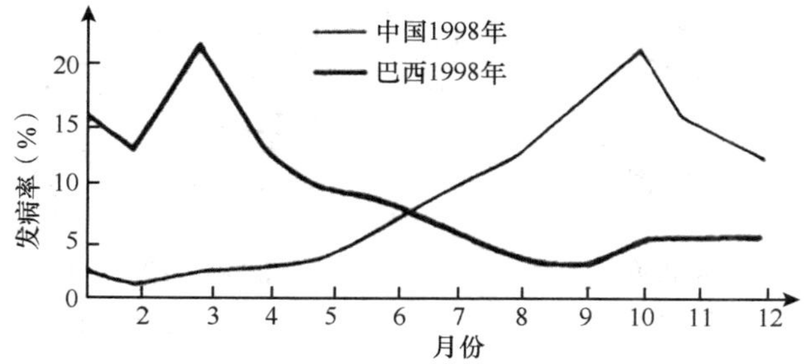

图 7-3　中国和巴西脊髓灰质炎发病率的月别构成比

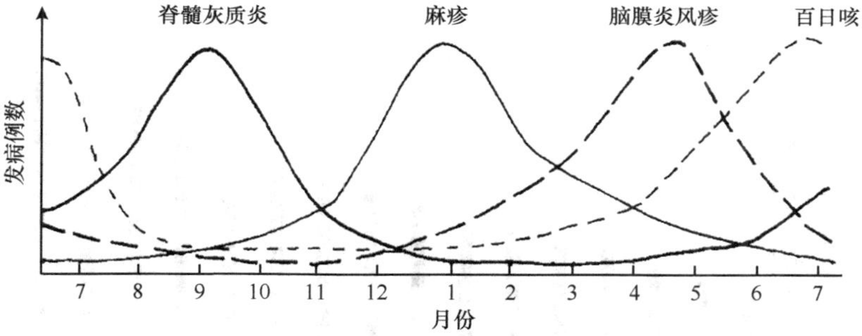

图 7-4　常见急性传染病的季节分布图

案例五：某市儿童病毒性肠炎发病率季节性分布特征如图 7-5。

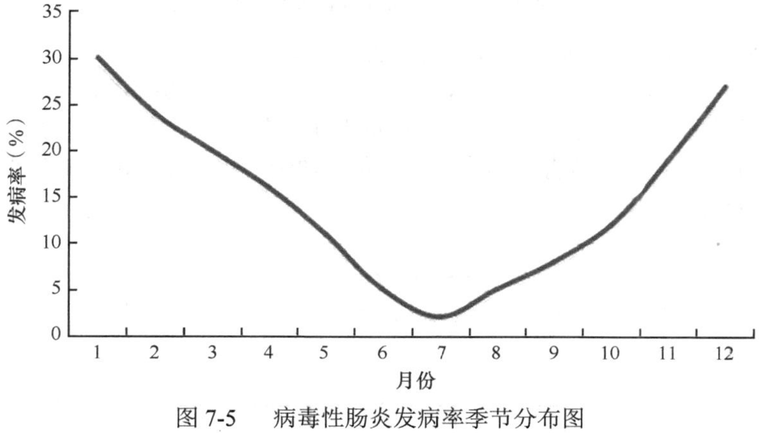

图 7-5　病毒性肠炎发病率季节分布图

问题：请解释病毒性肠炎发病率呈现图 7-5 季节性分布的原因。

（3）长期趋势

案例六：1952～1972 年某市女性和男性 4 种主要恶性肿瘤死亡率的变动趋势如图 7-6 和图 7-7 所示。

问题：图 7-6、图 7-7 两组资料给你什么印象？对于食管癌死亡率来说，病因对人体的作用是在增强、减弱还是持续不变？对其他恶性肿瘤死亡率变化趋势你有何看法？

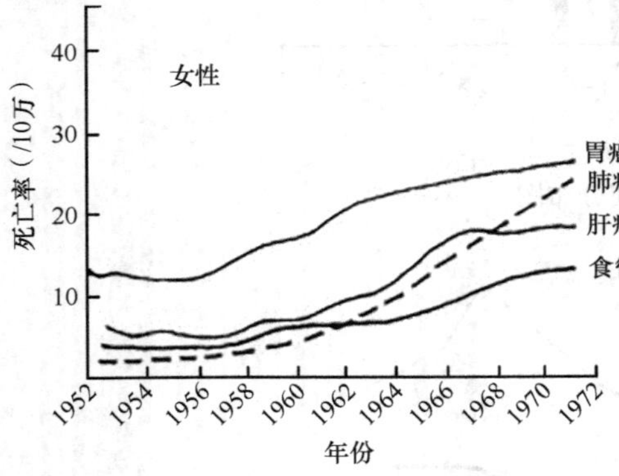

图 7-6　1952～1972 年某市女性 4 种主要恶性肿瘤死亡率

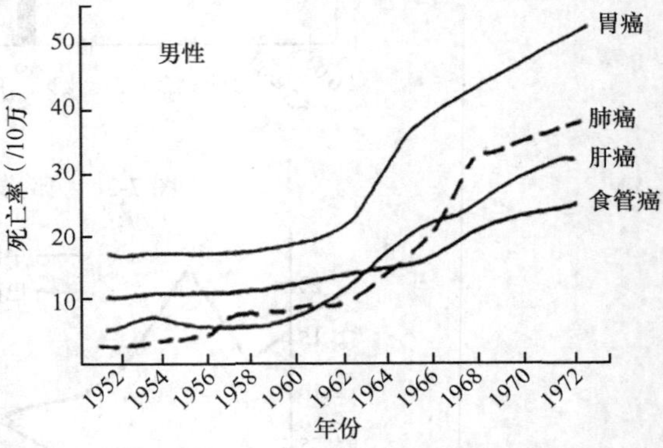

图 7-7　1952～1972 年某市男性 4 种主要恶性肿瘤死亡率

案例七：乳腺癌是最常见的女性癌症之一。如图 7-8 所示为 1990～2005 年某国女性总人群乳腺癌标准化发病率的长期变化趋势图。

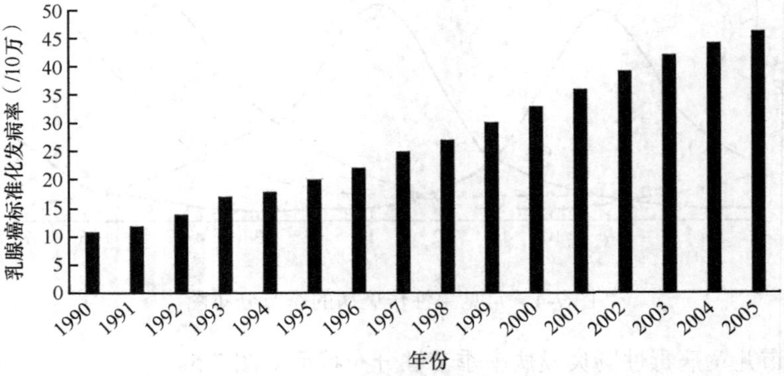

图 7-8　某国女性乳腺癌标准化发病率变化趋势图

问题：图 7-8 中呈现了某国女性乳腺癌发病的何种趋势？

案例八：抑郁症是一种常见的心理疾病，是目前世界范围内患病率、致残率较高的疾病。儿童青少年作为个体发展的特殊时期，社会应当迫切重视儿童青少年心理健康。图 7-9 和图 7-10 分别为 1980～2015 年全球及某国儿童青少年抑郁发病率和 1980～2015 年某国儿童青少年不同性别抑郁伤残调整生命年变化趋势。

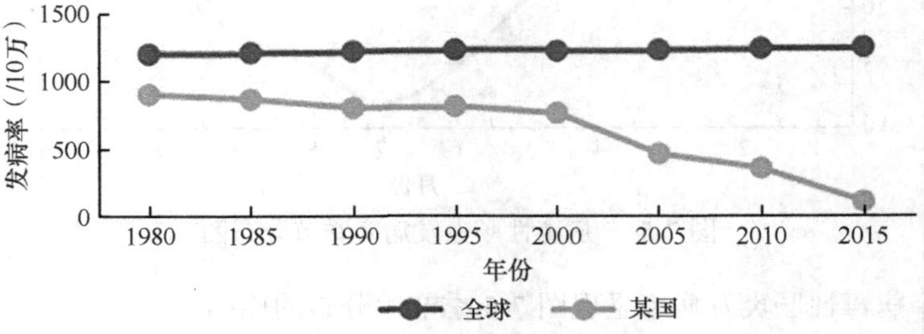

图 7-9　1980～2015 年全球及某国儿童青少年抑郁发病率

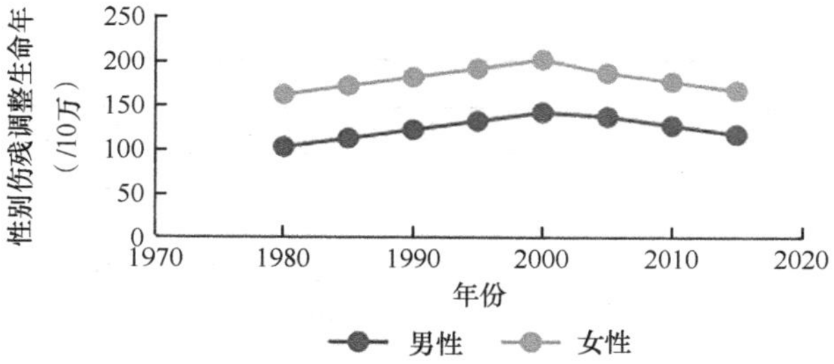

图 7-10　1980～2015 年某国儿童青少年不同性别抑郁伤残调整生命年变化趋势

问题：如何理解图 7-9 和图 7-10 的长期趋势？

2. 疾病地区分布

（1）国家间分布

案例九：某学者报道 5 个国家先天畸形种类及其发生率，见表 7-1。

表 7-1　不同国家先天畸形种类以及发生率比较（/10 万）

国家/地区	无脑儿	脊柱裂	脑积水	腭裂	尿道下裂
国家 A	6.4	3.7	5.5	2.8	2.5
国家 B	5.0	0.3	7.0	2.5	1.8
地区 C	2.9	5.0	8.5	2.1	29
国家 D	15.6	17	4.0	7.8	8.0
国家 E	0.8	2.5	1.9	6.3	4.5

问题：各国间先天畸形种类的发生率差别可能的原因是什么？可能的偏倚是什么？

案例十：某研究为了解某发展中国家和 2 个发达国家居民某种皮肤病的发病趋势，调查了某研究数据库中 2000～2020 年的数据，如图 7-11 所示。

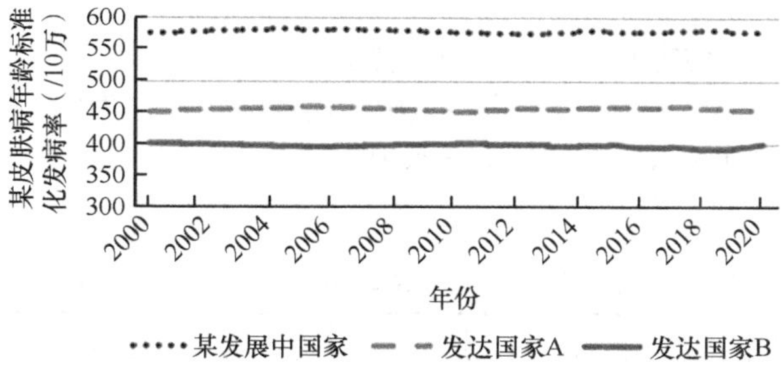

图 7-11　三国居民 2000～2020 年某皮肤病年龄标准化发病率变化趋势

问题：图 7-11 中呈现何种地区分布特征？

（2）国家内、城乡分布

案例十一：食源性疾病目前已成为重要的公共卫生问题，表 7-2 为 2000～2009 年某国不同地区食源性疾病暴发情况。

表 7-2　2000～2009 年某国不同地区食源性疾病暴发情况

年份	东部			西部		
	事件数	患病人数（人）	单起事件累及人数（人）	事件数	患病人数（人）	单起事件累及人数（人）
2000	285	4850	15	355	5879	15
2001	302	499	12	446	6698	13
2002	375	5665	10	427	5461	12

续表

年份	东部			西部		
	事件数	患病人数（人）	单起事件累及人数（人）	事件数	患病人数（人）	单起事件累及人数（人）
2003	498	6678	11	601	7354	11
2004	763	7963	9	931	7965	8
2005	1269	13253	8	1287	11234	7
2006	1588	14564	6	1934	12856	5
2007	2658	19260	6	2126	13111	5
2008	2347	17110	8	2356	14102	5
2009	2092	12742	8	3387	15565	4
合计	12177	102584	93	13850	100225	85

问题：请描述表 7-2 中的地区分布特征，并阐述出现这种情况的可能原因是什么？

案例十二：随着社会的发展，道路交通事故日益严重。某研究利用平台数据，分析某市 2010～2015 年交通伤害情况，结果如图 7-12 所示。

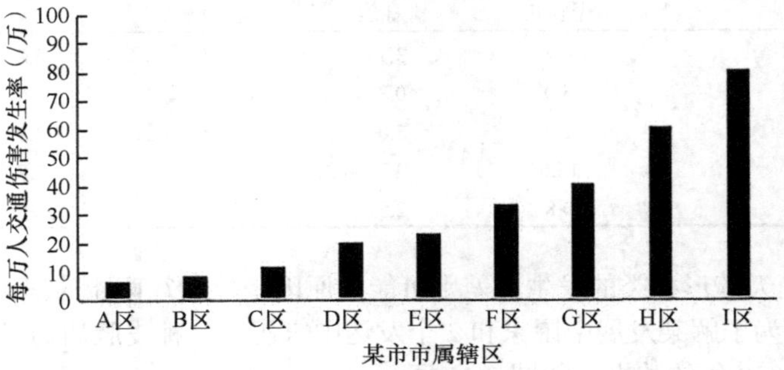

图 7-12　某市不同地区每万人交通伤害发生率情况

问题：请描述某市交通伤害发生的地区分布特征。

案例十三：内蒙古自治区是饮水型地方性氟中毒高发区，主要集中在内蒙古南部和西南部，其发病率农村高于城市，通过改水可以有效降低水中氟的含量，表 7-3、表 7-4 为不同饮水氟含量与儿童、成人氟中毒患病率的情况。

表 7-3　饮水氟含量与儿童氟斑牙的患病率情况比较

组别	饮水氟含量（mg/L）	检查人数（人）	患病人数（人）	患病率（%）
A	0.33±0.06	252	9	
B	0.63±0.11	47	10	
C	1.51±0.26	46	41	
D	2.45±0.28	114	106	

表 7-4　饮水氟含量与成人氟骨症的患病率情况比较

组别	饮水氟含量（mg/L）	调查人数（人）	患病人数（人）	患病率（%）
A	0.50±0.25	45	0	
B	1.50±0.28	44	0	
C	2.41±0.24	45	15	
D	3.31±0.26	24	19	

问题：请先计算儿童氟斑牙、成人氟骨症的患病率，再判断成人、儿童氟中毒的流行地区与环境中氟含量是否有关并阐述患病率的意义。

案例十四：1989 年和 2007 年我国 4 个省份脊髓灰质炎城乡发病率如表 7-5 所示。

表 7-5 1989 年和 2007 年我国 4 个省份脊髓灰质炎城乡发病率比较（%）

省份	服用疫苗前（1989 年）		服用疫苗后（2007 年）	
	城市	农村	城市	农村
内蒙古	20.69	10.89	0.04	0.23
青海	28.42	0.20	0.06	0.13
云南	17.30	0.40	0.08	0.27
西藏	20.11	0.21	1.19	1.71

问题：请解释脊髓灰质炎城乡发病率差别的原因，服用疫苗后脊髓灰质炎城乡发病率情况为什么颠倒过来？试述发病率的意义及其和患病率与病程之间的关系。

3. 疾病的人群分布

（1）年龄

案例十五：2010～2015 年，某市某区不同性别心血管病高危人群检出年龄分布情况如图 7-13 所示。

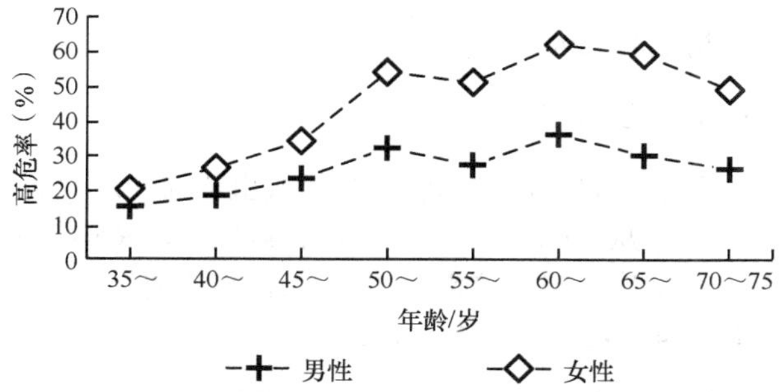

图 7-13 2010～2015 年某市某区不同性别心血管病高危人群检出年龄分布图

问题：请描述图 7-13 中的年龄分布特征。

案例十六：某市某病的病死率与年龄的关系如表 7-6 所示（注：假定病例的年龄分布与全国人口的年龄分布相同）。

表 7-6 某市某病的年龄别病死率

年龄组（岁）	病例数	死亡数	病死率（%）	年龄组（岁）	病例数	死亡数	病死率（%）
0～	770	40	5.19	14～	5200	10	0.19
1～	690	3	0.43	35～	2698	18	0.67
2～	5500	3	0.05	≥55	1037	28	2.70

问题：试述病死率的意义。上述资料对该病的防治策略有什么意义？

（2）性别

案例十七：对 2022 年某市居民心脑血管病死亡状况进行分析，心脑血管疾病死亡病例年龄和性别分布情况如表 7-7 所示。

表 7-7 2022 年某市不同性别居民心脑血管病死亡率比较

性别	人口数	心脑血管病例数	死亡率（/10 万）
男	2 346 972	12 058	513.77
女	2 356 982	9524	404.08

问题：表 7-7 体现出心脑血管病死亡率的何种性别分布特征。

（3）职业

案例十八：伤害是一个日益严重的公共卫生问题。表 7-8 为 2010～2018 年某市居民不同职业伤害死因顺位情况。

表 7-8　2010～2018 年某市居民不同职业伤害死因顺位情况

伤害死因	农民		工人		退休		学生		待业	
	死亡数	顺位	死亡数	顺位	死亡数	顺位	死亡数	顺位	死亡数	顺位
交通事故	3105	1	514	1	223	1	352	1	159	1
火药爆炸	14	8	3	8	5	6	4	7	3	8
溺水	69	6	40	4	4	7	26	5	11	6
电击和冻饿	32	7	6	7	1	8	8	6	5	7
火灾	74	5	25	6	37	4	0	9	14	5
意外中毒	280	3	60	3	43	3	29	4	16	4
自杀	402	2	246	2	176	2	119	2	86	2
他杀	225	4	38	5	15	5	63	3	18	3
医疗事故	8	9	1	9	0	9	2	8	0	9

问题：解释出现表 7-8 情况的原因。

（二）疾病三间分布综合分析

案例十九：流行性乙型脑炎（以下简称乙脑）是经蚊虫传播的急性病毒性自然疫源性传染病，病死率较高，后遗症严重。某市从 1960 年有乙脑疫情记载以来，每年都有散发或流行，严重影响该市人民群众尤其是儿童身体健康。现对该市近 50 年来乙脑疫情进行整理分析，以指导该病的防治工作，资料见表 7-9、图 7-14、表 7-10、表 7-11。

表 7-9　某市 1960～2010 年乙脑发病及死亡情况

年份	发病数	发病率（$\times10^{-2}$）	死亡数	病死率（$\times10^{-2}$）	死亡率（$\times10^{-2}$）
1960～	42	1.48	15	21.36	30.98
1970～	352	3.53	7	7.66	0.45
1980～	1123	9.67	144	12.87	1.59
1990～	456	3.44	56	7.93	0.44
2000～	654	2.50	29	4.12	0.31
2001～2010	347	1.29	15	3.65	0.06
合计	2974	3.68	253	8.08	0.27

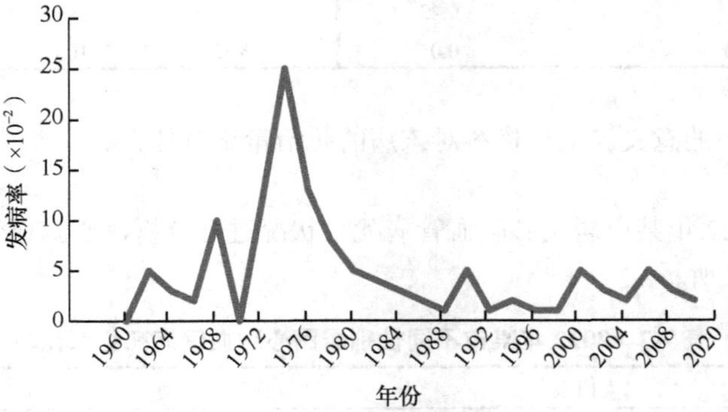

图 7-14　某市 1960～2010 年乙脑发病率曲线图

表 7-9 为一段时间的发病率，图 7-14 为时点的发病率趋势图，二者不一一对应

表 7-10　某市 1995～2010 年乙脑发病人群分布

项目	分组	病例数	发病率分布（$\times10^{-2}$）
年龄	0～	964	66.90
	7～	329	22.83
	15～	148	10.27
合计		1441	100.00
性别	男	830	57.60
	女	611	42.40
合计		1441	100.00
职业	散居儿童	658	45.66
	托幼儿童	125	8.67
	学生	327	22.69
	农民	53	3.68
	工人	25	1.74
	干部（职员）	14	0.97
	家务（待业人员）	186	12.91
	不详	53	3.68
合计		1441	100.00

表 7-11　某市 1995～2007 年乙脑在各区、县发病情况

地区	区、县数	平均发病率（$\times10^{-2}$）
城区	4	0.59
郊区	6	1.46
郊县	8	6.03

问题：请描述乙脑在该市的分布情况。

（三）移民和出生队列分析

1. 移民队列

案例二十：某国移民中恶性肿瘤及其他疾病的流行病学研究。

A、B 两国家疾病分布存在很大差异。为探讨产生这些疾病在不同种族间分布差异的原因，阐明环境因素和遗传因素在这些疾病发生过程中的作用，某研究调查了 1958～1963 年间移居 B 国的 A 国侨民的恶性肿瘤和心血管疾病的死亡率，并与 A 国本土居民和 B 国本土居民相应疾病的死亡率进行了比较，结果见表 7-12。

表 7-12　1958～1963 年间 A 国本土居民、B 国 A 国侨民及 B 国本土居民几种疾病死亡率比较（以 A 国本土居民为 100）

	男性				女性			
	A 国本土居民	B 国 A 国侨民		B 国本土居民	A 国本土居民	B 国 A 国侨民		B 国本土居民
		非 B 国出生	B 国出生			非 B 国出生	B 国出生	
全部恶性肿瘤	100	127	77	103	100	90	66	112
胃癌	100	72	37	16	100	54	47	19
直肠癌	100	134	128	139	100	78	52	117
肺及支气管癌	100	305	165	315	100	197	128	130
乳腺癌	…	…	…	…	100	165	135	590
宫颈癌	…	…	…	…	100	51	32	47

续表

	男性				女性			
	A国本土居民	B国A国侨民		B国本土居民	A国本土居民	B国A国侨民		B国本土居民
		非B国出生	B国出生			非B国出生	B国出生	
其他子宫癌	…	…	…	…	100	208	35	302
淋巴肉瘤	100	448	129	335	100	261	199	404
白血病	100	313	145	264	100	166	100	236
冠心病	100	225	164	480	100	195	37	347
高血压	100	141	127	126	100	217	266	162
脑血管意外	100	31	23	36	100	39	41	47

问题 1：本案例是如何把人群、地区及时间三个因素结合起来研究疾病分布的？其中进行了哪些因素的对比？

问题 2：移民研究是怎样评价环境因素和遗传因素对疾病发生的相对作用的？请根据表 7-12 中资料提出具体看法。

问题 3：如何对不同地区或人群的患病率进行比较？比较时应注意哪些问题？

2. 出生队列分析

案例二十一：1960 年、1970 年和 1980 年某省进行过三次人口普查，普查中包括了对聋哑人的现患情况的调查，其年龄别患病率见表 7-13。1960 年普查时 10～岁年龄组是聋哑患病的高峰年龄，调查者据此提出在“10～岁”年龄组存在着致聋哑因子。1970 年及 1980 年各年龄组聋哑患病率不同，高峰年龄分别为 20～岁和 30～岁，认为在这两个年龄组存在致聋哑因子。

表 7-13　不同年份不同年龄组聋哑患病情况分析

年龄（岁）	普查时间			年龄（岁）	普查时间		
	1960 年	1970 年	1980 年		1960 年	1970 年	1980 年
0～	1.4	1.5	1.7	40～	3.7	4.5	5.3
10～	11.1	7.5	5.8	50～	6.7	5.6	4.4
20～	7.4	11.5	7.7	60～	8.6	6.3	7.8
30～	4.4	5.2	13.6	70～	6.8	7.7	9.7

问题 1：你是否同意以上三项研究的结果？为什么？

问题 2：在研究某一时间不同年龄组人群患病率高低的可能原因时，应考虑哪些因素？

案例二十二：研究者收集了 1910～1970 年某国结核病的死亡率资料，发现这 60 年间，某国结核病的死亡率由 194.1/10 万下降至 6.1/10 万，因结核病而死亡的年龄分布也在不断地变化，表 7-14、图 7-15 为 60 年间某国结核病年龄别死亡专率的部分横断面资料。

表 7-14　1910～1970 年某国结核病年龄别死亡专率（/10 万）

年份	年龄组（岁）							
	<1	1～	10～	20～	30～	40～	50～	60～
1910	310.6	100.8	38.0	206.5	291.5	256.0	215.2	240.3
1920	215.5	86.4	28.9	151.6	218.3	214.3	158.7	182.6
1930	105.3	48.2	23.6	130.6	156.3	140.2	134.3	140.3
1940	52.3	26.3	12.3	76.5	105.6	93.2	92.3	90.3
1950	25.3	16.3	6.5	39.2	53.2	59.3	66.2	73.2

续表

年份	年龄组（岁）							
	<1	1~	10~	20~	30~	40~	50~	60~
1960	8.4	8.5	2.3	11.2	19.0	24.6	38.9	40.6
1970	0.9	0.7	0.3	0.5	2.1	6.0	8.1	10.3

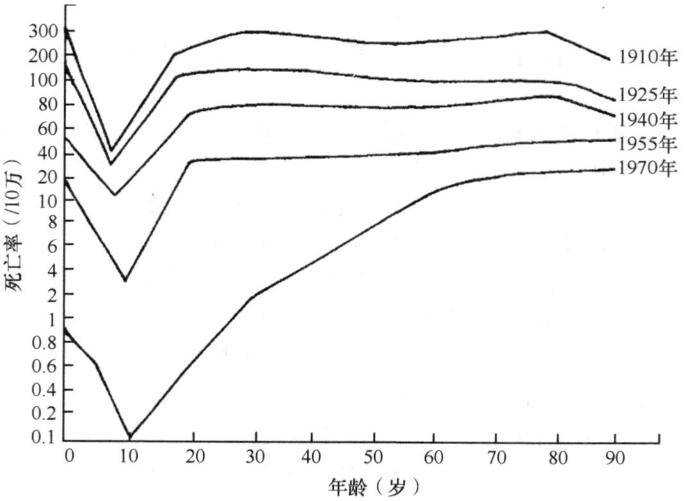

图 7-15　1910～1970 年部分年份某国结核病年龄别死亡专率曲线

趋势图不与表 7-14 数据一一对应

问题 1：据表 7-14 的部分资料，绘出 1930 年、1940 年、1950 年及 1960 年横断面结核病年龄别死亡率曲线，然后再在此横断面年龄曲线图上绘出 1880 年、1890 年、1900 年、1910 年、1920 年、1930 年、1940 年及 1950 年出生者的出生队列年龄别死亡率曲线，请比较出生队列年龄曲线和横断面年龄曲线所表示的年龄分布类型有何区别，并分析这种差别产生的可能原因。

问题 2：假如结核病死亡率并不存在任何长期变异趋势，那么横断面年龄曲线及出生队列年龄曲线的形状如何？

问题 3：出生队列分析主要用于分析哪些类型疾病？进行此种分析需要哪些必要的资料和条件？

（王硕慧）

实习二　现况研究的应用

【实习目的】　①掌握普查和抽样调查的用途及方法选择。②了解现况研究的原理、用途、设计的主要内容。

【实习内容】

案例一：原发性高血压一直是心脑血管疾病的主要病因，近年来其患病率在全球范围内呈上升趋势。在世界范围内，2000 年大约有 26.4%的成年人患有高血压，其中男性患病率为 26.6%，女性患病率为 26.1%，预计 2025 年总患病率将达到 29.2%，在此背景下我国 A 市特进行本市高血压流行病学调查。

问题 1：这是一种什么性质的流行病学研究？本次调查拟回答什么问题？

问题 2：该研究有何特点？应用范围有哪些？

按照《“A 市高血压现状的流行病学研究”操作指南》的统一要求，采取分层整群抽样进行调查。在各地监测区内选择人口较集中，经济发展水平、医疗条件较有代表性的居民、村庄、厂矿等自然人群作为抽样人群。

问题 3：抽样调查的基本原理是什么？如何保证样本具有足够的代表性？

问题 4：抽样调查的方法有几种？各有何优缺点？

问题 5：为什么本次调查采用分层整群抽样？

问题 6：决定抽样调查样本大小的因素有哪些？

问题 7：查阅文献，假定我国 35 岁以上人群原发性高血压的患病率为 33.95%，采用单纯随机抽样，则需调查多大样本？

依据《"A 市高血压现状的流行病学研究"操作指南》，由负责总课题的流行病学专家对该市研究人员进行调查培训，再由市级调查负责人对现场调查员、组织者等人员进行二级培训，统一质量控制措施，达到统一方法，统一标准。调查期间派调查员监查。数据由不同录入人员用统一编制的数据库软件录入两遍，以每 100 份调查表作为一个批文件。进行比较，不一致的字段根据原始表格进行修改，如此复始，直至无误，最后将所有批文件连接，作为完整数据库文件。

问题 8：为何统一质量控制措施？如何保证措施的落实？

本次调查首先根据派出所的户籍登记表，对每个抽样点 35 岁以上的社区居民全部登记，然后通知被登记居民按要求在指定时间到指定地点接受调查。

在调查过程中出现下列几种情况：①在农村地区外出打工的男性青壮年虽被登记但无法接受调查；②个别调查点由于事先宣传动员工作比较到位，加上所有的检查都免费，一些没有被登记的居民也主动接受调查；③有某些调查点工作人员提出到社区进行调查难度较大，建议是否可以选择某些厂矿，调查全体职工及其家属。

问题 9：第①和②种情况对调查结果有何影响？如何解决这个问题？

问题 10：针对第③种情况，调查负责人不同意上述建议，为什么？

问题 11：调查过程中可能会出现哪些偏倚？如何控制？

此次调查共获得有效样本 7666 人，应答率 81.55%（7666/9400），其中男性 3671 人，占 47.89%，女性 3995 人，占 52.11%，男女性别比 1∶1.09。共确诊高血压患者 2180 人，男性患者 1155 人，女性患者 1025 人，该市居民按 2010 年全国人口年龄构成标化患病率为 26.77%。

问题 12：为什么在本研究中选择患病率进行计算，而不能进行发病率的计算？

问题 13：上述男性高血压和女性高血压患者粗患病率如何计算？

问题 14：按全国人口年龄构成计算标化患病率的意义何在？

问题 15：对身体质量指数和高血压的关系进行关联分析，结果见表 7-15，根据该数据得出身体质量指数和高血压之间统计学关联显著，并存在剂量-反应关系，能否据此得出体质指数和高血压之间存在因果关系？为什么？

表 7-15　身体质量指数和高血压患病率之间的关系

身体质量指数（kg/m^2）	人数（人）	高血压	
		例数（人）	患病率（%）
＜18	385	26	6.75
18～	4956	1099	22.18
25～	1781	668	37.51
27～	544	387	71.14
χ^2 趋势检验		743.894	
P		＜0.001	

案例二：为了解某区已婚女性的健康状况，某研究者于 2011～2017 年对该区 46 家社区年龄在

20～65 岁的已婚妇女进行常规妇科病普查，其中部分结果见表 7-16 和表 7-17。

表 7-16　2011～2017 年某区妇科病检出情况

年份	普查人数（人）	妇科病检出人数（人）	检出率（%）
2011	226 310	54 671	24.16
2012	241 438	58 578	24.26
2013	235 529	56 688	24.07
2014	234 767	53 793	22.91
2015	217 503	59 524	27.37
2016	224 770	61 454	27.34
2017	210 193	57 212	27.22

表 7-17　2011～2017 年某区前 3 位常见妇科病患病情况

年份	子宫肌瘤		宫颈糜烂		宫颈息肉	
	患病人数（人）	患病率（%）	患病人数（人）	患病率（%）	患病人数（人）	患病率（%）
2011	31 661	13.99	11 881	5.25	7287	3.22
2012	36 626	15.17	9971	4.13	6157	2.55
2013	38 886	16.51	8338	3.54	6124	2.60
2014	37 187	15.84	6761	2.88	5775	2.46
2015	43 696	20.09	7591	3.49	5503	2.53
2016	48 932	21.77	12 632	5.62	5372	2.39
2017	43 321	20.61	7966	3.79	4666	2.22

问题 1：与“案例一”比较，本次研究有什么特点？本次研究的目的是什么？

问题 2：为什么现况研究一般不能检验病因假设？请结合“案例一”和“案例二”归纳现况研究的主要用途。

案例三：某省疾病预防控制中心为了解该省儿童青少年近视患病情况，拟进行一次现况调查。该省共有 12 个地级市，每个城市都包括多个城镇区和郊县区，由于各区县的经济侧重及教学资源的投入不同，各区县间学校的学生经济生活水平不同，区内各学校学生经济水平接近。

问题 1：本次调查的目的是什么？

问题 2：根据你所确定的调查目的，本次调查应采用普查还是抽样调查？如果采用抽样调查，如何抽样？请设计一个合理的抽样方案。

问题 3：本次调查中还需设计一些会影响儿童青少年近视患病率的因素调查，你认为影响近视的因素有哪些？能否设计一份调查问卷？另外，在调查过程中如何控制和评价调查资料的质量？

案例四：全球气候变暖已成为不争的事实，我国是全球气候变化的影响显著区，地表平均气温在 1951～2020 年间显著上升，平均每 10 年升高 0.26℃。气候变暖可导致高温热浪、暴雨洪涝等极端天气气候事件发生的频率加快，持续时间延长、强度和空间范围变大，对传染病、慢性非传染性疾病，甚至死亡产生不利影响。

细菌性痢疾，简称菌痢，是一种由志贺菌属引起的经粪口途径传播的传染病。志贺菌属经患者或带菌者的粪便排出，易感者可因摄入被志贺菌属污染的食物、饮用水源而被感染。菌痢一直是全球性的公共卫生问题，据估计，2016 年在全球范围内约有 212 438 人因感染菌痢而死亡，在我国，菌痢被列为法定报告的乙类传染病，但发病率时起时伏。因此某地区拟探讨影响该地区菌痢发病的自然因素。

应用圆形分布（circular distribution）对该地区 2001～2020 年菌痢病例的个案资料进行统计分析，研究表明菌痢发病季节性特征如下：在 2001～2020 年间，暖季（5～10 月）为菌痢发病高峰，冷季（1～4 月，11～12 月）为菌痢发病低谷，其中每年的 7 月和 8 月为发病高峰期。

对菌痢发病资料与该地区各年5～10月份月平均气温、平均气压进行统计分析，将呈偏态分布的菌痢发病率进行数据的正态性转换，单因素相关分析结果表明菌痢发病率分别与月平均气温、月平均气压呈显著性相关（$r_{气温}$=0.411，P＜0.01；$r_{气压}$=–0.369，P＜0.01）。

菌痢在发病高峰前1个月平均气温较高，气压较低，以上气候条件均有利于志贺菌的繁殖，加之温度升高也有利于菌痢病媒生物苍蝇的滋生繁殖，增加了食物污染的机会，为菌痢传播提供了有利的环境条件。

问题1：生态学研究的类型有哪些？本研究是哪种研究类型？使用该种方法容易出现的错误是什么？

问题2：本研究的目的是什么？结论是什么？

问题3：本研究能否说明气象因素可影响菌痢的发病？为什么？

问题4：该研究有何优点及局限性？

问题5：现况研究与生态学研究的异同点是什么？

（扈月阳）

实习三　筛查及诊断试验的评价

【实习目的】 ①掌握筛检试验的评价指标及其计算方法。②熟悉各项指标间的相互关系和筛检的策略。

【实习内容】

案例一：在某社区用连接酶链反应（LCR）试验筛检沙眼疾病，试验结果见表7-18。

表7-18　LCR试验筛检沙眼疾病的结果

LCR	沙眼		合计
	有	无	
阳性	36	56	92
阴性	19	289	308
合计	55	345	400

问题1：试验的灵敏度、特异度、正确指数和预测值是多少？

问题2：试验的假阳性和假阴性是多少？试验的假阳性率和假阴性率是多少？似然比是多少？

问题3：筛检阳性率是多少？人群患病率是多少？

案例二：某社区的人口为1万人，现拟用血糖试验来筛检糖尿病，不同的筛检标准及其准确性见表7-19。

表7-19　血糖试验不同筛检标准的准确性

筛检标准（mg/dL）	灵敏度（%）	特异度（%）
≥130	80.0	82.0
≥180	50.0	99.0

问题1：按下面3种情况，分别列出四格表，通过计算填入相应数字，并计算预测值。

1）社区患病率为3.0%，筛检标准为≥130mg/dL。

2）社区患病率为3.0%，筛检标准为≥180mg/dL。

3）社区患病率为5.0%，筛检标准为≥180mg/dL。

问题 2：通过本实验的学习，试总结各项指标间的相互关系。

案例三：通过 B 型超声（B 超）、检测血清中的癌胚抗原（CEA）或血清癌抗原 CA19-9，可诊断胰腺癌。表 7-20 列出了这三种方法的准确性。

表 7-20　三种方法诊断胰腺癌的准确性

方法	灵敏度（%）	特异度（%）
B 超	59.8	92.5
CEA	80.8	50.0
CA19-9	90.9	97.1

问题 1：如果要在人群中筛检胰腺癌，用这三种方法中的哪种收益将会最大？

问题 2：如果有两个社区，每个社区均有 50 万人口，其中社区一胰腺癌的患病率为 20/10 万，社区二胰腺癌的患病率为 2000/10 万，在两个社区用 CA19-9 来筛检胰腺癌时，会造成多少假阳性？阳性预测值是多少？其意义是什么？

问题 3：通过上述实例，分析检测 CA19-9 在哪个社区中筛查胰腺癌收益更大？为什么？

问题 4：CA19-9 检测结果在非胰腺癌人群和胰腺癌患者中的分布如图 7-16 所示。当截断值取 30U 时，灵敏度为多少？假阴性率为多少？若截断值取 120U 时，特异度为多少？假阳性率为多少？

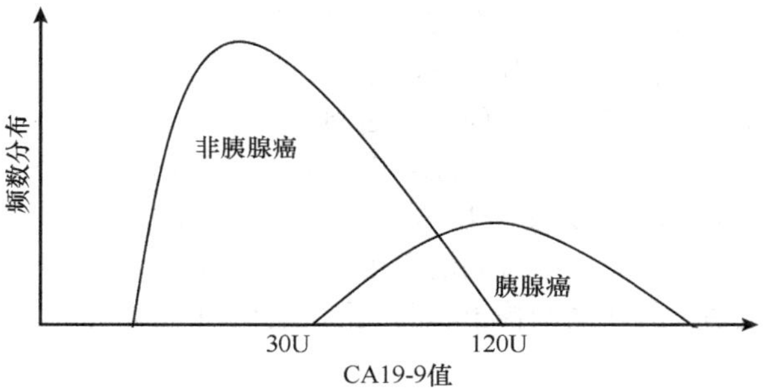

图 7-16　胰腺癌患者和非胰腺癌人群 CA19-9 结果分布示意图

案例四：有研究者用钼靶和超声筛查乳腺癌，试验结果见表 7-21。

表 7-21　两种方法筛查乳腺癌的结果

试验结果		乳腺癌患者	非乳腺癌患者
钼靶	超声		
+	+	44	26
+	−	5	9
−	+	26	22
−	−	6	2546
合计		81	2603

问题 1：根据表 7-21 提供的数据，列出相应四格表，并通过计算完成表 7-22。

表 7-22　不同方法筛检乳腺癌时的相应指标　（单位：%）

方法	灵敏度	特异度	阳性预测值	阴性预测值
钼靶				
超声				
并联试验				
串联试验				

问题 2：请总结一下并联试验和串联试验的效应。

问题 3：用联合试验在人群中筛检乳腺癌，你认为应该采用并联试验还是串联试验？为什么？

案例五：某医院拟评价 HPV 检测方法筛查宫颈上皮内瘤变（CIN Ⅰ-Ⅲ）的效果，对 600 例妇科门诊病例用该方法进行检查，且所有病例同时用宫颈组织病理学检查（金标准）进行了确诊。该机构安排 A、B 两位医生独立用 HPV 检测方法对这些妇女进行宫颈疾病检查。两位医生检查结果均为阳性者 100 人，均为阴性者 470 人，B 医生检测结果阳性者 110 人。

问题 1：请列出该试验可靠性研究的四格表？

问题 2：两位医生的符合率及 Kappa 值是多少？

（张 敏）

实习四 病例对照研究

【实习目的】 ①掌握病例对照研究常用指标的计算及资料基本整理分析方法。②熟悉病例对照研究设计的原则和内容。

【实习内容】

案例一：吸烟和慢性阻塞性肺疾病关系的病例对照研究。

全球大约有 6 亿人患有慢性阻塞性肺疾病，每分钟就有 2.5 人因此病而死亡，研究报道发达国家慢性阻塞性肺疾病年发病率逐年升高，西方发达国家的患病率在 4%～10%，我国患者人数已超过 1 亿，研究中预计 2022～2026 年以 0.5%的速度增长。关于慢性阻塞性肺疾病的病因，有研究证实吸烟、环境空气污染、体重不足、儿童慢性咳嗽、呼吸道疾病的父母史、文化程度低等危险因素，但也有人提出慢性阻塞性肺疾病死亡率升高的原因是人口寿命延长、人口老化的结果和（或）普及肺功能检查等，使慢性阻塞性肺疾病的检出率与死因诊断水平提高等。

问题 1：如何提出病因假设？

问题 2：为验证上述因素和慢性阻塞性肺疾病之间是否存在因果关系，可采用哪些流行病学研究方法？

我国学者于 2010 年 4 月至 2017 年 2 月进行了吸烟和慢性阻塞性肺疾病关系的专题研究。7 年间搜集 1357 名诊断为慢性阻塞性肺疾病的患者作为调查对象，7 年期间凡新收入慢性阻塞性肺疾病等患者均派调查员前往医院调查，每调查 1 例慢性阻塞性肺疾病患者，同时配 1 例同医院同期住院的其他患者作为对照。

问题 3：此为何种流行病学研究方法？简述该研究方法的设计原理。

问题 4：简述该研究方法的特点和应用。

问题 5：简述该研究中病例和对照的选择原则。

问题 6：病例和对照的来源有哪些？

问题 7：本研究选择住院患者作为调查对象是否具有代表性？

慢性阻塞性肺疾病患者大都通过肺功能检查或 CT 检查确诊，少部分患者依据肺部 X 线检查或支气管镜检查确诊。本研究事先规定 20 岁以下的患者不作为调查对象，并去除了误诊为慢性阻塞性肺疾病最后修订诊断的患者 80 例，因故未能调查的慢性阻塞性肺疾病患者 408 例（包括调查时出院者 189 例，病危者 116 例，死亡者 67 例，耳聋者 24 例，不会英语者 11 例），最终被调查的慢性阻塞性肺疾病患者大约占慢性阻塞性肺疾病患者总数的 85%，计 1465 例。

问题 8：试述严格制定病例、对照诊断和排除标准的重要性。

问题 9：缺失因故未能调查的病例资料对研究结果有何影响？

对照组和慢性阻塞性肺疾病组的匹配因素：①年龄相差少于5岁，性别相同；②居住地区相同；③家庭经济条件相似；④同期入院并住同一医院。表7-23为慢性阻塞性肺疾病组与对照组年龄、性别的均衡性比较。

问题10：病例组和对照组匹配的目的是什么？匹配的注意事项有哪些？

表7-23　慢性阻塞性肺疾病组与对照组性别、年龄均衡性比较

年龄（岁）	慢性阻塞性肺疾病组		对照组	
	男	女	男	女
25～	17	3	17	3
35～	116	15	116	15
45～	493	38	493	38
55～	545	34	545	34
65～74	186	18	186	18
合计	1357	108	1357	108

案例二：口服避孕药（oral contraceptive，OC）的问世使人们增加了一种有效的计划生育手段，但同时也带来一些不利的不良反应，特别是容易发生动脉及静脉的血栓栓塞。国内外学者利用病例对照研究的方法，进行了一系列相关研究，包括口服避孕药与致死性及非致死性脑梗死的关系，年龄较轻及年龄较大的绝经前女性口服避孕药与脑梗死的关系，各种脑梗死易患疾病或因素（如高血压、糖尿病、肥胖、子痫前期、高胆固醇血症及吸烟等）与脑梗死的关系，以及调整这些因素后口服避孕药与脑梗死的关系，见表7-24。

表7-24　成组病例对照研究资料整理表

	暴露	非暴露	合计
病例	a	b	$a+b=n_1$
对照	c	d	$c+d=n_2$
合计	$a+c=m_1$	$b+d=m_2$	$a+b+c+d=t$

问题：借鉴该研究思路，本实验应用病例对照研究的方法探讨如何进行疾病的危险因素的研究。

案例三：中老年女性中口服避孕药与非致死性心肌梗死的关系。

（1）研究对象的选择及调查方法：选择1968～1972年45岁以下的已婚女性中治疗过的心肌梗死患者，共找到84名符合WHO 2020年脑梗死诊断标准的病人，其中16人死于医院，5名随后死亡，由于该21例患者资料有限而排除在外。其余63名符合诊断标准的患者，年龄25～44岁，平均40.1岁，依据WHO标准50名确定为脑梗死，13名为可疑脑梗死。每个脑梗死患者匹配3名对照，对照组在治疗过某种急性内、外科疾病且已经出院的女性中随机选择，并按婚姻状况、年龄（每5岁为一年龄组）及住院时间与病例匹配，得到全科医师的同意入户访视患者。搬迁及拒绝访视者均邮寄问卷，拒绝调查或不宜调查者，由全科医师提供必要信息，共获得所有病人及189名对照中174名的资料见表7-25。

表7-25　63名口服避孕药的心肌梗死患者和174名对照资料收集方法情况

资料收集方法	心肌梗死患者人数	对照组人数
访视患者	58（92.1%）	137（78.7%）
全科医生完成邮寄问卷	5（7.9%）	37（21.3%）
合计	63（100.0%）	174（100.0%）

（2）结果：急性心肌梗死患者和对照使用口服避孕药情况见表 7-26。

表 7-26　急性心肌梗死患者和对照组使用口服避孕药情况

使用情况	急性心肌梗死患者人数	对照组人数
从未使用过	35（60.3%）	132（79.5%）
近期使用（1 个月内使用）	23（39.7%）	34（20.5%）
合计	58（100.0%）	166（100.0%）

问题 1：近期使用口服避孕药与从未使用过口服避孕药患者之间比较 χ^2 值、OR、OR 95% CI，计算结果说明了什么问题？

问题 2：依据以上资料能否计算 ARP 及 PARP？

案例四：某医院一项吸烟与肺癌的关系的病例对照研究得到表 7-27 的结果。

表 7-27　吸烟与肺癌病例对照研究的不同吸烟水平情况

	吸烟量（支/日）				
	0～	1～	10～	20～	合计
病例组	24	10	22	54	110
对照组	41	20	23	26	110
合计	65	30	45	80	220
OR=					
χ^2=					
OR 95% CI=					
总 χ^2=					
趋势 χ^2=					

问题 1：请计算不同暴露水平的 OR，χ^2，OR 95% CI，总的 χ^2。

问题 2：上述计算结果说明了什么问题？并对其进行解释。

案例五：某市做吸烟与膀胱癌关系调查，以年龄、民族、职业等特征进行配对，部分结果见表 7-28。

问题 1：上述资料可做哪些分析？

问题 2：根据以上资料列出吸烟与否、吸烟深浅与膀胱癌关系表格，并计算 χ^2 及 OR 值。

问题 3：将上述配对资料模拟成组资料分析，将吸烟量分为 4 个等级（＜10、10～、20～和＞30 支），计算吸烟量与膀胱癌关系的有关指标。

案例六：现有 435 例肝癌患者，451 例对照病例进行病例对照研究，病例组中有 107 例不吸烟患者，对照组有 193 例不吸烟患者。

问题 1：吸烟者患肝癌的 OR 是多少？相对危险度的 95%可信区间为多少？

问题 2：肝癌与饮酒吸烟的联系在统计学上是否有统计学差异？

问题 3：你认为吸烟与肝癌有因果关系吗？

肝癌的病例组中有 309 名为饮酒者，食管癌对照组中有 208 名为饮酒者。

问题 4：饮酒者患肝癌的相对危险度是多少？相对危险度 95%可信区间是多少？

问题 5：饮酒与肝癌有无联系？

问题 6：你认为饮酒与肝癌是否为因果关系？

问题 7：饮酒与肝癌的关系中，吸烟是不是一项混杂因素？为什么？

表 7-28 吸烟与膀胱癌关系调查的部分整理资料

对子	年龄（岁）	职业	吸烟	开始吸烟年龄（岁）	吸烟年限	吸烟量（支/日）	吸烟深浅
1	67/65	工人/工人	是/是	23/25	40/40	18/35	深/深
2	57/59	干部/干部	是/是	21/13	35/46	21/25	深/深
3	47/54	干部/干部	是/是	19/33	30/22	20/6	深/深
4	70/70	工人/工人	是/否	25/0	44/0	8/0	深/0
5	60/60	干部/干部	是/是	26/19	10/37	10/40	深/深
6	55/55	工人/工人	是/是	28/32	27/23	15/31	浅/深
7	60/61	工人/工人	是/是	30/35	30/25	24/40	深/深
8	50/49	干部/干部	是/是	21/18	27/31	25/30	深/深
9	62/67	工人/工人	否/是	0/13	0/38	0/20	0/深
10	57/62	干部/干部	是/是	10/24	46/38	53/3	深/浅
11	65/68	干部/干部	是/是	34/22	11/20	20/4	深/浅
12	58/62	工人/工人	是/否	16/0	42/0	20/0	深/0
13	70/69	工人/工人	是/是	30/31	4/8	10/20	浅/浅
14	60/63	工人/工人	是/否	25/0	35/0	15/0	深/0
15	57/62	干部/干部	是/是	16/32	41/31	32/20	深/深
16	44/46	工人/工人	是/是	21/20	23/26	25/26	深/深
17	55/56	工人/工人	是/是	13/18	36/33	20/20	深/深
18	62/66	工人/工人	是/是	13/17	49/6	36/5	深/浅
19	59/64	职员/职员	是/是	20/20	39/40	21/20	深/深
20	69/67	干部/干部	是/是	19/35	40/33	40/10	深/浅
21	64/68	干部/干部	是/否	24/0	34/0	14/0	深/0
22	66/68	干部/干部	是/是	17/23	50/14	20/20	深/浅
23	47/49	工人/工人	否/是	0/20	0/29	0/25	0/深
24	55/59	工人/工人	是/是	15/28	40/5	20/10	深/浅
25	61/66	干部/干部	是/是	20/20	25/46	20/10	深/深
26	62/57	会计/后勤	是/是	28/30	12/25	20/20	深/深
27	47/50	工人/工人	是/是	18/13	29/37	20/20	深/深
28	60/63	工人/工人	是/是	27/26	33/37	20/20	深/浅
29	60/62	工人/工人	是/是	25/24	35/38	10/4	深/浅
30	51/50	干部/干部	是/是	16/15	35/25	15/15	深/深
31	64/61	工人/工人	是/是	15/26	49/24	30/10	深/深
32	79/78	技术/技术	是/是	24/23	55/55	25/15	深/深
33	62/64	工人/工人	是/是	14/34	46/30	20/10	深/深
34	67/66	职员/职员	是/否	16/0	45/0	15/0	深/0
35	68/68	工人/工人	是/否	18/0	49/0	40/0	深/0
36	62/66	工人/工人	是/否	17/0	42/0	20/0	深/0
37	67/67	工人/工人	是/否	16/0	50/0	22/0	深/0
38	64/60	干部/干部	是/否	29/0	35/0	25/0	深/0
39	47/50	干部/干部	否/是	0/29	0/20	0/20	0/深
40	52/55	工人/工人	否/是	0/10	0/42	0/23	0/深
41	55/56	干部/干部	否/否	0/0	0/0	0/0	0/0
42	43/42	工人/工人	是/是	15/30	28/23	55/28	深/深
43	74/70	工人/工人	是/是	20/14	50/54	20/30	深/深
44	68/68	工人/工人	是/是	20/16	48/52	20/20	深/深
45	34/31	工人/工人	是/是	16/16	18/15	55/20	深/深
46	50/55	工人/工人	是/是	16/36	30/20	45/21	深/浅
47	57/57	工人/工人	是/是	14/20	38/37	10/10	深/浅

续表

对子	年龄（岁）	职业	吸烟	开始吸烟年龄（岁）	吸烟年限	吸烟量（支/日）	吸烟深浅
48	52/56	工人/工人	是/是	15/30	35/35	22/10	深/浅
49	71/66	工人/工人	是/是	20/22	50/40	20/8	深/浅
50	50/55	职员/职员	否/是	0/13	0/42	0/20	0/深
51	65/65	工人/工人	否/是	0/30	0/40	0/20	0/深
52	72/73	工人/工人	否/是	0/19	0/52	0/20	0/深
53	50/53	工人/工人	否/是	0/30	0/20	0/20	0/浅
54	44/44	工人/工人	是/否	18/0	26/0	40/0	深/0
55	52/56	工人/工人	是/否	20/0	31/0	25/0	深/0
56	70/70	工人/工人	是/否	16/0	50/0	20/0	深/0
57	62/62	工人/工人	是/否	20/0	40/0	14/0	深/0
58	70/73	工人/工人	是/否	19/0	43/0	20/0	深/0
59	31/28	工人/工人	是/否	16/0	15/0	20/0	深/0
60	24/23	工人/工人	是/是	14/21	10/3	20/4	深/浅
61	58/61	工人/工人	是/是	20/23	19/29	20/30	深/深
62	72/75	职员/职员	是/是	18/20	54/55	9/25	深/深
63	62/66	干部/干部	是/是	21/17	41/50	27/10	深/浅
64	56/60	工人/工人	是/是	18/27	34/37	43/10	深/浅
65	62/67	工人/工人	是/是	20/20	42/47	20/10	深/深
66	54/55	干部/干部	是/是	20/23	29/23	25/7	深/浅
67	61/65	干部/干部	是/是	15/16	46/50	35/8	深/浅
68	67/66	工人/工人	是/是	25/20	35/45	20/20	深/深
69	57/61	工人/工人	是/是	17/18	40/43	20/20	深/深
70	65/63	工人/工人	是/是	27/15	33/47	10/10	深/浅
71	62/65	职员/职员	是/否	20/0	40/0	40/0	深/0
72	47/52	工人/工人	是/否	16/0	30/0	36/0	深/0
73	60/63	工人/工人	是/否	30/0	29/0	15/0	深/0
74	63/62	工人/工人	是/否	20/0	43/0	10/0	深/0
75	70/69	工人/工人	是/否	25/0	45/0	15/0	深/0
76	51/51	工人/工人	是/否	26/0	30/0	20/0	深/0
77	78/74	工人/工人	是/否	20/0	58/0	30/0	深/0
78	57/60	干部/干部	是/否	20/0	25/0	16/0	深/0
79	50/50	工人/工人	是/否	15/0	35/0	20/0	深/0
80	52/56	干部/干部	是/否	18/0	44/0	20/0	深/0
81	55/58	工人/工人	是/否	18/0	57/0	30/0	深/0
82	67/70	工人/工人	是/否	20/0	47/0	38/0	深/0
83	85/61	干部/干部	是/否	16/0	46/0	40/0	深/0
84	60/65	干部/干部	是/否	20/0	40/0	38/0	深/0
85	65/69	工人/工人	是/否	30/0	30/0	10/0	深/0
86	58/58	工人/工人	是/否	20/0	27/0	20/0	深/0
87	62/66	职员/职员	是/否	16/0	45/0	20/0	深/0
88	74/77	职员/职员	否/是	0/45	0/30	0/6	0/浅
89	59/59	职员/职员	是/是	28/18	35/41	20/20	深/深
90	63/66	工人/工人	是/是	18/27	44/35	40/7	深/浅
91	61/62	工人/工人	是/是	12/20	49/42	30/30	深/深
92	62/58	工人/工人	是/是	12/34	46/28	28/20	深/深
93	59/58	干部/干部	是/是	16/17	42/41	25/30	深/深
94	64/67	售货/售货	是/是	30/24	34/43	15/16	深/深

续表

对子	年龄（岁）	职业	吸烟	开始吸烟年龄（岁）	吸烟年限	吸烟量（支/日）	吸烟深浅
95	45/50	工人/工人	是/是	17/20	29/30	30/34	深/深
96	61/65	工人/工人	是/是	2/16	40/40	20/15	深/深
97	44/48	工人/工人	是/是	20/22	24/25	56/20	深/深
98	49/49	工人/工人	是/是	14/20	35/20	40/10	深/浅
99	66/66	工人/工人	是/是	55/12	11/54	3/10	深/深
100	45/45	工人/工人	是/是	16/17	29/27	28/26	深/深
101	28/26	工人/工人	是/是	20/19	5/7	15/15	深/浅
102	56/57	工人/工人	是/是	26/26	35/20	20/15	深/浅
103	60/57	工人/工人	是/是	20/20	39/37	36/20	深/深
104	65/65	工人/工人	是/是	20/25	40/40	50/50	深/深
105	64/67	工人/工人	否/是	0/17	0/50	0/10	0/浅
106	64/66	工人/工人	是/是	14/18	58/48	20/9	深/深
107	65/61	工人/工人	是/是	10/20	53/41	20/12	深/深
108	67/67	工人/工人	是/是	30/20	36/47	30/16	深/深
109	67/71	工人/工人	是/是	25/55	30/10	20/23	深/浅
110	49/54	工人/工人	是/是	12/28	37/22	30/10	深/浅
111	62/64	工人/工人	是/是	25/15	33/49	18/20	深/深
112	45/46	工人/工人	是/是	27/29	18/15	40/20	深/深
113	76/73	干部/干部	是/否	23/0	52/0	25/0	深/0

注：斜线左侧的数据或结果为病例，斜线右侧为对照；吸烟深指肺吸烟，吸烟浅指口腔吸烟

（余艳琴）

实习五　队列研究的应用

【实习目的】 ①掌握队列研究的基本概念和研究方法。②熟悉队列研究资料分析指标的计算。③熟悉队列研究资料的分析方法。

【实习内容】 队列研究是指在一个特定的人群中选择所需的研究对象，根据其目前或者过去某个时期是否暴露于所研究因素，或者暴露于研究因素的不同水平而分成不同的组别，随访并比较不同组别研究对象的各种预期结果发生情况，从而检验研究因素与所研究的结局是否存在关联。

案例一：为了解目前我国广泛应用复方口服避孕药与脑卒中发病危险性的关系，于 1997 年 7 月至 2001 年 6 月在某县 25 个乡镇，随访并比较 44 410 名使用口服避孕药和 75 530 名使用节育工具妇女的脑卒中发病情况，结果见表 7-29。

表 7-29　不同避孕方式妇女出血性脑卒中的发病情况

避孕方法	观察人年（人年）	病例数（人）
口服避孕药	128 437.65	51
使用节育工具	214 352.62	24

问题 1：上述研究属于何种类型的流行病学研究？

问题 2：用哪些指标描述人群的发病危险？

案例二：为了证实非职业性环境接触青石棉与恶性肿瘤，特别是肺癌和间皮瘤危险的关系，对

A 县青石棉污染区和作为对照的同省无石棉污染的 B 县（两县在民族构成、生活习惯、文化教育、地理气候及性别和年龄构成上均具有可比性）进行了既往 9 年的死亡率调查，结果见表 7-30。

表 7-30　青石棉暴露组与非暴露组各种肿瘤的死亡情况

组别	调查人数	观察人年	死亡人数（死亡率，/10 万人年）				
			全肿瘤	肺癌	间皮瘤	胃癌	肠癌
暴露组	4543	39 430.05	72（182.60）	21（53.26）	7（17.75）	6（15.22）	6（15.22）
非暴露组	5626	48 236.48	60（124.39）	12（24.88）	0	9（18.66）	3（6.222）
合计	10 169	87 666.53	132	33	7	15	9

问题：上述研究属于何种类型的流行病学研究，与“案例一”比较有什么区别和联系。

案例三：表 7-31 是某研究中心对血清胆固醇含量与冠心病发病关系研究的部分资料。研究者首先检测了 1045 名 33～49 岁男子的血清胆固醇含量，然后按其水平高低分为 5 组，随访观察 10 年后计算各组冠心病 10 年的累积发病率。

表 7-31　33～49 岁男子按血清胆固醇水平分组的冠心病 10 年累积发病率

血清胆固醇（mg/dL）	观察人数	病例数	累积发病率（%）
114～	209	2	0.96
194～	209	11	5.26
214～	209	14	6.70
231～	209	26	12.44
256～	209	32	15.31
合计	1045	85	8.13

问题 1：上述研究属于何种类型的流行病学研究？

问题 2：与“案例一”比较，两者的相同点及区别何在？

问题 3：结合“案例二””和“案例三”深刻体会队列研究的基本原理及流行病学中暴露的含义。

案例四：根据“案例二”的资料制作表 7-32。

表 7-32　青石棉暴露组与非暴露组各类肿瘤的死亡情况

肿瘤类别	死亡率（/10 万人年）		U	RR	RR95%CI	AR（1/10 万人年）	AR%
	暴露组	对照组					
全肿瘤	182.60	124.39	2.2098*		1.0445～2.0687	56.21	31
肺癌	53.26	24.88	2.1547*				
间皮瘤	17.75	2.07*	2.4176**	>8.57	1.5017～48.9067	>15.68	>88
胃癌	15.22	18.66	0.3875	0.82	0.3005～2.2374	–3.44	–23
肠癌	15.22	6.22	1.3080	2.45	0.6398～0.3825	9	59

*$P<0.05$，**$P<0.01$

问题 1：请列出关联强度的 RR，AR，AR%以及 RR95%的可信区间，即表中空格部分。

问题 2：请计算反映该研究人群暴露与肺癌发病关联强度的 RR，AR，AR%以及 RR 95%的可信区间，并对计算结果进行解释，体会 RR 与 AR 的区别和联系，根据表 7-32 可得出什么结论？

案例五：饮酒与老年性痴呆的关系日益引起人们的关注。西方人群中开展的研究发现少量及中等量的饮酒可以使痴呆的危险降低。某研究者通过对在某市某社区居住的老年人群进行 2 年的随访研究，探讨饮酒与老年性痴呆的关系，研究结果见表 7-33。

表 7-33　某市 2001～2003 年 60 岁以上男性饮酒情况与老年痴呆发生的关系

分组	调查人数	老年性痴呆人数	累积发病率（%）	RR
不饮酒	250	17		
轻中度饮酒	746	25		
重度饮酒	152	12		
合计	1148	54		

问题 1：上述是什么类型的流行病学研究？该研究的优缺点有哪些？

问题 2：补充表中缺失数据，并结合表中内容分析饮酒与老年痴呆发生的关系。

案例六：2018 年中国成人吸烟调查报告显示：我国吸烟人数达 3 亿以上，占全球烟民的近 1/3。既往多项研究已证实烟草暴露对人体健康的危害，吸烟能促进肺癌等肿瘤的发生进展，吸烟产生的气体混合物中至少有 69 种致癌化学物质等。某吸烟与肺癌的队列研究获得了以下资料：吸烟者肺癌年死亡率为 I_e=96/10 万，非吸烟组肺癌年死亡率为 I_0=7/10 万，全人群中肺癌年死亡率为 I_t=56/10 万。

问题：试计算 RR 值、AR 值、AR%、PAR 和 PAR%，并分析各指标的流行病学意义。

案例七：2 型糖尿病是一种慢性代谢性疾病，通常会引起严重的血管、肾脏和神经系统并发症及视网膜和肝脏的功能障碍。为了解我国成人超重肥胖与 2 型糖尿病发病危险的关系，基于中国健康与营养调查（CHNS）1993～2015 年数据，将 BMI≥24kg/m^2 定义为超重肥胖，比较我国成人 BMI≥24kg/m^2 和 BMI＜24kg/m^2 人群的 2 型糖尿病发病情况，结果见表 7-34。

表 7-34　不同体重指数人群 2 型糖尿病的发病情况

BMI（kg/m^2）	发病人数（人）	随访人年（人年）
＜24	327	91 217
≥24	150	17 847

问题：请根据此资料计算我国成人超重肥胖与发生 2 型糖尿病的 RR、AR 及 AR%，并根据结果解释指标含义。

案例八：乙型肝炎（乙肝）病毒严重影响人类的生命健康。根据中国乙肝疫苗免疫策略时点，将某省现住址某地人群分为 2 个队列组，A 组（2002～2020 年出生队列组）：国家正式将乙肝疫苗纳入免疫规划，实施疫苗免费接种；B 组（1992～2001 年出生队列组）：国家将乙肝疫苗纳入计划免疫管理，实行自愿、自费接种策略。两组乙肝发病情况见表 7-35。

表 7-35　1992～2020 年某省人群不同免疫策略时期乙肝发病情况

组别	观察人数	观察人年数	乙肝发病人数	累积发病率（/10 万）
A 组	8 028 632	80 952 086	673	
B 组	5 364 340	92 605 980	3505	
合计	13 392 972	173 558 066	5192	

问题 1：请完成表 7-35 中的累积发病率（%）。

问题 2：请计算不同免疫策略时期与发生乙肝的 RR、AR 及 AR%，并根据结果解释指标含义。

案例九：某地 35～44 岁男性人群中数种冠心病危险因素 RR 与人群暴露比例（P_e）的资料，请根据表 7-36 中的数据计算各危险因素的人群归因危险度百分比（PAR%）（又称病因分值），并将计算结果填入“PAR%”项中。

表 7-36 某地 35～44 岁男子中几种冠心病危险因素的 RR 与 PAR%

危险因素	RR	P_e	PAR%
收缩压≥180mmHg	2.8	0.02	
X 线心脏扩大	2.1	0.10	
吸烟	1.9	0.72	

问题 1：PAR%与 AR%有何不同？

问题 2：简述 RR、P_e与 PAR%三者之间的关系，并对计算结果进行解释。

案例十：以下数据来源于某国 1955 年进行的石棉工人肺癌死亡率病因研究，研究对象是曾经或当时从事接触石棉的工作，并且接触时间至少 20 年的工人。研究者得到研究对象 112 名，研究对象于 1923 年开始进入队列，1952 年结束队列研究，研究结束时 112 名研究对象中有 39 人死亡，均随访查询死亡原因，见表 7-37。

表 7-37 某国同期相同年龄普通男性研究疾病的死亡率（%）

年份	肺癌	其他呼吸系统疾病和心血管疾病	其他系统疾病	合计
1930	0.3	6.3	7.0	13.6
1937	0.4	6.5	6.6	13.5
1942	0.6	7.6	8.2	16.4
1947	0.7	7.0	6.7	14.4
1952	1.0	7.7	6.0	14.7

问题 1：依据以上资料能否提示肺癌可能是石棉接触工人的一种职业危害？为什么？

问题 2：石棉接触工人肺癌死亡比例高于普通人群还有哪些可能原因？

案例十一：某地 1977 年 1 月 1 日到 1986 年 6 月 30 日对乙型肝炎表面抗原（HBsAg）阳性和阴性两组人群的肝癌发病情况进行了近 10 年的随访观察，结果发现 HBsAg 阳性组发生肝癌 41 例，HBsAg 阴性组发生肝癌 16 例。两组的观察人年数见表 7-38。

表 7-38 随访人群观察人年计算表

年份	HBsAg 阳性人群				HBsAg 阴性人群			
	年初人数	不变人数 *A*	退出人数 *B*	人年数 *A*+*B*/2	年初人数	不变人数 *A*	退出人数 *B*	人年数 *A*+*B*/2
1977	1195	1193	2	1194.0	5077	5070	7	
1978	1193	1188	5	1190.5	5070	5059	11	
1979	1188	1187	1	1187.5	5059	5055	4	
1980	1187	1176	11	1181.5	5055	5037	18	
1981	1176	1166	10	1171.0	5037	5033	4	5035.0
1982	1166	1153	13	1159.5	5033	5012	21	5022.5
1983	1153	1135	18		5012	4982	30	4997.0
1984	1135	1122	13		4982	4949	33	4965.5
1985	1122	1113	9		4949	4924	25	4936.5
1986	1113	1109	4		4924	4902	22	2456.5
合计	—	—	86		—	—	175	

注：随访截至 1986 年 6 月 30 日，故 1986 年的人数=（*A*+*B*/2）/2

问题：请补充表 7-38 缺失的人年数，分别计算 HBsAg 阳性和阴性人群肝癌的 RR、AR、AR%和 PAR%。

（李思宇）

实习六　实验流行病学的应用及评价

【实习目的】 ①掌握现场试验、社区试验和临床试验研究设计的基本原则和实施步骤，预防接种效果评价指标的计算方法及含义。②了解流行病学实验研究的基本概念、主要类型。

（一）流行病学试验研究设计

案例一： 维生素D是人体内一种必需的类固醇激素，以前对维生素D的经典研究仅仅局限在与机体的钙磷及骨代谢关系上，近年来，随着对维生素D研究的深入，越来越多的学者发现维生素D作为一种具有多种生物调节作用的激素类物质，参与了动脉粥样硬化、高血压、心脏疾病、恶性肿瘤、衰老、阿尔茨海默病及免疫功能障碍等诸多疾病的生理病理过程。为此本研究评价每三个月口服补充一次维生素D对65岁及以上研究对象心脑血管疾病发生率的影响。

研究者选择65～85岁的未患心脑血管疾病的老年人为研究对象，该研究通过伦理委员会审查，排除了正在服用维生素D和患有禁忌服用维生素D疾病的人（如肾结石、肉状瘤病和恶性肿瘤）。共发出1000份邀请，其中有940人经过进一步的评估符合纳入条件并签署了知情同意。将940人按年龄性别进行分层，按照随机分配原则，将研究对象随机分配至实验组和对照组，实验组给予维生素D，对照组给予安慰剂。在研究结束前，研究者和研究对象均对分组情况不知情。最终由社区医疗机构公布研究对象编码的所属分组。

研究者通过上门的方式，每3个月给研究对象一粒含100 000国际单位（IU）的维生素D胶囊或者与之匹配的相应感官性状的安慰剂，连续5年。研究者要求研究对象收到胶囊后立即服用，并填写相应的表格以示完成服用。

研究开始后，研究对象可继续服用任何治疗所需的药物或为达治疗目的医生开具的新的药物。如果处方中有每日服用200IU的维生素D，则要求研究对象终止本研究的干预措施，但继续接受随访观察以收集其结局事件。

所有研究对象持续追踪5年，当发现研究对象患有心脑血管疾病或死亡，则终止追踪。

问题1：请讲述实验流行病学的基本原理和基本特点。

问题2：本研究属于什么类型的实验研究？该类型有何特点？

问题3：请问应如何明确实验流行病学的研究问题？

问题4：什么是安慰剂？在该研究中，研究者是否使用了安慰剂？在流行病学现场试验中，使用安慰剂有什么优点？

问题5：确定试验现场时应该考虑哪几方面？

问题6：本研究试验对象的选择是否得当？

问题7：请简述盲法的主要目的和主要类型。

问题8：根据该研究目的，除了考虑上面列出的性别和年龄特征以外，你认为还应该进一步收集哪些因素的资料？

案例二： 腹泻在临床儿科属于常见病与多发病，属于消化道综合征，夏秋季发病率稍高，腹泻的发生致病因素种类众多，患儿所出现的临床表现各不相同。有资料表明，腹泻严重程度受到体内锌元素水平的影响。本研究的主要目的是评价儿童补充锌对减少腹泻感染频率的效果。

研究组在某地区选择460个社区组成研究现场，开展了补充锌对腹泻影响的调查研究。在这460个社区中，按随机分配原则，选取225个社区（14 278名1～5岁的儿童）作为接受补充锌的处理组；235个社区（14 869名1～5岁的儿童）作为研究的对照组，两组中的每个社区均访问三次，第一次为基线调查，第二次为6个月后的随访调查，第三次为1年后的随访调查，由经过培训的调查员向处理组的儿童在第一次基线调查时分发 180 天的锌补充胶囊，在第二次调查时再分发后 180 天的锌补充胶囊，不给予对照组锌补充胶囊。

基线调查内容包括：①调查前一周内发生腹泻的病史情况，每天腹泻 4 次或更多，质为稀便或水样大便者常诊断为肠道感染；②社会人口统计学资料，包括家庭经济状况、父母年龄、父母职业、文化程度、住房卫生等；③食用水源情况。

在基线调查 6 个月和 1 年后，同一时间随访每个社区，询问儿童的腹泻情况，并且记录前一周内儿童的腹泻发生人数及在 6 个月内腹泻发生频率。

基线调查结束后首先比较了两组（对照组和处理组）的基线特征分布情况，发现儿童的年龄、性别分布、社区的大小以及父母年龄和职业等在两组都是相似的。

第二次调查结束后发现处理组有 159 名儿童中途退出，对照组有 178 名儿童中途退出；第三次调查结束后发现处理组有 217 名儿童退出，对照组有 237 名儿童退出。最终完成三次调查的儿童有处理组 13 902 名儿童，对照组 14 454 名儿童，然后进一步分析了完成三次调查的儿童腹泻的流行情况，结果见表 7-39。

表 7-39　处理组（补充锌）和对照组一周内腹泻的发生率

组别	第一次（%）	第二次（%）	第三次（%）
对照组	9.6	7.5	10.1
处理组	9.3	4.5	4.0

问题 1：你认为案例二中的试验方法与上述案例一中的试验方法有何不同？

问题 2：研究者为什么要进行研究对象的基线特征分析？

问题 3：根据表 7-39 中的数据，对服用锌预防腹泻的效果进行评价。

问题 4：在流行病学试验中，研究对象退出的原因可能有哪些？

问题 5：在实验流行病进行随机分组时，必须特别注意哪些原则？

案例三：妊娠期高血压疾病是妊娠期常见的严重并发症之一，其主要的临床特点是高血压、蛋白尿、水肿、患者出现严重昏迷、抽搐等，严重威胁母婴安全，是孕产妇和围生儿患病和死亡的主要原因。临床上主要采取的主要治疗手段为在解痉、降低患者血压水平、减轻心脏负荷基础上进行综合治疗。硫酸镁具有较强的解痉作用，能显著改善患者的微循环，而硝苯地平、酚妥拉明能显著降低患者血压水平，三者联合应用可取得一定的临床疗效，为此本研究旨在探讨硫酸镁联合酚妥拉明及硝苯地平治疗妊娠高血压综合征的临床效果。

本研究采取随机对照试验的方法，具体操作如下：

（1）病例选择标准：参照第 7 版《妇产科学》的诊断标准确诊为妊娠高血压，年龄为 18～45 岁，并于 2014 年 6～9 月在某三甲医院住院的妊娠期高血压综合征患者 100 例，平均年龄为（28.6 ±5.2）岁，孕周 34～39（35.8±2.6）周。

（2）病例排除标准：①肝肾功能不全患者；②对硫酸镁、硝苯地平和酚妥拉明有过敏史者。

（3）试验分组：入选病例按设定的随机数字表随机分为观察组和对照组，对照组患者只给予硫酸镁治疗，观察组在硫酸镁治疗的基础上增加硝苯地平和酚妥拉明治疗，其中对照组 50 例，观察组 50 例。

（4）治疗方法：硫酸镁的使用，首先使用冲击量，20mL 硫酸镁加入 5%葡萄糖 10mL，然后 60mL 硫酸镁加入 1000mL 5%葡萄糖静脉滴注。硝苯地平的用法为 10mg 舌下含服，6h/次；酚妥拉明 10mg 加入 500mL 5%葡萄糖静脉滴注。孕周为 36 周以上患者疗程为 3d，36 周以下患者疗程为 7d。

（5）疗效及安全性评价

1）疗效判定标准：根据患者血压下降情况将患者临床疗效分为显效、有效和无效。显效：患者收缩压 140～155mmHg 和（或）舒张压 90～105mmHg；有效：经过治疗后，患者血压水平下降≥30mmHg，但是其目标血压未达到上述水平；无效：患者血压水平未下降或下降未达到上述水平。

2）安全性评价：除观察症状和体征外，同时随访实验室检查，出现的异常与受试药物的关系按有关、很可能有关、或许有关和无关进行评价。

问题 1：什么是临床试验？与现场试验有何区别？

问题 2：该试验研究对象选择是否合理？

问题 3：该研究在分组时是否采用了随机分配？用什么方法进行的随机分配？

问题 4：在临床试验选择研究对象时，设立排除标准有什么意义？

（6）本研究按计划完成试验及资料的收集后，获得了如下试验结果：

1）观察组和对照组治疗妊娠高血压综合征效果比较见表 7-40。

表 7-40　观察组和对照组临床治疗效果的比较

分组	例数	显效例数	有效例数	无效例数
观察组	50	26	22	2
对照组	50	16	26	8

2）观察组和对照组不良反应见表 7-41。

表 7-41　观察组和对照组在治疗过程中不良反应发生情况

分组	例数	不良反应例数
观察组	50	2
对照组	50	3

问题 5：如何对表 7-40 和表 7-41 的结果进一步分析？请写出分析的步骤，并进行必要的计算。

问题 6：结合“案例一”和“案例二”，流行病学实验研究和队列研究都属于前瞻性研究，请分析二者之间的异同。

（二）预防接种效果评价

疫苗效果评价是在保证疫苗安全无害的前提下，进行免疫学和流行病学效果评价。评价方法一般采取随机对照试验。

案例四：为了评价某种流感疫苗的保护效果，对 1234 人接种该流感疫苗的研究对象作为接种组，1233 名未接种该流感疫苗的研究对象作为对照组，在同一观察期内，两组人群的发病情况如表 7-42 所示。

表 7-42　流感疫苗的保护效果评价

组别	观察人数	发病人数	效果指数	保护率（%）
接种组	1234	25		
对照组	1233	49		

问题 1：计算该流感疫苗接种组和对照组的流感发病率，并比较是否有差异？

问题 2：计算该流感疫苗的效果指数（IE）和保护率（PR）。

在接种该流感疫苗的过程中，有 17 例出现不良反应，表现为发热、恶心、头昏、食欲缺乏、上腹不适等，上述反应均轻微，呈一过性，发生的不良反应并不能排除流感疫苗引起的可能性。

问题 3：疫苗不良反应发生的原因可能是什么？

问题 4：如何进行疫苗质量评价？

问题 5：试述疫苗评价的重要性。

（扈月阳）

实习七　病因不明疾病的调查研究设计

【实习目的】 ①掌握病因评判标准。②熟悉不明原因疾病的调查方法。③了解流行病学病因研究过程。

【实习内容】

案例一：1959 年 8 月国外某市及其邻近地区部分城镇，突然发生大量不明原因麻痹病例。经过流行病学现场调查，对比分析不同人群、不同地区麻痹发病水平，获得以下调查结果：

1. 麻痹暴发的流行病学特点

（1）经查明第一批患者发生于 1959 年 8 月 31 日至 9 月 24 日，随后发病例数不断增加。据统计，每日新发病例数在 200～300 人，到 10 月 2 日，已发生 2000 多例患者，而且不断有新病例出现。

（2）暴发主要集中于该市及其邻近地区部分城镇，其他地区仅见到少数患者，所有患者近期内全部曾到访过该市。

（3）分布在该市病例均集中分布于贫穷穆斯林教徒居住的城镇周围各处，除 1 例曾接受穆斯林生活方式的男性患者外，欧洲人、犹太人与较富裕的穆斯林教徒均未见发病者。

（4）人群对该病普遍易感，女性成年人发病率最高，其次为男性成年人，年龄较大的儿童发病率最低，一户有两例患者发病时间间隔一般在 4～5d。

（5）从 9 月 14 日至 18 日，在该市及其邻近地区参加穆罕默德生日庆祝活动的 25 万人均自带食物，不论在市区或在离开该城市后，无一例患此病。

（6）在本病暴发期间，驻扎在该市 100 名士兵中，有 2 名曾在镇上按传统习惯吃过食物的士兵患病。在该市监狱中未见有发病者，但有数名犯人在被释放后数天内患本病。

问题 1：如果由你研究此病，你将从哪些方面着手？请提出你的研究思路。

2. 患者的临床表现　典型病例起病时有腓肠肌疼痛与压痛，继而出现手套、袜子形分布的表浅感觉异常与缺乏，1～2d 后感觉障碍可减轻或消失，患者行动无力，病变涉及足背屈肌与外翻肌，然后波及腓肠肌。患者短距离行走时表现为抬高足部行走步态。检查发现，多数病例衰弱无力的部位只出现在膝关节以下，极少数特别严重病例大腿肌群、骨盆带均可受到影响，一般在下肢无力数日后出现手的内在肌肉常见有明显无力，肌萎缩不明显，病例不超过 3d，上肢腱反射通常存在，膝反射一般减弱或消失。无膝反射亢进现象，浅反射正常（足底反射除外），当足趾运动麻痹时，浅反射则消失。全身性病变不常见，约 1/3 患者有近期腹泻史，有些患者在入院数天内曾有过短期发热和短暂心动过缓。常规检查（包括脑脊液和血液分析）均阴性，上肢运动神经无明显的病变。通过对流行病学调查和临床观察，基本确定该病的主要临床表现是急性末梢神经炎。

问题 2：你能从上述案例中得到什么启示？能否下结论？为什么？还需做哪些工作？该疾病的临床表现如何？符合什么系统疾病的临床表现？

3. 麻痹暴发的原因分析

（1）初步调查结果

1）有少数病例是在暴发后 2～3 周才发病；1 例患者在离开该市长达 14d 之后才发病。

2）本病只侵犯贫穷者。

3）多数中毒病例表现为末梢神经炎。

4）本病呈播散性分布。

5）该市居民的生活方式与其他城镇居民的生活方式无太大差别。

（2）深入调查结果

1）在该市郊区，病例只发生于部分人群，说明与日常接触无关。到该市参加庆祝活动的人未患本病，在当地或回到本国各地自己家之后，经调查均未发病。

2）当地诊疗所的医生在本病暴发期间曾看到黑色食用油标本。当地有许多患者认为该种食用油可能是引起本病暴发的原因，有家庭先将此食用油烹饪过的食物喂，犬未立即发病，人和犬都食用了该食物数天后均发病，证实上述食用油可能是本病的病因。

3）在某食品商店，调查人员买到了一瓶商标上印有“便宜橄榄油”字样的黑色食用油，同时该店和邻近商店出售正常颜色的食用油。此前卫生部门曾调查过食用油的来源，该地区食用油由同一个批发商所供应。根据调查结果，调查人员推测污染食用油的污染物可能是矿物油。

（3）研究人员对从该市食品店购买的食用油和其他地区购买的“橄榄油”分别进行检测，结果发现黑色食用油中含有磷酸盐、甲苯及含量约为 33%的磷酸三邻甲苯酯混合物。磷酸三邻甲苯酯对神经系统具有高度毒性作用，20 世纪 30 年代曾在美国引起麻痹大暴发。因此可以推断，此次麻痹暴发是由磷酸三邻甲苯酯中毒引起。

问题 3：以上资料是否可以表明该病暴发病因是中毒？证据是什么？

问题 4：该病暴发的病因是中毒，推测可能由哪种食物造成？证据是什么？

问题 5：当该暴发的疾病病因后，根据当时具体情况应采取什么处理措施？

问题 6：根据暴发疾病的病因制订什么预防措施？

问题 7：根据该疾病暴发案例，试总结疾病暴发的调查步骤和分析方法。

案例二：20 世纪前半叶，世界上许多国家肺癌的发病率和死亡率均有增长，有些工业发达国家肺癌的死亡率增长更快。研究者发现，肺癌患者中有不吸烟者。

问题 1：如果由你研究吸烟与肺癌的因果关系，你将从哪些方面着手？请提出你的研究思路。

研究者对肺癌死亡率与吸烟的关系进行描述性研究，发现三间分布特征表现为男性肺癌死亡率高出女性数倍；20 世纪显著增加；一般城市死亡率高于农村。研究者做了 1900～1950 年某国肺癌死亡率与烟叶/纸烟消耗量之间关系的生态学研究，结果见图 7-17。

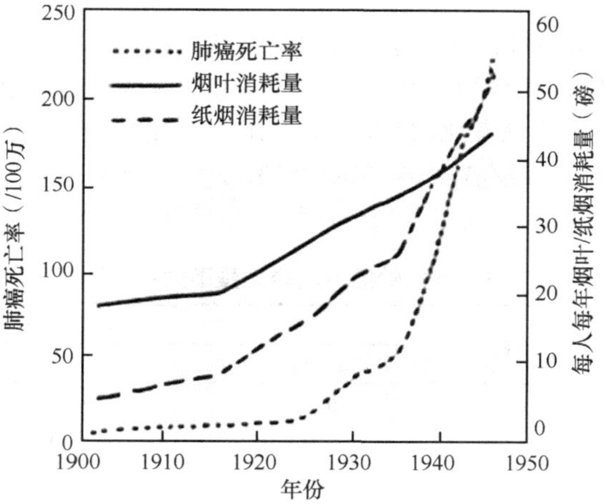

图 7-17 1900～1950 年肺癌死亡率和烟叶/纸烟消耗量的关系（1 磅=0.45kg）

问题 2：从上图结果得到什么启示?能否下结论？为什么？为研究吸烟和肺癌的关系还需做哪

些工作?

Doll 和 Hill 根据描述性研究进行病例对照研究，结果表明肺癌比对照者吸烟多，吸烟量大，以上结果均在其他国家和地区的多次病例对照研究中得到印证，部分结果摘录如下，见表 7-43～表 7-45。

表 7-43　不同性别肺癌组和对照组吸烟与不吸烟的比例

性别	分组	调查人数	吸烟人数（占比）	不吸烟人数（占比）
男	肺癌组	649	647（99.7%）	2（0.3%）
	对照组	649	622（95.8%）	27（4.2%）
女	肺癌组	60	41（68.3%）	19（31.7%）
	对照组	60	28（46.7%）	32（53.3%）

表 7-44　不同性别肺癌组和对照组平均每日吸烟量人数分布

性别	分组	总人数	不吸烟人数	平均每日吸烟数量（支）				
				<5	5～	15～	25～	≥50
男	肺癌组	1357	7	55	489	475	293	38
	对照组	1357	61	129	570	431	154	12
女	肺癌组	108	4	16	24	14	14	0
	对照组	108	5	25	18	6	0	0

表 7-45　肺癌组不同年龄段死亡率（%）

性别	年龄（岁）	调查人数	不吸烟者	平均每日吸烟数量（支）				
				<5	5～	15～	25～	≥50
男	25～	61	0.00	0.03	0.13	0.12	0.17	0.52
	45～	539	0.14	0.59	1.35	1.67	2.59	4.74
	65～74	130	0.00	2.38	2.66	3.88	6.95	10.24
女	25～	9	0.01	0.04	0.03	0.13	—	—
	45～	39	0.09	0.06	0.34	1.19	—	—
	65～74	13	0.32	0.70	0.59	2.37	—	—

问题 3：从上述病例对照研究结果，能得出什么结论？能否据此认为吸烟是肺癌的病因？病例对照研究最主要的缺陷是什么？

Doll 和 Hill 于 1951 年着手进行前瞻性队列研究，追踪观察 20 年，于 1951 年 11 月函访了 59 600 位医生，要求其提供各自吸烟的详细情况，得到 40 701 位医生的满意答复，追踪观察 4 年多，发现吸烟者死亡率为 0.9‰，不吸烟者死亡率为 0.07‰，RR 为 12.86（0.9/0.07）。每日吸烟 25 支以上者，死亡率为 1.66‰，与不吸烟者相比，RR 为 23.71（1.66/0.07）。每日吸烟量在 35 支以上者，死亡率高达 3.15‰，RR 为 45.00（3.15/0.07），研究结果摘录见表 7-46。

表 7-46　各年龄组不同吸烟量下的肺癌死亡率

年龄（岁）	不吸烟者	平均每日吸烟数量（支）		
		1～14	15～24	25～
35～	0.05	0.07	0.00	0.11
45～	0.00	0.31	0.62	0.75
55～	0.00	0.48	2.31	3.88
65～	0.00	2.69	5.16	6.48
75～85	0.00	2.68	7.27	16.33

问题 4：以上资料说明了什么问题？这类研究有哪些优越性？为了做出更确定的结论，需进一步做哪些工作？

为了进一步证实香烟烟雾的致癌作用，有研究者通过动物实验成功致癌。但有研究者对动物实验持异议，认为动物种属与人类不同。另外，香烟烟雾中检出具有直接致癌作用的3,4-苯并芘类的煤焦油系致癌化学物质，在熏烤食品中也含有一定量的3,4-苯并芘之类致癌物。

问题 5：如何评价实验室研究结果在病因研究中的价值？能否进行人群实验研究？为什么？

Doll和Hill在长达20年队列研究随访观察发现戒烟者肺癌死亡率较持续吸烟者肺癌死亡率低，且随着戒烟时间延长，肺癌死亡率也随之下降，速度减慢，但并不能恢复到不吸烟人群的水平。到1964 年为止，不同时间、地点和研究对象病例对照研究和 7 项队列研究结果全部都显示吸烟与肺癌相关。

问题 6：请运用疾病因果评判标准对本课题所提供资料进行综合评价。

案例三：1982 年某国医生发现了幽门螺杆菌与慢性胃炎和胃溃疡的因果关联。随后多项研究表明幽门螺杆菌与十二指肠溃疡和胃癌的发生也很可能存在着因果关联，从而改变了既往人们认为导致这些疾病的主要病因是压力和生活方式等因素所致的认识。本实例采用病因推断的标准分析幽门螺杆菌感染与十二指肠溃疡之间的可能因果关联。

在幽门螺杆菌感染与十二指肠溃疡的关系研究中获得如下证据：

（1）324 例幽门螺杆菌感染者，10 年中有 11%发生十二指肠溃疡，而 133 例非感染者仅有 0.8%发生十二指肠溃疡，说明感染在前，发病在后。

（2）90%～100%的该病患者存在幽门螺杆菌的感染，OR＞10；10%的感染者在 10 年中发生该病，RR＞10%；十二指肠溃疡患者的感染密度（每平方毫米胃黏膜）高于非患者幽门螺杆菌的感染率与卫生条件有关，在发展中国家较高，可达 50%以上，该病患病率亦较高；幽门螺杆菌感染无性别差异。

（3）许多研究者重复得到相同结果。

（4）幽门螺杆菌结合部位在胃窦细胞，可随着胃窦细胞进入十二指肠，引起炎症，削弱黏膜，使其易遭受酸的损伤。

（5）临床中清除幽门螺杆菌可使十二指肠溃疡愈合，其效果等同于组胺受体拮抗剂；用三联抗菌治疗清除该菌后，长期溃疡复发率为零，而用组胺受体拮抗剂治疗，复发率为 60%～80%。

问题 1：上述 5 个证据分别对应因果推断的哪条标准?

问题 2：上述证据能否说明幽门螺杆菌感染与十二指肠溃疡的发生有因果关联？并请说明理由。

按照因果推断标准，幽门螺杆菌感染与十二指肠溃疡的因果关联可以成立。但直到目前二者之间的因果关联仍存在着争议。2009 年 9 月国际著名医学杂志同时发表了正方和反方的不同意见，其中反方认为两者的联系是存在的，但并非因果关联，胃酸的过度分泌导致十二指肠黏膜屏障破损是原始病因，而幽门螺杆菌的感染是继发的，最终才导致溃疡的不愈和慢性化。

问题 3：请简述 Hill 准则的缺陷。

某医院开展了一项幽门螺杆菌感染与胃癌关系的病例对照研究。病例组患者由县级以上医院胃镜和手术病理切片确诊；对照组是与病例组同地区、同民族、同性别，年龄相差不超过 5岁，且能清楚回答问题并排除胃癌家族史和消化系统疾病及免疫系统疾病的非胃癌患者，研究结果见表 7-47。

表 7-47　某医院幽门螺杆菌感染与胃癌发生人数（人）

组别	幽门螺杆菌感染		合计
	是	否	
病例组	39	114	153

续表

组别	幽门螺杆菌感染		合计
	是	否	
对照组	24	154	178
合计	63	268	331

问题 4：计算 OR，χ^2，OR 95% CI。

问题 5：该资料能否说明幽门螺杆菌感染与胃癌发生存在因果关系？试结合病例对照研究原理说明。

（张晋铭）

实习八　流行病学资料分析评价

【实习目的】　通过实例分析掌握流行病学的常用研究方法。

【实习内容】

案例一：某社区 2020 年年初人口为 3000 人，2020 年 1 月 1 日～2023 年 1 月 1 日，3 年的慢性病发病情况见图 7-18，其间无死亡、迁走或拒绝检查者。

问题：请计算 2020 年发病率、2020 年患病率、2022 年 1 月 1 日患病率，3 年平均年患病率。

案例二：某市有 100 000 人口，其中男性 45 000 人，女性 55 000 人，某年死亡 1000 人（男 600 人，女 400 人），当年发生肺癌 50 例（男 40 例，女 10 例），其中 40 例死亡（男 36 例，女 4 例）。

问题：请计算粗死亡率，男性死亡率，肺癌病死率，肺癌死亡率。

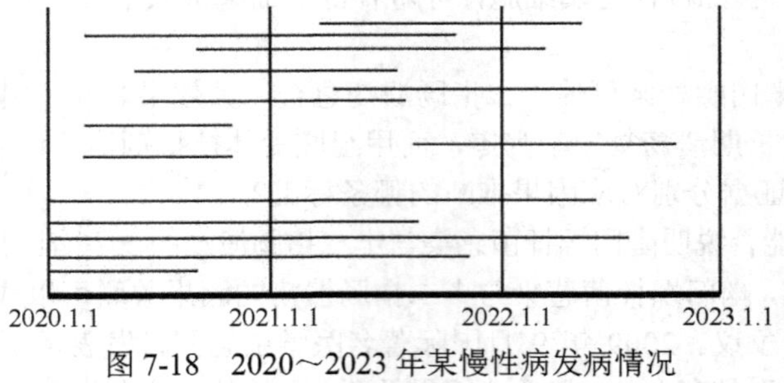

图 7-18　2020～2023 年某慢性病发病情况

图中线段代表病程

案例三：为了解流行性感冒最易由哪种人群带入家中，以便采取相应措施，2023 年某市疾控中心在本市随机抽查一个居民区，发现在家庭流行性感冒首发病例中，儿童 26 例，小学生 17 例，中学生 4 例，其他人员 15 例。该居民区儿童 1091 人，小学生 1764 人，中学生 1450 人，其他成员 3769 人。

问题：请分析哪组人群易将流行性感冒带入家中？为什么？

案例四：某医院保健科曾对水痘进行流行病学调查后，获得资料见表 7-48。

表 7-48　同水痘病人接触发病情况调查结果

与病人接触情况	接触人数（人）	发病人数（人）
同室同床	410	410

续表

与病人接触情况	接触人数（人）	发病人数（人）
同室不同床	200	170
同家不同室	210	100

问题：什么是续发率？请用续发率说明不同接触程度对水痘发病的影响。

案例五：一次由疫水引起的钩端螺旋体病，共发生 92 例病人，其潜伏期分布见表 7-49。

问题：试计算钩端螺旋体病的平均潜伏期。你认为应该怎样描述这次钩端螺旋体病流行的潜伏期？

表 7-49　钩端螺旋体病流行潜伏天数与病例数一般情况

潜伏天数	病例数	潜伏天数	病例数
3	1	17	3
4	16	19	4
7	32	21	2
9	15	23	1
11	7	25	1
12	3	27	1
15	5	29	1

案例六：某地区由农村、牧区与矿区三部分组成，为了解该地区居民糖尿病的患病情况，考虑到不同类型区域实际情况，调查工作仅在农村与矿区进行。调查报告显示，农村的调查报告中有“受检人数共 5449 人，确诊为糖尿病者 502 人，总发病率为 9.21%”的描述。在矿区的报告中有“本矿区调查发现的 134 例糖尿病患者均为门诊病例，年龄最小的 23 岁，最大的 73 岁，30～40 岁最多，为 89 例，约占 2/3，可见糖尿病发病率不一定随年龄增长而升高”的描述。

问题 1：请你对本调查工作加以评价。

问题 2：请你对调查报告中的这两句话加以评价。

案例七：某疾控中心为了解生吃蔬菜瓜果与沙门氏菌属食物中毒季节性升高的关系进行调查分析，结果见表 7-50。

表 7-50　生吃蔬菜瓜果与沙门氏菌属食物中毒季节性之间的关系

	调查病例数	有生吃蔬菜瓜果史者	蔬菜瓜果种类			
			番茄	黄瓜	香瓜	其他蔬菜
例数	446	112	23	48	21	20
占比（%）	100.0	25.1	20.5	42.9	18.7	17.9

研究者认为生吃蔬菜瓜果对沙门氏菌属食物中毒季节性升高有一定的作用，在 446 名病人中有 112 名病人与蔬菜瓜果有关，占 25.1%，其中黄瓜和沙门氏菌属食物中毒发病关系为密切。

问题 1：你同意研究者的结论吗？为什么？

问题 2：请你提出要证明生吃蔬菜瓜果与沙门氏菌属食物中毒发病关系的必要数据。

案例八：某经济发达地区和边远山区脑卒中死亡资料见表 7-51。

表 7-51　不同地区脑卒中死亡情况

地区	死亡率（/10 万）	年龄标化死亡率（/10 万）
经济发达地区	316.3	131.4
边远山区	67.4	58.2
经济发达地区/边远山区	4.7	2.3

问题：请问什么原因造成两地脑卒中死亡率和年龄标化死亡率的不同？你认为哪种表达方法是正确的？为什么？

案例九：某医院检验科为确定该地区健康人血清铁的正常值，采用亚铁嗪比色法，对256名献血员进行了血清铁测定，所测的血清铁正常值范围的离散程度较大。

问题1：检验科确定健康人血清铁的正常值选择对象是否合适？为什么？

问题2：为什么测得的结果离散程度大？

案例十：某研究者欲研究口服避孕药与发生血栓形成的关系，调查100例在过去2年中患有血栓性疾病的妇女，以100例无血栓性疾病但患有其他疾病的妇女作为对照，对照组在年龄、民族、生育史等方面皆与观察组相似，调查两组患者起病前是否有服用避孕药史及服用时间。

问题：该研究采用何种研究设计方法？为什么？请讲出理由。

案例十一：某医生欲研究糖尿病患者心血管病并发症的发病率与糖尿病控制满意与否之间的关系，将某医院糖尿病专科门诊的既往10年首诊的200例糖尿病患者作为研究对象，根据统一标准判断以往糖尿病控制情况，分为血糖控制满意和不满意两组，然后比较两组人群心血管病的发病率。

问题：该研究采用何种研究设计方案？为什么？请指出该研究方法存在的不足？

案例十二：2023年某地区水痘大流行，该年病例数急剧增多，水痘成为该地区儿童主要的健康问题，某作者欲研究中草药预防水痘的功效，在2024年水痘大流行季节来临前，给该地区所有易感儿童普遍服中草药，结果2024年该地区水痘病人显著减少，与2023年相比发病率差异具有统计学意义。作者认为该中草药预防水痘有效，值得推广。

问题：该结论是否可信，为什么？

案例十三：某研究所采用病例对照研究方法研究服用阿司匹林对心肌梗死的影响。选择社区人群病例和住院病例进行研究，结果见表7-52。

表7-52　不同来源研究对象的病例对照研究结果

危险因素	社区人群资料			医院资料		
	病例	对照	合计	病例	对照	合计
服用阿司匹林	45	27	72	8	2	10
未服阿司匹林	955	973	1928	42	48	90
合计	1000	1000	2000	50	50	100
OR		1.70			4.57	

问题1：如何解释两种不同来源研究对象研究结果的差异？其可能的原因是什么？

问题2：与以社区人群为研究对象相比，对以医院病例为研究对象的病例对照研究结果所产生偏倚的大小与方向予以测量。

问题3：在流行病学研究过程中，如何控制该种偏倚？

（张　敏）

实习九　流行病学的综合设计及应用

【实习目的】　①掌握传染病监测的实施计划。②熟悉传染病监测的实施方案。③了解传染病现场处理应急措施。

鼠疫疫情监测实施方案及计划

（一）动物鼠疫流行病学特点

1. 流行范围　动物鼠疫的流行范围，是指一次动物鼠疫从开始到终止时流行的范围。与疫源动物的活动、分布、栖息等生态特点有密切的关系。

2. 流行季节特点　有些动物鼠疫的流行有明显的季节特点，与主要宿主动物及其媒介蚤类的生态学特点有关。季节更替导致外环境变化，是影响宿主和媒介的主要原因。因而，不同种类动物有不同的流行季节特点。

3. 流行的周期性和间断性　动物鼠疫年际间的流行表现出时起时伏的变化。一般是间隔数年或数十年出现一次大的流行，可以视为周期性特点。但该周期性特点无规律，间隔时间为 3～5 年乃至 10～20 年或更长，而且每次流行范围大小不同，地点也不完全一致。

（二）动物鼠疫流行史

通过上报疫情的网络平台，或者查阅当地的地方杂志及往年发行的鼠疫流行史、专著、论文等及防疫机构的档案材料对该地区以往的动物鼠疫流行情况进行调查，掌握所调查地区发现病死动物（鼠、旱獭等）种类、数量、时间、地点、所在地理生境及已记载的历史流行的详细情况。

（三）鼠疫自然疫源地调查

1. 地理景观调查

（1）地貌调查：调查该地区地貌类型，如高山、中山、低山、丘陵等。

（2）植被调查：植被通常按类型、群系组、群系、群丛组、群丛和层片 6 个等级进行分类。

（3）水文、气候、土壤调查：到当地相关部门查阅相关资料，一般在流行病学调查工作中可不作为重点内容。

（4）鼠疫自然疫源地的地理景观地图绘制方法：进行疫源地调查时，通常应首先绘制调查区 1∶10 000 比例尺，一般情况为 10 000 km^2。最终绘制此图时，首先到测绘部门购买或索取调查地区的 1∶25 000 比例尺的地形图，然后用“方格法”或用缩放尺进行放大，制成 1∶10 000 的地形图。同时还应具有如图名、比例尺、图例、经纬线等。

2. 宿主调查　重点调查宿主数量及其变动情况。

3. 鼠密度计算公式

（1）黄鼠和长爪鼠的鼠密度调查：采用单公顷一日弓形夹于不同生境内设置若干块样地，每一样地面积为 $1hm^2$（100m×100m 或者 50m×50m）。发现新洞口立即补放鼠夹。最大鼠密度计算公式见式（7-1）。

$$\text{鼠密度（只/}hm^2\text{）=一昼捕数（只）/样地面积（}hm^2\text{）} \tag{7-1}$$

（2）田鼠的鼠密度调查：在监测区内，按各类生境面积 0.2%～0.5%比例分层抽取样方。每一样方在鼠密度＞100 只/hm^2 时，以 0.25hm^2（50m×50m）为单元；在鼠密度＜100 只/hm^2 时，以 1hm^2（100m×100m）为单元。鼠密度计算公式见式（7-2）。

$$\text{鼠密度（只/}hm^2\text{）=捕鼠数/样方面积（}hm^2\text{）} \tag{7-2}$$

4. 媒介昆虫调查　全面掌握疫源地内蚤种组成及其在鼠体的染蚤数量情况。媒介调查的重点是主要宿主的寄生蚤数量及动态变化。

（1）鼠体蚤指数和鼠体染蚤率：计算公式见式（7-3）、式（7-4）、式（7-5）。

$$\text{总蚤指数=获蚤总数/检鼠数} \tag{7-3}$$

$$\text{分种蚤指数=某一蚤种数/检鼠数} \tag{7-4}$$

鼠体染蚤率=（带蚤鼠数/总鼠数）×100%　　(7-5)

（2）鼠洞内（干）蚤指数和干蚤率：用探蚤棒每个洞探测 3 次，洞干长要在 40cm 以上。在调查区内各种主要生境均需进行探洞，并分别登记有蚤与无蚤洞数，然后用式（7-6）和式（7-7）计算蚤指数和染蚤率。

鼠洞内（干）蚤指数和干蚤率=获蚤总数/探洞总数　　(7-6)

鼠洞干蚤率=（带蚤洞数/探洞总数）×100%　　(7-7)

（3）鼠巢蚤指数和染蚤率：有计划地挖掘鼠洞，获取窝巢。当挖到窝巢时，迅速将全部窝巢草和巢内浮土一起装入袋内做好标记，进行检蚤，计算蚤指数和染蚤率。

窝巢蚤指数=获得蚤总数/窝数　　(7-8)

窝巢染蚤率=（带蚤窝巢数/窝数）×100%　　(7-9)

5. 疫区处理　购置和储备消毒和灭鼠、灭蚤药品，以应对突发疫情。对应急机动装备过期药品和物品进行更新。发现疫情的地区均要按鼠疫疫区处理标准开展疫区处理工作，防止疫情的发生和扩大蔓延。

6. 鼠疫防控人员轮训　举办鼠疫防治培训班培训旗县区鼠疫防治专业人员，培训内容包括疫区处理技术、应急规范、蚤分类和啮齿动物分类及生态学等，提高各级专业人员应对鼠防工作能力。

7. 健康教育　积极采取多种方式加大宣传力度，广泛宣传鼠疫防治知识，使人民群众进一步增强自身保护意识，使疫源地区群众真正落实“三不三报”制度，提高自我保护能力。

8. 实验室安全工作　鼠疫监测地区及时配备实验室检测试剂等耗材，保证常规检测工作正常开展。高度重视实验室生物安全工作，防止发生实验室生物安全事故。

各基层疾控中心发现疑似鼠疫疫情时，要将标本和菌株按要求保存，运送时要按生物安全有关规定专人专车护送、加强生物安全。

案例一：某省发生鼠疫疫情预警开展相关工作。

1. 材料与方法

（1）调查样区：根据某省鼠疫监测类区划分原则划分为三类区，一类区为 1970 年以来，发生过动物鼠疫、人间鼠疫流行地区，动物血清为鼠疫血凝试验阳性地区；二类区为鼠疫其他诊断方法阳性的地区及近代历史疫区（1938～1969 年）；三类区为一、二类以外的历史疫区（1937 年以前）、与现疫流行区毗邻的地区、交通要道、国境沿线及重点开发地区。随机抽取 6 个监测县（区）进行现场监测。

（2）鼠密度、蚤指数监测：按照某省鼠疫监测方案，以乡（镇）为监测单位，对固定点和流动点开展鼠、蚤种类、生物量的定量调查，本次调查固定点监测统一为室内调查，即室内按笼日法选择 10～20 户，每户布放 5～10 个笼，连续置笼 3 昼夜，每天清晨收集捕获到的鼠类，分别装袋，带回实验室进行分类计数。

（3）资料收集：核实 2010 年某省“全国鼠疫防治‘十一五’规划终期评估方案”结果，另外统一设计鼠疫监测调查表，含县疾病预防控制中心（CDC）鼠疫监测基本情况调查表，县 CDC 鼠疫监测支出情况调查表，鼠疫实验室及设备调查表和应急装备调查表。

（4）鼠密度监测：按照监测方案，共对 3 个州（市）6 县（区），固定点和流动点不同生境进行了现场监测，结果见表 7-53、表 7-54。

表 7-53　固定点和流动点不同生境鼠密度监测

地点	林地（流动点）				菜园地、农耕地（流动点）				居民区（固定点）			
	样点数	工具	捕获数	捕获率（%）	样点数	工具	捕获数	捕获率（%）	样点数	工具	捕获数	捕获率（%）
云县	3	606	18	2.97	3	616	35	5.68	1	298	15	5.03
永德	2	535	32	5.98	5	1075	178	16.56	1	300	7	2.33

续表

地点	林地（流动点）				菜园地、农耕地（流动点）				居民区（固定点）			
	样点数	工具	捕获数	捕获率（%）	样点数	工具	捕获数	捕获率（%）	样点数	工具	捕获数	捕获率（%）
景谷	3	630	19	3.02	5	1260	54	4.29	2	450	8	1.78
宁洱	2	630	33	5.24	4	1048	46	4.39	2	600	10	1.67
勐海	2	669	55	8.22	4	1355	107	7.9	2	600	21	3.5
勐腊	2	660	30	4.55	3	990	46	4.65	2	600	5	0.83
合计	14	3730	187	5.01	24	6344	466	7.35	10	2848	66	2.32

表 7-54 固定点和流动点不同生境主要宿主黄胸鼠密度监测

地点	林地（流动点）				菜园地、农耕地（流动点）				居民区（固定点）			
	样点数	工具	捕获数	捕获率（%）	样点数	工具	捕获数	捕获率（%）	样点数	工具	捕获数	捕获率（%）
云县	3	606	13	2.15	3	616	27	4.38	1	298	14	4.7
永德	2	535	10	1.87	5	1075	110	10.23	1	300	7	2.33
景谷	3	630	5	0.79	5	1260	31	2.46	2	450	8	1.78
宁洱	2	630	10	1.59	4	1048	22	2.1	2	600	10	1.67
勐海	2	669	17	2.54	4	1355	39	2.88	2	600	21	3.5
勐腊	2	660	12	1.82	3	990	41	4.14	2	600	5	0.83
合计	14	3730	67	1.8	24	6344	270	4.26	10	2848	65	2.28

2. 鼠疫监测任务评估

（1）鼠密度监测：现场监测均由专业人员亲自完成，其监测结果真实反映当月的实际情况。

（2）病原学检测：根据该省鼠疫监测方案，全年对监测捕获的鼠及搜集到的病、死鼠做病原学检验，此项任务主要是依靠固定点和流动点监测捕获的宿主动物来完成。

（3）血清学检测：各监测单位在完成此项工作时，均采用固定点监测（室内）捕获的宿主动物。

（4）主要宿主体外寄生蚤监测：梳检当地主要宿主（活鼠）不少于 20 只，监测工具为鼠笼，均由 CDC 专业人员亲自完成，折算为捕获率就为 6.67%，以固定点主要宿主动物平均捕获率 2.28% 来测算，每月需投放鼠笼 877 个，梳检活鼠完成存在一定难度，各县（区）解决办法通过增加工作量或通过购买等方式来完成。

问题 1：对鼠疫监测地区应该如何计算鼠密度及媒介指数？

问题 2：鼠疫的潜伏期是多少天？主要有哪些传播途径？鼠疫患者的各型临床症状有哪些？

问题 3：鼠疫监测地点样方应如何确定？

问题 4：鼠疫主要从哪几个方面进行监测？

问题 5：对疑似鼠疫现场进行流行病学调查的主要内容有哪些？

案例二：HIV 感染孕产妇所生儿童（HIV 暴露儿童）监测分析。

母婴传播是 15 岁以下儿童感染 HIV 的主要途径，2021 年全球通过母婴传播感染 HIV 的儿童约为 160 000（95%CI：110 000～230 000）例。预防艾滋病母婴传播（PMTCT）是我国实施的一项重大公共卫生服务项目，医疗卫生机构为孕产妇提供抗病毒治疗、安全助产服务、母婴传播风险评估、儿童抗病毒治疗、婴儿喂养咨询与指导、儿童 HIV 检测和随访等服务。自 2000 年以来，全球 PMTCT 项目使约 340 万例 0～14 岁儿童避免感染 HIV。进行产前保健的孕产妇在各级医疗卫生机构经筛查诊断为 HIV 感染者即被纳入 PMTCT 服务，HIV 感染孕产妇所生儿童（HIV 暴露儿童）被纳入高危儿童管理，进行体格检查，接受抗病毒治疗、产前保健和定期随访等服务。大多数 PMTCT 服务建立在对 HIV 暴露儿童定期随访的措施基础上，通过系统的连续性观察了解 HIV 暴露儿童的感染状况和疾病进展。但 HIV 暴露儿童的失访是 PMTCT 随访工作的主要难点，影响 PMTCT 效果的评估。某研究拟了解全国 PMTCT 服务中 HIV 暴露儿童随访工作的失访及影响因素，为完善 PMTCT 相关策略和措施提供科学依据。该研究对象的纳入标准为 2019 年 1 月 1 日至 2020 年 6 月 30 日期间满 18 月龄活产儿，分析 2019 年中国 HIV 感染孕产妇所生儿童（HIV 暴露儿童）的失访状况及其影响因素。

问题 6：依据研究背景 HIV 暴露儿童失访的定义是什么？

问题 7：若想得到研究目标人群应怎样收集研究对象资料？

问题 8：危险因素研究如何确定研究因素？请举例说明。

问题 9：对监测资料的危险因素分析需要用哪些统计方法？

问题 10：请依据背景自行设计一份监测方案。

（刘春芳）

第八章 公共卫生现场实践

实验一 肺尘埃沉着病诊断技术

肺尘埃沉着病（又称尘肺）多年以来一直是我国报告数量最大的一种职业病，约占所有报告职业病的 90%。2012～2021 年，全国报告新发职业性尘肺病例数降幅达 51.2%，显示出我国尘肺的高发势头得到了一定程度的遏制，但累计报告的职业性尘肺患者数量为 91.5 万人，现存活的患者大约为 45 万人。尘肺诊断是一种归因诊断，即对劳动者的职业史、粉尘接触史、工作场所粉尘浓度的检测结果及临床检查结果进行综合分析。职业性尘肺诊断不仅涉及国家、企业和劳动者的权益，还具有很强的政策性和技术性，因此做好职业性尘肺的诊断工作是每一位职业卫生与职业医学工作者的重要职责。

【实验目的】 ①掌握职业性尘肺的诊断方法。②熟悉职业性尘肺的诊断标准。③了解尘肺的相关知识。

【实验材料】 职业性尘肺案例，尘肺 X 线胸片读片记录表，尘肺诊断标准片，尘肺病例高千伏 X 线后前位胸片，3 联或 5 联观片灯（亮度不低于 3000CD，亮度差小于 15%）。

（一）案例一

患者，男，45 岁，有粉尘作业史 20.5 年，工作场所无通风防尘设备，每日工作 9～10h，戴海绵或棉纱口罩防护。既往身体健康，无呼吸系统传染病史。无吸烟史。2023 年 1 月 2 日体检，经照胸片被诊断为肺结核，根据接尘史，不排除尘肺，建议半年后复查。2023 年 3 月 17 日至 19 日痰检 3 日未发现抗酸杆菌。PPD（–）。结核抗体（–）。2023 年 3 月 31 日高千伏后前位胸片见双肺纹理增多、增粗，双肺见少量散在分布小结节状影，大小多在 2～3mm，密度稍高且均匀，边缘清楚。双肺门结构清晰。心膈无异常。2023 年 7 月 10 日再次复查高千伏后前位胸片，肺部病变无变化。现场调查资料显示：2023 年 6 月 11 日某市某区疾病预防控制中心对该公司工作场所职业病危害因素进行检测，结果为：搅拌岗位粉尘时间加权平均浓度（C_{TWA}）为 4.4mg/m^3，游离二氧化硅含量为 2.4%；混料岗位粉尘 C_{TWA} 为 3.5mg/m^3，游离二氧化硅含量为 2.1%。患者上岗前和在岗期间均未进行职业健康检查。与患者同一车间的 20 名工人经胸片检查，2 人发现尘肺病变的 X 线改变。

问题：结合上述案例，如何对该患者进行尘肺的诊断？其依据是什么？

（二）案例二尘肺 X 线胸片

1. 胸片质量 首先要对患者提供的两张 X 线胸片进行胸片质量的判定，是否符合尘肺诊断的要求。《职业性尘肺病诊断标准》（GBZ 70—2015）规定，用于尘肺诊断须以 X 线高千伏或数字化摄影（DR）后前位胸片表现为主要依据。

（1）胸片必须包括两侧肺尖和肋膈角，胸锁关节基本对称，肩胛骨阴影不与肺野重叠。

（2）片号、日期及其他标志应置于两肩上方，排列整齐，清晰可见，不与肺野重叠。

（3）照片无伪影、漏光、污染、划痕、水渍及体外物影像。

2. 解剖标志显示

（1）两肺纹理清晰、边缘锐利，并延伸到肺野外带。

（2）心缘及横膈面成像锐利。

（3）两侧侧胸壁从肺尖至肋膈角显示良好。

（4）气管、气管隆嵴及两侧主支气管轮廓可见，并可显示胸椎轮廓。

（5）心后区肺纹理可以显示。

（6）右侧膈顶一般位于第 10 后肋水平。

3. 吸光度

（1）上中肺野最高密度应在 1.45～1.75。

（2）膈下光密度小于 0.28。

（3）直接曝光区光密度大于 2.50。

4. 胸片质量分级

（1）一级片（优片）：完全符合胸片质量要求。

（2）二级片（良片）：不完全符合胸片质量要求，但尚未降到三级片。

（3）三级片（差片）：有下列情况之一者，不能用于尘肺初诊：①不完全符合胸片基本要求，其缺陷影响诊断区域面积之和在半个肺区至一个肺区之间。②两肺纹理不够清晰锐利或局部肺纹理模糊，其影响诊断区域面积之和在半个肺区至一个肺区之间。③两侧肺尖至肋膈角的侧胸壁显示不佳，气管轮廓模糊，心后区肺纹理难以辨认。④吸气不足，右侧膈顶位于第 8 后肋水平。⑤胸片偏黑，上中肺区最高吸光度在 1.85～1.90；或胸片偏白，上中肺区最高吸光度在 1.30～1.40；或灰雾度偏高，膈下吸光度在 0.40～0.50；或直接曝光区吸光度在 2.20～2.30。

（4）四级片（废片）：胸片质量达不到三级片者为四级片，不能用于尘肺诊断。

5. 尘肺 X 线胸片读片过程 在对患者 X 线胸片进行读片诊断过程中，需填写 X 线胸片读片记录（表 8-1）。

表 8-1 X 线胸片读片记录

片号	小阴影				小阴影聚集	大阴影		胸膜病变					附加符号	诊断	说明
	形态	总体密集度	病变范围 左	右		小于 2cm × 1cm	大于 2cm × 1cm	部位	胸膜斑	弥漫增厚	胸膜钙化	心缘蓬乱			
01								左右							

尘肺 X 线胸片的诊断涉及 3 个方面，X 线胸片上显示的阴影形态、小阴影的密集度和小阴影的分布范围。

（1）阴影形态：对于患者的 X 线胸片需确定胸片显示的阴影形态，首先观察有无大阴影，若有大阴影，根据《职业性尘肺病诊断标准》（GBZ 70—2015）直接进行尘肺诊断。如果该胸片没有大阴影，只有小阴影，就要识别是哪种形态的小阴影。小阴影有两大类六种形态，分别是类圆形小阴影（p、q、r）和不规则形小阴影（s、t、u）。

1）当胸片上小阴影几乎全部为同一形态和大小时，则应将小阴影字母分别写在斜线的上面和下面，如 p/p、s/s。

2）当胸片上出现两种以上形态和大小的小阴影时，其中一种形态的小阴影较多，另一种较少，则将较多形态的小阴影字母写在斜线的上面，较少的小阴影字母写在斜线下面，如 p/q、s/p。

3）当胸片上两种形态、大小的小阴影在数量上基本相等时（如 p 与 s 或 q 与 t），则应将圆形小阴影作为主要形态的字母符号写在斜线上面，将不规则形小阴影的字母符号写在斜线下面，如 p/s、q/t。

4）当胸片上有两种圆形小阴影（p、q）或不规则形小阴影（s、t），它们的数量相近时，可将较大的小阴影字母作为主要形态写在斜线的上面，较小的小阴影字母写在斜线下面，如 q/p、t/s。例如，上述患者 X 线胸片阴影形态是 p/q。

（2）小阴影的密集度：密集度是指一定范围内小阴影的数量。小阴影密集度的判定应以标准片为准，文字部分只起说明作用。首先判定每个肺区的密集度，然后确定全肺的总体密集度。

1）四大级分级：即 0、1、2、3 级。0 级：无小阴影或甚少，不足 1 级的下限；1 级：有一定量的小阴影；2 级：有多量的小阴影；3 级：有很多量的小阴影。

2）十二小级分级：小级分级见图 8-1。

4 大级	0 级			1 级			2 级			3 级		
12 小级	0/–	0/0	0/1	1/0	1/1	1/2	2/1	2/2	2/3	3/2	3/3	3/+

图 8-1　小阴影密集度小级分级图

3）肺区密集度判定：在小阴影形态判定的基础上，对照相应形态的密集度组合标准片判定各肺区小阴影密集度，以 12 小级分级表示。若小阴影密集度与标准片基本相同，可分别记录为 1/1，2/2，3/3。若小阴影密集度和标准片比较，认为较高一级或较低一级也应认真考虑，则同时记录下来，如 2/1 或 2/3，前者含义是密集度属 2 级，但 1 级也要考虑；后者含义是密集度属 2 级，但 3 级也要考虑。判定肺区密集度的原则是小阴影分布范围至少占该区面积的 2/3。上述患者的 X 线胸片每个肺区小阴影密集度判定结果如下：

1/0	1/1
1/2	0/1
0/0	0/1

4）总体密集度判定：总体密集度是指全肺内密集度最高肺区的密集度，是在对小阴影密集度分肺区判定的基础上对全肺小阴影密集度的一个总体判定，以 4 大级分级表示。

5）分布范围判定：小阴影分布范围是指出现有密集度 1 级及以上小阴影的肺区数。如下标识可解释为总体密集度为 1 级，分布范围为 3 个肺区。

1/0	1/1
1/2	0/1
0/0	0/1

总结上述 X 线胸片读片过程，患者 X 线胸片读片记录见表 8-2。

表 8-2　X 线胸片读片记录

片号	小阴影				小阴影聚集	大阴影		胸膜病变					附加符号	诊断	说明
	形态	总体密集度	病变范围			小于 2cm×1cm	大于 2cm×1cm	部位	胸膜斑	弥漫增厚	胸膜钙化	心缘蓬乱			
			右	左											
01	p/q	1	1/0 1/2 0/0	1/1 0/1 0/1				左 右						尘肺一期	

（三）尘肺X射线诊断标准（GBZ 70—2015）

1. 尘肺一期　有下列表现之一者。

（1）有总体密集度1级的小阴影，分布范围至少达到2个肺区。

（2）接触石棉粉尘，有总体密集度1级的小阴影，分布范围只有1个肺区，同时出现胸膜斑。

（3）接触石棉粉尘，小阴影总体密集度为0，但至少有两个肺区小阴影密集度为0/1，同时出现胸膜斑。

2. 尘肺二期　有下列表现之一者。

（1）有总体密集度2级的小阴影，分布范围超过4个肺区。

（2）有总体密集度3级的小阴影，分布范围达到4个肺区。

（3）接触石棉粉尘，有总体密集度1级的小阴影，分布范围超过4个肺区，同时出现胸膜斑并已累及部分心缘或膈面。

（4）接触石棉粉尘，有总体密集度2级的小阴影，分布范围达到4个肺区，同时出现胸膜斑并已累及部分心缘或膈面。

3. 尘肺三期　有下列表现之一者。

（1）有大阴影出现，其长径不小于20mm，短径大于10mm。

（2）有总体密集度3级的小阴影，分布范围超过4个肺区并有小阴影聚集。

（3）有总体密集度3级的小阴影，分布范围超过4个肺区并有大阴影。

（4）接触石棉粉尘，有总体密集度3级的小阴影，分布范围超过4个肺区，同时单个或两侧多个胸膜斑长度之和超过单侧胸壁长度的1/2或累及心缘使其部分显示蓬乱。

（阴海静）

实验二　噪声强度测定及听力检查

【实验目的】　①掌握声级计、听力计的使用方法及常见听力图的诊断方法。②熟悉职业噪声聋产生的原理。③了解噪声强度测定及听力检查。

【实验原理】　人体听觉的产生分为气传导和骨传导，气传导是指外界声波通过人体耳郭经外耳道使鼓膜发生振动，中耳听骨链在鼓膜的振动驱使下发生杠杆作用，使内耳耳蜗内外淋巴液发生振动，使得耳蜗螺旋器毛细胞（听觉细胞）受到刺激，毛细胞把这种机械性刺激转化为神经冲动，沿着听觉神经传导至听觉中枢产生听觉。骨传导是指外界声波通过人体颅骨发生振动，直接引起内耳耳蜗内外淋巴液发生振动，以下发生环节与气传导相同。在正常人体，听觉的产生主要是气传导。

一、工作场所噪声强度的测定

1. 范围　适用于工作场所生产性噪声的测量。

2. 测量仪器

（1）声级计：2型或以上，具有A计权，“S（慢）”挡。

（2）积分声级计或个人噪声剂量计：2型或以上，具有A计权、C计权、“S（慢）”挡和“Peak（峰值）”挡。

3. 测量方法

（1）现场调查：为正确选择测量点、测量方法和测量时间等，必须在测量前对工作场所进行现场调查。调查内容主要包括工作场所的面积、空间、工艺区划、噪声设备布局等，绘制略图；工作流程的划分、各生产程序的噪声特征、噪声变化规律等。

预测量，判定噪声是否稳态、分布是否均匀；工作人员的数量、工作路线、工作方式、停留时间等。

（2）测量仪器的准备

1）测量仪器选择：固定的工作岗位选用声级计；流动的工作岗位优先选用个人噪声剂量计，或对不同的工作地点使用声级计分别测量，并计算等效声级。

2）测量前应根据仪器校正要求对测量仪器校正。将声级校准器（94dB、1kHz）套在仪器的传声器上，不振不晃，按一下声级校准器电源开关按钮，仪器计权设置 A，声级计读数应为 93.8dB。如果高于或低于 93.8dB，需要调节仪器右侧面的灵敏度校准电位器，使读数达到 93.8dB，完成此操作后取下校准器。

3）积分声级计或个人噪声剂量计设置为 A 计权、“S（慢）”挡，取值为声级 LpA 或等效声级 LAeq；测量脉冲噪声时使用“Peak（峰值）”挡。

（3）测点选择：工作场所声场分布均匀[测量范围内 A 声级差别＜3dB（A）]，选择 3 个测点，取平均值。工作场所声场分布不均匀时，应将其划分若干声级区，同一声级区内声级差＜3dB（A）。每个区域内，选择 2 个测点，取平均值。劳动者工作是流动的，在流动范围内，对工作地点分别进行测量，计算等效声级。

（4）使用个人噪声剂量计的抽样方法

1）抽样原则：在现场调查的基础上，根据检测的目的和要求，选择抽样对象。

2）抽样对象的选定：在工作过程中，凡接触噪声危害的劳动者都列入抽样对象范围。抽样对象中应包括不同工作岗位的、接触噪声危害最高和接触时间最长的劳动者，其余的抽样对象随机选择。

3）抽样对象数量的确定：每种工作岗位劳动者数不足 3 名时，全部选为抽样对象，劳动者大于 3 名时，其抽样对象及数量见表 8-3，测量结果取平均值。

表 8-3　抽样对象及数量

劳动者数	采样对象数
3～5	2
6～10	3
＞10	4

（5）测量：传声器应放置在劳动者工作时耳部的高度，站姿为 1.50m，坐姿为 1.10m。传声器的指向为声源的方向，测量仪器固定在三角架上，置于测点；若现场不适于放置三角架，可手持声级计，但应保持测试者与传声器的间距＞0.5m。稳态噪声的工作场所，每个测点测量 3 次，取平均值。非稳态噪声的工作场所，根据声级变化（声级波动≥3dB）确定时间段，测量各时间段的等效声级，并记录各时间段的持续时间。脉冲噪声测量时，应测量脉冲噪声的峰值和工作日内脉冲次数。测量应在正常生产情况下进行。工作场所风速超过 3m/s 时，传声器应配风罩。应尽量避免电磁场的干扰。

4. 测量记录　测量记录应该包括以下内容：测量日期、测量时间、气象条件（温度、相对湿度）、测量地点（单位、厂矿名称、车间和具体测量位置）、被测仪器设备型号和参数、测量仪器型号、测量数据、测量人员及工时记录等。

5. 注意事项　在进行现场测量时，测量人员应注意个体防护。

实际工作中，对于每天接触噪声不足 8h 的工作场所，也可根据实际接触噪声的时间和测量（或计算）的等效声级，按照接触时间减半噪声接触限值增加 3dB（A）的原则，确定噪声接触限值（表 8-4）。

表 8-4　工作场所噪声等效声级接触限值

日接触时间（h）	接触限值[dB（A）]
8	85
4	88
2	91
1	94
0.5	97

二、作业人员听力检查

1. 职业性噪声聋诊断原则　根据明确的职业噪声接触史，有自觉的听力损失或耳鸣的症状，纯音测听为感音性聋，结合历年职业健康检查资料和现场卫生学调查，并排除其他原因所致听觉损害，方可诊断。

2. 观察对象　双耳高频（3000Hz、4000Hz、6000Hz）平均听阈≥40dB（HL）。

3. 诊断及诊断分级

（1）连续噪声作业工龄 3 年以上，纯音测听为感音性聋，听力损失呈高频下降型，根据较好耳语频（500Hz、1000Hz、2000Hz）平均听阈作出诊断分级。

（2）分级标准：轻度噪声聋[26～40dB（HL）]；中度噪声聋[41～55dB（HL）]；重度噪声聋[≥56dB（HL）]。

4. 仪器　AD 104 听力计。

5. 操作步骤

（1）准备：听力测定应在安静清洁的环境进行，远离任何热源、放射性电磁场、电子设备等。听力测定记录表如表 8-5 所示。

表 8-5　听力测定记录表

姓名：　性别：　年龄：　岁　工种：　工龄：　年

单位：　测定时间：　年　月　日

日期	测前接触时间	停止接触时间	右耳						左耳					
	时　分	时　分	250	500	1k	2k	4k	8k	250	500	1k	2k	4k	8k
	听力损失情况													

（2）听阈测定：采用断续纯音测定听阈，两耳分别进行，如两耳听力接近，一般先测较佳耳或健耳。

1）气导听阈测定：上升法。给出一个比较熟悉过程中获得的阈值低 10dB 的纯音，如果受试者没有反应，以 5dB 步进，直到受试者作出反应。将刺激水平降低 10dB，并继续以 5dB 步进增加强度，直到在同一强度的 5 次给声中至少有 3 次作出反应，即为听阈。如相同强度的 3 次给声有 2 次反应，也可认为获得了听阈。如果反应小于 2/3 或 3/5，则在上次作出反应的强度基础上增加 10dB，并重复前述测试步骤。进入下一个测试频率，将测试声水平降低 10dB 并重新按照上升法步骤测试，直到同一强度5次给声中至少有3次反应。

重做1000Hz测试，如果差值为5dB或更小，则开始测试另一只耳。如果差值达到10dB及以上，则需按照同样频率测试顺序依次重复测试各频率，直到某一频率差值为5dB 或更小。

按上述测试步骤完成双耳的测试。整个测试时间不得超过20min，否则可使受试者疲劳而难以获得可靠的结果。如复查的 1000Hz 结果与开始测得的结果相差＜5dB，则可测另一只耳，否则重测。

2）骨导听阈测定：如气导听阈正常，则骨导测听可以免测。如气导听阈不正常，特别是低频听阈明显提高时，需进行骨导测听，步骤如下：

第一步：骨导耳机置于乳突上部相当于鼓窦区处，耳机下不应有头发，且应尽量接近耳郭而不能接触耳郭，以免使耳郭振动而将声音传至外耳道。非测试耳戴气导耳机，被试耳侧的气导耳机放于额颞部，以免产生堵耳效应。

第二步：与气导听阈相同之测试手法及步骤，不知掩蔽噪声测出各频率的骨导听阈。

第三步：根据掩蔽法加掩蔽噪声测试骨导阈值。

第四步：测试另一耳。

（3）掩蔽：为非测试耳给予声信号（噪声），以避免非测试耳对测试声作出反应。

在骨导测听中，掩蔽通常是提供在对侧耳。掩蔽耳机始终放于非测试耳上。对受试者进行简单的指导，如“您将在一只耳机中听到噪声，但是只需要注意是否听到了纯音，并只对纯音作出反应”，用同侧的有效声掩蔽来校准掩蔽噪声：在同一耳发放纯音和掩蔽声时，掩蔽声强度应正好可以掩蔽纯音。

当声掩蔽和纯音分别发放到不同耳时，耳间衰减将使纯音减小（普通头戴式耳机的AC为50dB，BC为0～10dB），从测试耳到掩蔽耳的实际纯音衰减将取决于实际测试类型及测试频率。

耳间衰减：气导（AC）测听的耳间衰减为40～50dB；骨导（BC）测听的耳间衰减为0～10dB。

最小掩蔽级是指为了掩蔽非测试耳“偷听”到的声音，所需要的最小掩蔽噪声强度：气导测听被掩蔽耳无骨气导差时气导的纯音强度减去50dB（AC dB–50dB）；被掩蔽耳存在骨气导差时气导的纯音强度减去50dB，再加上被掩蔽耳的骨气导差（ACdB–50dB+ BCdB）。

（4）听阈测试记录：一般用“○”表示右耳，“×”表示左耳；实线“——”表示气导，虚线“------”表示骨导。

（5）测试时间：每人每次测试一般不超过10min，TTS测试时间应在停止噪声接触后两分钟内进行；PTS测定应在停止噪声接触12h后进行。

【注意事项】 ①听力计应远离任何热源、电磁场、电子设备如手机等。②职业性噪声聋的听力测定应在工人脱离噪声作业环境12h后进行。③对于职业噪声聋的诊断要求作业工龄在3年以上。

【思考题】

职业性噪声聋的诊断原则及诊断分级标准是什么？

（阴海静）

实验三　环境砷污染对居民健康影响的调查研究与检测

环境污染可对人群健康产生多种危害。环境砷暴露不仅是我国常见的重要环境与职业有害因素，而且在我国西部地区和一些发展中国家仍严重危害当地居民健康。随着地方性砷中毒防控工作的推进，高砷暴露人群已越来越少，但长期、低剂量砷暴露对人体健康的影响越来越受到重视。环境砷污染导致人群健康损害案例发生后均需疾病预防控制机构专业人员对人群、环境样品进行采样和检测，以进一步确定健康损害原因。环境砷污染对居民健康的影响及砷暴露水平检测是砷中毒防治工作中的基本技能和方法。

【实验目的】 ①熟悉：根据提供调查资料，学习环境流行病学基本研究方法之一暴露（剂量）-反应（效应）关系的调查、监测、分析与评价，以判断环境因素对人群健康可能产生的影响。②掌握：水、尿中砷的测定方法；熟悉尿砷前处理方法；了解测定水砷、尿砷的卫生学意义。

一、环境砷污染调查资料

案例一： 某市为一南北向盲状峡谷小盆地，常年主导风向以南风为主，人口约 12 万。市区西北侧有一锡冶炼厂，下风侧有 2 个居民区，约 13 个居民点。该厂以生产精锡为主，主要污染物有砷、铅和氟等。该厂每年排入环境中的砷约 9.5t，砷排出量占投入量的 19%，如以污染面积 3km^2 计算，环境中砷负荷约 3.18t/（km^2·年）。该市曾数次发生急性、亚急性人畜砷中毒事件，严重影响了该市居民健康和生活。

为了调查该市环境砷污染对居民健康的影响，研究人员做了下列工作：①环境砷暴露状况的研究；②居民健康状况的调查；③环境砷暴露剂量与居民健康效应关系的研究。研究者将污染源（锡冶炼厂）下风侧 A、B 两个居民区（共 13 个居民点）作为污染区，污染区内的居民作为调查对象。以该市东 30km 的一农业区居民为对照区，对照区经济、文化及生活习惯与污染区相近，但无农业及工业性砷污染存在。调查获得以下资料。

（一）环境砷暴露状况的调查

1. 环境中砷污染现状调查结果 采集污染区和对照区大气、室内空气、水源水、地下水及土壤，分别测定其中砷的含量，其测定结果见表 8-6、表 8-7。

表 8-6 某市污染区和对照区大气、室内空气中砷的含量

调查区	大气			室内空气		
	日均浓度范围（μg/m^3）	日均超标率（%）	年均浓度（μg/m^3）	厨房	卧室	
				秋（μg/m^3）	秋（μg/m^3）	冬（μg/m^3）
污染区 A	0.1～6.8	30.0	2.3	3.0	2.7	1.2
污染区 B	0.0～8.0	20.0	1.2	2.0	1.0	0.9
对照区	0.0～1.0	0.0	0.2	0.0	0.0	0.0

表 8-7 某市污染区和对照区水源水、地下水及土壤中的砷含量

调查区	水源水（mg/L）		地下水（mg/L）		土壤（μg/g）	
	最大值	平均值	最大值	平均值	耕作层	深层
污染区 A	50.53	21.33	0.003	0.002	221.4	80.70
污染区 B	52.37	25.40	0.003	0.002	238.0	95.19
对照区	0.07	0.03	0.005	0.002	26.4	85.43

问题 1：请问该市是否存在明显的环境砷污染？若有，那么砷污染的可能是什么？

问题 2：污染区和对照区的地下水、深层土壤中砷含量无明显差异，说明什么问题？

2. 居民砷摄入量调查结果 在距离污染源不同距离的 5 个居民点和对照区，随机抽取 10 户作为砷摄入量调查对象，以户为单位逐日连续调查 5d，调查其空气、水及各种食物平均摄入量，同时采集食物、水及空气等样品，分别测定其中砷的含量，计算不同途径每个标准人每日平均砷摄入量，结果见表 8-8。

表 8-8 调查区居民砷不同途径摄入量

调查点	总摄入量 [μg/（d · 标准人）]	食物		饮水		空气	
		摄入量 [μg/（d · 标准人）]	贡献率（%）	摄入量 [μg/（d · 标准人）]	贡献率（%）	摄入量 [μg/（d · 标准人）]	贡献率（%）
污染区 A							
a	526.9**	492.8**		10.0		24.1**	
b	672.3**	612.3**		45.7**		14.3**	
c	359.5*	346.0		6.3		7.2**	
污染区 B							
a	285.3	259.8		13.9**		11.6**	
b	392.6*	371.9		11.5*		9.2**	
对照区	262.7	258.4		4.3		0.0	

*与对照区比较 $P<0.05$；**与对照区比较 $P<0.01$

问题 3：计算居民不同途径砷摄入量对总砷摄入量的贡献率，并说明该市环境污染的类型及特点。

3. 人群生物学砷暴露水平的调查 研究者调查了污染区及对照区居民的发砷、尿砷、尿砷平均水平，测定结果见表 8-9。

表 8-9 调查区居民发砷、尿砷测定值

调查区	发砷			尿砷		
	调查人数	范围（μg/g）	中位数（μg/g）	调查人数	范围（μg/g）	中位数（μg/g）
污染区 A	850	0.00～160.35	13.40**	804	0.07～1.65	0.12**
污染区 B	346	1.18～113.59	7.76**	586	0.01～0.60	0.13**
对照区	351	0.00～18.00	0.98	348	0.00～0.27	0.05

**与对照区比较 $P<0.01$

问题 4：表 8-8、表 8-9 结果说明了什么问题，采用中位数作为居民发砷、尿砷值的集中趋势描述指标是否合适？

问题 5：表 8-10 为污染区 174 名吸烟者和 563 名非吸烟者的发砷超常率，请根据资料做出判断，并解释该分析的意义。

表 8-10 吸烟对污染区居民发砷含量的影响

暴露指标	调查人数（人）	发砷超常数（人）	发砷超常率（%）	P
吸烟	174	120	68.97	u=1.78
不吸烟	563	346	61.46	$P>0.05$
合计	737	466	63.23	

注：该市发砷正常值为（0.69±0.12）μg/g

（二）居民健康效应的调查

（1）1982～1986 年居民死亡原因的回顾性调查结果如表 8-11 所示。

表 8-11 调查区居民死亡率、肿瘤死亡专率（1982～1986 年）

调查区	人口数	死亡率（‰）				肿瘤死亡专率（/10 万）			
		死亡数	粗死亡率	期望死亡数	年龄调整死亡率	死亡数	粗死亡率	期望死亡数	年龄调整死亡率
污染区 A	9120	37	4.06	40	4.39	11	120.61	7	
污染区 B	97 379	558	5.73	559	5.74	52	53.40	110	
对照区	15 841	91	5.74	85	5.37	5	31.56	5	

问题 6：计算污染区及对照区肿瘤年龄调整死亡率，其结果对研究者的进一步研究目的提供了什么启示？

（2）1983～1987 年新生儿畸形调查结果如表 8-12、表 8-13 所示。

表 8-12　调查区居民新生儿畸形率（1983～1987 年）

调查区	新生儿数	畸形儿数	畸形率（‰）	P
污染区 A	1461	21	14.37	>0.05
污染区 B	151	2	13.25	>0.05
对照区	208	1	4.81	

表 8-13　产母砷接触史与畸形儿发生率的关系

砷接触史	调查人数	畸形数	畸形率（‰）
有	92	2	21.74
无	1520	21	13.83

问题 7：表 8-12、表 8-13 显示新生儿畸形率在污染区与对照区之间无显著性差异，请解释可能产生的原因。

（3）产妇及新生儿外周血淋巴细胞姐妹染色体交换（SCE）和微核测定结果如表 8-14 所示。

表 8-14　调查区产妇及新生儿 SCE 及微核率

调查区	产妇		新生儿	
	SCE	微核率（‰）	SCE	微核率（‰）
污染区 A	9.47*	1.57	9.01**	1.46
污染区 B	8.93	1.77**	9.45**	1.49
对照区	7.23	1.45	5.27	1.32

*与对照区比较 $P<0.05$；**与对照区比较 $P<0.01$

问题 8：根据表 8-14 结果，说明 SCE、微核在判断环境污染对人群的健康效应方面有何意义？表 8-14 结果有无不当之处？

（4）污染区慢性砷中毒患病情况的调查结果：研究者共调查了污染区无职业砷接触史居民 4848 人，发现慢性砷中毒患者 440 例。临床特点多为起病缓、症状轻，患者主要症状有头晕（52.27%）、关节痛（47.68%）、腹胀（17.05%）和腹痛（15.91%）等。主要体征为皮肤病变，有皮肤角化过度（85.99%）、色素沉着症（37.50%）、脱色斑（32.95%）和鼻黏膜充血（16.36%）等。污染区 A 和污染区 B 慢性砷中毒年龄调整患病率分别为 8.73%和 10.74%。患者最小年龄 12 岁，污染区居住年限最短 10 年。

（三）暴露-效应关系

暴露-效应关系是阐明环境因素对人群健康状况影响的基本研究方法之一。研究者以居民点及其土地归属关系作为划分暴露水平及效应水平的单元，以土壤中砷含量、居民人均砷摄入量和人群发砷平均水平为环境及生物学暴露指标，以居民慢性砷中毒年龄调整患病率为健康效应指标，进行回归分析，结果见表 8-15。

表 8-15　暴露-效应关系分析资料

污染区调查点	距污染源距离（km）	土壤砷含量（μg/g）	砷摄入量[μg/（d・标准人）]	发砷平均水平（μg/g）	慢性砷中毒年龄调整患病率（%）
a	1.75	503.8	526.9	7.76	17.35

续表

污染区调查点	距污染源距离（km）	土壤砷含量（μg/g）	砷摄入量 [μg/（d·标准人）]	发砷平均水平（μg/g）	慢性砷中毒年龄调整患病率（%）
b	1.25	960.2	672.3	9.09	13.81
c	1.75	822.7		12.80	13.67
d	1.25	72.1		5.00	3.68
e	2.50	591.6	359.5	5.74	4.62
f	4.40	104.4		4.08	5.01
g	2.50	146.4		3.56	9.56
h	3.50	115.7	285.3	3.00	2.55
i	3.25	79.7		2.17	4.02
j	5.50	32.9		2.75	10.20
k	4.75	123.0		4.00	6.17
l	8.00	178.6	392.6	4.50	4.40
m	0.75	221.4		13.40	12.00

问题 9：根据表 8-15 资料，求出慢性砷中毒年龄调整患病率和距污染源距离之间关系的回归方程，并分析结果，计算慢性砷中毒年龄调整患病率为 0%时所对应的距离。此值可作为确定污染源下风侧污染区边缘的参考值。

问题 10：根据表 8-15 资料，求出土壤砷含量与居民慢性砷中毒年龄调整患病率关系的回归方程。计算慢性砷中毒年龄调整患病率为 7%时的土壤砷含量，该值可作为控制砷污染区土壤总砷含量的参考界限值。

问题 11：根据表 8-15 资料，分别求出砷摄入量、发砷平均水平与慢性砷中毒年龄，调整患病率之间关系的回归方程，并分析结果。

问题 12：请思考进行环境有害因素暴露测量应开展哪些工作？

二、砷中毒案例及砷暴露水平检测

案例二：某学院老师带领 20 多名学生到 C 市某乡进行实习勘探，次日早晨几乎所有师生均出现头晕、发热、呕吐、呼吸困难等症状。医院医生在救治同时对师生进行了流行病学调查，发现师生患病与饮水、饮食有关。后经 C 市卫生防疫站调查发现，师生野餐宿营在某村时饮用了附近的山泉水，经采样检测山泉水砷含量超过国家规定标准 48 倍，结合师生临床表现和流行病学调查分析，专业人员认定本次中毒事件是砷中毒所致。

案例三：某患者因右手拇指肿物、双掌部位角化过度、全身异常色素沉着到某医院就诊。病理检查证实该患者拇指肿物为鳞状细胞癌，其手掌角化、躯干色素性皮损经各种实验室检查和专家会诊，均未能查明病因。某地方病防治研究所专业人员对该患者进行了流行病学调查。患者生活于地方性砷中毒病区，饮用水取自自家压把井，经采样检测井水砷含量为 0.808mg/L。经进一步调查和检测，患者所在村中的压把井水多数超过国家标准 5 倍及以上。

案例四：20 世纪 90 年代，H 市医疗扶贫队在某村发现有相同皮肤损害表现的村民，皮肤损害主要表现为躯干布满色素沉着与脱色斑点，手掌和脚掌严重角化。H 市卫生专业技术人员随即对该村常住人口开展健康调查，并采集所有井水、村民发样、尿样进行检测，最终确定该村居民皮肤损害的病因为慢性砷中毒。经调查检测，患者的生活用水中砷含量在 0.12～0.95mg/L，超出国家规定标准 2.4～19 倍。

问题 13：以上案例病因调查中均进行了环境样品、生物样品的采集和砷含量的检测，请思考砷含量测定方法如何选择？常用的检测方法有哪些？

三、方 法 拓 展

（一）方法拓展：二乙氨基二硫代甲酸银分光光度法测定水中砷

1. 实验原理 锌与酸作用产生新生态氢。在碘化钾和氯化亚锡存在下，使五价砷还原为三价砷。三价砷与新生态氢生成砷化氢气体。通过用乙酸铅棉花去除硫化氢的干扰，然后与溶于三乙醇胺-三氯甲烷中的二乙氨基二硫代甲酸银作用，生成棕红色的胶态银，比色定量。

2. 器材和试剂

（1）器材：砷化氢发生器；分光光度计。

（2）试剂

1）三氯甲烷。

2）无砷锌粒。

3）硫酸溶液（1∶1)。

4）碘化钾溶液（150g/L)：称取15g碘化钾，溶于纯水中并稀释至100mL，储于棕色瓶内。

5）氯化亚锡溶液（400g/L)：称取40g氯化亚锡（$SnCl_2 \cdot 2H_2O$），溶于40mL浓盐酸（$\rho_{20℃}$=1.19g/L）中，加纯水稀释至100mL，投入数粒金属锡粒。

6）乙酸铅棉花：将脱脂棉浸入乙酸铅溶液（100g/L）中，2h后取出，让其自然干燥。

7）吸收溶液：称取0.25g二乙氨基二硫代甲酸银（$C_5H_{10}NS_2 \cdot Ag$），研碎后用少量三氯甲烷溶解，加入1.0mL三乙醇胺［$N(CH_2CH_2OH)_3$］，再用三氯甲烷稀释至100mL。必要时，静置，过滤至棕色瓶中，储存于冰箱中。本试剂溶液中二乙氨基二硫代甲酸银浓度以2.0～2.5g/L为宜，浓度过低将影响测定的灵敏度及重现性，溶解性不好的试剂应更换。实验室制备的试剂具有很好的溶解度。制备方法：分别溶解1.7g硝酸银、2.3g二乙氨基二硫代甲酸钠于100mL纯水中，冷却到20℃以下，缓慢搅拌混合，过滤生成的柠檬黄色银盐沉淀，用冷的纯水沉淀洗涤数次，置于干燥器中，避光保存。

8）砷标准储备溶液［$\rho(As)$=1mg/mL］：称取0.6600g经105℃干燥2h的三氧化二砷（As_2O_3），溶于5mL氢氧化钠溶液（200g/L）中。用酚酞作指示剂，以硫酸溶液（1∶17）中和到中性后，再加入15mL硫酸溶液（1∶17)，转入500 mL容量瓶，加纯水至刻度。

9）砷标准使用溶液［$\rho(As)$=1μg/mL］：吸取砷标准储备溶液10.00mL，置于100mL容量瓶中，加纯水至刻度，混匀。临用时，吸取此溶液10.00mL，置于1000mL容量瓶中，加纯水至刻度，混匀。

3. 实验步骤

（1）吸取50.0mL水样，置于砷化氢发生瓶中。

（2）另取砷化氢发生瓶8个，分别加入砷标准使用溶液0.00mL、0.50mL、1.00mL、2.00mL、3.00mL、5.00mL、7.00mL和10.00mL，各加纯水至50mL。

（3）向水样和标准系列中各加4mL硫酸溶液（1∶1)，2.5mL碘化钾溶液（150g/L）及2 mL氯化亚锡溶液（400g/L)，混匀，放置15min。

（4）各吸收管中分别加入5.0mL吸收溶液，插入塞有处理过的乙酸铅棉花的导气管。迅速向各发生瓶中倾入预先称好的5g无砷锌粒，立即塞紧瓶塞，勿使漏气。在室温（低于15℃时可置于25℃温水浴中）反应1h，然后用三氯甲烷将吸收液体积补足到5.0mL。在1h内于515nm波长，用1cm比色皿，以三氯甲烷为参比，测定吸光度。

（5）绘制工作曲线，从曲线上查出水样中砷的质量。

（6）结果计算：水样中砷（以As计）的质量浓度计算式见式（8-1)。

$$\rho(As) = \frac{m}{V} \tag{8-1}$$

式（8-1）中：$\rho(As)$为水样中砷（以 As 计）的质量浓度，mg/L；m为从工作曲线上查得的水样管中砷（以 As 计）的质量，mg；V为水样体积，mL。

4. 注意事项

（1）钴、镍、汞、银、铂、铬和钼可干扰砷化氢的发生，但一般饮用水中这些离子含量较低，不会产生干扰。水中锑的含量超过 0.1mg/L 时对测定有干扰。

（2）用本方法测定砷的水样不宜用硝酸保存。

（3）颗粒大小不同的锌粒在反应中所需酸量不同，一般为 4～10mL，需在使用前用标准溶液进行预试验，以选择适宜的酸量。

（4）本法最低检测质量为 0.5μg。若取 50mL 水样测定，则最低检测质量浓度为 0.01mg/L。

（二）方法拓展：二乙基二硫代氨基甲酸银-三乙醇胺分光光度法测定尿砷

1. 实验原理　尿样经硫酸—硝酸—高氯酸消化后，在碘化钾和酸性氯化亚锡存在下，使五价砷还原成三价砷，然后与新生态氢反应，生成砷化氢气体，该气体吸收于二乙基二硫代氨基甲酸银（DDC-Ag）-三乙醇胺的三氯甲烷溶液中，生成红色络合物，比色定量。

2. 器材和试剂

（1）器材：砷化氢发生装置；分光光度计；10mm 比色杯；100mL 聚乙烯瓶或玻璃瓶；尿比重计等。

（2）试剂：所用试剂除另有说明者外，均为分析纯试剂。实验用水均为蒸馏水。

1）消化用酸：浓硫酸（$\rho_{20℃}$=1.84g/mL）；浓硝酸（$\rho_{20℃}$=1.42g/mL）；高氯酸（$\rho_{20℃}$=1.67g/mL）；硫酸溶液（1∶1）。

2）三氯甲烷。

3）无砷锌粒，10～20 目。

4）饱和草酸铵溶液。

5）碘化钾溶液（150g/L）。

6）氯化亚锡溶液：溶解 40g 氯化亚锡（$SnCl_2 \cdot 2H_2O$）于 40mL 盐酸（ρ_{20}=1.19g/mL）中，用水稀释至 100mL。

7）乙酸铅棉花：将脱脂棉浸入 100g/L 乙酸铅溶液中，沥干后烘干备用。

8）二乙基二硫代氨基甲酸银-三乙醇胺三氯甲烷吸收液：溶解 0.25g 二乙基二硫代氨基甲酸银于约 20mL 三氯甲烷中，加 1mL 三乙醇胺，再用三氯甲烷稀释至 100mL，放置过夜，过滤，保存于棕色瓶中。

9）砷标准溶液：溶解 1.3200g 三氧化二砷（As_2O_3，预先在 105℃烘干 2h）于 5mL 氢氧化钠溶液（200g/L）中，用水稀释至 1000mL，此溶液 1mL=1mgAs^{3+}。临用前，将上述标准液稀释成 1mL=0.01mgAs^{3+}的标准溶液。

10）质控样：用加标的模拟尿、接触者混合尿或加标的正常人混合尿作质控样。

3. 实验步骤

（1）采样、运输和保存：用洁净的塑料瓶或玻璃瓶收取接触砷化物人群尿样 100mL。尿样在 4℃冰箱中可保存 2 周。

（2）样品处理：分别取 2 份 25mL 尿样（比重在 1.010～1.030 之间）于三角烧瓶中，加 2mL 浓硫酸和 3mL 浓硝酸，加热至液体出现棕黄色，冷却后加 1mL 浓硝酸和 0.5mL 高氯酸加热至冒白烟，溶液应无色透明，否则补加硝酸，继续加热处理。冷却后，加 2mL 水和 4mL 饱和草酸铵溶液，加热至冒白烟，持续数分钟，但不得蒸干，放冷，加 30mL 水，3mL 硫酸溶液（1∶1）。

（3）标准曲线绘制：取 6 只 150mL 三角烧瓶，按表 8-16 配制标准系列溶液。

表 8-16 砷标准系列溶液的配制

溶液	瓶							
	0	1	2	3	4	5	样 1	样 2
砷标准溶液（mL）	0	0.10	0.30	0.50	1.00	1.50	—	—
水（mL）	30	29.90	29.70	29.50	29.00	28.50	—	—
砷含量（μg）	0	1	3	5	10	15		

各瓶中分别加 2mL 150g/L 碘化钾溶液，混匀，放置 5min，再加 1mL 氯化亚锡溶液，混匀后放置 15min，然后加 4g 无砷锌粒，立即塞上装有乙酸铅棉花的导气管，使产生的砷化氢气体通入盛有 5mL 二乙基二硫代氨基甲酸银-三乙醇胺三氯甲烷吸收液的离心管中，反应 45min 后，取下离心管，用三氯甲烷补足至 5mL。于 520nm 处测其吸光度。以砷含量为横坐标，吸光度为纵坐标，绘制标准曲线，测定尿样中砷的含量。

（4）结果计算：根据式（8-2）计算尿样换算成标准比重（1.020）下的浓度。

$$校正系数\ k=\frac{1.020-1.000}{实际比重-1.000} \tag{8-2}$$

根据式（8-3）计算尿中砷的浓度。

$$X=\frac{m}{V}\times K \tag{8-3}$$

式（8-2）、式（8-3）中：X 为尿中砷的浓度，mg/L；m 为由标准曲线查得的砷含量，μg；V 为分析时所取尿样体积，mL。

4. 注意事项

（1）本法最低检测浓度为 0.025mg/L；测定范围为 1～15μg。

（2）取样容器要经 1∶9 硝酸溶液浸泡 12h，以去除离子干扰及防止污染。

（3）金属锌的表面积与砷的还原效果有很大关系，锌粒较锌片和锌粉为好，粒度 10～20 目时反应平稳。

（4）反应适应的酸度范围较宽，含 H_2SO_4 的浓度在 0.75～1.6mol/L 均可，在 1.25mol/L 时结果最佳。

（5）锑对砷测定的干扰较明显，当锑的量高于 50μg 时，结果明显增高；当 Cr^{6+} 高于 30μg 时，会产生负干扰。

（6）尿样消化时温度应保持无泡沫溢出或液体溅到瓶壁现象，并防止炭化。

（7）在测定前后及每测定 10 个样品时均需测定 1 次质控样，质控样用标准尿样或加标模拟尿时可查验方法的准确度和精密度。

（王 丽）

实验四 环境空气质量状况监测与评价

环境质量是以人为中心的各种环境要素客观存在的一种本质属性，以健康为准绳的环境各要素的优劣程度。环境质量优劣程度直接影响人群健康。为了解某一地区空气质量优劣程度，在实际工作中需要对该地区环境空气质量进行评价，常用的评价方法有数理统计法和环境质量指数法。环境质量指数法因其可提纲挈领地表达环境质量的总体水平，既综合概括，又简明扼要，是评价环境空气质量状况常用的方法。

2012 年我国环境保护部发布了《环境空气质量指数（AQI）技术规定（试行）》（HJ 633—2012），

使用 AQI 作为评价某一地区环境空气质量的指标。AQI 是定量描述空气质量状况的无量纲指数，该指数选用 PM_{10}、$PM_{2.5}$、SO_2、NO_2、CO、O_3 为评价因子，测定各评价因子的适时质量浓度，再计算出各评价因子的分指数 IAQIp，最终确定某地区适时的 AQI 指数，每天或者每时向社会上报告，相关部门或居民可根据相关部门适时公布的 AQI 指数了解当时的空气质量状况、可能对健康的影响和应采取的措施。

AQI 指数的计算和确定按以下步骤进行。

1. 测定各评价因子的质量浓度（C_p，μg/m³ 或 mg/m³） 分别测定选定现场 PM_{10}、$PM_{2.5}$、SO_2、NO_2、CO、O_3 等的实际浓度，其中 PM_{10}、$PM_{2.5}$ 的 C_p 值为 24 小时平均浓度值。

2. 计算各评价因子的分指数（IAQIp） 根据测得的 PM_{10}、$PM_{2.5}$、SO_2、NO_2、CO、O_3 等的实际浓度与其空气质量分指数之间的对应关系（表 8-17），计算 IAQIp（式 8-4）。

3. 计算空气质量指数（AQI） 应用各评价因子的 IAQIp 值，计算空气质量指数（式 8-4）。

$$\text{IAQIp} = \frac{\text{IAQI}_{\text{Hi}} - \text{IAQI}_{\text{Lo}}}{\text{BP}_{\text{Hi}} - \text{BP}_{\text{Lo}}}(C_p - \text{BP}_{\text{Lo}}) + \text{IAQI}_{\text{Lo}} \tag{8-4}$$

式(8-4)中，IAQIp 为评价因子 P 的空气质量分指数；C_p 为评价因子的质量浓度值，μg/m³ 或 mg/m³；BP_{Hi} 为表 8-17 中与 C_p 相近的评价因子浓度限值的高位值；BP_{Lo} 为表 8-17 中与 C_p 相近的评价因子浓度限值的低位值；$IAQI_{Hi}$ 为表 8-17 中与 BP_{Hi} 对应的空气质量分指数；$IAQI_{Lo}$ 为表 8-17 中与 BP_{Lo} 对应的空气质量分指数。

$$\text{AQI} = \max\{\text{IAQI}_1, \text{IAQI}_2, \text{IAQI}_3, \cdots, \text{IAQI}_n\} \tag{8-5}$$

式（8-5）中，AQI 为空气质量指数；IAQI 为空气质量分指数；n 为评价因子项目。

表 8-17 空气质量指数对应的污染物浓度限值

空气质量分指数（IAQI）	评价因子浓度限值（mg/m³）									
	SO_2		NO_2		PM_{10}	CO		O_3		$PM_{2.5}$
	24h 平均浓度	1h 平均浓度	24h 平均浓度	1h 平均浓度	24h 平均浓度	24h 平均浓度	1h 平均浓度	24h 平均浓度	1h 平均浓度	24h 平均浓度
0	0	0	0	0	0	0	0	0	0	0
50	0.05	0.15	0.04	0.1	0.05	2	5	0.16	0.1	0.035
100	0.15	0.5	0.08	0.2	0.15	4	10	0.2	0.16	0.075
150	0.475	0.65	0.18	0.7	0.25	14	35	0.3	0.215	0.115
200	0.8	0.8	0.28	1.2	0.35	24	60	0.4	0.265	0.15
300	1.6	[1]	0.565	2.34	0.42	36	90	0.8	0.8	0.25
400	2.1	[1]	0.75	3.09	0.5	48	120	1	[2]	0.35
500	2.62	[1]	0.94	3.84	0.6	60	150	1.2	[2]	0.5

注：SO_2 1h 平均浓度高于 0.8mg/m³，不再进行其空气质量分指数计算，按 24h 平均浓度计算的分指数报告。O_3 1h 平均浓度高于 0.8mg/m³，不再进行其空气质量分指数计算，按 8h 平均浓度计算的分指数报告

4. 确定首要污染物和超标污染物 当 AQI＞50 时，IAQI 值最大的污染物确定为首要污染物，若有两项或多项污染物的 IAQI 值都大时，则该两项或多项污染物确定为并列首要污染物。

根据 AQI 的大小，将空气质量分为六级，对应确定六个类别，每个类别用一种颜色表示，指数值越大，级别越高，说明空气污染越严重，对人体健康危害也就越大。AQI 所对应的空气质量状况，对人体健康的影响以及应采取的措施见表 8-18。

表 8-18 空气质量指数及相关信息

空气质量指数	空气质量指数级别	空气质量指数类别及表示颜色		对健康影响情况	建议采取的措施
0～50	一级	优	绿色	空气质量令人满意，基本无空气污染	各类人群可正常活动

续表

空气质量指数	空气质量指数级别	空气质量指数类别及表示颜色		对健康影响情况	建议采取的措施
51～100	二级	良	黄色	空气质量可接受，但某些污染物可能对极少数异常敏感人群健康有较弱影响	极少数异常敏感人群应减少户外活动
101～150	三级	轻度污染	橙色	易感人群症状有轻度加剧，健康人群出现刺激症状	儿童、老年人及心脏病、呼吸系统疾病患者应减少长时间、高强度的户外锻炼
151～200	四级	中度污染	红色	进一步加剧易感人群症状，可能对健康人群心脏、呼吸系统有影响	儿童、老年人及心脏病、呼吸系统疾病患者避免长时间、高强度的户外锻炼，一般人群适量减少户外运动
201～300	五级	重度污染	紫色	心脏病和肺病患者症状显著加剧，运动耐受力降低，健康人群普遍出现症状	儿童、老年人及心脏病、呼吸系统疾病患者应停留在室内，停止户外运动，一般人群减少户外运动
＞300	六级	严重污染	褐红色	健康人群运动耐受力降低，有明显强烈症状，提前出现某些疾病	儿童、老年人和患者应当留在室内，避免体力消耗，一般人群应避免户外活动

【实验目的】 ①掌握环境空气质量监测与评价方法。②运用环境空气质量评价的原理和方法，对某地区空气质量进行评价。

【实验内容】 运用 AQI 指数，对包头医学院校区某日内空气质量进行评价。

1. 实验设计

（1）按照 AQI 指数的要求，确定需测定的评价因子。

（2）查阅相关资料，结合实验室条件选择各评价因子的测定方法。

（3）完成实验计划。实验计划内容包括空气样品采集时的采样点、采样时间、采样要求及所用器材和物品、采样记录（建议记录表见表 8-19）、实验室质量控制等；测试各评价因子所用试剂及用量，仪器、器皿和其他耗材及数量。

表 8-19　大气样品采集记录表

项目	内容	备注
采样地点		
采样时间		
天气情况	晴　多云　阴　雾　风向　风速　气温　气压	
采样体积		
检测指标		
现场气温		
现场气压		
		记录人员签字：

2. 空气样品采集及评价因子的测定　具体测定方法见表 8-20。

（1）空气样品的采集和 PM_{10}、$PM_{2.5}$ 的测定。

（2）空气样品的采集和 SO_2 的测定。

（3）NO_2 的测定。

（4）CO 的测定。

（5）O_3 的测定。

表 8-20　评价因子实验室测定方法

评价因子	建议检测方法	备注
PM_{10}	重量法	
$PM_{2.5}$	重量法	
SO_2	盐酸副玫瑰苯胺分光光度法	
NO_2	盐酸萘乙二胺分光光度法	
CO	气相色谱法	
O_3	靛蓝二磺酸钠分光光度法	

3. 数据处理及分析方法　将评价因子的监测数据整理，并代入式（8-4）和式（8-5）计算各评价因子的 IAQIp，计算或确定当日的 AQI 值。同时各评价因子监测结果可参照我国环境空气质量标准（表 8-21）确定超标情况，如有超标污染物，可计算超标倍数。

表 8-21　环境空气污染物基本项目浓度限值

污染物项目	平均时间	浓度限值		单位
二氧化硫（SO_2）	年平均	20	60	μg/m³
	24h 平均	50	150	
	1h 平均	150	500	
二氧化氮（NO_2）	年平均	40	40	
	24h 平均	80	80	
	1h 平均	200	200	
一氧化碳（CO）	24h 平均	4	4	mg/m³
	1h 平均	10	10	
臭氧	日最大 8h 平均	100	160	μg/m³
	1h 平均	160	200	
颗粒物（PM_{10}）	年平均	40	70	
	24h 平均	50	150	
颗粒物（$PM_{2.5}$）	年平均	15	35	
	24h 平均	35	75	

注：摘自《环境空气质量标准》（GB 3095—2012）

【注意事项】

（1）现场采样时采样点应设在空旷地点，不受树木或建筑物遮挡和避免局部因素干扰；采集有害气体的采样器放置高度应为 1.5m 左右；采集颗粒物时采样器高度为 3～5m。

（2）在大气样品采集时应注意气象因素对测定结果的影响。

（3）为保证监测结果的准确性，应对采样及测定过程实施严格的质量控制措施，如采样仪器的准备及流量校准，空白对照设定及平行样检测等。

【思考题】　某市为重工业城市，在市区的北侧有一焦化厂，主要生产冶金焦炭及煤焦油等化工产品，承担着市区 1/3 的供暖任务，并为市区提供民用和工业用焦炉煤气。该厂始建于 1954 年，20 世纪 70 年代与焦化厂只有一墙之隔的位置建起了居民小区。1988 年，该焦化厂二期工程立项并动工改建，并于 1997 年 5 月在治污设施未完成的情况下即投入生产，新焦炉与老焦炉一起将污染物排放到空气中，造成当地严重的大气污染。现拟对该焦化厂引起的大气污染状况进行调查，请拟定详细的采样方案并进行污染调查。

（王　丽）

实验五 地表水污染调查与评价

地表水是指降水在地表径流和汇集后形成的水体，依其存在形式分为江河水、湖泊水、水库水等。不同水体由于其所具有的水文状况不同，因而水体中水的运动方式和运动程度差异很大，即使同一水体，在不同点位上也存在很大差异，这就使得水体中化学物质和物理参数的分布极不均衡。多年来我国地表水质量不断下降，水环境持续恶化。面对珍贵的地表水，如不及时采取有效措施，水环境污染将导致可供利用的水资源面临枯竭，严重影响经济发展和人民生活。水体污染的调查是实施环境监测监督管理工作的重要环节，其目的是较全面揭示地表水污染状况及其变化趋势，了解其对居民可能产生的危害，找出污染治理对象以便采取治理对策，为制订地表水污染综合防治方案、有关法规、污染物排放标准等提供科学依据。

【实验目的】 ①通过熟悉地表水污染的卫生调查、设计及监测的方法和要求，掌握和学会评价地面水污染的方法。②掌握水体质量评价的采样原则、方法，基本实验方法。③提高学生评价水体污染综合能力、解决水体污染问题的实际能力和创新能力。④培养学生的团队意识、合作能力及分析问题和解决问题的能力，树立环境保护意识，学会撰写综合评价报告。

一、地表水水质调查监测内容

（一）污染源调查

在进行水体污染的调查时，首先要对污染水体的污染源进行详细的调查，以了解本地区工业、企业的总体布局及企业的生产和废水排放情况。污染源调查主要包括以下六个方面的内容：①企业的种类、性质、规模和整体布局及企业内部的布局等情况；②企业各车间使用的原料、成品、半成品、副产品的名称和产生废水的工艺流程等；③工业用水的水源类型、供水方式和使用情况，废水的排出量及所含污染物的种类和浓度；④废水排放方式（经常性或间歇性）、排放点的位置及流向；⑤企业对废水回收处理和综合利用情况，净化设施类型及效果；⑥企业废水对周围环境造成的污染危害、居民接触或使用废水后对健康的影响。

调查工业废水时，应按照工业废水排放标准的要求，在车间排出口或工厂的总排出口测定废水流量和水质。未经处理的居民生活污水和城市地面径流污水也应采样测定。

（二）水体污染的调查

在对水体污染进行调查时，根据其目的不同可分为四种类型：①基础调查：用以了解水体的基本状况，这种调查的范围可大可小，可以对全国、全省或全市的水体进行广泛的调查，也可以只针对某条河流而进行调查；②监测性调查：根据基础调查的结果，选择有代表性的断面进行长期的、连续的调查，来了解污染物的分布和消长情况；③专题调查：为深入开展某一课题研究而进行的专门调查；④应急性调查：在水体发生严重污染事故时对污染事故的原因、时间、可能造成的危害等情况进行的调查。

（三）水体污染对居民健康影响的调查

水体污染对居民健康影响的调查，一般采用流行病学的调查方法，由于水体污染物浓度一般较低，对人群健康的危害多为长期、缓慢的过程，且人们对污染物效应的敏感性不同，故在研究水体污染对健康影响时，应全面考虑各种可能的干扰因素进行深入细致的调查研究。通过收集和充分利用水污染区居民现有的人群健康损害资料、疾病统计资料和死亡资料，与其他条件类似的非污染区居民健康状况资料进行分析比较，以确定水体污染与居民健康之间的关系，找出影响居民健康的主要因素。

二、水样采集

（一）制订采样计划

采样计划既是指导采样工作的纲领，也是监督采样工作的依据。采集地表水源水样前，监测单位要明确该项监测任务的目的和要求，对水源及采样的监测断面周围情况进行详细调查，调查内容包括该水体流经或汇集区域的水文、气候、地质、地貌特征；水体沿岸的城市分布、工业布局、污染源分布、排污情况和城市的给水情况；水体沿岸的资源现状，水资源的用途和重点水源保护区情况。如果条件允许，尽可能收集原有的水质监测资料，无法获得有效信息时，可在需要设置采样点的河段上设置一些调查点进行采样分析。监测单位除对水文地质条件进行调查外，还要重点调查取水点周围可能对地下水源造成污染的污染源和土地利用情况。同时熟悉采样方法、水样容器的洗涤、样品的保存技术。在有现场测定项目和任务时，还应了解有关现场测定技术。在上述调查研究的基础上，应根据水质检验目的、任务和要求制订详细采样计划，采样计划内容包括采样目的、检验指标、采样时间、采样地点、采样方法、采样频率、采样数量、采样容器的选择与清洗、采样器材、采样体积、样品保存方法、样品标签、现场测定指标、采样质量控制、样品运输工具和贮存条件、采样人员分工、交通工具和安全保证措施等。

（二）准备采样设备和试剂

根据监测内容和监测项目的具体要求，采集样品的难易、数量、测试项目备足合适的采样器具、容器、试剂、仪器等，并清洗干净。

1. 水样采集器的选择 又称水样采集器，是获取有代表性水样的工具，因采样对象不同，可依不同的采样要求选择适当的采样器，所用采样器与水接触的部分应采用玻璃、塑料、不锈钢等惰性材料制成。水质采样可选用聚乙烯塑料桶、单层采样器、泵式采水器、自动采样器或自制的其他采样工具和设备。场合适宜时也可以用样品容器手工直接灌装。

采样器选择原则：①应根据待测组分的特性选择合适的采样容器。②容器或容器盖（塞）的材质应具有化学和生物惰性，不应与水样中组分发生反应，容器壁和容器盖（塞）不溶出、吸收或吸附待测组分。③采样容器应可适应环境温度的变化，具有一定的抗震性能。④采样容器大小与采样量相适宜，能严密封口，并容易打开，且易清洗。⑤宜尽量选用细口容器，容器的盖（塞）的材质应与容器材质统一。在特殊情况下需用软木塞或橡胶塞时，应用稳定的金属箔或聚乙烯薄膜包裹，且宜有蜡封（检测石油类水样除外）。采集供有机物和某些微生物检测用的样品时不能用配有橡胶塞的容器，水样呈碱性时不能配有玻璃塞的采集容器。⑥测定无机物、金属和类金属及放射性元素的水样应使用有机材质的采样容器，如聚乙烯或聚四氟乙烯容器等。⑦测定有机物指标的水样应使用玻璃材质的采样容器。⑧测定微生物指标的水样应使用玻璃材质的采样容器，也可以使用符合要求的一次性采样袋或采样瓶。⑨测定特殊指标的水样可选用其他化学惰性材质的容器。如为热敏物质应选用热吸收玻璃容器；温度高和（或）压力大的样品应选用不锈钢容器；生物（含藻类）样品应选用不透明的非活性玻璃容器；光敏性物质应选用棕色或深色的容器。

2. 水样贮存容器的选择 由于不同的监测项目对贮存容器有不同的要求，为了保证容器不会溶出待测组分，且在贮存期内不与水样发生物理或化学反应，应根据待测组分的特性选择合适的贮存容器，应选择化学稳定性好的聚乙烯塑料容器和（或）硬质玻璃容器。

通常按照下述原则选择贮样容器：①贮存测定金属、放射性元素及其他无机项目的贮样容器可选择高密度聚乙烯塑料容器或硬质（硼硅）玻璃容器。②贮存测定有机及生物指标的水样应使用硬质（硼硅）玻璃材质的容器。③若所采集的水样含大量油类时，应使用玻璃材质的容器贮存，禁忌使用塑料容器贮存，以防渗透某些碳氢化合物。④用于特殊项目测定的水样可选用其他化学惰性材料材质的容器贮存，如热敏物质应选用热吸收玻璃容器；温度高、压力大的样品或含痕量有机物的样品应选用不锈钢容器；生物（含藻类）样品应选用不透明的非活性玻璃容器，并存放于阴暗处；用于微生物检验用的容器能耐受高温灭菌；光敏性物质应选用棕色或深色具有遮光作用的容器。⑤应尽量选用细口容器，容器的盖或塞的材料应与容器材料统一。在特殊情况下需用软木塞或橡胶塞时应用稳定的金属箔或聚乙烯薄膜包裹，最好有蜡封。有机物检测用的样品容器不能用橡胶塞，碱性的液体样品不能用玻璃塞。⑥贮存容器应能适应环境温度的变化，抗震性强。形状、大小和重量要适宜，易于密封和开启，且容易清洗和反复使用。

3. 容器的洗涤 采样前要对选择好的采样器和贮样容器进行洗涤。采样器的盛水容器如果是玻璃或塑料材质的，采样前要按照贮样容器的一般洗涤方法洗净备用；如果是铁质的，则需先用洗涤剂彻底清除油污，再用自来水冲洗干净，晾干备用；直接用贮样容器采样时，应按贮样容器洗涤方法清洗；特殊采样器的洗涤方法按说明书要求进行。

4. 洗涤质量检查 为确保洗涤后容器在贮存水样的过程中不污染水样，在使用前要对每批洗涤好备用的容器进行质量检查。从洗好备用的容器中随机抽取几个容器，分别装入二级纯水（混合床去离子水，电阻率＞10MΩ·cm），并模拟水样保存方法，分别加入相应的保存剂，与保存样品条件相同的条件下放置 48h，然后用与样品检验相同的方法进行分析，最终结果应检不出任何一种待测元素。如果检查出某一元素或检出浓度较高，应查明原因并作出相应的处理，如果是由于洗涤不彻底造成的，则整批容器必须重新洗涤，直到符合要求为止。

5. 采样器性能检验 采样器的性能对样品的代表性有很大影响，采样前必须对采样器的性能进行检定和校准，尤其是各种自动采样器的时间控制器的精度必须符合设计要求。

6. 保存剂的准备 按照监测项目要求准备保存剂，各种保存剂在采样前要做空白试验，其纯度和等级要达到分析方法的要求。保存剂在采样前按规定配制备用，在每次使用前必须进行沾污情况检查。

7. 现场测定器材的准备 按照现场测定项目准备必要的检验用水、试剂、玻璃器皿和测定仪器，并按规定做必要的检验和校准。

（三）采样点的确定

不同水体由于其所具有的水文状况不同，因而水体中水的运动方式和运动程度差异很大，即使同一水体，在不同点位上也存在很大差异，这就使得水体中化学物质和物理参数的分布极不均衡。地面水系统的开放性和随之存在的不确定性、无样本性、随机性、离散性及突变性，决定了采样的复杂性。因此，在水体监测时需要针对不同的水体科学布点，合理采样，确保取得代表性水样。地表水采样一般遵循先确定监测断面，再确定断面垂线，最后确定采样点的原则。

1. 河流采样点设置

（1）监测断面的布设：监测断面在总体和宏观上须能反映水系或所在区域的水环境质量状况的采样断面，即实施水样采集的整个剖面。对地面水进行调查监测时，要在综合分析水体分布基本资料的基础上针对各水体的特点科学确定监测断面。各断面的具体位置须能反映所在区域环境的污染特征；尽可能以最少的断面获取足够的有代表性的环境信息；同时还须考虑实际采样时的可行性和方便性。

对一条较长的河流进行污染调查时，应根据河流的不同流经区段设置背景断面、控制断面和消减断面。背景断面是提供水系未受污染时的环境背景值的采样断面，该断面应尽量不受人类社会活动的影响，所以需远离工业区、城市居民区、农药和化肥施用区及主要交通干线。控制断面是用于了解水环境污染程度及其变化情况的断面，通常应设置在排污区（口）下游，污水与河水基本混匀处。水质稳定或污染源对水体无明显影响的河段，可只布设一个控制断面，污染严重的河段可根据排污口分布及排污状况，设置若干控制断面，控制的纳污量不得小于本河段总纳污量的 80%。如果某河段的各控制断面均有至少 5 年的监测资料，可根据现有资料优化断面，确定控制断面的位置和数量。消减断面是指废（污）水汇入河流，流经一定距离与河水充分混合，污染物因河水的稀释和水体的自净作用，浓度有明显降低的断面。该断面设置在控制断面下游、主要污染物有显著下降处，将该断面的监测结果与控制断面的监测结果进行对比分析，可以反映河流对污染物的自净能力。若本河段内有较大的支流汇入时，应在汇合点支流上游处及充分混合后的干流下游处设置采样断面，以了解支流对该水系的污染。

对某一城市或工业区对河流的污染程度进行调查时，一般设置对照（或清洁）断面、控制断面和消减断面。对照断面设在污染源上游，以了解河水未受本污染源（城市或工业区）污染时的水质状况；控制断面设在污染源的下游，以了解水质污染状况和程度；消减断面设在控制断面下游一定距离，估计水体基本达到自净的地方（一般至少距离城市和工业区 1500m），以了解污染范围及河水的自净能力。采样断面布设原则：

1）对流域或水系要设立背景断面、控制断面（若干）和入海口断面。对行政区域可设背景断面（对水系源头）或入境断面（对过境河流）或对照断面、控制断面（若干）和入海河口断面或出境断面。在各控制断面下游，如果河段有足够长度（至少 10km），还应设消减断面。

2）根据水体功能区设置控制监测断面，同一水体功能区至少要设置 1 个监测断面。

3）断面位置应避开死水区、回水区、排污口处，尽量选择顺直河段、河床稳定、水流平稳、水面宽阔、无急流、无浅滩处。

4）监测断面力求与水文测流断面一致，以便利用其水文参数，实现水质监测与水量监测的结合。

5）监测断面的布设应考虑社会经济发展，监测工作的实际状况和需要，要具有相对的长远性。

（2）采样垂线及采样点：确定监测断面后，各断面的采样垂线及采样点根据分析测定的目的、河道宽度和水流情况而定。较宽的河道如长江中、下游可设 5 个条采样垂线（分别距两岸边 50m、150m 及江心处），黄河是按断面四分法设中间三条垂线，较小的河流可只在河中心设一条垂线。采样点一般在水下 0.2～0.5m（表 8-22、表 8-23）。

表 8-22 设置采样断面上的采样垂线数

水面宽	垂线数	说明
≤50m	1 条（中泓）	①垂线布设应避开污染带，要测污染带应另加垂线；②证明该断面水质均匀可仅设中泓垂线；③凡在该断面要计算污染物通量时，必须按本表设计垂线
50～100m	近左岸、右岸有明显水流处各 1 条	
＞100m	左、中、右各 1 条	

表 8-23 设置采样垂线上的采样点数

水深	采样点数	说明
≤5m	上层 1 点	①上层指水面下 0.5m 处，水深＜0.5m 时，在水深 1/2 处；②下层指河底以上 0.5m 处；③中层指 1/2 水深处；④封冻时在冰下 0.5m 处采样，水深＜0.5m 处时，在水深 1/2 处采样；⑤凡在该断面要计算污染物通量时，必须按本表设置采样点
5～10m	上、下层各 1 点	
＞10m	上、中、下层各 1 点	

2. 湖泊、水库采样点设置

（1）监测断面的布设：进行湖泊、水库水质监测时，因湖泊、水库具有复杂的岸线，或由数个不同的水面组成，形态的不规则可能出现水质特性在水平方向上的明显差异。为了评价水质的不均匀性，应该在考虑汇入湖（库）的河流数量、径流量、季节变化情况，沿岸污染源对湖（库）水体的影响以及水面性质（单一或复式水面）和水体的动态变化等水文条件特性的情况下，结合湖（库）水体的生态环境特点，再按照湖（库）污染物的扩散与水体自净状况设置监测断面。在湖（库）主要出入口、中心区、滞流区、饮用水源地、鱼类产卵区和游览区等应设置断面。受污染影响较大的重要湖（库），应在污染物主要输送路线上设置控制断面。峡谷型水库，应在水库上游、中游、近坝区及库层与主要库湾回水区布设采样断面。所布设的湖（库）水的采样断面应与断面附近水流方向垂直（图 8-2）。

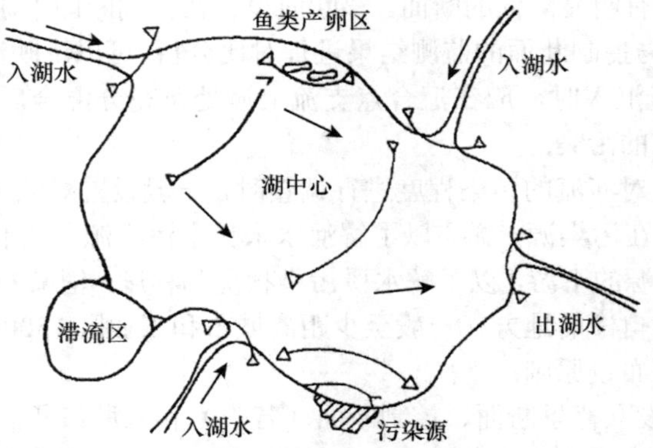

图 8-2 湖（库）检测断面布设图

（2）采样垂线及采样点：湖（库）区若无明显功能分区，可用网格法均匀设置监测垂线，网格大小依湖、库面积而定。由于湖（库）水流缓慢，水中光合作用、水温、沉积物及悬浮物沉降等原因，会造成水质沿水深垂直方向的不均匀性，出现分层现象，水体不同深度的水质有一定差异。因此，要采集不同深度水样进行调查，需要布设若干个采样点，并对其进行初步调查。所搜集到的数据可以使所需要的采样点有效地确定下来。湖库的水质特性在水平方向未呈现明显差异时，允许只在水的最深位置以上布设一个采样点（表 8-24）。

表 8-24 湖（库）监测垂线采样点的设置

水深	分层情况	采样点数	说明
≤5m		水面下 0.5m 处 1 点	①分层是指湖水温度分层状况；②水深＜1m，在 1/2 水深处设置；③有充分数据证实水质均匀时可酌情减少垂线
5～10m	不分层	水面下 0.5m 和水底上 0.5m 处各 1 点	
5～10m	分层	水面下 0.5m，1/2 斜温层和水底上 0.5m 处各 1 点	
＞10m		水面下 0.5m，水底上 0.5m 和每一斜温分层 1/2 处各 1 点	

3. 水质控制的采样点 采样点应设在靠近用水的取水口及主要水源的入口。

4. 特殊情况的采样点 在观察到出现异常现象的地点。通常要进行一次或数次采样。采样地点应在报告中清楚地标明，如有可能可采用图示方法。

（四）采样时间和采样频率

地面水环境是一个开放性系统，其物质交换、能量变化既存在时间和空间的周期性变化规律，也有突变性。确定监测频率应能有最大把握捕捉这种规律和突变性。采样频率取决于水质变化的状况及特性，根据不同的水体功能、水文要素和污染源、污染物排放等实际情况，根据研究目的与要求确定合理的采样频率，力求以最低的采样频次，取得最有时间代表性的样品，既要满足能反映水质状况的要求，又要切实可行。

1. 根据我国目前的情况，布设监测断面的河流（段）每年至少监测采样 3 次。分别在平水期、丰水期和枯水期各采样两次，每次连续 2～3d。若有冰封期和洪水期则分别增加冰封期和洪水期的采样；受潮汐影响的河段，应在涨潮期和退潮期分别采样。

2. 国控监测断面（或垂线）每月采样一次。

3. 如某必测项目连续 3 年均未检出，且在断面附近确定无新增排放源，而现有污染源排污量未增的情况下，每年可采样一次进行测定。一旦检出，或在断面附近有新的排放源或现有污染源有新增排污量时，即恢复正常采样。

4. 某些重要控制断面，如需了解一日内和数日之间的水质变化，也可在一日内按一定时间或 3d 内按不同等分时间进行采样监测。

5. 如遇有特殊自然情况，或发生污染事故时，要根据需要随时增加采样频次。

6. 为特定的环境管理需要而设置的断面，应根据国家或地方的具体要求而定。

常规监测应在采样前数日及采样时避开雨天，以免水样被稀释。研究地表径流对河流污染的影响时，则可在大雨后采样。

（五）采样方法

采样方法的选择取决于采样方案所确定的目的。采集表层水样时，可直接用容器或聚乙烯桶进行；采集表层以下各层面的水样时，可用单层采样器采样。

采集样品前采样器需用水样冲洗 3 遍后（测定石油类水样除外，不可先加固定剂）再正式取样。使用聚乙烯塑料桶采样时，应避免水面漂浮物体进入采样桶。采样时，使桶口迎着水流方向浸入水中，水充满桶后，应迅速提出水面。使用单层采样器采样时在架底固定好铅坠，检查采样瓶是否牢靠，带软绳的瓶塞是否合适；一手抓软绳，一手将水瓶慢慢放入水中；到达预定水层时，提拉软绳，使瓶塞打开，待水灌满后迅速提出水面，倒掉上部一层水，便得到所需的水样。

（六）采样量

水质理化检验所需的水样量取决于监测项目，不同的监测项目对水样的用量有不同的要求，应根据各个监测项目的实际情况分别计算，再适当增加 20%～30%作为各监测项目的实际采样量。供一般理化分析的项目用水量为 2～3L，如待测的项目很多，需要采集 5～10L。如果采样器的容积有限，一次采样不能满足所需样品量时，应多次采集，并在较大容器中将各次采集的样品混匀后再装入样品容器中。

（七）样品的运输、保存

各种水质的水样，从水样采集到实验室分析的一段时间内，由于物理的、化学和生物的作用，会发生各种变化。例如，微生物的新陈代谢活动和化学作用，能引起水样组分和浓度的变化。好气性微生物的活动会使水样中的有机物发生变化，CO_2 含量的变化，会影响 pH 和总碱度的测定值，悬浮物在采样器、水样容器表面上产生的胶体吸附现象或溶解性物质被溶出等，都会使水样的组分发生变化，为尽可能地降低水样的物理、化学和生物的变化，必须在采样时针对水样的不同情况和待测物的特性实施保护措施。因此，装有水样的容器必须加以妥善保护和密封，并装在周转箱内固定，以防运输途中破损。除了防震、避免日光照射和低温运输外，还要防止新的污染物进入容器和沾污瓶口使水样变质，保证样品的完整与清洁。当样品不能很快地进行分析时，样品需要固定、妥善保存。短期储存时，可于 2～5℃下冷藏，较长时间的储存应将样品冷冻至−20℃。为了尽可能地降低水样的物理的、化学的和生物的变化，必须在采样时针对水样的不同情况和待测物的特性实施保护措施，并力求缩短运输时间，尽快将水样送至实验室进行分析。但应注意，所选择的保存方法不能干扰以后的样品检验，或影响检测结果（表 8-25）。

表 8-25 采样容器与水样保存方法

监测项目	采样容器	保存方法	保存时间	采样体积（L）
浑浊度与色度[a]	G，P	0～4℃冷藏	24h	0.2
pH[a]	G，P	0～4℃冷藏	12h	0.25
电导[a]	G，P	—	12h	0.25
悬浮物	G，P	0～4℃冷藏	14d	0.2
碱度	G，P	0～4℃冷藏，避光	12h	0.5
酸度	G，P	0～4℃冷藏，避光	30d	0.5
COD	G	加硫酸至 pH<2	24h	0.1
高锰酸盐指数	G	每升水样加入 0.8mL 浓硫酸（H_2SO_4），0～4℃冷藏	24h	0.5
溶解氧[a]	溶解氧瓶	加入硫酸锰（$MnSO_4$）、碱性碘化钾（KI）-叠氮化钠（NaN_3）溶液，现场固定	24h	0.25
生化需氧量	溶解氧瓶	0～4℃冷藏，避光	6h	0.25
总有机碳	G	加入硫酸（H_2SO_4），调至 pH≤2	7d	0.5
氟化物	P	0～4℃冷藏，避光	14d	0.25
氯化物	G，P	0～4℃冷藏，避光	28d	0.25
溴化物	G，P	0～4℃冷藏，避光	14h	0.25
碘化物	G，P	水样充满容器至溢流并密封保存，0～4℃冷藏，避光	30d	0.25
硫酸盐	G，P	0～4℃冷藏，避光	28d	0.25
磷酸盐	G	0～4℃冷藏，避光	48h	0.25
总磷	G	加入硫酸（H_2SO_4），调至 pH≤2	48h	0.25
氨（以 N 计）	G，P	每升水样加入 0.8mL 浓硫酸（H_2SO_4），0～4℃冷藏，避光	24h	0.5
亚硝酸盐（以 N 计）	G，P	0～4℃冷藏，避光	尽快测定	0.5
硝酸盐（以 N 计）	G，P	0～4℃冷藏，避光	48h	0.5
总氮（湖、库，以 N 计）	G，P	加入硝酸（HNO_3），调至 pH≤2	7d	0.5
硫化物	G	每 500mL 水样加入 1mL 乙酸锌溶液（220g/L），混匀后再加入 1mL 氢氧化钠溶液（40g/L），避光	7d	0.25
氰化物与挥发酚类[b]	G	加入氢氧化钠（NaOH），调至 pH≥12，0～4℃冷藏，避光。水样如有余氯，现场加入适量抗坏血酸除去	24h	1
硼	P		14d	0.2
一般金属和类金属	P	加入硝酸（HNO_3），调至 pH≤2	14d	0.5～1
银	G，P（棕色）	加入硝酸（HNO_3），调至 pH≤2	14d	0.5
砷	p	加入硝酸（HNO_3），调至 pH≤2。采用氰化物发生技术分析时，加入盐酸（HCl），调至 pH≤2	14d	0.2
铬（六价）	G，P（内壁无磨损）	加入氢氧化钠（NaOH），将 pH 调至 7～9	48h	0.2
石油类	G（广口瓶）	加入盐酸（HCl），调至 pH≤2	7d	
农药类	G（衬聚四氟乙烯盖）	0～4℃冷藏，避光。对于含余氯等消毒剂的水样，每升水样加入 0.01～0.02g 抗坏血酸	24h	2.5
邻苯二甲酸酯类	G	0～4℃冷藏，避光。对于含余氯等消毒剂的水样，每升水样加入 0.01～0.02g 抗坏血酸	24h	1

续表

监测项目	采样容器	保存方法	保存时间	采样体积（L）
挥发性有机物	G	加入盐酸（HCl）（1+1），调至 pH≤2，水样应充满容器至溢流并密封，0～4℃冷藏，避光。对于含余氯等消毒剂的水样，每升水样加入 0.01～0.02g 抗坏血酸	12h	0.2
甲醛、乙醛、丙烯醛	G	每升水样加入 1mL 浓硫酸（H_2SO_4），0～4℃冷藏，避光	24h	0.5
阴离子表面活性剂	G，P	—	24h	0.25
苯胺类	G	—	24h	0.2
硝基苯类	G	—	24h	0.1
放射性指标	P	加入硝酸（HNO_3），调至 pH＜2	30d	3～5
微生物（细菌类）	G（无菌）	0～4℃冷藏，避光。对于含余氯等消毒剂的水样，每升水样加入 0.8mg 硫代硫酸钠（$Na_2S_2O_3\cdot 5H_2O$）	8h	0.5
	P（市售无菌即用型）	0～4℃冷藏，避光		
贾第鞭毛虫和隐孢子虫	P	0～4℃冷藏，避光	72h	依据采用的检验方法确定

注：G 为洁净磨口硬质玻璃瓶；P 为洁净聚乙烯瓶（桶或袋）；P（市售无菌即用型）中含有保存剂

a 表示宜现场测定；b 对于含余氯等消毒剂的水样，现场根据余氯含量确定加入抗坏血酸的量。余氯含量与加入抗坏血酸的量呈线性关系，当水样中余氯含量为 0.05mg/L 时，每升水样加入 1.6mg 抗坏血酸；余氯含量为 0.3mg/L 时，每升水样加入 3.0mg 抗坏血酸，余氯含量为 1.0mg/L 时，每升水样加入 6.0mg 抗坏血酸

在现场测定记录中要记录所有样品的处理及保存步骤，测量并记录现场温度。一些常规参数（如 pH）应现场测定，或者尽快测定。

（八）样品的识别和记录

对采集到的每一个废水样品都要做好记录，每一个样品都要有相应的编号，废水样品采集后应及时将污染源名称、排污口名称、现场测定结果、送检样品标志、保持条件和现场简要描述等认真登记。采样记录填写应详细、完整、准确，做到字迹端正、清楚；修正处应用统一的单划线删除并盖章，不得随意涂改。因某种特殊原因采样时，应给出详细资料，包括采样原因及所采取的保存方法。

水样采样报告

日期：________年_______月________日

水体名称：

采样点位置：

采样原因：

采样点的特征：

采样时间：开始________结束________

采样方法：

深度样品组：数量________其深度各为________m

深度综合样：在________m 和________m 之间采样

采样点观察：有、无冰层________冰厚________

水颜色-臭味：

浊度：

水生植物：

漂浮物：
地区天气情况：气温________℃；风力________；风向________；云量（%）________
备注：
记录人：

现场测定记录

采样点	采样时间	水温	pH	DO	透明度

样品的处理及保存情况：
测定人________记录人________

三、实验室检测方法

1. 检测指标 一般根据水体污染情况、调查目的及监测目标确定。地表水的监测目标通常有两个：一是常规监测，二是专题监测。常规监测的项目见表 8-26。专题监测项目按不同的监测目标具体确定。作为综合实验，一般按常规监测项目进行。

表 8-26 地表水水质监测项目

项目	必测项目	选测项目
地表水	水温、pH、悬浮物、溶解氧、高锰酸盐指数、化学需氧量、BOD5、氨氮、总氮、总磷、氟化物、一般金属和类金属、砷、汞、镉、铬（六价）、氰化物、挥发性酚、石油类、阴离子表面活性剂、硫化物、硫酸盐、氯化物、亚硝酸盐和粪大肠菌群	电导率、色度、总硬度、总有机碳、甲基汞、硝酸盐、亚硝酸盐，邻苯二甲酸酯类、农药类、挥发性卤代烃类、苯系物

注：悬浮物溶度在 5mg/L 以下时，测定浊度

2. 测定方法 详见表 8-27。

表 8-27 地表水的水质监测方法

序号	必测项目	选测项目
1	水温	水温计法或颠倒温度计法
2	pH	比色法或电位法
3	溶解氧（DO）	碘量法或膜电极法
4	高锰酸钾指数	高锰酸钾指数或碱性高锰酸钾法
5	化学需氧量（COD）	重铬酸钾法
6	生化需氧量（BOD）	稀释接种法或微生物传感器快速测定法
7	氨氮	纳氏试剂光度法
8	总氮（N）	碱性过硫酸钾消解-紫外分光光度法
9	总磷（P）	钼酸铵分光光度法
10	总硬度	乙二胺四乙酸二钠滴定法
11	氟化物	离子选择电极法或氟试剂分光光度法
12	砷	硼氢化钾-硝酸银分光光度法
13	汞	冷原子吸收法
14	镉	火焰原子吸收法

续表

序号	必测项目	选测项目
15	铬（六价）	二苯碳酰二肼分光光度法
16	氰化物	异烟酸-吡唑啉酮比色法
17	挥发性酚	4-氨基安替比林萃取光度法
18	硫化物	亚甲基蓝分光光度法
19	硫酸盐	重量法或火焰原子吸收法
20	氯化物	硝酸银滴定法
21	亚硝酸盐氮	*N*-(1-萘基)-乙二胺比色法
22	粪大肠菌群	发酵法

四、数据处理及分析方法

依据不同的检测指标和实验方法，按照标准换算成最终值，再运用 Excel 或统计软件计算均数和标准差。

根据检测结果，对照相关指标的参考值，评价各指标的超标情况，如超标率（%）、超标倍数等。若有以往或往年的数据，可进行比对，评价水质的变化情况。

五、结果及评价

按要求将各个指标整理到表格中，内容包括水源水名称、采样时间、采样点、检测指标、分析结果、参考值、超标情况（超标倍数和超标率）、备注（说明）等。根据实验监测结果，依据各检测指标的标准对地表水水质状况进行综合评价。

六、注 意 事 项

1. 采样器材　采样容器的材质（如不锈钢或塑料）应尽可能不与水发生作用。制造容器的材料在化学和生物方面应具有惰性。使样品组分与容器之间的反应减到最低程度。光可能影响水样中的生物体，并因此产生不希望的化学反应。选材时要予以考虑。

2. 采样事项　在较浅的小河和靠近岸边的水样采集时，要注意避免搅动沉积物而使水样受污染，此时采样应从下游向上游方向采集。采集表层水样时，应注意除去水面的杂物、垃圾等漂浮物，不能混入。采样时随废水流动的悬浮物或固体微粒，应看成废水的一个组成部分，不应在测定前滤除；用样品容器直接采样时，必须用水样冲洗 3 次后再行采样。但当水面有浮油时，采油的容器不能用水样水清洗。

3. 水样采集及保存　按水样储存时间的要求，采样时要加入相应的保存剂。最好每一次综合实验时，都分别采样，尽量用新鲜样品进行分析。若需要进行比对或校对，可保留部分以往的水样，便于质控，并注意保存的条件。“三氮”样品加硫酸至 pH＜2 可保存时间为 24h。水样保存的基本要求是尽量减少其中各种待测组分的变化，即做到：①减缓生物作用；②减缓化合物或配位络合物的水解、离解及氧化-还原作用；③减少被测组分的挥发和吸附损失；④避免沉淀、吸附或结晶物析出所引起的组分变化。要满足要求，实现上述目标，必须采用合理的保存方法。

4. 水样的预处理　由于环境水样所含组分复杂，并且多数污染物组分含量低，存在形式各异，所以在测试前需要对样品进行预处理，以得到待测组分适合测定方法要求的成分、含量和消除共存组分干扰的试样体系。常见预处理有水样的消解、富集与蒸馏。

5. 安全保护　为了保证工作人员、仪器的安全，必须考虑气象条件。根据所监测水体的特点和气候情况选择适宜的采样交通工具，一般河流、湖泊、水库采样可用小木船，大的水系最好用专用的监测船或采样船，如果没有专用的监测船或采样船可供使用，应考虑水体和气候情况选用适当吨位的船只。为采样人员准备必要的救生器材，要选择任何气候条件下都能方便地进行频繁采样的地点，尽可能避免从不安全的湖岸等危险地点采样。

6. 质量控制 严格做好质量控制。在采样、运输、保存、处理、分析的各个环节做到统一化、标准化，以保证检测结果的客观性和可比性。尤其要避免二次污染或外来的干扰。此外，对相关的测定仪器要定期进行校验，做好实验室内部的质量控制。

（白 钢）

实验六 蛋白质功效比值实验设计

【实验目的】 ①掌握蛋白质功效比值（PER）的概念及意义。②熟悉动物饲料配制的计算方法。③了解 PER 实验设计的程序、实验结果计算与分析等。

【实验原理】 PER 是测定蛋白质生物利用率最常用的方法，是用处于生长初期的幼龄动物，在实验期内其体重增加和摄入蛋白质的量的比值来反映蛋白质营养价值的指标，即指在严格规定的条件下，处于生长发育期的幼龄动物每摄取 1g 待测蛋白质所增加的体重克数。为使实验结果具有一致性和可比性，常用标化酪蛋白（标准参考蛋白）作为对照组，将测得结果与对照组的 PER 值相比，再用标准情况下酪蛋白的 PER 值 2.5 进行校正，得到被测蛋白质的 PER 值。本方法适用于含氮量高于 1.8%的物质。

【实验内容】

1. 实验动物与分组 要求用同一来源、同一品系、年龄相近、刚断乳（出生21～28d）的雄性健康大鼠。

每一种待测样品设一个实验组，另设一个参考（标准）酪蛋白组作为对照组。大鼠按体重随机分组，每组动物不少于 10 只，每组动物数相同。各组动物平均体重组间相差不大于 5g，组内个体相差不大于 10g。

2. 动物饲料配制 PER 实验用合成饲料。动物饲料配方即饲料中各组分的百分比应为：蛋白质 10%，脂质 8%，混合无机盐 5%，混合维生素 1%，水分 5%，纤维素 1%，玉米淀粉或蔗糖 70%。

在配制饲料前，应先测定样品中各营养素（蛋白质、脂肪、水分、纤维素和灰分）的含量，根据测定结果及实验用合成饲料的配方要求进行饲料配制的计算。各实验组饲料及参考酪蛋白组饲料各种营养素应相等[达到美国分析化学家协会（AOAC）标准]，使之相互之间具有可比性。其中蛋白质含量控制在 10%。实验组蛋白质来源为待测样品（即实验时饲料中被测蛋白质是唯一蛋白质来源，占饲料的 10%），而对照组（参考酪蛋白组）的蛋白质来自参考酪蛋白。配制饲料时应将各成分充分混匀。

（1）参考酪蛋白：国外用 ANRC（商品名称）酪蛋白，此物已经标化，其 PER=2.50。如无 ANRC 酪蛋白，也可用经过标化的酪蛋白作为参考蛋白。

（2）混合盐（美国药典，USP）：称取 139.3g NaCl，取其一部分置于乳钵中，加入 0.79g KI，研磨，过 60 目筛，放入棕色瓶中。将余下的 NaCl 及下列成分置乳钵中研磨：①KH_2PO_4 389g；②$CaCO_3$ 381.4g；③$MgSO_4$（无水）57.3g；④$FeSO_4 \cdot 7H_2O$ 27g；⑤$MnSO_4 \cdot H_2O$ 4.01g；⑥$CuSO_4 \cdot 5H_2O$ 0.447g；⑦$ZnSO_4 \cdot 7H_2O$ 0.54g；⑧$CoCl_2 \cdot 6H_2O$ 0.023g。研磨均匀后过 60 目筛，与已制备的 NaCl-KI 混合，棕色瓶储存备用。

（3）混合维生素：维生素 A（干燥稳定）2000U；维生素 D（干燥稳定）200U；维生素 E（干燥稳定）10U；维生素 K 0.5mg；胆碱 200mg；对氨基苯甲酸 10mg；肌醇 10mg；烟酸 4mg；维生素 B_2 0.8mg；维生素 B_1 0.5mg；泛酸钙 4mg；维生素 B_6 0.5mg；叶酸 0.2mg；生物素 0.04mg；维生

素 B_{12} 0.003mg；加葡萄糖或淀粉至 1000mg。

3. 动物饲养 实验期为 28d。在此期间，动物单笼饲养，分别喂各组实验饲料及对照组饲料，动物自由摄食及饮水。实验室应保持各种环境条件适宜于大鼠的正常生长发育（实验室室温 22～24℃，相对湿度 50%～65%，室内空气要流通）。在实验期间尽可能保持实验组动物与参考（标准）酪蛋白组动物的全部环境条件一致。动物在实验室适应 3～7d 后才能投入实验使用。

实验期间应记录：

（1）实验开始时每只大鼠的体重（精确至 0.1g）。

（2）每日每只大鼠的饲料摄取量。

（3）定期（最多 4d）称量每只大鼠的体重。

（4）实验最后一日记录大鼠的体重和摄食量。

【实验结果及评价】

1. 计算每只动物 28d 内体重增长值（g）。

2. 计算每只动物 28d 内蛋白质摄入量（g）。

3. 计算 PER

（1）直观 PER=体重增长值（g）/蛋白质摄入量（g）。

（2）相对 PER%=直观 PER×100/本实验参考酪蛋白 PER。

（3）校正 PER=直观 PER×2.5/本实验参考酪蛋白 PER。

4. 评价蛋白质质量 根据各组平均 PER 值，结合其他蛋白质质量评价指标，对样品的蛋白质质量进行综合评价。

【实例计算】

1. 根据以下实验结果，分别计算出脱脂大豆粉、浓缩大豆蛋白和分离大豆蛋白的直观 PER、相对 PER 及校正 PER。PER 实验结果见表 8-28。

表 8-28 PER 实验结果

实验材料	动物增重（g）	蛋白质摄入量（g）	直观 PER	相对 PER	校正 PER
脱脂大豆粉	52.3	30.4			
浓缩大豆蛋白	62.3	31.2			
分离大豆蛋白	56.4	42.1			
参考酪蛋白	80.9	31.1			

2. 饲料配制计算 某种食物含蛋白质 15%、脂肪 5%、碳水化合物 71.4%、灰分 3%、纤维素 0.6%、水分 5%。如用 PER 方法进行生物学评价，按每只大鼠每日需饲料平均 20g 计算，问实验期内该实验组饲料中各种成分需要的量分别为多少克？请写出计算过程及完整的饲料配方。

【思考题】

1. 本方法为什么仅适用于含氮量高于 1.8%的物质？

2. 如何选择合适的实验动物？

3. 如何预算动物饲料用量？

（包 艳）

实验七 膳食调查与结果评价

【实验目的】 ①掌握膳食评价标准，并提出适当的改进意见。②熟悉膳食计算的一般步骤和方法。③了解膳食调查的目的、意义和方法。

【实验方法】

1. 采用 24h 膳食回顾法结合称重法进行连续 3d 或 1 周的膳食调查。

2. 应用回顾法记录过去 3d 或 1 周内摄取的各种食物的种类和数量。

3. 膳食计算评价标准的确定

（1）能量需要量的确定：根据生理特点、劳动强度等求出每人每日（一昼夜）能量需要量。

（2）各营养素需要量的确定：能量营养素适宜供能比、RNI/AI。

（3）膳食评价与建议：膳食参考摄入量（dietary reference intake，DRI）。

【计算步骤及评价】

1. 填写进食量登记表（表 8-29），即记录每日进食的主、副食种类和数量（指原材料的可食部分）和餐次，并记录零食的量。

表 8-29　进食量登记表

姓名　　　性别　　　编号　　　地址　　　联系电话　　　职业

时间	早餐（g）		中餐（g）		晚餐（g）	
	主食名称/重量	副食名称/重量	主食名称/重量	副食名称/重量	主食名称/重量	副食名称/重量
周日						
周一						
周二						

2. 计算热量和营养素的膳食供给量。

（1）可利用学生回顾的进食量登记表（表 8-29）或给定的食谱进行计算。

（2）填写主要食物摄入量计算表（表 8-30），计算平均每人每日摄入食物量。

表 8-30　主要食物摄入量计算表

类别	食物名称	每日每种食品共计（g）			总计（g）	平均每人每日摄食量（g）
		周日	周一	周二		
谷薯类						
豆类						
动物性食品						
水果类						
蔬菜类						
纯能量食物						
其他						

（3）查食物成分表，计算每人每日各种营养素和热量摄入量（表 8-31）。

表 8-31　食物营养成分计算表

类别	食物名称	重量（g）	蛋白质（g）	脂肪（g）	碳水化合物（g）	热量（kcal）	钙（mg）	铁（mg）	视黄醇当量（μgRE）	维生素 B_1（mg）	维生素 B_2（mg）	维生素 C（mg）
谷薯类												
小计												
豆类												
小计												
动物性食品												
小计												

续表

类别	食物名称	重量（g）	蛋白质（g）	脂肪（g）	碳水化合物（g）	热量（kcal）	钙（mg）	铁（mg）	视黄醇当量（μgRE）	维生素 B_1（mg）	维生素 B_2（mg）	维生素 C（mg）
水果类												
小计												
蔬菜类												
小计												
纯能量食物												
小计												
其他												
小计												
合计												

注：小计：是按食物类别汇总各类营养素和热量的摄入量；合计：是将全天的热量和营养素摄入量计算出来并填入总计栏中；在食物成分表中查找各种食物的能量及营养素时应注意所调查食物是生重还是熟重，尽量采用与所调查的食物相近的食物成分表中的内容进行换算。

（4）评价各类食物供热量比（表 8-32），评价营养素摄入量与参考摄入量比较（表 8-33），热量营养素来源分布（表 8-34），蛋白质来源分布（表 8-35）及一日三餐热量分配比（表 8-36）是否合理。根据计算及分析结果，评价摄入量是否合理、是否满足机体需要，提出合理可行的改进措施。

表 8-32　各类食物供热量比

类别	摄入量（g）	供热量（kcal）	占总热量（%）
谷薯类			
豆类			
动物性食品			
纯能量食品			
其他			
合计			

表 8-33　营养素摄入量与参考摄入量比较

	蛋白质（g）	热量（kcal）	钙（mg）	铁（mg）	视黄醇当量（μgRE）	硫胺素（mg）	核黄素（mg）	维生素 C（mg）
平均摄入量								
参考摄入量								
比较（%）								

注：保留 2 位小数。

表 8-34　热量营养素来源分布

类别	平均摄入量（g）	供热量（kcal）	占总摄入热量（%）	标准（%）
蛋白质				
脂肪				
碳水化合物				
合计				

表 8-35　蛋白质来源分布

类别	摄入量（g）	供蛋白质量（g）	占总蛋白质摄入量（%）
谷薯类			
豆类			
动物性食品			

续表

类别	摄入量（g）	供蛋白质量（g）	占总蛋白质摄入量（%）
其他			
合计			

表 8-36 一日三餐热量分配比

餐次	热量（kcal）	占总热量百分比（%）	推荐值（%）
早餐			30
中餐			40
晚餐			30
合计			100

【思考题】

1. 营养学上常用的膳食调查方法有几种？各有何优缺点？

2. 调查结束后，需要我们从哪些方面着手对调查资料进行整理和评价？

3. 根据膳食调查结果，请指出膳食供给存在的主要问题，并提出具体的改善膳食供给的有效措施。

（戈 娜）

实验八 高血压饮食治疗食谱设计

【实验目的】 ①掌握慢性病（高血压）的食谱编制程序。②熟悉如何计算每人每日营养素的需要量和确定食谱编制的方法。③了解食谱编制的目的和原则。

【食谱编制原则】 膳食营养配餐的基本原则根据平衡膳食的要求，选择不同种类的食物，以满足就餐者对营养素和热量的需要，保证各营养素之间达到平衡；选择合理的烹调方法，避免营养素在烹调过程中的损失，使食物具有适当的色、香、味、形，能增加就餐者的食欲。

1. 保证营养平衡 按照《中国居民膳食指南（2022）》和《中国居民平衡膳食宝塔（2022）》的要求，膳食应满足人体需要的热量、蛋白质、脂肪及各种矿物质和维生素。膳食中热量来源及其在各餐中的分配比例要合理，各营养素之间的比例要适宜。不仅品种要多样化，而且数量要充足，食物的搭配要合理（主食与副食、杂粮与精粮、荤与素等食物的平衡搭配），膳食既要能满足就餐者需要又要防止过量。注意食品卫生，选择新鲜、清洁、卫生的食物是最基本的要求。

2. 满足能量的需要 根据就餐者的年龄、性别、职业、劳动强度、生理特点、健康需要状况等要求，确定合理的三大营养素比例和摄入量，使食物中能量和三大营养素既能满足其生理需要，又能有益于健康。

3. 照顾饮食习惯，注意饭菜的口味 在可能的情况下，既要使膳食多样化，又要照顾就餐者的膳食习惯。根据就餐者生理特点及健康要求、原料的种类和营养价值特点，选择健康的烹调方法，使食物具有一定的色、香、味、形；使一日三餐及一周的每日中，食物在烹调方法、口味特征、色泽搭配等方面不出现简单重复，尽量减少营养素的损失，避免在食物的烹调加工过程中产生对健康有害的物质。

4. 考虑市场供应情况，兼顾经济条件 膳食营养配餐时，还要考虑当地食物供应情况，并了解其营养特点，就餐者的经济承受能力等，注意食物烹调加工人员水平，了解烹调技术、烹调设备条件等，编制既符合食谱营养要求，又价格合理、切实可行的食谱，才会使食谱有实际意义。

【食谱编制的理论依据】

1. 中国居民膳食指南　根据营养科学原则和居民健康需要，结合我国不同地区粮食生产和供应情况，中国营养学会给出了健康人群食物选择和膳食结构的原则，建议把《中国居民膳食指南（2022）》和《中国居民平衡膳食宝塔》作为膳食营养配餐的指导性依据。其中包括了 2 岁以上健康人群的基本要求和膳食构成原则，以及特定人群如妇幼、老年人群、素食人群的关键推荐。

2. 中国居民膳食营养素参考摄入量（2023）　包括不同年龄、性别、劳动强度和生理状态下能量、宏量营养素、维生素、矿物质等营养素的性质、功能及推荐摄入量，是居民群体或个体进行膳食营养评价和计划的重要标准及依据。

3. 中国食物成分表　食物的营养成分和含量是配餐的基本数据和科学依据。通常用的权威数据库是中国疾病预防控制中心出版的《中国食物成分表标准版》。

【食谱编制方法】　食谱编制的方法主要有计算法和食物交换份法，大型餐饮企业管理、托幼机构等，常使用食谱编制软件等。本次实验采用计算法。

【食谱编制步骤】

1. 确定用餐对象一日的能量供给量　进餐者一日三餐的能量供给量可参照推荐摄入量（RNI），根据用餐对象的劳动强度、年龄、性别等确定。

[例 1]　25 岁办公室男性职员（PAL 1.4），按表 8-37 可知其每日所需能量供给量标准为 2150kcal。

表 8-37　中国成年人能量需要量（EER）

性别	年龄（岁）	目标参考体重（kg）	BMR（kcal/d）	EER（kcal/d）		
				PAL 1.4	PAL 1.7	PAL 2.0
男性	18～	65	1510	2150	2550	3000
	30～	63	1481	2050	2500	2950
	50～	63	1407	1950	2400	2800
女性	18～	56	1223	1700	2100	2450
	30～	56	1209	1700	2050	2400
	50～	55	1148	1600	1950	2300

注：PAL：体力活动水平，分为轻体力活动水平（PAL 1.4）、中体力活动水平（PAL 1.7）、重体力活动水平（PAL 2.0）；BMR：基础代谢量。

资料来源：中国营养学会. 中国居民膳食营养素参考摄入量（2023 版）。

2. 计算能量营养素一日应提供的能量　为达到平衡膳食的目的，三种能量营养素提供的能量占总能量的比例应适宜，一般蛋白质占 10%～20%，脂肪占 20%～30%，碳水化合物占 50%～65%。

[例 2]　已知某人每日能量需要量为 2400kcal，若三种能量营养素所占总能量的比例分别为蛋白质占 12%，脂肪占 25%，则三种能量营养素应提供的能量分别为：

蛋白质　　2400kcal×12%=288kcal

脂肪　　2400kcal×25%=600kcal

碳水化合物　　2400kcal×（1－12%－25%）=1512kcal

3. 计算能量营养素的每日需要量　根据每种能量营养素的生热系数，计算出三种能量营养素的需要量：

蛋白质　　288kcal÷4kcal/g=72.0g

脂肪　　600kcal÷9kcal/g=66.7g

碳水化合物　　1512kcal÷4kcal/g=378.0g

4. 计算每餐三大能量营养素和能量的需要量　根据三餐的能量分配比例计算出三大能量营养素和能量的每餐需要量。一般三餐能量的适宜分配比为：早餐占 30%，午餐占 40%，晚餐占 30%

（表 8-38）。

表 8-38　每餐三大能量营养素和能量的需要量

	早餐	中餐	晚餐
蛋白质（g）	72.0×30%=21.6	72.0×40%=28.8	72.0×30%=21.6
脂肪（g）	66.7×30%=20.01	66.7×40%=26.68	66.7×30%=20.01
碳水化合物（g）	378.0×30%=113.4	378.0×40%=151.2	378.0×30%=113.4
能量（kcal）	21.6×4+20.01×9+113.4×4=720.09	28.8×4+26.68×9+151.2×4=960.12	21.6×4+20.01×9+113.4×4=720.09

5. 主、副食品种和数量的确定

（1）主食品种、数量的确定：由于粮谷类是碳水化合物的主要来源，因此主食的品种、数量主要根据各类主食原料中碳水化合物的含量确定。

[例 3]　已知某中等体力活动者的早餐中应含碳水化合物 108.2g，如果本餐只吃面包一种主食，试确定所需要面包的质量。

解：查表得知，面包中碳水化合物含量为 53.2%，则：

所需面包质量=108.2g÷53.2%=203.4g

[例 4]　午餐应含碳水化合物 144.31g，要求以米饭、馒头（富强粉）为主食，并分别提供 50%的碳水化合物，试确定米饭、富强粉的质量。

解：查表得知，大米含碳水化合物 77.6%，富强粉含碳水化合物 75.8%，则：

所需大米质量=144.31g×50%÷77.6%=93.0g

所需富强粉的质量=144.31g×50%÷75.8%=95.2g

（2）副食品种、数量的确定：应在已确定主食用量的基础上，依据副食应提供的蛋白质质量确定。

[例 5]　已知午餐应含蛋白质 36.05g，猪肉（脊背）中蛋白质的含量为 21.3%、牛肉（前腱）为 18.4%、鸡腿肉为 17.2%、鸡胸脯肉为 19.1%；豆腐（南）为 6.8%、豆腐（北）为 11.1%、豆腐干（熏）为 15.8%、素虾（炸）为 27.6%。假设以馒头（富强粉）、米饭（大米）为主食，所需质量分别为 90g、100g。若只选择一种动物性食品和一种豆制品，请分别计算各自的质量。

解：1）查表得知，富强粉含蛋白质 9.5%，大米含蛋白质 8.0%，则：

主食中蛋白质含量=90g×9.5%+100g×8.0%=16.55 g

2）副食中蛋白质含量=36.05g–16.55g=19.5 g

3）副食中蛋白质的 2/3 应由动物性食物供给，1/3 应由豆制品供给，因此：

动物性食物应含蛋白质质量=19.5g×66.7%=13.0g

豆制品应含蛋白质质量=19.5g×33.3%=6.5g

4）猪肉（脊背）、牛肉（前腱）、鸡腿肉、鸡胸脯肉分别为：

猪肉（脊背）质量=13.0g÷21.3%=61.0g

牛肉（前腱）质量=13.0g÷18.4%=70.7g

鸡腿肉质量=13.0 g÷17.2%=75.6 g

鸡胸脯肉质量=13.0g÷19.1%=68.1g

5）豆腐（南）、豆腐（北）、豆腐干（熏）、素虾（炸）分别为：

豆腐（南）质量=6.5g÷6.8%=95g

豆腐（北）质量=6.5g÷11.1%=58g

豆腐干（熏）质量=6.5g÷15.8%=41g

素虾（炸）质量=6.5g÷27.6%=23g

6. 确定纯能量食物的量 油脂的摄入应以植物油为主，因此以植物油作为纯能量食物的来源。由食物成分表可知每日摄入各类食物提供的脂肪含量，将需要的脂肪总含量减去食物提供的脂肪量即为每日植物油供应量。

最后要确定蔬菜的品种和数量，可根据不同季节市场的蔬菜供应情况、经济条件及与副食配菜的需要来确定。

7. 计算 以计算出来的主、副食量为基础，粗配一日食谱，见表 8-39。

表 8-39 25 岁办公室男性职员一日食谱

餐次	饭菜名称	食物名称	重量（g）	蛋白质（g）	脂肪（g）	碳水化合物（g）	能量（kcal）
早餐	馒头	小麦标准粉	100	11.2	1.5	71.5	344.0
	牛奶	纯鲜牛奶	250	7.5	8.0	8.5	135.0
		白糖	10			9.9	39.6
	鸡蛋	红皮鸡蛋	50	5.6	4.9	0.6	68.6
	水果	苹果	100	0.2	0.2	9.3	39.5
		小计		24.5	14.6	99.8	626.7
午餐	米饭	大米	150	11.1	1.2	115.8	519.0
	青椒肉丝	青椒	100	0.8	0.2	3.3	18.0
		猪肉	50	6.6	18.5	1.2	197.6
		色拉油	5		5.0		44.9
	番茄	番茄	100	0.9	0.2	3.4	18.4
	蛋花汤	鸡蛋	50	5.6	4.9	0.6	68.6
		色拉油	5		5.0		44.9
	水果	梨	150	0.5	0.1	8.2	36.0
		小计		25.5	35.1	132.5	947.4
晚餐	米饭	大米	150	11.1	1.2	115.8	519.0
	莴笋	莴笋	100	0.6	0.1	1.4	8.7
	炒鸡丁	鸡肉	50	9.7	4.7	0.7	84.0
		色拉油	5		5.0		44.9
	小白菜	小白菜	100	1.2	0.2	1.3	12.2
	豆腐汤	豆腐	50	2.5	1.0	1.5	25.0
	零食	酸奶	250	6.3	6.8	23.3	180.0
		小计		31.4	19.0	144.0	873.8
		合计		81.4	68.7	376.3	2447.8

8. 食谱的评价与调整 根据以上步骤设计出食谱后，要与 DRI 比较，以确定所编制的食谱是否合理、可行。根据食谱的制订原则，食谱的评价应该包括以下六个方面：

（1）食谱中食物种类是否齐全，是否做到了食物种类多样化，食物数量是否充足？

（2）全天能量和各种营养素的摄入量是否适宜？与中国营养学会制订的“中国居民膳食营养素参考摄入量”中同年龄同性别人群的摄入水平比较，进行评价。

（3）三餐能量分配是否合理，特别是早餐是否保证了能量和蛋白质的供应量?

（4）优质蛋白质占总蛋白质的比例是否恰当?

（5）三种能量营养素（蛋白质、脂肪、碳水化合物）的供能比例是否适宜?

（6）计算出动物性及豆类蛋白质占总蛋白质的比例。

9. 编排一周食谱 一日食谱确定后，可根据进餐者饮食习惯、当地食物供应情况等因素在同类食物中更换品种和烹调方法，编排一周食谱。

【思考题】 某高血压患者，男性，46 岁，病程 5 年，身高 175cm，体重 80kg，职业为教师，口服降压药治疗。请为其制订一日的食谱。

附：高血压患者饮食注意事项

1. 控制能量，避免高碳水化合物、高脂肪过量摄入 控制体重，避免肥胖，将体重减轻5%～10%。每日摄入的能量应以标准体重计算，且膳食脂肪控制在总能量的25%以下，避免高碳水化合物的摄入。

2. 减少或限制钠的摄入 每日食盐的摄入量低于6g。

3. 适当增加钾和钙的摄入 蔬菜和水果是钾的最好来源，奶和奶制品是钙的主要来源，每100mL牛奶约含100mg的钙。

4. 限制饮酒 高血压患者不宜饮酒，应限制酒量在25g/d以下，必要时完全戒酒。

（戈 娜）

实验九 糖尿病患者营养与膳食指导

【实验目的】 ①掌握如何应用膳食营养指导控制糖尿病患者病情。②熟悉糖尿病饮食治疗原则。③了解影响糖尿病发生的相关营养因素。

【营养与糖尿病】

1. 能量 能量过剩引起的肥胖是糖尿病的主要诱发因素之一。糖尿病患者因缺乏胰岛素或周围组织对胰岛素不敏感、胰岛受体数目减少，能量代谢也发生紊乱。过高或过低的能量摄入，均对该类患者造成不良后果。故根据糖尿病患者的年龄、性别、生活需求及工作性质等来确定能量供给。

全日能量供给量（kcal）=每日标准能量供给量[kcal/（kg·d）]×标准体重（kg）

每日需要能量的估算：

$$\text{BMI}=\frac{\text{身高(kg)}}{\text{体重(m)}^2}\text{；正常范围 18.5～23.9} \tag{8-6}$$

1）标准体重计算：每日总能量是以维持标准体重计算。

$$\text{身高(cm)}-105=\text{标准体重(kg)} \tag{8-7}$$

2）根据不同的体力劳动强度确定每日每千克标准体重所需能量，见表8-40。

表8-40 成年糖尿病患者每日能量供给量 [单位：kJ（kcal）/（kg·d）]

体型	卧床	轻体力活动	中体力活动	重体力活动
消瘦	105～125（25～30）	146（35）	167（40）	188～209（45～50）
正常	84～105（20～25）	125（30）	146（35）	167（40）
肥胖	63（15）	84～105（20～25）	125（30）	146（35）

2. 碳水化合物 糖尿病代谢紊乱的主要代谢标志是血糖，并可引起全身性的代谢紊乱。既往在糖尿病饮食治疗中，非常强调严格限制碳水化合物的摄入。现在的研究发现，适当提高碳水化合物并不增加胰岛素需求，反而还可提高胰岛素的敏感性，对控制病情有利。因此，糖尿病患者必须摄入一定比例的碳水化合物，供给量以占总能量的45%～60%为宜，但应以多糖类食物为主，尽量避免使用单糖、双糖，以防止血糖过高。如碳水化合物的来源为低血糖指数（GI）食物，其供能比可达60%。碳水化合物摄入不足时，体内需脂肪和蛋白质供能、易引起酮症；但碳水化合物过多也会使血糖升高，增加胰岛负担。碳水化合摄入量应根据患者个体差异、病情、血糖、糖化血红蛋白和用药情况进行计算并调整至适宜的量。而低GI的食物富含膳食纤维，因此糖尿病患者可选择低GI的食物，有效地控制餐后胰岛素和血糖，有利于血糖浓度保持稳定。

GI 是指食用含糖类 50g 的食物和相当量的标准食物（如葡萄糖和白面包）后，2h 内体内的血糖水平应答的比值（用百分数来表示）。常见食物 GI 表见表 8-41。

$$GI=\frac{\text{某食物在食后2h血糖曲线下面积}}{\text{相当含量葡萄糖在食后2h血糖曲线下面积}} \tag{8-8}$$

GI 值高低判定标准：GI≤55，低 GI；55＜GI≤70，中 GI；GI＞70，高 GI。

表 8-41 常见食物 GI 表

食物种类	GI	食物种类	GI
荞麦面条	59.3	鲜桃	28
荞麦面馒头	66.7	香蕉	52
大米饭	80.2	梨	36
白小麦面面包	105.8	苹果	36
白小麦面馒头	88.1	柑	43
扁豆	18.5	葡萄	43
绿豆	27.2	猕猴桃	52
冻豆腐	22.3	杧果	55
豆腐干	23.7	菠萝	66
炖鲜豆腐	31.9	西瓜	72
绿豆挂面	33.4	蜂蜜	73
黄豆挂面	66.6	白糖	83.8
樱桃	22	葡萄糖	97
李子	24	麦芽糖	105
柚子	25		

3. 脂肪 为防止或延缓糖尿病患者的心脑血管并发症，必须限制膳食脂肪摄入量，尤其是饱和脂肪酸。脂肪摄入量占总能量较合适的比例为 25%～35%，对超重或肥胖者，脂肪供能比不应超过 30%。烹调用油及食品中所的脂肪均应计算在内。此外，还应注意饱和脂肪酸和不饱和脂肪酸的比例，虽然多不饱和脂肪酸有降血脂和预防动脉粥样硬化的作用，但由于多不饱和脂肪酸在体内代谢过程中容易氧化而可对机体产生不利影响，因此也不宜超过总能量的 10%。而单不饱和脂肪酸则是较理想的脂肪来源，其在花生油及橄榄油中含量丰富，是较好的脂肪来源，宜大于总能量的 12%。胆固醇摄入量应低于 300mg/d。

4. 蛋白质 糖尿病患者机体糖异生作用增强，蛋白质消耗增加，易出现负氮平衡，为维持肌肉的体积和能量消耗的需要，因此应保证蛋白质的摄入量，占总能量的 15%～20%，其中至少 30% 来自高生物价的蛋白质，如乳、蛋、瘦肉及大豆制品。对于儿童、孕妇、乳母和营养不良者，酌情增至 20%。但长期高蛋白饮食对糖尿病患者并无益处，对于已患糖尿病肾病的患者，应根据肾功能损害程度限制蛋白质摄入量，一般为 0.6～0.8g/（kg·d）。

5. 微量营养素 糖尿病患者碳水化合物、脂肪、蛋白质的代谢紊乱会影响人体对微量营养素的需要量，调节维生素和矿物质的平衡有利于糖尿病患者纠正代谢紊乱，防治并发症。糖尿病患者尿量多，糖异生旺盛，致使 B 族维生素丢失消耗增加，应注意补充。而维生素 C 可有效预防微血管病变并提高机体抵抗力。此外，三价铬是葡萄糖耐量因子的组成部分。良好的铬营养有助于改善糖尿病患者的糖耐量，增强胰岛素敏感性。糖尿病患者钙、磷代谢异常可诱发骨代谢病理生理改变，如骨量减少和骨质疏松。因此，在糖尿病治疗时应注意补充钙、磷和维生素 D。

6. 膳食纤维 分为可溶性和不溶性两种。膳食中的可溶性膳食纤维能吸水膨胀，可延缓碳水化合物在消化道的吸收，使餐后血糖和胰岛素水平降低，还有降低胆固醇的作用；不溶性膳食纤维能促进肠蠕动，加快食物通过肠道，减少吸收，具有间接缓解餐后血糖升高和减肥的作用。应给糖尿病患者提供丰富的膳食纤维，其来源以天然食物为宜，建议膳食纤维成人每日摄入量为 25～30g/d 或 10～14g/1000kcal。

7. 饮食分配及餐次安排 根据血糖升高时间、用药时间和病情是否稳定等情况，结合患者的饮食习惯合理分配餐次，至少一日三餐，尽量定时、定量，早、中、晚餐能量按 25%、40%、35% 的比例分配。口服降糖药或注射胰岛素后易出现低血糖的患者，可在三次正餐之间加餐 2～3 次。加餐量应从正餐的总量中扣除，做到加餐不加量。在总能量范围内，适当增加餐次有利于改善糖耐量，并可预防低血糖的发生。

8. 饮酒 乙醇吸收和代谢较快，但不能较长时间维持血糖水平，饮酒还可使糖负荷后的胰岛素分泌增加，接受胰岛素、降糖药治疗的患者容易发生低血糖。所以，糖尿病患者应避免空腹饮酒。长期饮酒会引起肝功能受损，还可降低脂肪在体内的消耗率。因此，血糖控制不佳的糖尿病患者不应饮酒。对血糖控制良好的患者可适量饮酒，但需严格制订饮食计划。因乙醇是高能量食物，且喝酒的同时往往会摄入高油脂的食物，因此可导致能量摄入过多。

【思考题】

1. 通过对影响糖尿病发生营养因素分析，总结出糖尿病饮食指导的原则。
2. 如何确定糖尿病患者全天所需的能量。
3. 某糖尿病患者，男性，40 岁，病程 3 年，身高 165cm，体重 56kg，职业为公司职员，口服降糖药治疗。计算该患者饮食中所需蛋白质、脂肪、碳水化合物以及热量的需求。

（戈　娜）

实验十　营养性疾病案例讨论

【实验目的】 ①掌握营养性疾病的防治方法。②熟悉营养与相关性疾病的关系。③了解营养性疾病的主要类型、病因及症状。

【案例分析】

案例一：患儿，男，14 月龄，因“哭闹、多汗、肋骨串珠、轻度“‘O’形腿”入院。据家长所述患儿常烦躁不安，爱哭闹，睡觉易惊醒，入睡后头部汗多，患儿出牙较晚，1 岁左右才陆续出牙。临床检查患儿前囟门未闭合，头较大呈方形，且呈轻度“O”形腿。

问题 1：由患儿的临床症状可分析出患儿缺乏哪种营养素？

问题 2：不同年龄及特殊人群缺乏这种营养素的主要表现有哪些？

问题 3：可以通过哪些途径改善这种营养素摄入不足的状况？

案例二：某乳母 30 周岁，主食过于精细，长期食用精米、精面，并患有肝脏疾病。在妊娠期间出现疲乏、淡漠、食欲缺乏、恶心、忧郁、急躁、沮丧、腿沉麻木和心电图异常。哺乳期间出现下肢倦怠、无力、感觉异常（针刺样、烧灼样疼痛）、肌肉无力、肌肉酸痛（腓肠肌为主）。并发上升性对称性周围神经炎，表现为肢端麻木，先发生在下肢，脚趾麻木且呈袜套状分布。同时伴有消化道症状，主要表现为食欲缺乏、恶心、呕吐、腹痛、腹泻。

其婴儿为母乳喂养，婴儿 3 个月时突然发病，初期食欲缺乏、呕吐、兴奋、心跳快，呼吸急促和困难，严重时身体出现发绀、心脏扩大、心力衰竭和强直性痉挛。

问题 1：乳母和婴儿的临床表现主要是哪种营养素缺乏导致的？

问题 2：根据乳母的临床表现可判断乳母可能患有哪种疾病？这种疾病可以分为哪几类？

问题 3：通过补充哪些食物可以改善患者的症状？

案例三：1935 年，黑龙江省齐齐哈尔市克山县某村发生了一起怪病，在短短两个月内，全村 286 人中 57 人因此病死亡，患者的典型症状是“心源性休克”，也就是心脏泵血功能衰竭，患者因此出现缺血、缺氧、代谢障碍等症状，重要脏器也会随之受到损害。1937 年，这种病便以地名被命名为“克山病”。20 世纪 50 年代，“克山病”再次大面积暴发。这一次，东北、华北、西北、西南 16 个省区 300 多个县（旗）纷纷沦陷。中国科学家于维汉用了不到 3 年的时间，带领医疗组把最初致死率 92%的克山病的死亡率降至 25%～30%。1970 年，于维汉发表了克山病营养缺乏学说，对克山病的致病因素、诊疗方法、如何防治，都进行了详尽的讲解。

问题 1：“克山病”主要是缺乏哪种矿物元素导致？

问题 2：这种矿物元素的生理功能及在防治人体疾病方面的作用有哪些？

问题 3：根据我国的实际情况，如何制订合理补充的营养措施。

案例四：某 5 岁女童身高 98cm，体重 13.6kg，近半年来出现以下症状：反复发生呼吸道感染，平均每两个月感冒一次。食欲缺乏，偏好素食，拒绝肉类和海鲜。皮肤干燥，有轻微脱屑，且伤口愈合缓慢。注意力不集中，学习新事物的能力有所下降。

问题 1：上述女孩生长发育是否正常？

问题 2：这种情况可能是由哪种营养素缺乏导致，该营养素对人体有哪些功能作用？

问题 3：该营养素的参考摄入量及良好的食物来源有哪些？

【思考题】

1. 简述常见营养缺乏病的发生原因、发病机理及主要体征。

2. 通过案例可以从哪些方面分析营养相关性疾病？

（高　龙）

实验十一　食物中毒调查处理与案例分析

【实验目的】　①掌握食物中毒的概念。②熟悉食物中毒调查处理基本任务、诊断标准和处理总则。③了解食物中毒调查处理的程序和方法。

【现场处置步骤】

1. 明确诊断和抢救患者　医生通过询问病史和体检，初步确定是否为食物中毒，可能由何种食物引起，并将情况及时向疾病预防控制中心报告，通知有关食堂、餐馆暂时封存可疑食物，保护好现场。同时，尽早及时就地抢救患者，重点是老人、儿童和重症患者。对已摄入可疑食物而无症状者也应严密观察。

2. 现场调查

（1）中毒情况调查：当地疾病预防控制中心和有关部门接到报案后立即组织人员到现场进行调查，进一步了解发病经过、主要临床表现、发生中毒的地点、单位、时间、中毒人数、重症人数及死亡人数、可疑食物、进食范围及发病趋势、已采取的措施和待解决的问题等。

（2）现场一般卫生情况调查：了解餐具、炊具、用具、设备是否符合卫生要求，炊事人员个人卫生习惯和健康状况，用餐制度等，分析可能引起中毒的原因和条件。

（3）确定中毒食物：①详细了解患者发病前 24～48h 内进食的各餐食谱，找出可疑食物；②进一步了解可疑食物的来源、贮存情况及运输、制作过程及出售中有无污染的可能。

（4）采样检验：对食剩的可疑食物、餐具及用具涂抹物、患者排泄物、炊事人员的手部等进行检验，查明病原。

3. 现场处理 确定食物中毒类型后，针对原因立即对现场进行处理，以防止事件扩大蔓延：①销毁引起中毒的食物；②针对污染原因及时督促改进，有传染病的炊事人员应暂时调离饮食服务岗位，制订和完善卫生管理制度；③指导现场消毒。

4. 认真贯彻执行食品安全法 加强宣教工作，增强个人意识，严格执行《中华人民共和国食品安全法》和食品安全国家标准，搞好食品安全工作。

【案例分析】

1. 事件发生与报告 2021 年 5 月 5 日早 7 时，某市卫生行政部门接到某医院值班医生关于发生疑似食物中毒的电话报告，立即组织该市疾控中心、国家食品药品监督管理局及卫生监督局人员一起组成联合调查组对事件展开调查。

问题 1：各级相关部门如何能做到一旦发生食物中毒便立即组织人员协调出动？进入现场前的准备工作包括哪些？医院门诊医师在什么样的情况下应考虑疑似暴发食物中毒？在有疑似食物中毒暴发时，医院门诊医师应立即做什么？

2. 现场工作步骤及内容

（1）妥善安置患者：调查组到达现场后，了解到该医院短时间内已接收 20 名患者，并作妥善处理。医院的救治措施基本符合食物中毒急救常规，于是调查员转向其他工作。

问题 2：按食物中毒的调查处理原则，你认为食物中毒的调查必须包括哪些工作？要确诊为何种类型的食物中毒，最关键的工作是什么？

（2）现场调查

1）对患者和进食者进行调查：调查员详细询问患者后逐一填写个案调查表。经查，市民张某于 5 月 4 日邀请亲朋好友 90 人到某市某大酒店参加其女 12 岁生日宴会。宴会始于 18 时 30 分，于 21 时左右结束。当晚 23 时 30 分至次日 7 时陆续有进餐者出现腹痛、腹泻、恶心、呕吐、发热等症状，分别到市内各医院就诊。5 月 5 日，调查人员根据宴会主人张某提供的参加宴会亲友名单，分别到多家医院搜集核实病例，进行个案追踪调查，共登记 58 位发病者。

问题 3：如何对调查对象进行追踪？在现场如何尽快判定此次事件是否为食物中毒？现场的初步诊断有何重要性？首发病例在事件中有何重要性？如何结合潜伏期与临床表现作出临床诊断？根据临床诊断你认为本次事件属于哪一类食物中毒？为什么？

2）调查判定致病餐次和可疑食品：调查判定此次发病患者均于 5 月 4 日晚在同一地点共同就餐，晚餐由大酒店提供，餐后 5h 左右出现第一例患者，发病高峰集中在 5 月 5 日凌晨 3 时 30 分至 5 时 30 分。考虑晚餐为可疑餐次。

5 月 4 日宴会菜谱为，凉菜：五香牛肉、泡椒凤爪、蒜泥肚丝、卤水拼盘；热菜：白灼大虾、广式烤鸭、清蒸鳜鱼、姜堰红烧肉、剁椒鱼块、小笼糯米甲鱼、菌王鸡煲、红烧彩豚、酸菜肥牛、酒酿元宵；其他：上汤时蔬、田园小炒、米糕、水果。5 月 6 日疾控中心进一步了解到，5 月 4 日晚除该宴会外还有 8 桌 64 人的散席，其中交叉的菜肴有蒜泥肚丝、广式烤鸭、剁椒鱼块、菌王鸡煲、酸菜肥牛、上汤时蔬、田园小炒。酒店晚餐所使用的原料、调味品及香料等均来自统一厨房。食品加工过程中，厨师、传菜员等均为同一批人，中途无更换。散席客人未进食卤水拼盘，未发现相似病例。

结合临床症状，初步确定卤水拼盘为可疑食品。

问题 4：如何确定可疑进餐时间、可疑食物？该如何处理事发餐馆的可疑食品？

3）对可疑食品的流行病学调查：可疑食品卤水拼盘的加工制作过程如下。5 月 3 日将新鲜牛肚、猪舌、猪耳洗净放入开水中煮制 1h 后，再洗净放入烧开卤水中卤制 2.5h，冷却密封放入 4℃冰箱。4 日上午 10 时从冰箱中取出，切片装盘，19 时直接上桌。切片刀具和菜板用 75%乙醇溶液消毒，密封后保鲜柜存放，4 日 18 时取出使用。加工菜肴使用油、各种调料、香料等均属酒店长期使用，以往并无发生相关中毒事件。当日食品加工过程中酒店厨师无呕吐、腹泻等身体不适。

4）加工现场卫生学调查：调查员对酒店凉菜间、洗碗间等食品加工地点进行卫生学调查，发现该酒店厨房凉菜、红案操作间卫生状况差，凉菜加工间发现苍蝇，各种调味品、油辣椒、猪油、辣椒罐敞放无盖。冰箱中食品存放生熟不分，随意乱放，蔬菜架上可见盛有大量剩饭的饭盘和一只酱鸭与蔬菜混放，剩饭和酱鸭均未加盖；在厨房发现部分过期添加剂，洗碗间发现所有餐具保洁柜门敞开，无保洁设施，柜中餐具堆放凌乱，洗碗巾与已消毒餐具混放；用含氯消毒试纸测试，餐具消毒池消毒液浓度达不到有效浓度；洗碗间排水沟不通畅，有食物残渣，并放置有扫帚。

依据《中华人民共和国食品安全法》对酒店加工间存放的食品及其原料、食品用工具及用具进行查封。

5）食品从业人员健康状况调查：检查厨房工作人员健康证情况，3 名从业人员均持有有效健康证明和卫生知识培训合格证，1 名从业人员健康证过期；白案师傅李某手上有一红肿皮疹，中间结痂，周边红肿，但李某否认参加当日宴会食品加工。

问题 5：现场流行病学和现场卫生学调查内容都有什么？调查可疑食品加工过程时中应注意哪些环节？

（3）样品采集与检验：5 月 5 日，联合调查组在酒店现场所采集以下样品送实验室进行相关检测分析。餐具样品 10 个：酒店凉菜间刀具 1 把、菜板 2 块（切熟食）、卤菜盘、汤钵、十二寸方盘、小碗、玻璃杯、筷子、小勺等。食物样品 17 份：五香牛肉、泡椒凤爪、蒜泥肚丝、卤水拼盘、白灼大虾、广式烤鸭、清蒸鳜鱼、姜堰红烧肉、剁椒鱼块、小笼糯米甲鱼、菌王鸡煲、红烧彩豚、酸菜肥牛、酒酿元宵、上汤时蔬、田园小炒、米糕等。采集患者发病时粪便 20 份，同时采集同一人发病时、发病后 2d 及 15d 的血液样本。

样品检测情况：上述 10 个餐具样品按《食品安全国家标准　食品微生物学检验　大肠菌群计数》（GB4789.3—2016）进行大肠菌群检测，除小碗、筷子、大勺大肠菌群阴性外，其余 7 个样品大肠菌群阳性；上述 17 个食物样品按照国家标准进行大肠菌群和粪大肠菌群计数，以及金黄色葡萄球菌、变形杆菌、沙门菌、蜡样芽孢杆菌、致泻大肠埃希菌等实验分析，结果显示大肠菌群和粪大肠菌群计数均为阳性，并且在卤水拼盘样品中检出奇异变形杆菌。

对上述 20 份患者大便样品进行沙门菌、志贺菌、霍乱弧菌、副溶血弧菌、O157∶H7、空肠弯曲菌、变形杆菌、邻单胞菌和气单胞菌的分离培养及鉴定，均检出奇异变形杆菌，其余病原菌未检出。取患者早期（2～3d）及恢复期（12～15d）血清，与从卤水拼盘中分离的变形杆菌进行抗原抗体反应，恢复期的凝集效价升高 4 倍。

问题 6：在食物中毒调查处理过程中，应怎样注意采样时机？如何正确进行采样（包括采样方法、采样样本量等）？对细菌性食物中毒，实验室要做哪些项目检验？

（4）确诊与结论：此次事件中进餐人数为 90 人，中毒人数 58 人，患者有共同就餐史、共同发病史，有相似临床表现：以腹痛、腹泻为主，腹痛呈上腹及脐周绞痛，伴恶心、呕吐，部分患者伴有发冷、发热，体温 37.8～40℃，但多在 39℃以下。潜伏期为 5～20h，发病高峰为 9～11h，患者病程短，症状多数较轻，经补液及氯霉素、庆大霉素等抗生素治疗有效。

酒店食品加工环境存在较多问题，如凉菜间卫生状况差，食品生熟不分，冷冻食品加工过程及餐具消毒液浓度不够，10 个餐具样品中有 7 个样品大肠菌群阳性，17 份食物样品大肠菌群计数、粪大肠菌群计数阳性，并且在卤水拼盘检出奇异变形杆菌。通过血清学凝集分型试验确定从卤水拼盘、患者吐泻物及粪便中检出的变形杆菌为同一血清型。

专家组和调查人员经过数次分析讨论，根据流行病学调查及现场卫生学调查情况，结合患者临床表现及实验室检测结果综合分析，按照变形杆菌食物中毒诊断标准认定此次事件为奇异变形杆菌引起的食物中毒，因为该酒店环境卫生状况差，食品加工和储存未能做到生熟分开，消毒不彻底导致。

3. 事件控制与处理　食物中毒调查处理要根据《中华人民共和国突发事件应对法》《中华人民共和国食品安全法》《中华人民共和国食品安全法实施条例》《突发公共卫生事件应急条例》《国家

突发公共卫生事件总体应急预案》《国家食品安全事故应急预案》及有关法规、条例和地方性法规的要求，做好现场患者急救、中毒原因调查、可疑食物控制和处理，对肇事人员追究法律责任。

问题7：对酒店该采取哪些措施以控制本次事件的继续发展？依据《中华人民共和国食品安全法》中哪些条款对该事发酒店采取哪些处罚？为避免此类事件的再次发生，要给涉事酒店提出哪些相应的管理和改善措施？

撰写食物中毒调查专题总结报告，将本案例的全部材料编号归档，并从中吸取教训。

（包 艳）

实验十二 高校学生食堂HACCP设计

【实验目的】 ①掌握危害分析与关键控制点（hazard analysis critical control point，HACCP）的概念、意义和目的。②熟悉高校学生食堂管理的思路、方法和相关法律。③了解HACCP体系在食品制造及食品卫生管理领域应用的原理和方法。

【实验原理】

1. 进行危害分析 拟定工艺中各工序的流程图，确定与食品生产各阶段有关的潜在危害性及其程度，鉴定并列出各有关危害，同时规定具体有效的控制措施。

2. 确定关键控制点 使用判断树鉴别各工序中的关键控制点。

3. 建立控制限值 即指定为保证各关键控制点处于控制之下而必须达到的安全目标水平和极限。

4. 建立关键点监控措施 通过有计划的测试或观察，以保证关键控制点处于被控制状态，其中测试或观察要有具体记录。

5. 确立纠偏措施 当监控过程中发现某一特定关键控制点超出控制范围时应采取纠偏措施。

6. 建立HACCP计划档案及保管制度 HACCP具体方案在实施中，都要求做到例行的、规定的各种记录，同时还要求建立有关这些原理及应用的所有操作程序和纪律的档案制度。

7. 建立验证程序 审核HACCP计划的准确性，包括适当的补充试验和总结，以确证HACCP是否在正常运转，确保计划准确执行。

【实验步骤】

1. 学生食堂加工流程的确定 学生食堂每日的菜肴基本分为主食、荤菜、素菜和汤；食堂菜肴涉及的食品原料包括肉、禽、鱼、豆制品、蛋、蔬菜、米、面、油、调味品等数十种；基本的烹调方法为炒、炖、蒸、煮、炸。

根据中餐加工的基本程序，制订出学生食堂各种食品的基本加工制作流程图：原材料采购与验收、入库存放、粗加工、烹制加工、售卖、餐具清洗消毒等环节，为危害分析打好基础（图8-3）。

2. 危害因素分析 学生食堂食品加工过程的危害因素包括三个方面：物理性污染物、化学性污染物和生物性污染物。

（1）由物理性污染物引起的危害（P）：食材原辅材料由于受到新鲜度、生产加工温度、贮存时间等物理因素的影响，所引起的污染。例如，鲤鱼在捕捞、贮存、运输过程中因环境及其他原因混入渔用单丝、木块、水草等杂质。在加工过程（如人工摘头、去内脏、拣选、清洗等）中要求去除上述可能存在的物理杂质。

（2）由化学性污染物引起的危害（C）：蔬菜应无腐烂变质和农药残留；粮油、调味料、肉蛋、鱼贝类等应对化学性有害物进行重点检测和监督并达到国家标准；原料采购渠道多，涉及供货单位广，高危险食品多，如乳品、卤味、凉拌菜等，均属于高度危险性食品，需进行分析合格后使用。

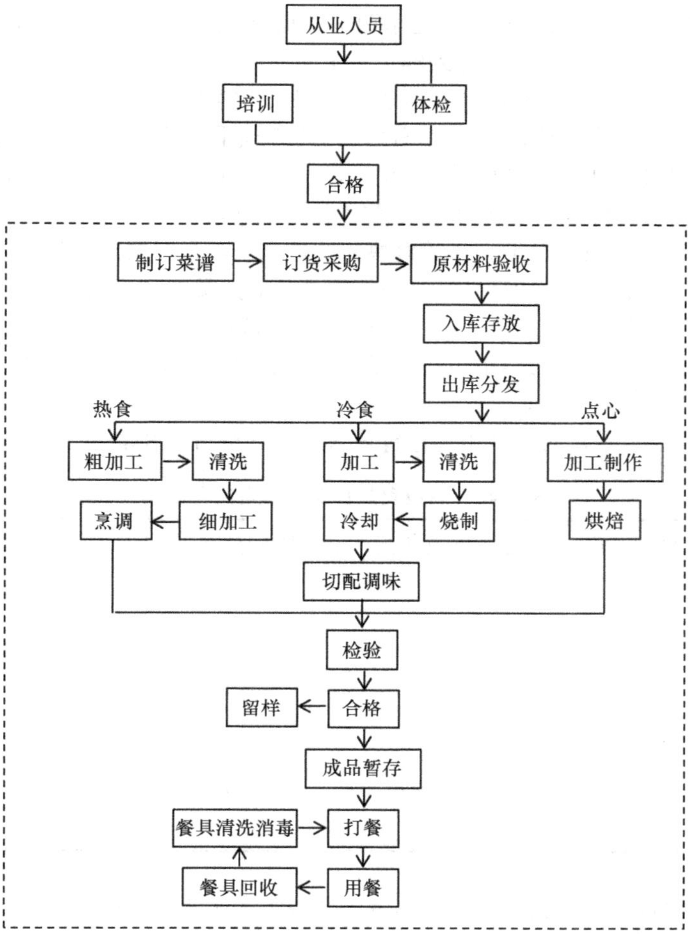

图 8-3　高校食堂加工流程图

要严格查对原料进行化肥残留、重金属残留、农药残留等的检验，原料中是否含有有毒有害化学物质。

（3）由生物性污染物引起的危害（B）：食材购买时发生腐烂变质或者含有寄生虫体；食材粗加工时无荤素独立池，造成清洗交叉污染；蔬菜清洗过程中未有效清除生物性物质如害虫等；反复冷冻和解冻食品未去除腐烂部分；隔餐食品草率加热等。食材原辅材料中微生物的大量繁殖，易使食材原辅材料腐败变质，不但影响成品的外观和口感，也会对人体健康有较大的潜在危害。此外，环境卫生、操作人员卫生、工器具和容器卫生等清洗消毒不彻底，都会造成食材中微生物大量繁殖。

3. 学生食堂的关键控制点的确定　学校食堂的关键控制点主要有原材料采购与验收、烹制加工、餐具清洗消毒、从业人员等，针对这些重点安全控制点制定管理制度，确保食品卫生安全。

（1）原辅材料采购与验收：可以对原料基地进行调查，并对原料定期查看供货商提供的原料的药物残留、重金属残留检验报告等。对供方进行评定，选择信誉好、产品质量稳定、贮存运输条件相对好的有资质的供货方。按合同规定或采购物资要求，选择符合要求的原辅材料，并对其按进货验收程序或相应的购销合同进行检验。凡不合格者，严格按纠偏程序处理。

（2）烹制加工：禁止使用反复解冻食品，发现腐烂变质食品要废弃；熟食品必须专刀、专板、专人用消毒后的用具切配。科学烹调，不能贪图鲜嫩爽口，鱼肉制品必须烧熟煮透不带血丝，蔬菜必须遵循“一洗、二浸、三烫、四炒”的原则；油炸制品必须控制油温，确保熟透。

（3）餐具清洗消毒：餐具及时彻底地杀菌消毒处理也是学校食堂的关键控制点之一。餐具消毒主要以蒸汽为主，煮沸和化学消毒为辅。要求消毒人员严格按操作规程对餐具、用具及容器消毒，并详细记录温度、浓度和时间及各类餐具、用具、容器的品种和数量，由检测人员每餐前检查。对于保洁设施不全的餐具、用具，每次使用前必须重新消毒。以确保杀菌符合要求。卫生监督人员每日对消毒效果进行采样监测。杀菌程序一旦发生偏差，及时按照杀菌纠偏程序进行纠偏，产品分开堆放并做好标识，并由专门的评审小组评审处置。

（4）从业人员：学校食堂从业人员的健康和业务水平，直接决定了其从事该项工作的能力。食品卫生监督检验部门和学校都应高度重视高校饮食从业人员的营养卫生及业务知识的教育工作。定期对所有参加饮食工作的人员，针对具体情况，强化培训食品卫生知识、个人卫生知识及预防食品中毒的知识，并随时抽查、考试各岗位从业人员。对饮食从业人员上岗资格进行严格审查，无相关的职业资格和健康证不能上岗。

根据高校食堂加工流程，对各个步骤进行危害分析，填写表 8-42。

表 8-42 高校食堂加工过程危险分析表

加工流程	存在的危害	显著危害是/否	显著危害的判断依据	控制措施	关键控制点是/否
原料采购与验收					
入库贮存					
拣选清洗					
半成品制备					
烹制加工					
备餐					
售餐					
餐具清洗消毒					
从业人员					

4. 进行关键点控制 制订每个关键控制点的关键限值、监控程序、纠偏措施、档案记录和验证系统，填写表 8-43。

表 8-43 高校食堂卫生管理 HACCP 工作计划表

关键控制点	显著性危害	关键限值	监控				纠偏措施	档案记录	验证措施
			内容	方法	频率	人员			
原料采购与验收									
烹制加工									
餐具清洗消毒									
从业人员									

【思考题】

1. 将 HACCP 应用于学校食堂管理系统有何现实意义？

2. 试分析在高校食堂实施 HACCP 应注意哪些问题？

（包 艳）

实验十三 儿童生长发育测量

生长发育测量是了解儿童少年身体结构、生长发育规律和体质健康监测的重要手段，对制订科学预防保健措施有重要作用。

【实验目的】 ①掌握人体形态、生理功能、体成分测量方法及其注意事项。②熟悉有关器械的使用和校准方法。③了解常用的青春期性发育检查方法。

【实验内容】

（一）形态指标测量

1. 身高 是指3岁以上儿童少年立位时颅顶点到地面的垂直高度，3岁以下儿童测量身长。身高是生长发育最具代表性的指标之一。

（1）器材：通常使用立柱式身高计或身高坐高计。正式测量前，检查身高计是否放置平稳；滑测板与立柱是否垂直；根据使用说明，用前校对“0”点，用标准钢卷尺对标尺杆上的刻度进行误差校正，要求误差在±0.2%以内。

（2）方法：受试者脱鞋帽，穿内衣裤；受测者背向立柱，立正姿势站在底板上，躯干自然挺直，两手自然下垂，手指并拢，足跟靠拢，足尖分开约60°；足跟、臀部、肩胛部三点紧靠立柱，形成“三点一线”站立姿势。头部保持眼耳水平位，两眼平视前方（耳屏上缘与眼眶下缘最低点呈水平位）。测试者立于受试者右侧（双眼与水平压板平面等高），轻移滑测板向下，直到与头顶点接触，读数，记录以cm为单位，精确到小数点后1位，测量误差在±0.5cm以内。

2. 坐高 是指3岁以上儿童少年坐位时颅顶点至椅面的垂直距离。3岁以下儿童测量顶臀长。

（1）器材：通常使用身高坐高计，要求误差在±0.2%以内。

（2）方法：将身高坐高计的活动座板放平。受试者平坐于身高坐高计的座板上，两眼平视前方（耳屏上缘与眼眶下缘最低点呈水平位），胸部稍挺起，腹部微收，两臂自然下垂，两腿并拢，足底平放于地面，大腿保持与地面平行，小腿与大腿成直角，骶骨部和两肩胛间两点保持与身高坐高计标尺杆接触。

测试者立于受试者右侧，双眼与水平压板平面等高，读数并记录结果，记录以“cm”为单位，精确到小数点后1位，测量误差在±0.5cm以内。

3. 体重 是指人体总的质量，综合反映骨骼、肌肉、体内脂肪及内脏重量，体重在一定程度上反映个体的营养状况。

（1）器材：电子体重计或杠杆式体重秤。水平放置，使用前调节零点；用标准砝码校准体重计准确度（使用10kg、20kg、30kg标准砝码分别进行称重，要求误差不超过0.1%）和灵敏度（使用100g砝码，观察刻度尺变化，如果刻度尺抬高3mm，或游码向远端游动0.1kg而刻度尺仍维持水平位时，说明达到要求）。

（2）方法：受试者排空大小便，穿短内裤（女孩穿小背心），赤足轻轻踏上秤台，直立于体重计量盘中央，身体保持平稳，手不乱动或接触其他物体。调整砝码至杠杆平衡，读取读数，以“kg”为单位，精确到小数点后1位，测量误差在±0.1kg以内。

4. 胸围 表示胸腔容积、胸背肌发育和呼吸器官的发育程度。

（1）器材：带毫米（mm）刻度带尺，使用前用钢尺校正，误差在±0.2%以内。

（2）方法：受试者自然站立，两脚分开与肩同宽，双肩放松，两上肢自然下垂。测量者面对受试者，将带尺上缘经背部肩胛下角下缘绕至胸前水平围绕一周，对于男性和未发育的女性，带尺下缘经乳头上缘；已发育的女性，以胸前锁骨中线第4肋处为测量点。在受试者呼气未吸气开始前读数记录，为平静状态下胸围。再令受试者做最大深吸气，终末测吸气胸围；稍停再令其做最大深呼气，终末测其呼气胸围；两者之差为呼吸差。以“cm”为单位，精确到小数点后1位，误差不得超过1cm。

5. 肩宽和骨盆宽 是反映人体衡径发育的指标。

（1）器材：测径规，使用前应调零，并用标准钢尺进行校正，误差在±0.2cm 以内。

（2）方法：肩宽为左右肩峰点间的直线距离。受试者取直立位，姿势同测胸围。测量者在受试者正后方，用两示指沿肩胛骨向外摸到肩峰外侧缘中点，用测径规测量读数。骨盆宽为左右髂嵴点间的直线距离。使用仪器、受试者和测量者位置同肩宽测量。用示指摸到受试者两髂嵴外缘最宽处，用测径规测量读数。两项指标记录以“cm”为单位，精确到小数点后 1 位，测量误差在±0.5cm 以内。

6. 皮褶厚度 是反映人体成分中脂肪定量的客观指标之一，常用以推算全身体脂含量，判断营养状况，评价体成分。

（1）器材：皮褶厚度计。使用前需调零，后校正压力。①调零方法：手动转动“0”位盘将指针对准到“0”位。②校正压力方法：调零后，左手持皮褶计呈水平位置，在皮褶计下方测试臂顶端的小孔上挂 200g 的砝码，再将皮褶计下方弓形臂的根部与该臂顶端的接点成一水平线，此时观察圆盘内指针偏离情况。如果指针在 15～25mm 范围外，说明接点压力不符合 $10g/mm^2$ 的要求，需调节旋钮直至指针调至 15～25mm 范围为止，仪器允许误差±0.5mm。

（2）方法：测量者右手持皮褶厚度计，张开两臂，用左手拇指、示指将测试皮肤和皮下组织捏紧提起（拇指、示指间保持 3cm 距离），将皮褶厚度计在距离手指捏起部位附近处钳入约 1cm，放开活动把柄，读数并记录。共测试 3 次，取中间值或两次相同的值。以“mm”为单位，精确到小数点后 1 位。测试误差不得超过 5%。常用测试部位有：①肱三头肌部：肩峰点与桡骨点连线中点、肱三头肌的肌腹上；②肩胛下角部：肩胛下角下端约 1cm 处，皮褶方向与脊柱成 45°角；③髂嵴上部：腋前线向下延伸与髂嵴上相交点垂直点；④腹部：锁骨中线与脐水平线交叉处水平位；⑤大腿部：腹股沟中点与髌骨顶连线中点和下肢长轴平行的皮褶处。

（3）注意事项：①手指夹持皮褶钳的力度要恒定，尽快读数，读数时左手夹持的组织不能松开；②皮褶厚度计的钳口连线应与皮褶走向垂直；③测试过程中，皮褶厚度计的刻度盘和钳口压力应经常校正。

（二）生理功能测量

1. 肺活量 指一次尽力深吸气后能呼出的最大气量（mL），反映肺容量及呼吸肌力量。

（1）器材：电子肺活量计。使用前根据使用说明，打开电源，检查肺活量计的工作状态。

（2）方法：首先将口嘴装在文式管的进气口上，受试者立位，可做 1～2 次深呼吸，手握文式管手柄，头部略向后仰，尽力深吸气直到不能再吸气为止，然后将嘴对准口嘴缓慢呼气，直到不能呼气为止。显示屏显示的数即为肺活量值，以“mL”为单位，测试 3 次，记录最大值。

（3）注意事项：①测前向受试者扼要说明测试方法及要领，对第一个受试者先作示范。②注意受试者吸气、呼气是否充分，呼气时不能漏气或第二次吸气；允许弯腰呼气，但呼气开始后不得再吸气。③每个口嘴只供一人使用，若数量不够，必须经消毒后方可再供他人使用。④下一次测试开始前，须按键回到“0”位。

2. 握力 反映上肢肌肉的力量。

（1）器材：电子握力计。使用前根据使用说明，打开电源，检查握力计的工作状态。

（2）方法：测前受试者用优势手握住握力计内外握柄，另一只手转动握距调整轮，调至适宜的用力握距，准备测试。测量时受试者直立，手持握力计，双足分开半步，与肩同宽；手臂自然下垂，掌心向内，握力计距身侧 10cm 左右，勿与身体和衣物相触，也不可臂靠腰部或其他物件；握紧把柄至不能再用力为止，记录读数，以“kg”为单位，精确到小数点后 1 位。左右手都测，各重复 3 次，记录最大值。

（3）注意事项：①测试时，不能摆臂、下蹲或将握力计接触身体或其他物体；②应根据每名受试者手的大小调整握距；③握时不可用冲力，也不可二次用力。

3. 背肌力　反映腰背部及上肢、下肢大部分肌肉力量。

（1）器材：电子背肌力计。使用前根据使用说明，打开电源，检查背肌力计的工作状态。

（2）方法：测试前，先校正背肌力计，使仪表盘数值显示为“0”。受试者先做腹部活动，双脚立于脚踏盘上，躯干前倾 30° 角，两臂及两腿伸直，调节链条长短使把柄高度到膝盖水平。受试者双手紧握把柄，用最大力量向上牵拉至不能再用力，记录读数，以“kg”为单位，精确到小数点后 1 位。重复 3 次，记录最大值。

（3）注意事项：①牵拉时宜以中等速度徐徐提起，动作不能过慢或过猛；②腰背痛、疝和女性月经期禁止测量。

4. 血压　是指心脏收缩时血液流经血管使管壁产生的压力。

（1）器材：水银柱血压计或电子血压计，理想的测量工具是水银柱血压计。

（2）方法：测前应为不同年龄儿童选择适宜宽度的袖带（有 5cm、6cm、8cm、10cm、12cm、13cm 等型号，配相应长度），宽度应覆盖上臂 2/3 左右，长度包绕上臂 1 周，无短缺或重叠现象。袖带过窄、过短均可导致测量不准确。血压计用前校正零点。受试者一律取坐位，右上臂充分暴露，调节椅子高度，使上臂与心脏处于同一水平。血压计平放，捆扎袖带要平整，松紧适宜。测试者用手触及肱动脉搏动位置后放置听诊器。向气囊内充气使水银柱上升，直到脉搏声消失，继续加气再升高 20～30mmHg，然后开阀慢慢排气。放气速度应均匀，不宜过快，以每次搏动下降 1.5～2mmHg 为宜。听到第一个清晰的脉跳声时记录为收缩压。对舒张压的记录尚未统一。目前多以声音消失为舒张压（消音点）。若声音持续不消失，则以变音点为舒张压，即在听到收缩压后继续放气过程中，辨别当脉跳声由高调变为低沉的低音调时，作为舒张压（变音点）记录。为获得较恒定的血压读数，应连续测 3 次，以其中最接近的 2 次读数的均值作为受试者的血压值。分别记录收缩压、舒张压，以“mmHg”为单位，取整数位。

（3）注意事项：①测前 2h 内不做剧烈活动、测前 15min 内静坐休息。②对年幼儿童测量前应先耐心解释，以免因哭闹、情绪紧张等原因而使血压升高。③上衣袖口不应压迫上臂；袖口过紧，宜脱去衣袖；袖带下缘应在肘窝上 2.5cm 处。④血压需要重测者必须休息 10～15min 后方能进行。⑤室温过高、过低，茶、咖啡和某些药物可影响血压，测试时应尽量避免这些因素。

5. 脉率　是单位时间内测得的脉搏次数（次/分），是反映心血管功能的重要指标；因年龄、性别、健康状况和锻炼水平而不同，个体间有很大差异。

（1）器材：秒表，误差不超过 0.2s/min。

（2）方法：测前 15min 令受试者休息，然后右前臂平放于桌面，掌心向上。测试者用示指、中指、环指指端置于受试者的腕部桡动脉上，施适当压力，可感到动脉搏动。连续测量 3 个 10s 的脉搏数，直到其中 2 次相同而与另 1 次仅差一次（处安静状态）时，测量 30s 脉搏数再乘以 2，记录为脉率。

（3）注意事项：脉率易因体力活动或随情绪变化而波动，故测前 2h 内不得从事剧烈活动。

（三）体成分测量

测定体成分，可较准确分析人体各器官、组织的物质组成。常用的体成分测量方法有两种。

1. 皮褶厚度法

（1）原理：皮褶厚度法以测量皮褶厚度为基础，间接估测体脂含量。皮褶厚度与全身脂肪含量的相关性较高，是在人体测量基础上推算体成分的最常用方法，适用于大样本人群调查。目前应用最多的是以肱三头肌、肩胛下角两处皮褶厚度为指标，进而推算体成分。

（2）器材：皮褶厚度计。

（3）测试方法：受试者自然站立，充分暴露被测部位。测试者右手持皮褶卡钳，准确掌握测试部位（肱三头肌和肩胛下角部），按本实验“（一）形态指标测量 6.皮褶厚度”的技术要求捏提皮肤，测皮褶厚度，读数记录。每项指标测 3 次，取 2 次相近值或均值，以“mm”为单位，精确到小数点后 1 位。

（4）结果分析：利用上述两项皮褶厚度指标之和（X），按性别-年龄组回归公式计算体密度（D），再根据 Brozek 公式估算体成分。表 8-44 为日本学者长岭晋吉创建的公式，适用于亚裔人群。

表 8-44　不同性别、年龄儿童青少年体密度长岭晋吉修正公式

年龄组（岁）	男性	女性
7～11	D=1.0879 – 0.00151X	D=1.0749 – 0.00142X
12～14	D=0.0868 – 0.00133X	D=1.0888 – 0.00153X
15～18	D=1.0977 – 0.00146X	D=1.0931 – 0.0060X
19～20	D=0.0913 – 0.00116X	D=1.0897 – 0.00133X

注：D 为体密度；X 为肱三头肌与肩胛下角部皮褶厚度之和（mm）

根据体密度推算体脂百分率 BF（%）的 Brozek 公式为

$$\text{BF} = (4.570 / D - 4.412) \times 100\% \tag{8-9}$$

如表 8-45 所示，是我国学者用两处皮褶厚度之和建立的人群回归公式，不需要先计算体密度，即可利用 X 直接计算体脂率（BF%），应用更方便。

表 8-45　我国儿童少年皮褶厚度估计体脂回归公式

作者	适用对象	回归公式
姚兴家等	男 7～12 岁	BF（%）=6.9314+0.4284X
	女 7～12 岁	BF（%）=7.8960+0.4577X
元田恒等	男 7～9 岁	BF（%）=5.7303+0.9196X
	男 10～12 岁	BF（%）=9.0870+0.6616X
	男 13～15 岁	BF（%）=4.8942+0.5496X
	男 16～18 岁	BF（%）=3.6836+0.4097X
	女 7～9 岁	BF（%）=5.7490+1.0075X
	女 10～12 岁	BF（%）=11.2657+0.5311X
	女 13～15 岁	BF（%）=10.8048+0.3614X
	女 16～18 岁	BF（%）=8.4724+0.4249X

注：X 为肱三头肌与肩胛下角部皮褶厚度之和（mm）

获得 BF（%）后，根据式（8-10）、式（8-11）进一步计算其他体成分指标：

$$\text{瘦体重 FFM(kg)=体重(kg)×(1 – BF\%)} \tag{8-10}$$

$$\text{脂肪重量 FM(kg)=体重(kg) – FFM(kg)} \tag{8-11}$$

2. 生物电阻抗法（bioelectrical impedance analysis，BIA）　是目前公认的估测体成分的有效方法之一，简便快速，成本低廉，无创伤性，易被受试者接受。由该法建立的体成分正常值已通过水下称重法等金标准标定，能较真实地反映全身脂肪含量。

（1）原理：设人体为圆柱体，由脂肪和瘦体重组成，两者的导电性不同。瘦体重组织越多，含水量越高，导电性越强，电阻抗越小；相反，越肥胖（脂肪组织越多），电阻抗越大，导电性越差。所以，可通过测量身体导电性（电阻抗程度）间接估测体脂率（%）。

（2）测试器材：体成分分析仪。

（3）测试方法：受试者空腹或餐后 2h 测量，避免剧烈运动，穿棉质内衣。测试步骤：①受试者放松平躺，下肢分开。②将电极分别置于受试者手背面、第 3 指关节下、腕关节处尺-桡粗隆连线、足背面、第 3 趾关节下、踝关节处胫-腓骨粗隆连线等处。③导入 800μA、500kHz 的微

（安全）电流，用体成分分析仪从远端闭路 E_1、E_2 测量电压降，获得生物电阻抗值（R），连测 3 次，取最小 R 值和相应电容抗（C）。每批测试前以 500Ω 标准电阻校正。

（4）结果分析：根据 R 和 C 推算 FFM。王京钟用该法创建了我国 7～18 岁人群应用生物电阻抗估测 FFM 回归公式，见表 8-46。

表 8-46　两类体重儿童少年 BIA 估测瘦体重多元回归估测公式

样本	瘦体重 FFM 量（kg）
体重正常组	$0.406Wt+2.918\ sex+0.315H^2/z+0.843$
超重、肥胖组	$0.358Wt+1.571sex+0.358H^2/z+0.603$
总人群	$0.290Wt+2.222sex+0.427H^2/z+1.547$

注：Wt 为体重（kg）；sex 男=1 女=0；　H^2/z 为生物电阻抗指数（m^2/Ω）=（R^2+C^2）$^{0.5}$

（5）注意事项：实验结果易受不同体位、体温、饮食、饮水量、运动等因素影响，应事先严格控制这些环境条件。电导率还易受体型、骨骼重量（如专业运动员、重度肥胖者）等因素影响，对这些特殊个体可以其他测试方法对结果进行验证。

（四）青春期性发育检查

性发育包括生殖器官形态变化、功能发育、第二性征发育。调查性发育应在知情同意基础上进行。常用调查和检查方法如下：

1. 月经初潮与首次遗精年龄调查

（1）现状调查法：在了解被调查者准确年龄基础上，询问是否来月经或遗精，回答只需“是”或“否”。对象包括所有年龄组（全部未来潮或未遗精、全部已来潮或已遗精两端）。通常男孩、女孩分别从 10 岁、8 岁组起询问，直到 18 岁。得出各年龄组的来潮或遗精人数后，用概率单位回归法计算各年龄组月经来潮或首次遗精发生率，计算半数月经初潮或首次遗精年龄及其 95%可信区间。方法简便、可靠，结果接近实际初潮或首次遗精年龄，最常用。

（2）前瞻性调查：适用于未发生初潮/首次遗精人群。对选定人群作定期追踪观察，通常每 3～6 个月一次，记录初潮/首次遗精的发生年龄，直至全部对象都发生初潮/遗精。该方法所得资料可靠、精确，但观察时间较长。

（3）回顾性调查：要求被调查者回答是否已来月经或遗精；已发生者继续回答初潮或首次遗精发生时间。本法缺点是回忆者年龄越大，回顾偏移率越高。用于正发生初潮或遗精人群时，可因各年龄样本量变异而使结果偏移（低年龄人数偏多，可使初潮或遗精平均年龄偏低；反之偏高）；用于大多已发生初潮或遗精人群时，因回忆时间晚于实际发生时间而导致回顾平均年龄偏大。该调查法费时费力，不易获得准确结果。

2. 男女性发育　女性性发育顺序大致是乳房开始发育→阴毛开始发育→腋毛开始发育→月经初潮。乳房、阴毛和腋毛发育水平都可分为五期（表 8-47、表 8-48）。

表 8-47　女孩乳房发育分期

分期	表现
Ⅰ	发育前期，仅有乳头突出
Ⅱ	乳腺萌出期，乳头隆起，乳房和乳晕呈单个小丘状隆起，乳晕增大
Ⅲ	乳房、乳晕进一步增大，两者仍在同一丘状水平面上，乳晕色素增深
Ⅳ	乳头和乳晕突出于乳房丘面上，形成第二个小丘
Ⅴ	成熟期，乳房更大，乳晕与乳房又在同一丘面上

表 8-48 男孩、女孩阴毛和腋毛发育分期

分期	男孩、女孩阴毛发育	男孩、女孩腋毛发育
Ⅰ	无阴毛	无腋毛
Ⅱ	大阴唇（阴茎根）出现淡色绒毛性细毛	腋窝外侧出现软、短而稀疏的细毛
Ⅲ	阴毛增粗色增深，开始卷曲，范围向耻骨联合扩展	腋窝外侧毛较密，色较深，开始卷曲并向中心部扩展
Ⅳ	似成人，但范围较小，毛稀疏	似成人，但范围较小，毛稀疏
Ⅴ	阴毛呈倒三角形或菱形分布，毛浓密，达成人水平	毛密而长，分布在胶窝中心及后部

男性性发育的形态指标有性器官（睾丸、阴囊、阴茎）和第二性征等，个体差异很大。发育开始年龄的大体顺序是：睾丸→阴囊皮肤改变→阴茎增大→阴毛→腋毛→胡须→变声→喉结。男性外生殖器发育分五期（表 8-49）；阴毛、腋毛发育见表 8-48。

表 8-49 男孩生殖器发育分期

分期	表现
G1	青春期前，睾丸、阴囊和阴茎仍是儿童早期的大小和比例
G2	阴囊和睾丸增大，阴囊皮肤变红，纹理改变，阴茎无变化或变化很小
G3	主要是阴茎长度增大，睾丸和阴囊进一步增大
G4	阴茎头发育增粗，阴茎增大，睾丸和阴囊继续增大，阴囊皮肤颜色加深
G5	生殖器大小和形状达成人水平

（贾海莲）

实验十四 儿童生物年龄调查与评价

骨骼年龄（简称骨龄）是儿童少年骨骼发育（钙化）程度与骨发育标准比较而求得的发育年龄，是反映个体发育水平和成熟程度较为精确的指标。骨龄的判定和应用，不仅作为评价儿童发育水平的准确尺度，用于儿少卫生、儿童保健等学科的相关研究，还因其与人体其他器官系统的发育进程及成熟度有内在联系，因此在某些疾病的诊断、治疗效果观察、预测儿童成年身高和女孩月经初潮等方面有一定价值。评价骨龄的方法很多，较常用的是图谱法和计分法。本实验着重介绍我国各地普遍应用的李果珍“骨龄百分计数法”。

【实验目的】 ①掌握李果珍“骨龄百分计数法”评定骨龄的方法。②熟悉图谱法评定骨龄的方法。③了解手腕骨骨龄的实际应用。

【实验内容】

1. 李果珍“骨龄百分计数法” 根据桡骨骺、尺骨骺、头状骨、钩骨、三角骨、第 1 掌骨骺、第 2 掌骨近端、第 2～5 掌骨骺、近排指骨骺、中排指骨骺等 10 种骨的不同成熟程度，经比较划分成不同分期计分；再通过计算各骨、各期的骨龄发育指数，求得男 1～22 岁、女 1～20 岁的平均骨龄发育指数（表 8-50、表 8-51）。

表 8-50 1～22 岁男性各年龄骨龄发育指数

年龄（岁）	1	2	3	4	5	6	7	8	9	10	11
85%下限	0.3	2.8	5.9	9.6	13.6	17.9	22.6	27.7	33.0	38.7	44.6
平均指数	1.0	4.6	8.9	13.6	18.7	24.0	29.5	35.4	41.5	47.8	54.2
85%上限	2.0	7.4	13.2	19.1	25.4	31.7	38.0	44.6	51.2	58.0	64.6
年龄（岁）	12	13	14	15	16	17	18	19	20	21	22
85%下限	50.8	57.0	63.8	70.7	77.8	83.7	88.0	91.0	93.1	94.7	96.0

续表

年龄（岁）	12	13	14	15	16	17	18	19	20	21	22
平均指数	61.0	67.7	74.5	81.8	88.3	92.7	95.2	96.9	97.8	98.6	99.0
85%上限	71.5	78.2	85.2	92.0	96.0	98.1	99.2	100	100	100	100

表 8-51　1～20 岁女性各年龄骨龄发育指数

年龄（岁）	1	2	3	4	5	6	7	8	9	10
85%下限	1.0	3.5	6.7	10.6	15.3	20.7	26.4	32.9	39.9	47.5
平均指数	2.7	6.8	11.4	16.7	22.5	28.9	35.6	42.8	50.2	57.8
85%上限	4.6	10.4	16.5	23.2	30.3	37.7	45.0	52.8	60.6	68.8
年龄（岁）	11	12	13	14	15	16	17	18	19	20
85%下限	55.2	63.8	72.5	82.0	90.0	94.3	96.7	98.0	98.8	99.2
平均指数	65.7	73.9	82.5	91.0	96.0	98.2	99.1	99.7	99.8	100
85%上限	76.8	85.1	92.1	96.6	99.1	100	100	100	100	100

10 种骨发育指标（图 8-4）的分期与评分依据如下：

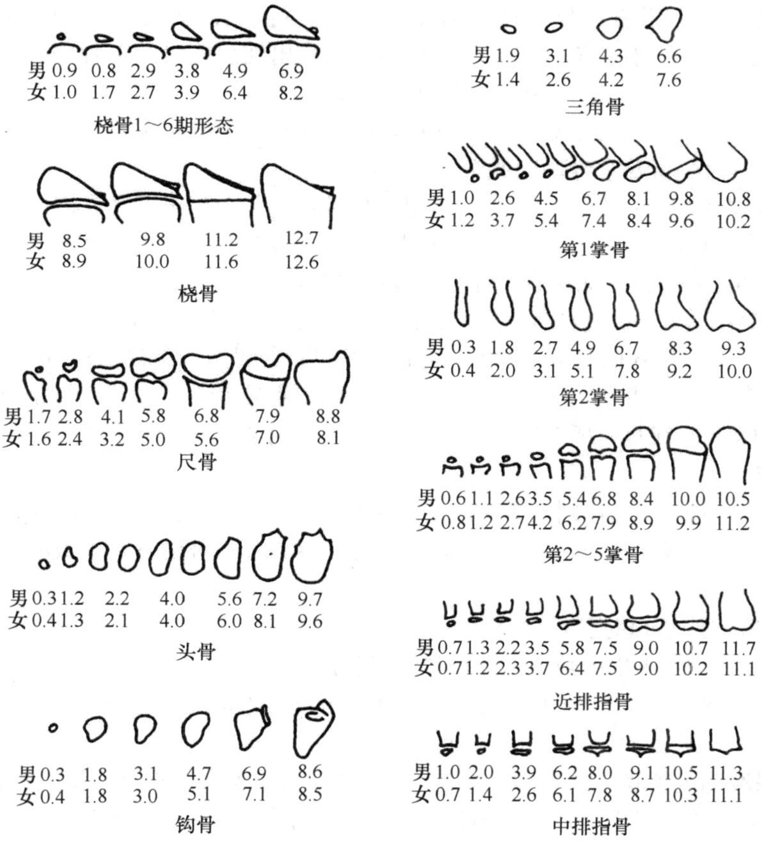

图 8-4　10 个骨的发育指标和相应的发育指数

（1）桡骨骺发育：分 10 期，①开始骨化，表现为圆形或卵圆形化骨核，横径小于干骺端的 1/2；②化骨核初步变形，表现为桡侧大而圆，尺侧小而尖；③开始出现关节面，掌侧边缘致密或出现双边；④桡骨结节出现，桡侧圆头向掌侧凸出，使化骨核变为三角形；⑤干侧边变平，角变方；⑥达成人形，但骺板厚薄不均；⑦骺板厚薄一致，仍较厚；⑧骺板变薄但仍完整；⑨部分融合；⑩完全融合。

（2）尺骨骺发育：分 7 期，①开始骨化为扁形化骨核，偶尔茎突先骨化表现为偏于尺侧的小圆形化骨核；②掌侧分化出尺骨小头和茎突；③干侧分化，边变平，横径大于干骺端的 1/2；④基本成人形并等于或宽于干骺端；⑤骺板变薄；⑥部分融合；⑦完全融合。

（3）头骨发育：分 7 期，①开始骨化为圆形化骨核；②化骨核初步变形，由圆变为长圆；③出现一个关节面，边变平；④出现 2 个关节面，即与钩、第 2 掌骨或第 3 掌骨的关节面中的任何两个；⑤3 个关节面全出现；⑥基本成人形但较小，与周围骨的间隙稍宽；⑦完全成人形。

（4）钩骨发育：分 6 期，①开始骨化为小圆形化骨核；②化骨核变形，由圆形变为三角形；③出现 2 个关节面；④出现 3 个关节面；⑤各关节面全部形成，上缘表现为双边样马鞍形；⑥出现钩状突，完成发育。

（5）三角骨发育：分 4 期，①开始骨化为小圆形化骨核；②化骨核变为长圆形；③开始出现关节面，边变平但棱角不鲜明；④成人形。

（6）第 1 掌骨骺发育：分 7 期，①开始骨化为小圆形化骨核；②开始变形，长圆形或半圆形；③开始出现关节面，表现为双边或小凹；④马鞍形关节面形成；⑤宽于干骺端，骺线变细；⑥部分融合；⑦完全融合。

（7）第 2 掌骨近端发育：分 7 期，①桡侧由平直变圆凸；②两侧膨大圆凸如棒槌样；③底边变平；④底边变凹；⑤小多角骨关节面完全形成；⑥出现尺侧突和头骨关节面；⑦成人形。

（8）第 2～5 掌骨骺发育：分 9 期，①部分出现化骨核；②全部出现化骨核；③部分化骨核干侧变平；④四个化骨核干侧都变平；⑤桡侧与干骺端等宽；⑥两侧都与干骺端等宽；⑦骺线变细；⑧部分骨骺融合；⑨四个骨骺都融合。

（9）近排指骨骺发育：分 9 期，①部分出现化骨核；②全部出现化骨核；③部分化骨核出现关节面；④全部化骨核出现关节面；⑤部分化骨核桡侧与干骺端等宽；⑥全部化骨核桡侧与干骺端等宽；⑦骺线变细；⑧部分骨骺融合；⑨全部骨骺融合。

（10）中排指骨骺发育：分 8 期，①部分出现化骨核；②全部出现化骨核；③部分出现关节面；④全部出现关节面；⑤化骨核宽于干骺端；⑥骺线变细；⑦部分骨骺融合；⑧全部融合。

2. 分组及资料 实习者两人一组，每组实验台上放置 X 线片读片机一台；领 10 张手腕骨 X 线片及一张表（标明 X 线片号所对应的性别、年龄）；计算器，草稿纸和笔。

3. 操作方法

（1）对每张手腕骨 X 线片判定骨龄。根据评分依据，分别判出各标志符合哪一分期，按性别记下骨发育指数。两人不商量、各自读片、记录。最后将 10 种骨的发育指数相加，得出该儿童的骨发育总指数。

（2）对所得的骨发育总指数，分男、女查表 8-50 和表 8-51，找出接近该指数的骨龄估计值，用插入法可求出精确到 0.1 岁的数值，即得该儿童骨龄。

（3）重复上述两步骤为完成 1 人次，每人读 2 遍。两人读完 10 张片，合计 40 人次、400 个发育分期。

4. 读片效果准确度检验 收集读片结果，作读片效果准确度检验：①两人相互比较；②与“正确”评价结果比较。“正确”评价结果由教师准备，即富有读片经验者的评价结果。统计 4 遍读片中骨龄判断误差和骨发育分期误差情况。若 95%以上结果相差 12 个月内，骨发育分期误差最多 $1\frac{1}{2}$ 期，视为合格。若超出该限度，说明未完全掌握判断要领。误差过大则提示：①评价者间的误差太大；②与真实结果有较大差异。误差过大应继续读片训练，直到判定允许误差符合要求，再进行有效的骨龄判定。

【注意事项】 可围绕以下议题讨论，对深入理解骨龄的发育变化、正确应用发育年龄有很大帮助。

1. 骨发育过程的形态变化可分为 5 类　①化骨核出现与变形；②关节面出现与形成；③骨突出现，如桡骨结节、尺骨茎突、钩骨钩突等；④骨骺长大，用骨骺和干骺端比例判断骨骺发育大小；⑤骺板出现、骺线逐步变细，部分和完全融合。除第 1 掌骨外的 4 个掌、指骨的发育，第 2、第 3 掌骨在先，第 4、第 5 掌骨在后。

通常在各骨发育的开始和接近成熟阶段，分期标志较单纯，易掌握。中间阶段较复杂，因发育顺序可出现不同组合。例如，头骨最初是个小圆形化骨核，接着变为长圆形，这两期顺序恒定；下一步出现关节面时，最先出现的可以是与钩骨相邻的，也可以是与第 2 掌骨的关节面；出现 2 个或 3 个关节面时的组合更多样化，故读片判别分期应全面考虑。此外，读片判定骨龄时，常遇到儿童小指中节骨短小且伴有锥形骨骺的正常变异。此时中排指骨骨骺的发育分期由第 2、第 3、第 4 指的中排指骨确定。

2. 骨龄片的质量显著影响读片准确性　因此，拍摄骨龄片一定要严格规范：①手腕骨拍片一律用左手，投照后前位，片内应包括中指末端及尺桡骨远端干骺部位；②焦片距 80～100cm，铅字号准确标明拍片日期及片号；③为使腕骨间的影像减少重叠，摆位置时手部可稍向尺侧偏斜约 15°，或 X 线管球中心线从第 3 掌骨中部射入；④拍片者和被试者应做好个人防护；⑤为使 X 线片有良好清晰度和影像浓淡对比，要求冲洗 X 线片时显影要适中，定影要定透，水洗要充分，这样晾干后的胶片才能长期保存，不至变黄。

（贾海莲）

实验十五　儿童少年生长发育资料的综合分析

生长发育调查获得的个体或群体儿童少年生长发育资料，需经分析评价才能了解其生长发育现状和趋势。生长发育评价由生长发育水平、生长速度、发育匀称度和体质综合评价等四类内容组成。评价依据的是生长发育正常值或标准。评价方法很多，有等级评价法、曲线图法、百分位数法、营养状况评价法等。然而，迄今为止，没有一种方法能完全满足对个体、群体发育全面评价的要求。因此，根据评价目的选择合理的方法，同时进行组合，是进行正确评价的关键。

【实验目的】　①掌握常用的几种个体和群体生长发育评价方法。②熟悉并运用这些评价方法对某个或某地区儿童少年的生长发育资料进行综合分析。

一、个体发育评价

（一）等级评价法

等级评价法用于评价个体的生长发育水平。等级标准的制定可利用均值标准差法、百分位数法等，划分成五个或更多等级，如表 8-52 所示。

表 8-52　生长发育五等级划分

等级	均值标准差法	百分位数法*
上等	$>\bar{x}+2s$	$>P_{97}$
中上等	$\bar{x}+s\sim\bar{x}+2s$	$>P_{75}$
中等	$\bar{x}\pm s$	$P_{25}\sim P_{75}$
中下等	$\bar{x}-2s\sim\bar{x}-s$	$<P_{25}$
下等	$<\bar{x}-2s$	$<P_3$

*也可根据需要，将 $>P_{90}$ 为“上等”；$<P_{10}$ 为“下等”进行分类。

1. 准备 教师提供一批当地测试的7岁（或其他年龄）男学生（50人左右）身高的实测值。表8-53来自1985年和2014年全国学生体质健康调研报告，表8-54来自2014年全国学生体质健康调研报告；前者以均数标准差法表示，后者以百分位数法表示；均可作为制订不同年龄身高评价“标准”的依据。

表8-53 1985年和2014年中国汉族城市7～19岁男生身高正常值 （单位：cm）

年龄（岁）	1985年身高均值	1985年身高标准差	2014年身高均值	2014年身高标准差
7～	121.38	5.22	127.84	5.62
8～	125.86	5.46	133.19	5.87
9～	130.88	5.71	138.78	6.13
10～	135.49	5.87	143.58	6.76
11～	140.53	6.34	149.80	7.77
12～	145.28	7.26	155.88	8.46
13～	153.66	8.17	162.73	8.35
14～	160.08	7.77	167.87	7.20
15～	164.78	6.76	170.85	6.56
16～	167.67	5.91	172.16	6.26
17～	169.24	5.80	172.71	6.25
18～	169.69	5.80	172.60	6.19

表8-54 2014年中国汉族城市7～19岁男生身高百分位数正常值 （单位：cm）

年龄（岁）	P_3	P_{25}	P_{50}	P_{75}	P_{97}
7～	117.4	124.0	127.8	131.6	138.4
8～	122.4	129.2	133.0	137.1	144.5
9～	127.6	134.4	138.7	143.0	150.5
10～	131.2	138.8	143.4	148.0	156.5
11～	135.5	144.5	149.5	155.0	165.0
12～	140.2	150.0	156.0	161.8	171.6
13～	145.4	157.4	163.3	168.5	177.0
14～	153.0	163.2	168.3	172.9	180.3
15～	158.3	166.6	170.9	175.1	183.2
16～	160.5	167.9	172.1	176.4	184.0
17～	161.0	168.4	172.7	177.0	184.6
18～	161.1	168.4	172.6	176.6	184.3

2. 评价方法 分两步进行。①将上述数据逐个评价身高发育等级。假设某7岁城市男生身高132.5cm。按表8-53中2014年身高“标准”，处于等级标准$\bar{x}-s$～$\bar{x}+s$（即122.22～133.46cm）范围内，属中等水平。如利用百分位数法，则根据表8-54，该男孩身高值位于P_{75}～P_{97}范围内，属中上等水平。②将上述各个体改用表8-53中1985年“标准”评价，比较分别用2014年、1985年“标准”的评价结果。就男孩身高而言，1985年能达到上等，而2014年只为中等。

3. 结果分析 通过第一步分析可见，利用两类方法制订的发育等级原理相同，但因所设界值点不同，部分结果存在差异。实际应用前，应通过比较发现这些差异。百分位数法比较灵活，可通过对其进行调整（如将P_{97}改换成P_{95}、P_{90}等）以提高和前者的一致性。通过第二步分析可见，所用“标准”的发育资料年代不同，结果也不同。原因是我国儿童少年体格发育（以身高为代表）出现迅猛的生长趋势，故应及时更新等级评价标准，以便获得较准确的结果。

（二）曲线图法

曲线图法根据离差法原理，将某地不同性别-年龄组某发育指标的发育等级在坐标纸上制成发育曲线图，作为评价个体发育水平的依据。

1. 准备

（1）教师提供若干（50人左右）学生历年体检（连续若干年）的身高实测值。

（2）实习者制作标准曲线图：可根据表8-53提供的2014年各年龄男生身高均值、标准差绘制成标准曲线图。在算术坐标纸上以年龄为横坐标（可精确到月），身高（cm）为纵坐标，先描出年龄均值的连线，然后在各年龄身高均值（$\bar{x}$）的纵坐标方向，分别用小分规准确向上、向下量取±1、±2个标准差（s）的格子数，将各年龄的1s、2s各点连成线，即构成以$\bar{x}+2s$、$\bar{x}+s$、$\bar{x}$、$\bar{x}-s$、$\bar{x}-2s$组成的“五线图”。最后标明纵横坐标的含义和单位、图例和名称。注意在将各点连成线时最好按统计学要求修匀。同理，根据表8-54提供的各年龄男生身高百分位数，以年龄为横坐标，身高为纵坐标，将各年龄的P_3、P_{25}、P_{50}、P_{75}、P_{97}的各点连成线，构成五等级百分位数曲线图。曲线的间隔即发育等级。其他生长发育指标，如体重、坐高等，均可以上述方法绘制标准曲线图。

2. 评价方法　评价时利用坐标定位法，把被评价者的身高逐年测量值都标示在同一标准曲线图上，可评价该个体逐年身高发育等级及其动态变化趋势。

3. 结果分析　不同个体身高发育动态趋势可归纳为五种，①一直在某等级区间内平稳变化；②跨越发育等级逐步向“好”方向发展的趋势；③逐步向“差”方向发展的趋势；④先“好”后“坏”的趋势；⑤先“坏”后“好”的趋势。

（三）身体质量指数

身体质量指数（body mass index，BMI）属于身体指数评价法，是国际上常用的衡量人体胖瘦程度及是否健康的一个标准。不仅能敏感反映身体充实度和体型胖瘦，且受身高影响小，与皮褶厚度、上臂围等营养指标的相关性高。该指数均值在儿童期和青春早期随年龄增大而上升，我国已建立“学龄儿童青少年BMI超重、肥胖性别-年龄别筛查标准”，青春中后期和成年期取向稳定，18岁与成人肥胖筛查标准接轨，BMI≥24kg/m^{2}为超重，BMI≥28kg/m^{2}为肥胖。

1. 准备

（1）教师提供若干（50人左右）学生体检的体重实测值。

（2）如表8-55所示，来自《学龄儿童青少年超重与肥胖筛查》（WS/T 586—2018），可用于6～18岁男、女生，作为超重与肥胖评价的依据。

2. 评价方法　评价时，年龄以半岁为单位，一律使用实足年龄。在表8-55中找到与该评价个体的相应年龄栏，再视其体重所在的界值范围评价营养状况。

3. 结果分析　凡BMI大于或等于相应性别、年龄组“超重”界值点且小于“肥胖”界值点者为超重；凡BMI大于或等于相应性别、年龄组“肥胖”界值点者为肥胖。

表8-55　6～18岁学龄儿童青少年性别年龄别BMI筛查超重与肥胖界值　（单位：kg/m^2）

年龄（岁）	男生		女生	
	超重	肥胖	超重	肥胖
6.0～	16.4	17.7	16.2	17.5
6.5～	16.7	18.1	16.5	18.0
7.0～	17.0	18.7	16.8	18.5
7.5～	17.4	19.2	17.2	19.0
8.0～	17.8	19.7	17.6	19.4
8.5～	18.1	20.3	18.1	19.9

续表

年龄（岁）	男生		女生	
	超重	肥胖	超重	肥胖
9.0～	18.5	20.8	18.5	20.4
9.5～	18.9	21.4	19.0	21.0
10.0～	19.2	21.9	19.5	21.5
10.5～	19.6	22.5	20.0	22.1
11.0～	19.9	23.0	20.5	22.7
11.5～	20.3	23.6	21.1	23.3
12.0～	20.7	24.1	21.5	23.9
12.5～	21.0	24.7	21.9	24.5
13.0～	21.4	25.2	22.2	25.0
13.5～	21.9	25.7	22.6	25.6
14.0～	22.3	26.1	22.8	25.9
14.5～	22.6	26.4	23.0	26.3
15.0～	22.9	26.6	23.2	26.6
15.5～	23.1	26.9	23.4	26.9
16.0～	23.3	27.1	23.6	27.1
16.5～	23.5	27.4	23.7	27.4
17.0～	23.7	27.6	23.8	27.6
17.5～	23.8	27.8	23.9	27.8
18.0～	24.0	28.0	24.0	28.0

二、群体发育评价

（一）发育等级百分比法

在个体等级评价的基础上，分别计算出两组儿童各发育等级所占的百分比，并进行显著性检验。本方法适用于对年龄、性别不同的指标资料在实验前后，或实验组与对照组间的比较。

1. 准备　教师提供资料，如某体育教师欲观察体育锻炼对学生肺活量的影响。在初一选两个班，一个为实验班（每日坚持 1h 田径基础锻炼），另一个为对照班（在体育和其他活动方面都不加干预）。两班除体育活动外，其他条件基本一致，但两班学生的年龄、性别略有差别。对他们分别于 2000 年（实验前）和 1 年后进行肺活量测定，并将每个人的测量值与自身的同质标准比较，进行等级评价，结果见表 8-56。已知实验前两班肺活量的等级百分比比较结果为：$\chi^2=3.73$，df=2，$P>0.05$，提示两班肺活量的等级百分比之间无显著性差异，具有可比性。

表 8-56　实验班与对照班 1 年前后肺活量等级比较

比较对象	实验班				对照班			
	中等以上	中等	中等以下	合计	中等以上	中等	中等以下	合计
2000 年人数	17	29	4	50	11	37	9	57
%	34.0	58.0	8.0	100	19.3	64.9	15.8	100
2001 年人数	22	18	4	44	8	33	15	56
%	50.0	40.9	9.1	100	14.3	58.9	26.8	100

2. 评价方法　计算 χ^2，进行显著性检验，比较 2001 年实验班与对照班肺活量等级状况。

3. 结果分析　分析每日 1h 的体育锻炼对学生肺活量有无影响作用，进一步分析环境因素对生长发育的影响。

（二）曲线图法

曲线图法也常用于对群体的发育评价。可用于对同一时期的两个群体比较，分析其发育水平的整体差异；或用于同一群体在不同年代的发育状况比较，解释各指标的生长长期变化；还可将某群体与同年代全国、省级正常值比较，分析该群体的整体发育水平优劣及其变化趋势，发现存在的差异，作为提供干预的依据。

1. 准备　利用教师提供的不同年代（如1985年和2014年）全国（表8-53）、某省会汉族城市男生身高发育指标（其他指标也可），在曲线图上画出4条7～18岁身高均值曲线（制作方法同前）。

2. 评价方法　比较数条曲线相差的高低和距离远近。如全国或某省会已知年龄在35岁内的身高增长量，身高达到一定高度提前的年龄；不同年代某省会与全国身高均值的比较。

3. 结果分析　某省群体1985～2014年期间是否出现长期变化，全国平均水平在29年间是否出现长期变化，某省群体在同期间的长期趋势在幅度上是超过还是落后于全国平均水平，产生上述变化和差异的原因是什么，可提出哪些干预建议？

（贾海莲）

实验十六　心理行为测量与评价

心理测验是心理卫生评定的重要手段和工具，主要用于能力评价、人才选拔、心理筛查诊断、行为评定、干预效果评估等方面。在评定儿童少年心理卫生问题或行为问题时应注意，心理健康与不健康是一个相对的概念，特别是对于发展中的儿童少年，作出诊断或界定必须慎重，不可以轻易地作出心理不健康或有行为问题的结论。

【实验目的】　本实验为设计性实验。通过自我学习和在老师指导下的学习，确定一个实验选题，利用一种或数种常用的评定量表或标准化的调查问卷对某一具体的青少年心理健康或行为问题进行调查与评价，描述这些心理行为问题检出率及其分布特征，分析其影响因素等，以帮助学生巩固理论知识，提高自主学习能力。

【实验内容】　从公共卫生的角度看，对青少年常见的心理健康与行为问题进行调查与评价，就是利用信度、效度较高的相关评估量表进行问卷调查（常用量表见参考资料）。对青少年心理健康状况调查与评价，既可以是某一年龄段青少年总体心理健康状况的调查，也可以是心理健康的某一方面状况，如抑郁、焦虑等情绪症状，还可以评定行为问题，如网络成瘾、手机依赖使用等。

1. 确定实验题目　学生可以根据自己的研究兴趣和知识水平，选择适当的研究伙伴，每4～5人一组。利用1周时间，查阅相关文献和具体评定量表的施测方法和要求，在教师的指导下，确定实验题目。如：

（1）青春发育期前后儿童心理行为问题变化及其性别差异。

（2）大学生手机成瘾与睡眠障碍的关系。

（3）青少年体育锻炼行为对抑郁症状的影响。

（4）青少年吸烟、饮酒、手机依赖性使用等多种危害健康行为的共存现象调查。

（5）太极训练对大学生心理亚健康促进作用评价。

建议教师及时参与学生的实验选题指导，向学生们推荐合适的调查与评价工具，并详细介绍测量和调查的具体要求、评分标准和注意事项等，鼓励学生研究现实问题的积极性和创新性。

2. 设计实验方案　学生利用1周左右时间，完成有关某一具体的青少年心理健康或行为问题调查与评价的设计性实验方案。

（1）背景和实验目的：阐释对某一具体的青少年心理健康或行为问题研究的理论意义和现实

意义，分析国内外相关问题的研究现状和局限，明确本实验研究拟要解决的问题和创新之处。

（2）调查样本选取方法和数量：根据研究目的，对目标人群进行整群、随机抽样，样本人数300～500人。

（3）主要指标测量所需要的仪器设备和测量方法：根据研究目的，选择恰当的调查问卷、评定量表或自编调查问卷进行问卷调查（参见附1，也可自己或在老师的帮助下使用其他量表或问卷）。

（4）调查结果分析和评价方法：根据研究目的，利用数据分析软件（如 SPSS 统计软件等）对问卷调查结果进行数据分析。

（5）预期结果和计划进度：小组成员积极研讨研究工作的可行性和可能存在的问题。并在教师和全班同学的帮助下，确定研究方案和预期结果，并制订详细的计划和时间进度表，明确小组成员分工，完成并上交实验开题报告。

3. 实施现场调查 根据讨论确定的调查方案，对研究对象进行团体调查或个别调查，收集数据并分析整理。教师应及时关注各组的现场调查情况，对学生调查时遇到的问题给予指导和帮助。在儿童少年心理健康与行为问题调查与评价实施过程中，严格遵照心理测验原则下，必须做到以下两方面才能保证调查研究的顺利实施和结果的真实性。

（1）充分掌握调查与评价的具体程序，应充分掌握调查工具的具体要求和施测流程，并严格遵从指导语要求施测，消除无关因素的干扰，按照调查与评价要求和测验手册进行记分。对调查与评价结果的记分要遵照调查与评价的要求和测验手册的记分标准来决定。

（2）根据研究需要，观察、记录被试在施测过程中有意义的行为；对于被试在施测过程中出现的、可能对调查与评价结果产生影响的行为，主试也应在调查与评价施测过程中进行记录，并根据调查与评价的要求，在测验结果中适当作出解释。

4. 报告撰写 按照调查研究报告规范格式，撰写报告（可参考附2）。内容包括：题目、研究目的、研究对象与方法、数据管理与统计分析、研究结果、讨论、结论与建议和参考文献。

教师利用一至两节课组织全班学生总结调查研究结果。包括各组学生汇报研究结果，组内成员汇报各自分工及完成情况。鼓励学生对调查研究中出现的问题和解决方案的经验进行分享。指导教师点评和总结等。

【附1】几种常用心理测验

1. 韦克斯勒智力量表 韦克斯勒智力量表简称韦氏智力量表，由美国心理学家韦克斯勒编制，是进行临床智力评估和个别施测的工具，是世界上被公认的最具权威性的个人智力测验工具之一。由三套量表组成：韦氏成人智力量表（WAIS），适用于16岁以上成人；韦氏儿童智力量表（WISC），适用于6～16岁儿童少年；韦氏学龄前及学龄初儿童智力量表（WPPIS），适用于3～6.5岁儿童。

韦氏智力量表在世界各地有多个翻译版和修订本。我国儿少卫生领域多使用林传鼎等根据韦氏儿童智力量表修订版（WISC-R，1973），调整部分内容和顺序，并实现中文标准化的“韦氏儿童智力量表中国修订版”（WISC-CR），用言语智商、操作智商、总智商作为智力衡量指标。1986年，龚耀先主持全国标准化常模修订，对量表内容作进一步调整修改，制订出城、乡两套版本的测评工具。2006年经美国培生测评公司授权，由张厚粲主持，在韦氏儿童智力量表第3版基础上进行韦氏儿童智力量表第4版（WISC-Ⅳ）的修订，2008年完成。第4版的内容比旧版本更完善，操作更简便、测评更精确。

韦氏儿童智力量表第4版共有14个分测验，可导出5个合成分数，即总智商、言语理解指数、知觉推理指数、工作记忆指数和加工速度指数。14个分测验分别被确定为核心分测验或补充分测验，后者提供认知、智力功能方面的更宽泛样本，并可作为核心分测验的替代测验使用。各指数所含核心分测验、补充分测验项目等，见表8-57。

表 8-57　各指数包含的核心分测验和补充分测验项目情况

合成指数	核心分测验	补充分测验
总智商		
言语理解指数	类同、词汇、理解	常识
知觉推理指数	积木、图画概念、矩阵推理	填图
工作记忆指数	背数、字母-数字排序	算术
加工速度指数	译码、符号检索	划消

核心分测验中，类同、词汇、理解构成言语理解指数；积木、图画概念、矩阵推理构成知觉推理指数；背数、字母-数字排序构成工作记忆指数；译码、符号检索构成加工速度指数。补充分测验中，常识补充言语理解指数；填图补充知觉推理指数；算术补充工作记忆指数；划消补充加工速度指数。量表中各分测验的题目按难度递增，顺序排列；每个分测验的施测，都有与年龄相对应的起始点。测试中按顺序将各分测验题目展示给受试儿，当其连续得 0 分的题目数达到指定数量时，停止测验。对有时间限制的分测验要严格记录受试儿完成回答的时间，对快速而准确的回答有速度加分。完成核心分测验的全部测试需 65～80min。测试中，先根据记分标准记录原始分，再按受试儿年龄换算成量表分，进而计算总智商和各指数分值（均用 IQ 表示）。根据各指数分值可判定出受试儿各指数水平的差异；通过各分测验分值确定受试儿的强项和弱项，进而全面分析其各方面的发展水平及能力。相关解释应由专业心理工作者进行。

韦氏智力量表测出的智商（IQ）平均值为 100 分，标准差为 15 分。可分下列等级：≥130 分，非常优秀；120～129 分，优秀；110～119 分，中上；90～109 分，中等；80～89 分，中下；70～79 分，临界；≤69 分，智力低下。

2. 症状自评量表　症状自评量表（symptom checklist 90，SCL-90），又名 90 项症状清单，现版本由 Derogatis 于 1973 年编制，在国外应用甚广，20 世纪 80 年代引入中国，最初由王征宇翻译成中文，后经金华、吴文源等主持的全国协作组在国内 13 个地区采样并制订了常模。2002 年刘恒等又对中学生群体进行了大规模测评。可评定 14 岁以上人群的心理状况。

SCL-90 共有 90 个项目，包含有较广泛的精神症状学内容，从感觉、情感、思维、意识、行为直至生活习惯、人际关系、饮食睡眠等均有涉及，并采用 9 个因子分别反映 9 个方面的心理症状情况。该量表具有容量大、反映症状丰富、更能准确刻画被试的自觉症状等特点。它的每一个项目均采取 5 级评分制，分别是：①没有：自觉无该项症状（问题），记 1 分；②轻度：自觉有该项症状，但对受检者并无实际影响或影响轻微，记 2 分；③中等：自觉有该项症状，对受检者有一定影响，记 3 分；④偏重：自觉常有该项症状，对受检者有相当程度的影响，记 4 分；⑤严重：自觉该症状的频度和强度都十分严重，对受检者的影响严重，记 5 分。“影响”包括症状所致的痛苦和烦恼，也包括症状造成的心理社会功能损害。作为自评量表，“轻、中、重”具体含义由自评者自己去体会，不必做硬性规定。

9 个因子的含义及所包含项目为：

（1）躯体化：包括 1、4、12、27、40、42、48、49、52、53、56 和 58，共 12 项。该因子主要反映主观的身体不适感。

（2）强迫症状：包括 3、9、10、28、38、45、46、51、55 和 65，共 10 项，反映临床上的强迫症状群。

（3）人际关系敏感：包括 6、21、34、36、37、41、61、69 和 73，共 9 项。主要指某些个人不自在感和自卑感，尤其是在与他人相比较时更突出。

（4）抑郁：包括 5、14、15、20、22、26、29、30、31、32、54、71 和 79，共 13 项。反映与临床上抑郁症状群相联系的广泛的概念。

（5）焦虑：包括 2、17、23、33、39、57、72、78、80 和 86，共 10 项。指在临床上明显与焦虑症状群相联系的精神症状及体验。

（6）敌对：包括 11、24、63、67、74 和 81，共 6 项。主要从思维，情感及行为三方面来反映敌对表现。

（7）恐怖：包括 13、25、47、50、70、75 和 82，共 7 项。它与传统的恐怖状态或广场恐怖所反映的内容基本一致。

（8）偏执：包括 8、18、43、68、76 和 83，共 6 项。主要是指猜疑和关系妄想等。

（9）精神病性：包括 7、16、35、62、77、84、85、87、88 和 90，共 10 项。其中有幻听、思维播散、被洞悉感等反映精神分裂样症状项目。

此外，还有 19、44、59、60、64、66 及 89 共 7 项，未能归入上述因子，它们主要反映饮食及睡眠情况，在有些资料分析中，将之归为因子 10“其他”。

SCL-90 的统计指标最常用的是总分和因子分。总分即 90 个项目单项分之和。因子分即组成某一因子的各项目总分除以组成某一因子的项目数。总分反映病情严重程度，总分变化反映病情演变。反映自我感觉不佳项目范围及其程度的阳性项目及阳性均分，也可在一定程度上代表其严重性。每一因子反映受检者某一方面的症状情况，通过因子分可以了解受检者的症状分布特点，并可作轮廓图分析，症状自评量表见表 8-58。

表 8-58　症状自评量表（SCL-90）

注意：以下表格中列出了有些人可能会有的问题，请仔细阅读每一条，然后根据最近 1 周以内下述情况影响您的实际感觉，在 5 个选项中选择一项划“√”

题目	没有	很轻	中等	偏重	严重
（1）头痛					
（2）神经过敏，心中不踏实					
（3）头脑中有不必要的想法或字句盘旋					
（4）头晕或昏倒					
（5）对异性的兴趣减退					
（6）对旁人责备求全					
（7）感到他人能控制你的思想					
（8）责怪他人制造麻烦					
（9）忘性大					
（10）担心自己的衣饰整齐及仪态的端正					
（11）容易烦恼和激动					
（12）胸痛					
（13）害怕空旷的场所或街道					
（14）感到自己的精力下降，活动减慢					
（15）想结束自己的生命					
（16）听到旁人听不到的声音					
（17）发抖					
（18）感到大多数人都不可信任					
（19）胃口不好					
（20）容易哭泣					
（21）同异性相处时感到害羞，不自在					
（22）感到受骗，中了圈套或有人想抓住你					
（23）无缘无故地突然感到害怕					
（24）自己不能控制地在发脾气					
（25）怕单独出门					
（26）经常责怪自己					

续表

题目	没有	很轻	中等	偏重	严重
（27）腰痛					
（28）感到难以完成任务					
（29）感到孤独					
（30）感到苦闷					
（31）过分担忧					
（32）对事物不感兴趣					
（33）感到害怕					
（34）感情容易受到伤害					
（35）旁人能知道你的私下想法					
（36）感到别人不理解你、不同情你					
（37）感到人们对你不友好、不喜欢你					
（38）做事必须做得很慢以保证做得正确					
（39）心跳得很厉害					
（40）恶心或胃部不舒服					
（41）感到比不上他人					
（42）肌肉酸痛					
（43）感到有人在监视你、谈论你					
（44）难以入睡					
（45）做事必须反复检查					
（46）难以作出决定					
（47）怕乘电车、公共汽车、地铁或火车					
（48）呼吸有困难					
（49）一阵阵发冷或发热					
（50）因害怕而避开某些东西、场合、活动					
（51）脑子变空了					
（52）身体发麻或刺痛					
（53）喉咙有梗塞感					
（54）感到前途没有希望					
（55）不能集中注意					
（56）感到身体的某一部分软弱无力					
（57）感到紧张或容易紧张					
（58）感到手或脚发重					
（59）想到死亡的事					
（60）吃得太多					
（61）别人看着你或谈论你时感到不自在					
（62）有一些不属于你自己的想法					
（63）有想打人或伤害他人的冲动					
（64）醒得太早					
（65）必须反复洗手、点数目、触摸某些东西					
（66）睡得不稳不深					
（67）有想摔坏或破坏东西的冲动					
（68）有一些他人没有的想法或念头					
（69）感到对他人神经过敏					
（70）在商店、电影院等人多的地方不自在					
（71）感到任何事情都很困难					
（72）一阵阵恐惧或惊恐					
（73）感到在公共场合吃东西很不舒服					

续表

题目	没有	很轻	中等	偏重	严重
（74）经常与人争论					
（75）单独一人时神经很紧张					
（76）别人对你的成绩没作出恰当的评价					
（77）即使和别人在一起也感到孤单					
（78）感到坐立不安、心神不定					
（79）感到自己没有什么价值					
（80）熟悉的东西变成陌生或不像是真的					
（81）大叫或摔东西					
（82）害怕会在公共场合昏倒					
（83）感到别人想占你的便宜					
（84）为一些有关“性”的想法而很苦恼					
（85）认为应该为自己的过错而受到惩罚					
（86）感到要赶快把事情做完					
（87）感到自己的身体有严重问题					
（88）从未感到和其他人很亲近					
（89）感到自己有罪					
（90）感到自己的脑子有毛病					

3. 青少年手机使用依赖自评问卷 青少年手机使用依赖自评问卷（self-rating questionnaire for adolescent problematic mobile phone use，SQAPMPU）是陶芳标等于2012年编制，用于青少年自我评估手机使用行为的问卷（表8-59）。问卷共13个项目，分3个维度。

表8-59 青少年手机使用依赖自评问卷（SQAPMPU）

注意：以下表格中列出了有些人可能会有的问题，请仔细阅读每一条，然后根据下述情况影响您的实际感觉，在5个选项中选择一项划“√”

题目	从不	偶尔	有时	经常	总是
（1）我总觉得使用手机的时间不够					
（2）当我企图减少或停止使用手机时，我会觉得沮丧、心情低落或脾气易躁					
（3）我玩手机过多导致睡眠不足					
（4）当因上课、聚餐等而必须关机时，会感到烦躁					
（5）我有时候宁愿拿着手机玩，也不愿意处理其他一些更紧迫的事					
（6）当手机有一段时间没有响，我的脑海会开始浮现手机有未接来电的念头					
（7）我觉得需要花更多的时间在手机上才能得到满足					
（8）当我幻听到手机铃声响起或震动时，总会下意识拿出手机查看					
（9）因为使用手机的关系，我平时休闲活动时间减少了					
（10）我时常做有关手机的梦					
（11）一段时间不查看手机是否有信息或不开机，会令我感到焦虑					
（12）使用手机直接影响了我的学习或工作效率					
（13）如果没有手机我会感到不知所措					

（1）戒断症状：包括2、4、6、8、11和13共6条。

（2）渴求性：包括1、7和10共3条。

（3）身心影响：包括3、5、9和12共4条。

问卷采用5级评分，将13个条目得分相加可到总分。总分越高，表明对手机依赖的程度越高；按照总分的第75百分位数划分，$<P_{75}$表示无手机依赖行为，$\geqslant P_{75}$表示有手机依赖行为；$\geqslant P_{95}$表示有严重手机依赖行为。根据自己的情况进行评分：从不，0；偶尔，1；有时，2；经常，3；总是，4。

4. 匹兹堡睡眠质量指数量表 匹兹堡睡眠质量指数量表（pittsburgh sleep quality index，PSQI）是由丹尼尔·J. 博伊斯（Daniel J. Buysse）及其同事于1989年编制的睡眠质量自评量表（表8-60）。由于该量表信度、效度较高，且简单易行，已经成为国内外研究睡眠质量的常用量表。参与计分的18个自评条目可组合成7个因子，包括睡眠质量、入睡时间、睡眠时间、睡眠效率、睡眠障碍、催眠药物、日间功能障碍。每个成分按0～3分计分，总分为21分，得分越高则表明被调查者睡眠质量越差，以PSQI总分＞7分作为判断睡眠障碍的标准。各因子含义及计分方法如表8-61所示。

表 8-60　匹兹堡睡眠质量指数量表（PSQI）

请根据您近1个月实际情况，回答下列问题：

条目	项目	评分			
		0分	1分	2分	3分
1	近1个月，晚上上床睡觉通常在_____点钟				
2	近1个月，从上床到入睡通常需要______min	□≤15min	□16～30min	□31～60min	□≥60min
3	近1个月，通常早上_____点钟起床				
4	近1个月，每夜通常实际睡眠_____h（不等于卧床时间）				
5	近1个月，因下列情况影响睡眠而烦恼				
	a.入睡困难（30min内不能入睡）	□无	□＜1次/周	□1～2次/周	□≥3次/周
	b.夜间易醒或早醒	□无	□＜1次/周	□1～2次/周	□≥3次/周
	c.夜间去厕所	□无	□＜1次/周	□1～2次/周	□≥3次/周
	d.呼吸不畅	□无	□＜1次/周	□1～2次/周	□≥3次/周
	e.咳嗽或鼾声高	□无	□＜1次/周	□1～2次/周	□≥3次/周
	f.感觉冷	□无	□＜1次/周	□1～2次/周	□≥3次/周
	g.感觉热	□无	□＜1次/周	□1～2次/周	□≥3次/周
	h.做噩梦	□无	□＜1次/周	□1～2次/周	□≥3次/周
	i.疼痛不适	□无	□＜1次/周	□1～2次/周	□≥3次/周
	j.其他影响睡眠的事情	□无	□＜1次/周	□1～2次/周	□≥3次/周
	如有，请说明：				
6	近1个月，总的来说，您认为您的睡眠质量：	□很好	□较好	□较差	□很差
7	近1个月，您用药物催眠的情况：	□无	□＜1次/周	□1～2次/周	□≥3次/周
8	近1个月，您常感到困倦吗？	□无	□＜1次/周	□1～2次/周	□≥3次/周
9	近1个月您做事情的精力不足吗？	□没有	□偶尔有	□有时有	□经常有

表 8-61　PSQI 各因子计分方法

成分	内容	评分			
		0分	1分	2分	3分
A. 睡眠质量	条目6计分	□很好	□较好	□较差	□很差
B. 入睡时间	条目2和5a计分累计	□0分	□1～2分	□3～4分	□5～6分
C. 睡眠时间	条目4计分	□＞7h	□6～7h（不含6h）	□5～6h（含6h）	□＜5h
D. 睡眠效率	以条目1、3、4的应答计算睡眠效率*	□＞85%	□75%～84%（不含75%）	□65%～75%（含75%）	□＜65%
E. 睡眠障碍	条目5b～5j计分累计	□0分	□1～9分	□10～18分	□19～27分
F. 催眠药物	条目7计分	□无	□＜1次/周	□1～2次/周	□≥3次/周
G. 日间功能障碍	条目8和9的计分累计	□0分	□1～2分	□3～4分	□5～6分

*睡眠效率计算方法：

$$\text{睡眠效率}=\frac{\text{条目4(睡眠时间)}}{\text{条目3(起床时间)}-\text{条目1(上床时间)}}\times 100\%$$

PSQI 总分=A+B+C+D+E+F+G

0～5分睡眠质量很好；6～10分睡眠质量尚可；11～15分睡眠质量一般；16～21分睡眠质量很差。

（1）睡眠质量（subjective sleep quality）：根据项目 6 的应答计分，“很好”计 0 分，“较好”计 1 分，“较差”计 2 分，“很差”计 3 分。

（2）入睡时间（sleep latency）：包含项目 2 和 5a，其中：项目 2 的计分为“≤15min”计 0 分，“16～30min”计 1 分，“31～60min”计 2 分，“>60min”计 3 分；条目 5a 的计分为“无”计 0 分，“<1 次/周”计 1 分，“1～2 次/周”计 2 分，“≥3 次/周”计 3 分。累加项目 2 和 5a 的计分，若累加分为“0”计 0 分，“1～2 分”计 1 分，“3～4 分”计 2 分，“5～6 分”计 3 分，即为入睡时间得分。

（3）睡眠时间（sleep duration）：根据条目 4 的应答计分，“>7h”计 0 分，“6～7h”计 1 分，“5～6h”计 2 分，“<5h”计 3 分。

（4）睡眠效率（habitual sleep efficiency）：睡眠效率“>85%”计 0 分，“75%～84%”计 1 分，“65%～75%”计 2 分，“<65%”计 3 分。其中：

床上时间=起床时间（条目 3）–上床时间（条目 1）

睡眠效率=睡眠时间（条目 4）/床上时间×100%

（5）睡眠障碍（sleep disturbance）：包含项目 5b～5j；项目 5b～5j 应答计分为“无”计 0 分，“<1 次/周”计 1 分，“1～2 次/周”计 2 分，“≥3 次/周”计 3 分。累积 5b～5j 各项目分，若累积分为“0”计 0 分，“1～9 分”计 1 分，“10～18 分”计 2 分，“19～27 分”计 3 分。

（6）催眠药物（used sleep medication）：根据项目 7 计分，“无”计 0 分，“<1 次/周”计 1 分，“1～2 次/周”计 2 分，“≥3 次/周”计 3 分。

（7）日间功能障碍（daytime dysfunction）：包含项目 8 和 9，其中：项目 8 计分为“无”计 0 分，“<1 次/周”计 1 分，“1～2 次/周”计 2 分，“≥3 次/周”计 3 分；项目 9 计分为“没有”计 0 分，“偶尔有”计 1 分，“有时有”计 2 分，“经常有”计 3 分。累积项目 8 和 9 得分，若累积分为“0”则为 0，“1～2 分”计 1 分，“3～4 分”计 2 分，“5～6 分”计 3 分。PSQI 总分为七个成分得分相加。

【附 2】实验报告摘编　某市青少年手机使用依赖情况调查

随着智能化手机的普及，青少年可方便快捷地从手机上得到信息，体验到快速更新的信息带来的新鲜感和刺激体验，对于身心尚未完全成熟的青少年学生来说极易受到诱惑，如果不能引导他们正确地认识和使用手机，这些都可能带来更严重的后果。为此，本次计划对某市青少年手机使用成瘾情况进行调查。

1. 对象与方法

（1）对象：采用整群随机抽样的方法，选取某市地区普通、重点不同类型的初高中一、二、三年级学生，共发放问卷 1620 份，经过筛查剔除后得到有效问卷 1396 份，有效应答率为 86.17%。被试的平均年龄为 15.36 岁（s=1.37 岁）。

（2）方法：调查内容包括学生的性别、年级、年龄、是否独生子女、是否单亲家庭、是否重点学校、父母受教育程度、家庭月收入等人口学变量方面的基本情况；全体被试进行手机使用成瘾问卷调查。采用陶芳标等编制的青少年手机使用依赖自评问卷（SQAPMPU）。以初中生总分为 36 分、高中生总分为 41 分划界为手机使用严重依赖。

采用 Epi Data 3.1 建立数据库，用 SPSS 21.0 进行统计学分析。采用卡方检验进行率的差异性检验，检验水准 α=0.05。

2. 结果

（1）手机使用严重依赖的性别差异比较：结果显示，符合手机使用严重依赖的有 76 人，检出率为 5.44%，其中男生为 7.0%，女生为 4.3%，男生高于女生，差异有显著性（P<0.05），见表 8-62。

表 8-62　手机使用严重依赖检出率在男女中学生中分布比较

组别	男	女	χ^2值	P值
严重依赖组	41（7.0%）	35（4.3%）	4.73	0.03
非严重依赖组	545（93.0%）	775（95.7%）		

（2）初、高中学生手机使用严重依赖的差异比较：结果表明手机使用严重依赖检出率在初、高中学生中的差异无显著性（P＞0.05），见表 8-63。

表 8-63　手机使用严重依赖检出率在初、高中学生分布比较

组别	初中	高中	χ^2值	P值
严重依赖组	40（6.6%）	36（4.6%）	2.78	0.095
非严重依赖组	566（93.4%）	754（95.4%）		

（3）手机使用严重依赖的年级差异比较：结果表明，初、高中学生手机使用严重依赖在年级方面差异无显著性（P＞0.05），见表 8-64、表 8-65。

表 8-64　手机使用严重依赖在初中各年级学生中分布比较

组别	初一	初二	初三	χ^2值	P值
严重依赖组	5（4.1%）	22（7.1%）	13（7.5%）	1.58	0.455
非严重依赖组	117（95.9%）	288（92.9%）	161（92.5%）		

表 8-65　手机使用严重依赖在高中各年级学生中分布比较

组别	高一	高二	高三	χ^2值	P值
严重依赖组	5（3.1%）	18（5.1%）	13（4.6%）	1.01	0.604
非严重依赖组	154（96.9%）	332（94.9%）	268（95.4%）		

3. 讨论　本次调查中，手机使用严重依赖的报告率为 5.44%。从总体上来看，该次的调查结果不高于全国其他研究者在中学生中使用相同量表所得的结果。

青少年学生手机使用严重依赖在性别上差异有显著性，这可能是由于中国传统文化认为男性可以有更大的社交网络，同时他们在遇到困难和挫折时大多不愿意或者无法求助他人或者与他人交流，这样男生更愿意转向手机、手机网络等发泄情绪，缓解压力；而女生则可以偶尔示弱，更习惯向别人倾诉来获得慰藉和支持。

初、高中两个学习阶段的中学生手机使用严重依赖检出率差异无显著性，可能是作为青少年成长阶段中两个持续时间较长的连续的发展阶段，生活环境和学习环境在这两个时期中并未有明显的变化，家长和学校对学生的学习成绩高度重视，控制手机使用。

手机使用严重依赖在年级间的差异无显著性，初、高中生的手机使用严重依赖率随着年级的改变并未有显著的变化。该结果和雷蕾等的研究结果不一致，研究发现青少年学生手机使用严重依赖检出率随着年级显著上升。本次调查结果可能与该地区家长和学校严格控制学生手机使用有关。

4. 结论与建议　本调查结果显示，本次调查对象的手机使用严重依赖检出率不高，男生高于女生。所处的中学学习阶段及年级对手机使用严重依赖行为的影响无显著性，其原因值得进一步研究。

（贾海莲）

实验十七　学习疲劳测定方法

学习疲劳时，脑力工作能力和某些器官的生理功能下降。测定疲劳，可较好地反映大脑皮质的功能状态。

【实验目的】　①掌握学习疲劳测定的几种常用方法。②熟悉学习疲劳测定的仪器和工具。③了解学习疲劳测定的原理。

一、短时记忆量测定

1. 原理　根据大脑对信息编码、储存、提取流程，可把记忆分为瞬间记忆、短时记忆和长时记忆。其中，短时记忆的测量应用最广泛，也最简便；其常用测试的形式有数字记忆广度法、空间位置记忆广度法、再现记忆广度法；常用测试的方法有图形再认、视觉记忆、词汇记忆（最常用）等。此外，还有以上测量内容组成的各种成套记忆测验。当脑力工作能力下降而出现疲劳时，大脑皮质对信息的编码、贮存能力将下降，表现为短时记忆量减少、记忆时间缩短。

2. 方法　将 20 个在概念上无关联、笔画数相近、受试者认识的词汇，以 2s 一个单词的速度连续显示，要求受试者立即在 1min 内默写出所记住的词（不要求按显示顺序）。

3. 评价　通过计算默对率（式 8-12）评价短时记忆效果。若工作后默对率下降，表示疲劳已出现，但不能区分是早期疲劳还是显著疲劳。也可计算全体受试者中的疲劳发生率或平均默对率，作为集体评价指标。

$$默对率(\%)=\frac{默写正确的字数}{显示总字数}\times 100\% \qquad (8\text{-}12)$$

二、明视持久度测定

1. 原理　当大脑皮质兴奋性降低时，注意力不集中，视觉分析功能下降，眼能清晰分辨细小对象的能力减弱，眼注视物体的明视时间减少。明视时间和注视总时间的百分比称明视持久度，是反映视觉和心理功能（注意力）的综合指标。通常使用立体方块图法测量明视持久度。

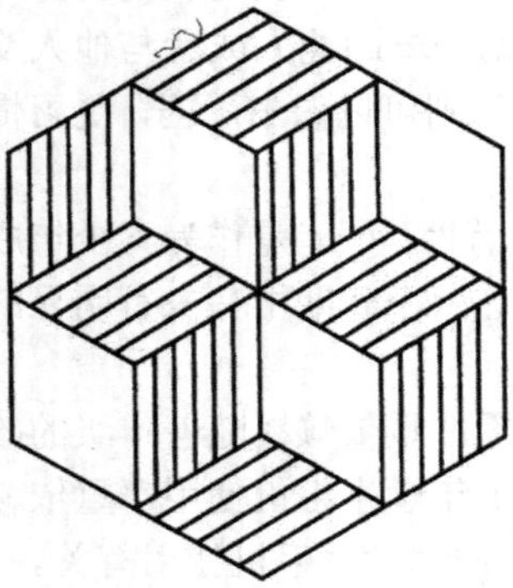

图 8-5　立体方块图

2. 方法　使用立体方块图（图 8-5）。该图是在白色背景上呈“品”字形排列的三个立体方块图，方块每边长 1cm。测试基本条件是：室内照度恒定；立体方块图表面照度在 100～150lx，均匀无暗区；立体方块图置于与受试者眼睛高度齐平前方 30～40cm 处。

操作时，测试者和受试者都手持秒表，测试者发出“开始”口令，并用秒表计时。当受试者眼前呈正“品”字时，手指向上指出表示；当眼前呈倒“品”字时，手指向下指。测试者用秒表在规定时间（3min）内记录方块是正“品”字的累计总时间，即明视时间。明视时间占注视总时间的百分比称明视持久度。

3. 评价　测试完毕后，根据式（8-13）计算明视持久度。若工作后明视持久度较工作前下降，且超过基线值的 10%，提示大脑皮质工作能力下降，疲劳出现，但不能区分是早期疲劳还是显著疲劳。

$$明视持久度=\frac{明视时间(s)}{注视总时间(s)}\times 100\% \qquad (8\text{-}13)$$

三、闪光融合临界频率测定

1. 原理　当闪烁光的闪烁频率逐渐增大到一定程度时，人的眼便会感觉为融合光。从闪光感觉到融合感觉（或相反）变化瞬间的闪烁频率，即闪光融合临界频率。此临界频率值的大小与人的大脑工作能力密切相关。大脑工作能力降低，则视觉分析功能较差，闪光融合临界频率值减小。

2. 方法　闪光融合频率仪（亮点闪烁仪）由观察筒和频率指示器（主试机）两部分组成。操作过程如下：

（1）将受试者的观察筒和主试机连接起来，接通电源。将背景光强度、亮点强度、亮黑比（亮点强度/背景光强度）、亮点颜色都选择固定在所需位置，测亮点闪烁的临界频率。主试和受试者对亮点的颜色选择需一致。

（2）嘱受试者双眼紧贴观察筒，观察位于视觉中央的亮点。

（3）受试者开始观察时看不到亮点闪烁，通过自己转动频率旋钮，到刚见到亮点闪烁时立即停止转动，向主试报告；主试记下此时显示的闪烁频率。若开始能见到亮点闪烁，则将频率调快到刚看起来不闪烁（融和）时立即停止转动，记录该频率。在融合点附近反复测三次，取平均值。

（4）若要检测亮点在不同颜色时的闪烁临界频率，主试转动光点颜色旋钮，选定一种颜色，并告诉被受试者该颜色；受试者同时转动选色旋钮，选定同一颜色，然后开始测试。

3. 评价　若工作后的临界频率值较工作前减少，提示已出现疲劳，但不能区分是早期疲劳还是显著疲劳。

四、剂量作业试验（校字法）

剂量作业可提供与学习疲劳相关的客观数据，常见校字法（安菲莫夫校字表或英文字母表）、校数字法（阿拉伯数字法）、校图形法（几何图形、钟形表）、心算法（心算数字题）等。要求受试者在限定的时间内完成指定的作业，根据其完成作业的数量和产生的错误，判断高级神经功能状态。将单位时间内完成的作业量作为工作速度指标，主要反映大脑皮质的兴奋过程；将完成作业过程中产生的错误率，作为工作正确性指标，主要反映大脑皮质的内抑制过程。疲劳时高级神经活动出现障碍，完成作业的速度减慢而错误增加。所以，可根据两次（如课前和课后）的测定结果，判断是否有疲劳出现。

1. 原理　校字法，又称划字法。安菲莫夫校字表于 20 世纪 60 年代从苏联引进，是剂量作业实验的经典方法。该表由 A、B、C、E、H、K、N、X 共 8 个字母随机组成，每个字母各出现 150 次，共 1200 个字母。测试有两种形式：简易式和带抑制条件式。简易式只要求受试者在规定时间内删去指定的字母，如“A”或“E”；带抑制条件式难度较大，如删去 C 后面的 A，而其他字母后面的 A 不删除，C 即为抑制条件，适用于年龄较大的儿童青少年，能更确切地反映皮质的功能状态。

2. 方法　测试时，先将校字表（图 8-6）发给受试者，步骤为：

（1）填好班级、姓名，准备好铅笔/圆珠笔，保证书写流畅。

（2）逐行从左至右，逐字查看，不得跳行、漏行。

（3）见指定字母就删除，如删去“H”；若发现错删，可在该字母下面画一条横线以示纠正。

（4）查阅字越多、漏字率越少，表明脑力工作能力越好；不能只追求速度，还要准确。

（5）听到“预备，删除 H，开始”口令，立即开始查阅并删除“H”；到规定时间（2min）结束，受试者立即停笔，在停笔字母的右侧划一休止符“‖”，上交。

（6）阅卷。逐字逐行检查错漏字数，用颜色笔圈住。计算休止符前的“总阅字数”和“应删字数”。漏查一行计一个错，该行阅字数、应删字数均不计入；合计错、漏字母和漏查行错误数，分别按式（8-14）、式（8-15）、式（8-16）计算下列指标：

学校_____班级_____姓名_______性别____学号_____
日期_______第_____次测验　第______节课(前/后)

KEXHBAEBXKNXBECKACNEABECAEKNACXKHCBKNBHE
HCBANXKXCAXNKHXNHECHBAHKENXCKBNHCANXEANX—80
ABXKACEHKXEHNEABKCEKHCAEKCABHCBKNXNHBXAB
NEHXBHNAHECABHEXCHNBKAXHEAHXKANEXBCXNACK—160
XBKNACHENCAHNCNBKCBAXKBENCBKHEXKENKEBXHC
BAHKEXKBHXCEABKEXANKHCEBKHNAEXHBNEXKHCNA—240
HXENACBANCKBCANCNKEXNEXCABXKHNACKXHNEBKH
CBXHCNCXKANEAXBKHENCABKEXCAXNXHKCBKENHEB—320
HKNEXCAKNXABEHANCXABHKCBHKXEBHAENHAKEHBX
BECXBAKCHNXCNXHBEKCABEKCNBAKNCHABNEXCAHE—400
XNAKHENBNKAXKBNCHEBEXCHKAHBCKNBHEXANKXEC
ACXEKAXCACKHBXHKBAHCENKBHNXEABKEXABKEHCN—480
KHNAEBHXCKXEHCNAHXEXACBANCBNCABCENAXNEXA
CKBNHXCBKEHNEBHKXENCBKAXKHNAKCXHNEBAHCBX—560
NCHBXKAHEACBKHENCABKEXCAXNBHCKBKEHNEANXE
AHBNACXABKNCEXKHEBHANEHKAHECXBECXABKCHNX—640
KBNCXEHCABENXKHCBEKBHXENCBAKNCNACBENAXKH
HNCENKAXCAHXKNCEHKBAXEKABEXNHKBXEKHABHBE—720
NHEKACKHBNXCAXEKBAXNKHEBCAEKANXBHCNXCBHA
BENHKXCNAHKXCABXENAXENCKEBCAKEHXBNCNHXCK—800
ABCEXNKAHXBEHNEAHBXEBHKCNHKCXANAHBEXANKC
CNXHKACXAKEACXBCEKEXKAHNXNAEKBXBCKHEBKNH—880
XAEXHBNKEXHCNACKEXBHCXEHNKCBANHABNCBKNCX
ENCBKAHXCEKABNEHNCABKEXCAXKHBKBEHKNEBHEA—960
KENHAXKCNHBXHBCXAENKECBXECNXAEHBANCKABHN
AHBNCAXABKNCEXKHEBHANEHKAHECXBECXABCKHNX—1040
KBNCXEHCABENXKHCBEKBHXENCBAKNCNACBENAXKH
HNCKNKAXCAHXKNCEHKBAXEKABEXNHKBXEKHABHBE—1120
NHEKACKHBNXCAXEIBAXNKHEBCAEKANXBHCNXCBHA
BENHKXCNAHKXCABXENAXENCKEBCAKEHXBNCNHXCK—1200

总阅字数______总应删数_____校字时间(分)_______错漏数_____
错误率(%)_____工作速度_____IMC 指数_____

图 8-6　剂量作业测定表（安菲莫夫校字表）

$$工作速度=\frac{阅字数(个)}{阅读时间(min)} \tag{8-14}$$

$$错误率(\%)=\frac{错漏数}{阅字数}\times 100\% \tag{8-15}$$

$$脑力工作能力指数(IMC)=工作速度\times\frac{应删数-错漏数}{应删数} \tag{8-16}$$

3. 评价　校字法既可以用于个体评价，也可以用于群体评价，结合运用上述指标，可将脑力工作前后的能力变化分为4类：Ⅰ为良好，即工作后阅字速度增加，错误率降低；Ⅱ为不变，即工作后两指标均无变化；Ⅲ为早期疲劳，即工作后阅字速度减慢，或错误率增加；Ⅳ为显著疲劳，即工作后阅字速度减慢，同时错误率减慢，此时工作能力指数明显降低。

群体评价可以以班级为单位进行，计算每次出现疲劳的人数、疲劳率（疲劳人数/受检总人数）；或先统计每次测验的阅字数、错误率、脑力工作能力指数均数（核心指数），然后用定基比分析疲劳率变化趋势；用指数均值做环比分析；分析学习中脑力工作能力的变化类型。

五、视觉运动反应时测定

1. 原理　从机体接受刺激到产生反应的间隔时间，称为反应时。其过程是：先利用光刺激，同时结合语言指示，形成手指按压的条件反射；在此基础上测量从光刺激信号出现到手指出现按压动作之间的时间。疲劳时，大脑皮质细胞功能下降，条件反射活动也受影响，表现为反应时延长，反应量减少，反应错误增多。

2. 方法　仪器为视觉运动反应时测定仪，由刺激信号显示器、按压反应器、记录分析器、结果输出等四部分组成。测定时，要求受试者将右手食指放在按压反应器上，注意力集中，眼睛注视信号显示器，看到某颜色光时立刻按压电键，而看到另一种颜色光时不按压。测定有简单和复杂两种，前者只有阳性信号；后者既有阳性又有阴性信号。

3. 评价　根据工作前后两次测定平均反应时的长短、错误反应率的大小来评价。若两项指标均无恶化，提示脑工作能力状况良好，未出现疲劳；若其中一项指标恶化，提示早期疲劳；若两项指标均恶化，提示显著疲劳。

（贾海莲）

实验十八　教室环境的卫生调查与评价

【实验目的】　本实验为设计性实验。通过对学校教室的卫生学评价和相关因素开展专题调查，学会自主设计、制订教室等学校教室环境要素的卫生学调查与评价实施方案，熟悉主要卫生学指标（采光照明及课桌椅）的测量、仪器使用和评价方法；实地参与现场调查和收集数据信息，初步掌握学校教学环境卫生专题调查分析报告的撰写方法，提高学校卫生实践工作能力和自主创新能力。

【实验内容】

1. 确定设计性实验题目　学生在学校本教材理论知识基础上，阅读本实验目的，根据自己的兴趣、爱好和知识水平，每4～5人一组，自主确定实验题目。

一般来说，学生首先要熟悉教室卫生学评价要素和指标，结合现实意义，同时还需考虑调查实施的可行性来选择题目。

（1）小学生课桌椅分配符合情况调查。

（2）不同类型学校教室采光和噪声卫生学评价。

（3）不同灯具教室的照明卫生学评价。

（4）桌椅高差与学生坐姿的关联性调查。

（5）中小学校教室内黑板卫生质量的调查。

（6）学校教室空气卫生状况调查。

（7）学校教室寒冷季节空气卫生状况及相关因素调查。

（8）学校教学环境的预防性卫生监督调查。

建议教师利用一节课时间指导学生确定设计性实验题目。可以给学生介绍查阅资料和中外期刊的一般方法，介绍学校教学环境卫生相关国家卫生标准及技术规范等，为学生提供一些调查研究的科研思路，鼓励学生开动脑筋、勇于创新。

2. 设计完成实验方案　在确定设计性实验选题后，接下来可以利用一周左右时间，由学生自主制订有关学校教学环境卫生学评价的设计性实验方案。

教室是学生的重要学习环境，它在建筑和设备方面是否符合卫生学要求，将直接影响学生的健康、生长发育及学习效果。因此，应根据国家有关法规和卫生标准，对教室进行预防性、经常性卫生监督。教室卫生监督一般在全面调查基础上，侧重于采光照明及课桌椅的评价。

（1）背景和实验目的：提出计划调查的学校教学环境要素内容（如教室的采光照明、课桌椅配置、室内空气污染物等），阐述其卫生学评价和关联因素分析的公共卫生意义，明确本次实验设计的目的。

（2）调查样本选取方法和数量：调查样本量和选取方法的确定，应调查的具体内容而有所不同。以教室卫生学评价为例，应根据学校教室的设置情况抽样，首先确定需要调查的教室数，然后按学校教室的结构、层次、朝向、单侧/双侧采光类型等分层，从中抽取有代表性的教室进行调查。根据《学校卫生综合评价》（GB/T 18205—2012）要求，每个被评价学校应抽取不少于 6 间教室（主要评价内容和采光照明、课桌椅卫生指标测量方法及评价见附 1）。

（3）主要指标测量所需要的材料、仪器设备和方法：根据检索到的学校教学环境相关的卫生标准规定内容，确定主要指标测量所需要的实验材料、仪器设备和测量方法。必要时，进行预实验，验证每一重要指标的重测一致性和测量者间一致性。

（4）调查结果记录和数据分析方法：编制调查记录表或调查问卷，全面、有序地记录实验或调查中的各种数据和信息，并提出数据统计分析和评价的策略与方法。

（5）预期结果和计划进度：按照实验设计，从理论上提出预期结果和假设，这也为实际结果的解释奠定必要的基础。而一个周密的行动计划则是顺利推进实施的关键。

在此期间，指导教师应根据实验室条件及实验方案的可行性等提出修改意见，学生则根据教师修改意见对方案进行修改。举行开题报告会，每个小组介绍实验设计方案，由指导教师和全体学生针对可能出现的问题进行提问、答辩，共同讨论设计上的优缺点，教师着重在实验技术路线的可行性和方法学方面进行点评。学生根据讨论结果进一步修改实验方案，提交一份规范的实验开题报告。每组也要上交一份详细的实验材料和仪器设备清单，以方便教师提前做好实验实施前的准备工作。

3. 实施调查和分析报告 根据上述确定的实验方案，实施现场测量和评价，收集数据并整理分析。实验完成后，在教师的指导下完成专题调查报告（可参考附 2），内容包括：前言（背景和目的）、材料与方法、主要结果和发现、讨论与结论、重要参考文献，最好还能够总结实验成败的经验和教训，讨论进一步深入研究的实验计划。

最后，组织全班进行交流、讨论，各组学生以 PPT 的形式对实验进行总结汇报，组内成员也可以介绍分工及完成情况，对本设计性实验课开设的建议与要求等。指导教师作点评和补充。

【附 1】主要评价内容和采光照明、课桌椅卫生指标测量方法及评价

1. 主要评价内容

（1）一般情况：①学校名称、年级、班级、学生人数；教室位置（楼层），形状、门窗朝向、门窗数及配置等；教室的长、宽及净高；人均面积和容积。②黑板材料、颜色及反光情况；黑板的长、宽，黑板下缘距讲台面及讲台距地面的高度。③前排课桌前缘距黑板的距离，水平视角和垂直视角，最后一排课桌后沿与黑板的水平距离等。④教室通风换气和采暖设备情况；室内空气中 CO_2 含量及微小气候检测结果等。

（2）自然采光：①教室主要采光窗的朝向，采光方式（单侧或双侧、左侧或右侧）。②窗台高度，窗上缘至天棚距离，窗上缘至地面高度，窗间墙宽，窗与前、后墙距离，窗玻璃或透光面积，玻璃清洁情况，窗外遮挡情况（树木、建筑物和间距）。③墙壁、天棚颜色及反射系数，墙裙高度和颜色；有无纱窗和窗帘。④室深系数、玻地面积比、投射角与开角。⑤课桌面和黑板面照度（最大、最小、平均），照度均匀度（最小照度/平均照度）。⑥教室课桌面采光系数最低值（注明测定时间及天气情况）。

（3）人工照明：①教室灯具种类、数量及配置情况（纵向或横向排列、灯间距、灯墙距、悬挂高度，黑板局部照明设置）。②每盏灯功率及总功率，平均每平方米功率。③灯管使用情况，是否需要清拭或更换。④课桌面、黑板面照度（最大、最小、平均）及照度均匀度；黑板、课桌面反射系数等。

（4）课桌椅：①课桌椅型式（单人或双人，连式或分离式）；颜色、材料及数量。②课桌长、宽，桌面（平面、斜坡，能否翻转）。③课桌椅排列情况，桌列间距，桌墙间距（与侧墙、后墙）；屉箱设置情况（封闭、揭盖），桌下空区及踏板。④各具桌高、椅高、桌椅高差及就座学生的身高（号数）。

2. 采光照明、课桌椅卫生指标测量方法及评价

（1）室深系数：是窗上缘距地面高与室进深之比，不应小于 1∶2。单侧采光时，用卷尺测量教室的宽（室进深）和窗上缘距地面的高度。例如，测得某教室窗上缘距地面高 2.9m，室宽 6.6m，则室深系数=2.9/6.6=0.44，故该教室的室深系数不符合采光卫生标准。

（2）窗地面积比：是指窗洞口面积与室内地面面积之比，不应小于 1∶5。例如，某教室采光窗 3 扇，窗洞尺寸 2100mm×2000mm，总面积 12.6m^2；教室尺寸 7000mm× 9000mm，地面面积 63.0m^2；则窗地面积比为 1∶5。故该教室的窗地面积比符合采光卫生标准。

窗地面积比是采光计算中的重要指标，是以窗洞面积估算透光面积。需要注意的是，不同光气候区、不同窗框材料将影响窗地面积比的估算。此外，木窗窗框、窗棂的遮光面积较铝窗大，近似的估算方法为木窗的实际透光面积约占窗洞面积的 65%。

（3）投射角和开角：投射角指室内工作面（课桌面）一点到窗侧所引水平线与该点到窗上缘（或窗外遮挡物顶部）间连线的夹角，不应小于 20°。开角指课桌面测定点到对面遮挡物（如建筑物）顶点连线与该测定点到教室窗上缘连线之间的夹角，不应小于 4°。一般选择室内离窗最远排的座位，先用卷尺测距离，再以三角函数法计算角度数，所得数据即为教室投射角和开角的最小值。

先测投射角：从欲测点 O 点引出甲、乙两线，甲线通过窗上缘相交于 A 点，乙线为从 O 点引向窗侧的水平线，与窗玻璃或墙相交于 B 点，$\angle AOB$ 即为投射角（图 8-7）。用卷尺分别测量 AB 和 BO 线长度，按三角正切法，求$\angle AOB$ 值。假设 AB=2.6m，BO=5.5m，则 $\tan\angle AOB=\dfrac{AB}{BO}=\dfrac{2.6}{5.5}=0.47$。查三角函数正切表，$\angle AOB$ 为 25°，即该教室课桌面上的最小投射角为 25°，符合采光卫生标准。再测开角：从 O 点向窗外最近建筑物（或遮挡物）顶部方向引丙线，与窗玻璃相交于 C 点，$\angle AOC$ 即为开角。测量 CB 线的长度，按三角函数正切法，先求$\angle COB$ 值；$\angle AOB$ 与$\angle COB$ 值相减即得开角（$\angle AOC$）值。假设 CB=2.0m，BO=5.5m，则 $\tan\angle COB=\dfrac{CB}{BO}=\dfrac{2.0}{5.5}=0.36$。查三角函数正切表，$\angle COB$ 为 20°，所以$\angle AOC=\angle AOB-\angle COB$=25°−20°=5°，即该教室课桌面上最小开角为 5°，符合采光卫生标准。

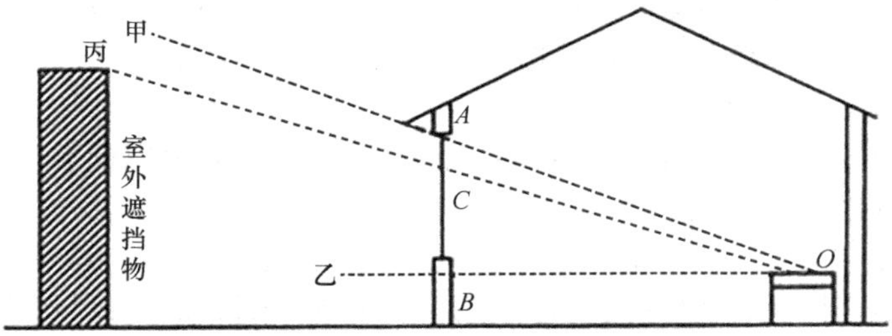

图 8-7　教室的投射角和开角测量（三角函数法）

（4）采光系数：又称自然照度系数，指室内给定工作面的天然光照度与同时室外开阔天空散射光（全阴天）的水平照度之比，具体计算公式见式（8-17），最低值不应低于 1.5%。对全年阴天数在 200 天以上、晨 8 时云量 7 级以上地区，课桌面采光系数最低值不应低于 2%。测量时关掉人工照明，选择光线最差的桌面测量室内照度，同时测室外照度。

$$采光系数=\frac{室内照度}{室外照度}\times 100\% \tag{8-17}$$

1）室内照度测量点选择：按相关标准（GB/T 5699—2017，GB/T 5700—2023，GB 7793-2010）根据教室大小，要求选定教室照度测量点。室内工作面测点高度一般为 0.7m 高的水平面，小学可适当降低。通道可取距地面 15cm 高的水平面。教室内照度测量的水平布点有以下 3 种方法：

A. 纵横线交叉布点（图 8-8）：测自然采光的室内照度时，先从采光窗和窗间墙的中点画数条平行横线，再按室宽在分别距内墙、外墙各 50cm 处的横线段内，画 4 等分纵向平行直线，取各纵横交叉处的 30 或 25 个点（最后排 5 点不测）测量。测人工照明的照度时，按室内灯的布置分别在灯下、灯间画若干条纵、横向平行线，取各纵横交叉处的数十个点为人工照明测点。

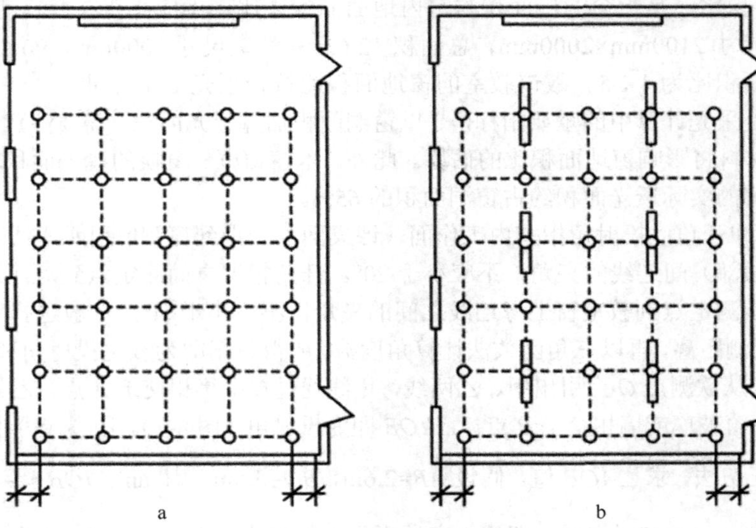

图 8-8　教室采光照明测定点

a. 教室采光的照度测点（按窗交叉布点）；b. 教室照明的照度测点（按灯交叉布点）

B. 等距布点：室内画纵、横向平行线各若干条，每条平行线间隔 1m（大阶梯教室取 2～4m）；以这些纵横交叉处形成的数十个点作为采光照明测点。

C. 自行选点：根据课桌椅的配置情况，选取均匀分布的 9、12、16 或 20 个点。测量黑板面照度时，可在黑板中横线上取左、中、右 3 点，左右各距黑板有效边缘 30cm；或在上下左右各距黑板边缘 10cm，横向均匀分布取 5 点，纵向取 3 点（共 15 点）为测点。只要测到的课桌面、黑板面的最低照度值达到标准，就可认为整个教室的自然采光或人工照明是合格的。

2）室外照度测量点的选择

A. 阴天时，周围无遮挡物的空地或建筑物的顶上，并且接收器应置于与周围建筑物或其他遮挡物的距离大于遮挡物高度的 6 倍处。

B. 晴天时，测量室外水平面天空光照度时，应使用表面涂黑的遮光球或遮光板（直径为 8cm）挡住直射光线，使照度计接收器刚好完全处于阴影之中，遮光球或遮光板与照度计接收器距离应大于 0.5m，测量点位置同样应大于教学楼高度的 6 倍。

C. 若仅有一台照度计，可在测定室内照度前后各测一次室外照度，取两者均值为室外照度值，以减少室外照度迅速变化所造成的误差。

3）照度计使用方法：照度主要的测量工具是照度计，这是一种利用光敏半导体元件的物理光电现象制成的测光仪器，由光接收器（硒光电池或硅光电池）和电流表组成。外来光线射到硒（或硅）光电池后，光电池即将光能转为电能，通过电流表显示出光的照度值，以勒克斯（lx）为单位。照度计的照度值可由数字显示或指针指示。

A. 打开电流表开关，校正“0”点，熟悉电流表的读数范围和方法。

B. 测量时，将光电系统的插头插入电流表插孔内，接收器感光面（加滤光罩）水平放在欲测量位置；打开滤光罩，选择适合测量挡位（如果显示屏左端只显示“1”，表示照度过量，需要按量程选择键调整测量倍数）。

C. 照度计开始工作，并在显示屏上显示照度值；显示数据不断变动，当显示数据稳定时，按下“HOLD”键，锁定数据；读取并记录照度值。照度值等于显示数字与量程值的乘积，如屏幕上显示“500”，右下角显示状态为“×10”，照度测量值则为 5000lx，即（500×10）。每一观测位点，连续读数 3 次并记录。

D. 测量完毕，关闭电流表电源开关，取下插头，接收器感光面盖上滤光罩，妥当放置。

E. 照度计使用注意事项：测量前将照度计的接收器曝光 2min 后再开始；测人工照明时，先打开白炽灯 5min（荧光灯 15min），待光源的光输出稳定后再测；各测点取 2～3 次读数均值，提高准确性；先用大的量程挡数，然后根据指示值大小逐步下调至适当的挡数，不允许在某挡满量程的 1/10 范围内测量；携带或运输中避免震动，放置环境要干燥，无腐蚀性气体，周围无强大磁场；不能用湿布擦拭电流表的有机玻璃罩，也不要用力擦拭，以防引起静电效应；每年校正一次照度计。

（5）人工照明：按上述无论哪种布点方式测量教室课桌面和黑板面照度，观察最低照度值是否符合国家要求，计算平均照度 E_{av} 及照度均匀度 U。照度均匀度取测量点中最小的照度作为最小照度 E_{min}，然后根据式（8-18）计算均匀度 U。

$$U=\frac{E_{min}}{E_{av}} \tag{8-18}$$

教室人工照明条件下，课桌面最低照度不低于 300lx，照度均匀度不低于 0.7；黑板面照度不低于 500lx，照度均匀度不低于 0.8。

（6）反射系数：室内各表面的反射系数可通过测量表面照度和反射照度计算获得。测量应选不受直接光影响的位置。如测墙壁表面反射系数时，以后墙离地面 1.2～1.5m 高的位置为测量点。测量时先将照度计的接收器贴在被测面上，测出其入射照度 E_R；然后将接收器的感光面对准墙壁表面的原位置，逐渐远离墙壁，待照度计值稳定后读取反射照度 E_f，根据式（8-19）求反射系数 ρ：

$$\rho=\frac{E_f}{E_R}\times 100\% \tag{8-19}$$

可在每个被测表面选 3～5 个测点，取其平均值为该测面的反射系数。

（7）课桌椅指标测量及评价

1）课桌椅型号鉴定：学校新购置课桌椅出厂前都标明型号和适用身高范围。原有课桌椅应测量桌高、椅高，按《学校课桌椅功能尺寸及技术要求》（GB/T 3976—2014）对课桌、课椅号及使用者身高范围进行标注。还应记录课桌椅的型式、结构、颜色及教室内排列情况。在课桌椅调查中，通常用特制专门折尺（鉴定课桌椅的号）测量。该折尺由宽 5～6cm，厚 1～1.2cm 长条木板制成，可折叠，展开后高度为 2m。折尺一端标有与桌高、椅高、桌椅高差尺度相对应的号；测量时可直接读出桌号、椅号和高差号；折尺另一端标有与各号桌椅相适应的身高号（身高范围）。测量时，2 人一组，测量者逐一测量课桌椅并读出桌高、椅高、桌椅高差和就座学生身高号数，记录者将数字顺序填入表格。为获得完备资料，调查应在全体学生就座情况下（如自习时）进行。

2）课桌椅分配的卫生学评价：通过计算一个班或一个学校的课桌、课椅、桌椅高差合格率进行评价。然而，单纯用课桌、课椅合格率不能全面了解学生所用的课桌椅是否完全符合卫生要求，桌椅高差合格率才是核心分析指标，如桌椅型号不配套、桌椅高差变化大均会严重影响学生读写姿势。通过调查与评价，计算各教室中缺少或多余的各号课桌椅数，在班级、学校进行调整，计算公式见式（8-20）、式（8-21）。

$$\text{桌(椅)合格率}=\frac{\text{桌(椅)合格人数}}{\text{全班(校)人数}}\times 100\% \tag{8-20}$$

$$\text{桌椅高差合格率}=\frac{\text{椅高差合格人数}}{\text{全班人数}}\times 100\% \tag{8-21}$$

【附 2】实验报告摘编　某区 2015 年中小学校课桌椅卫生状况调查报告

课桌椅是学生学习的主要设施，合理的课桌椅配置对于保护学生视力、促进脊柱健康发育及提高学习效率均有重要意义。近年来，某地教育和卫生部门将学校教学环境监测纳入到系列学校卫生防病工作方案中，而课桌椅高度与身高的合理匹配是相对可行的学生健康促进干预措施之一。为此，本次计划对某区域城郊中小学校课桌椅配置的卫生现状进行调查。

1. 对象与方法

（1）对象：采用分层随机抽样的方法，抽取某区 24 所学校，其中高中 8 所、初中 8 所、小学 8 所，城区和郊区各半。每个学校每个年级随机抽取 2 个班级；在被调查的班级随机抽取 10 名学生及其所使用的课桌椅。

（2）方法：按照《学校课桌椅功能尺寸及技术要求》（GB/T 3976—2014）的规定，分别测量学生身高及课桌椅的高度。按《学校卫生综合评价》（GB/T 18205—2012）的方法，根据式（8-22）计算每间教室课桌椅分配符合率≥80%为合格。

$$桌椅高差=0.408\times坐高-4.5\text{cm} \tag{8-22}$$

参加现场测量的所有人员均经过培训，严格按照标准实施。课桌椅高度的重测一致性系数和测量者间一致性系数均达到 0.9 以上。采用 Epi Data 3.1 建立数据库，用 SPSS 21.0 进行统计学分析。采用卡方检验进行率的差异性检验，检验水准 $\alpha=0.05$。

2. 结果　通过分别计算位于城区和郊区的小学、初中和高中被调查班级的课桌和课椅分配符合率，结果（表 8-66）发现，各学段教室的课桌椅分配符合率大多不到 3/4；与小学和高中相比，初中教室的符合率相对较低；与城区相比，郊区的课桌和课椅分配符合率均显著偏低，尤以课椅为甚。

表 8-66　不同学段被调查学校教室内课桌和课椅分配符合率及其在城郊地区的分布差异（2016 年 3 月调查）

学段	课桌			课椅		
	城区教室分配符合数[率（%）]	郊区教室分配符合数[率（%）]	P 值	城区教室分配符合数[率（%）]	郊区教室分配符合数[率（%）]	P 值
小学	30[62.5]	15[31.3]	<0.05	35[72.9]	20[41.7]	<0.05
初中	18[75.0]	6[25.0]	<0.05	16[66.7]	5[20.8]	<0.05
高中	15[62.5]	12[50.0]	>0.05	17[70.8]	6[25.0]	<0.05

3. 讨论　本次调查某地区城郊中小学教室课桌椅的分配符合率在 20.8%～75.0%之间，此结果与同时期其他研究结果类似。虽然目前的分配符合率仍不尽理想，但与前几年比较已经有不少提高和改善。

调查过程中还发现，很多学校和教室内配置的是高度可调节课桌椅，但是日常并没有按照学生身高的变化做及时调整。而且，相当一部分课桌型号和课椅型号不配套。这些都提示，要做好教室课桌椅的常规卫生监测和管理，加强对班级教师和学生的相关健康教育工作。

本调查采用了规范的课桌椅卫生评价方法，做了严格的质量控制。但是，调查样本偏小，有必要在今后的调查中扩大样本量，以使数据结果更具代表性。

（贾海莲）

实验十九　社区诊断及干预计划设计

【实验目的】　社区诊断是开展社区卫生服务的一项重要基础工作，通过社区诊断可以找出影响本社区人群的主要健康问题，从而为社区综合防治方案的制订提供科学依据。

通过本案例的学习使学生掌握社区诊断的概念、步骤及干预计划的设计原则和步骤，熟悉社区诊断的目的，了解社区诊断的内容。

【实验内容】　以班级为单位，每两位同学一组，进行社区诊断的一般资料整理分析。每位同学均需按要求结合理论知识及案例完成相应问题。

社区诊断参考流程图如图 8-9 所示。

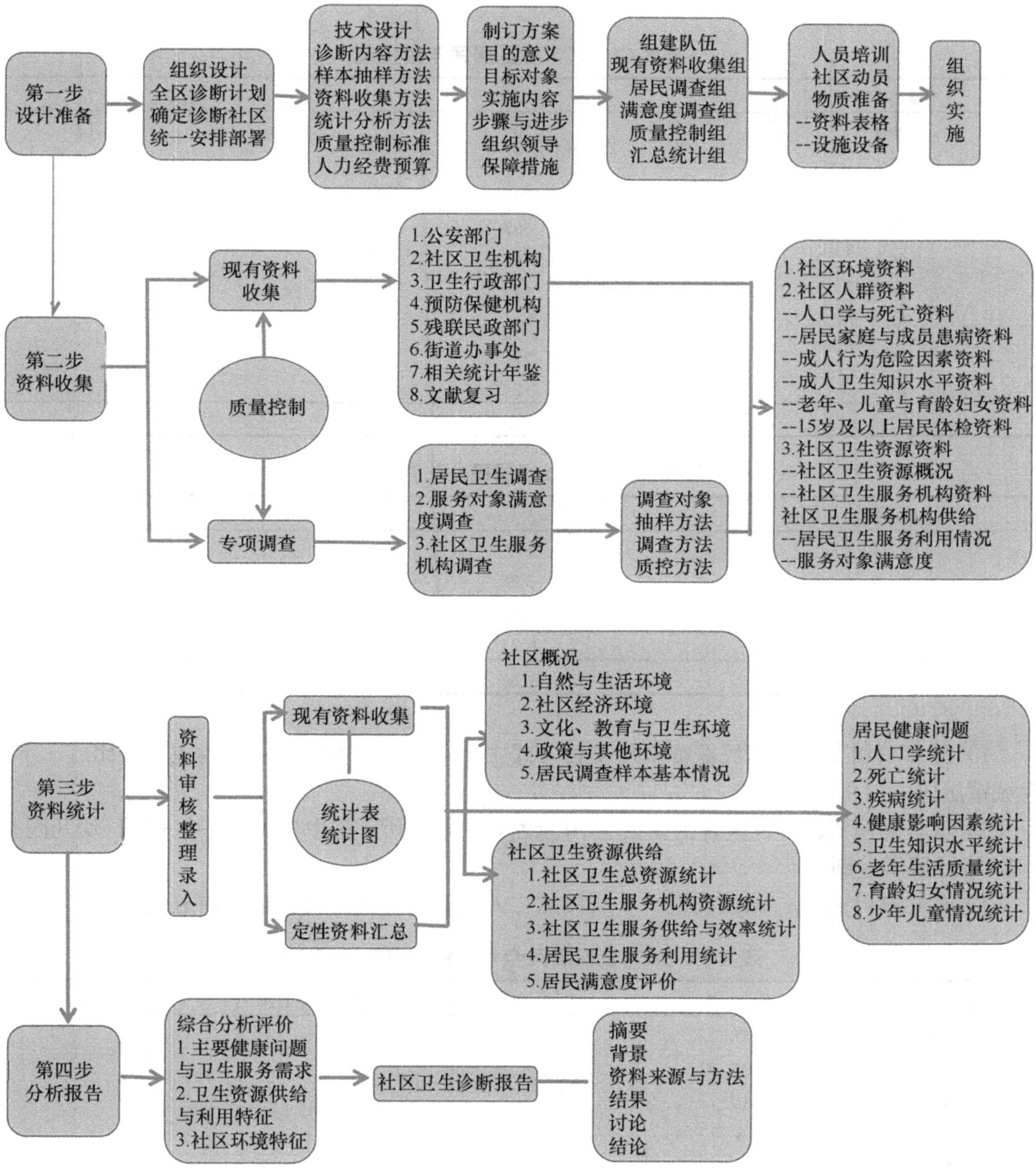

图 8-9　社区诊断参考流程

案例　某社区地处市区中西部，占地面积约 6.5 平方公里，为居民混合型社区，以商贸、工业、农业、旅游为主。社区基本资料是由社区居民委员会、街道办事处提供；社会、经济、环境与人口资料来源于镇政府；社区居委会患病资料来源于社区卫生服务中心的统计资料及对居民的现场调查；居民出生及死亡资料主要来源于街道派出所统计资料；居民主要行为危险因素和生活不良习惯来源于健康档案资料和对社区居民的专项调查。

1. 本案例按照格林模式进行了资料的整理分析 该社区内有 6 个居委会；总户数为 10 815 户；常住人口 25 688 人，流动人口 2152 人；男性有 15 407 人，女性为 10 281 人；育龄妇女为 3867 人；低保特困户数 96 户；残疾人数为 397 人，其中精神残疾为 109 人。社区出生人口数为 112 人，出生率为 4.36‰；本次调查共 3156 人，其中男性 1625 人，女性 1531 人；一般人群分布特征见表 8-67、表 8-68。

表 8-67 ××社区居民年龄构成

年龄（岁）	人口数	构成比（%）
0～	209	
10～	340	
20～	365	
30～	667	
40～	462	
50～	234	
60～	598	
70～	276	
80～	5	
合计	3156	

表 8-68 ××社区居民文化程度构成

文化程度	人数	构成比（%）
小学及以下	197	
初中	370	
高中	1566	
大学及以上	1023	
合计	3156	

（1）医疗费用支付：居民医疗费用支付方式主要以职工基本医疗保险为主，占比近一半；其次为城镇居民医疗保险和自费。

（2）社区环境资源：社区有工业企业 10 余家，小学 7 所，初中 2 所，高中 1 所，幼儿园 5 所。

2. 流行病学诊断

（1）死亡统计分析：该社区近一年居民死亡人数为 125 人，死因顺位前五位见表 8-69。

表 8-69 ××社区居民全年死亡原因及死因顺位

疾病	死亡人数	死因构成比（%）	死亡率（1/10 万）	死因顺位
心脑血管疾病	55			
肿瘤	39			
呼吸系统疾病	19			
消化系统疾病	8			
其他疾病	4			
合计	125			

死亡率=疾病致死人数/本街道户籍人口数×10 万（1/10 万）

（2）传染病发病情况分析：本社区传染病主要以呼吸系统疾病为主。

（3）慢性病患病情况分析：该社区慢性病患病情况见表 8-70。

表 8-70　××社区慢性病患病情况

病名	患病人数	构成比（%）	患病率（%）
糖尿病	534		
冠心病	257		
高血压	124		
肿瘤	21		
慢性胃炎	60		
其他	27		
合计	1023	100.00	

患病率=特定时期某人群中某病新旧病例数/同期观察人口数×100%

（4）孕产妇保健情况：略。

（5）预防接种情况：儿童建卡率为 100%。

3. 行为与环境诊断

（1）行为和生活方式危险因素分析：通过调查发现，影响该社区居民慢性病的主要危险因素有不经常参加体育锻炼，超重、肥胖，吸烟，饮酒等，见表 8-71。

表 8-71　××社区居民慢性病主要危险因素流行情况

危险因素	人数	流行率（%）
不经常参加体育锻炼	1011	
超重、肥胖	982	
常吃油炸，高脂饮食	821	
水果蔬菜摄入少于半斤/天	765	
吸烟	354	
饮酒	542	

（2）居民基本卫生知识知晓情况分析：20 岁及以上社区调查人群中参加过社区卫生服务机构卫生知识讲座的有 488 人，占 18.72%；81.28%的社区居民没听过任何讲座；糖尿病防病知识的总知晓率为 38.77%，糖尿病的诊断标准知晓率仅为 26.64%，糖尿病的危险因素知晓率 46.12%，吸烟者愿意戒烟比例仅为 11.2%。

（3）促成因素：调查人群中超重及肥胖比例为 28.98%，主动控制高脂高糖饮食的人群比例为 17.67%，吸烟者中愿意戒烟者、知道戒烟过程控制戒断症状方法的仅为 15.65%。社区中没有提供免费测血糖的场所，居民如果要测量血糖只能去社区卫生服务中心挂号看病时测量。调查人群家中有电子血糖仪的比例为 10.37%。

（4）强化因素：当被问及是否支持家中糖尿病患者（如果有的话）使用低脂低糖饮食，比例为 20.53%，鼓励家中糖尿病患者（如果有的话）按医生医嘱服药的比例为 67.55%，大多数回答不清楚，支持家庭成员（如果有吸烟者）戒烟比例较高，达到 70.66%。

4. 管理与政策诊断

（1）社区卫生服务中心资源状况：本社区卫生服务中心固定资产总值为 205.92 万元，其中 5000 元以上专业设备有 28 台，总值 80.44 万元。社区卫生服务中心人员共 73 人，其中男性 21 人，女性 52 人；在册卫生技术人员 65 人，包括执业医师 25 人、执业助理医师 4 人、注册护士 16 人、药剂人员 13 人、检验人员 2 人、其他 5 人；在册其他技术人员 4 人，另外，外聘卫生技术人员 7 人。按专业技术职称分：未定级 5 人，初级 36 人，中级 20 人，副高 4 人。临床医生取得全科医师岗位培训合格证的人数为17人。

（2）健康教育情况：共设4个宣传栏，每两个月定期更换一次，印发健康教育处方20种，共43 500份，定期在社区内开展健康教育，共讲座5次，义诊10次，重点场所健康教育指导28次，各种卫生宣传日社会宣传6次。

（3）基本医疗服务供给情况：一年门、急诊量合计85 064人次，全科35 467人次，医保12 982人次，家庭病床143人次，家庭诊疗48人次。门诊主要就诊病种前几位分别为感冒、气管炎、关节炎、高血压、糖尿病等；家庭病床病种前几位分别为脑卒中后遗症、糖尿病、高血压病、腰椎骨折等。

问题：

（1）根据上述案例，补充表8-63至表8-67的相关数据。

（2）在本案例中，通过对以上资料的分析，结合确定主要卫生问题的原则，列出该社区的主要卫生问题并阐明理由。

（3）请描述该社区主要卫生问题的概念和主要影响因素。

（4）社区干预计划的设计：根据以下案例，讨论如何结合实际，为该社区制订高血压的干预计划。

××社区居民主要卫生问题防治干预计划（模板）

1. 目标

（1）总体目标：（宏观目标）

（2）具体目标：①②③④（提出具体的数据）

2. 目标人群

（1）一级目标人群：

1）患者：

2）高危人群：

（2）二级目标人群：

（3）三级目标人群：

3. 干预策略

4. 干预内容与方法

5. 人员培训

6. 预实验

7. 具体日程安排

×年×月—×年×月

×年×月—×年×月

……

8. 质量控制与评价体系

（1）质量控制：

（2）评价指标

1）过程评价：

2）效果评价：

3）满意度分析：

9. 经费预算样表

序号	内容				
	支出分类	单位	数量	单价（元）	金额（元）

实验二十　健康教育与健康促进效果评价

【实验目的】　健康教育与健康促进项目的评价是对项目的目标、内容、方法、措施、过程和效果等进行评估的过程，可帮助确定项目的先进性与合理性，帮助督导项目的实施，确保项目质量并达到预期目标。

通过本实验的学习和讨论，要求学生掌握健康教育与健康促进干预活动效果评价的内容、指标和方法。

【实验内容】　以班级为单位，每位同学结合理论知识及案例材料独立完成相应问题并形成报告。

【案例】　2020 年某地对流动人口艾滋病知识、态度和行为的现状开展了调查，并采用两种方法对流动人口开展预防艾滋病健康教育，即发放艾滋病知识小册子与开展艾滋病专题讲座、答疑和咨询。

本案例所作的形成评价包括以下内容：

（1）干预活动与干预策略的符合性：该预防艾滋病健康教育项目的干预策略是通过艾滋病有关知识的传播，增加流动人口艾滋病相关知识，以促进其态度和行为改变。干预活动有艾滋病知识小册子发放和艾滋病专题讲座及现场答疑、咨询。干预活动与干预策略相符。

（2）干预活动的可行性：艾滋病知识小册子成本低、便于携带、使用方便，艾滋病专题讲座、答疑和咨询互动性好、有利于健康教育对象深入理解艾滋病知识，两种方法均能有效传播艾滋病知识。

（3）人力、组织和资源的保障：省疾病预防控制中心有专门科室和人员从事健康教育工作，有专项经费用于艾滋病健康教育。

（4）其他：可以通过预实验了解流动人口对艾滋病知识小册子的理解程度、参加艾滋病专题讲座的意愿等，以评价这些健康教育干预活动的技术可行性。

如果有更详细的资料还可以针对预防艾滋病健康教育干预活动方案的科学性、艾滋病相关政策的支持性、流动人口对预防艾滋病健康教育干预活动的接受程度等进行评价。

在形成评价后，采用逐级整群抽样，按照辖区分布，在 2 个行政区中随机抽取 15 岁以上的流动人口共 682 名，分为干预组和空白对照组。2 个行政区分别为空白对照组、干预组。空白对照组不采取任何干预措施；干预组采用发放艾滋病知识小册子、艾滋病专题讲座、答疑和咨询等互动形式为主。参与预防艾滋病健康教育干预活动前后的人数见表 8-72。

表 8-72　参与预防艾滋病健康教育干预活动的人数

统计项	空白对照组	干预组	合计
干预前	341	341	682
干预后	320	333	653

本案例可以做以下过程评价：

（1）干预活动覆盖率=（参与某种干预活动的人数/目标人群总人数）×100%

艾滋病干预活动覆盖率=?

（2）干预活动暴露率=（实际参与干预活动人数/应参与该干预活动的人数）×100%

艾滋病干预活动暴露率=?

此外，通过查阅档案资料、目标人群调查和现场观察等方法，还可以评价流动人口对预防艾滋病健康教育干预活动的满意度等。

对流动人口实施预防艾滋病健康教育干预活动的结果如下：以知晓率作为效果评价指标，知晓率（%）=[正确回答的问题总数/（每人调查题数×被调查总人数）]×100%；相关知识包括 15 个知识点，满分为 15 分。每答对 1 题得 1 分，答错或不回答计 0 分。

（3）干预后组间艾滋病知识平均分比较：根据表 8-73 的数据，可以进行组间艾滋病知识平均分比较。应先进行方差分析，如果组间差异有统计学意义，可进一步做组间两两比较。

表 8-73　干预前后各组知识得分变化情况（$\bar{x} \pm s$）

组别	干预前	干预后
空白对照组	8.55±3.21	8.78±3.63
干预组	9.34±3.14	12.59±2.86

（4）该预防艾滋病健康教育干预活动采用了哪种效果评价设计方案?可以从哪些方面进行健康教育干预活动效果的效应评价?

已知，干预前各组间一般情况及艾滋病知晓率比较差异无统计学意义（$P>0.05$），具有可比性，干预后组间艾滋病知识知晓率比较，见表 8-74。

表 8-74　干预后组间“艾滋病母婴传播”知晓率比较

统计项	知晓人数	不知晓人数	合计	χ^2	P
空白对照组	257	63	320		
干预组	301	32	333		
合计	558	95	653		

（5）干预后组间艾滋病态度持有率比较，见表 8-75。

表 8-75　干预后组间“艾滋病感染者能参加社交活动”态度持有率比较

统计项	知晓人数	不知晓人数	合计	χ^2	P
空白对照组	108	212	320		
干预组	297	36	333		
合计	405	248	653		

问题：

（1）根据上述案例，补充表 8-70、表 8-71 的相关数据。

（2）试述本案例采取了哪种健康教育干预活动效果评价设计方案?可从哪些方面进行健康教育活动干预效果评价?

（3）描述影响健康教育评价结果的因素主要有哪些?

（高　磊）

实验二十一　以受众为中心的健康传播材料的设计与评价

【实验目的】　健康传播是指通过各种渠道，运用各种传播媒体和方法，为维护和促进人类健康而收集、制作、传递、分享健康信息的过程。健康传播活动离不开健康传播材料，好的健康传播材料可以起到事半功倍的效果。

通过本实验的学习和讨论，帮助学生了解以受众为中心的健康传播材料的制作程序、制作原则及预实验的方法，使学生在今后的工作中能根据客观需求做出高质量的健康教育传播材料。

以班级为单位，每3～4位同学一组，进行以学生受众为中心的预防近视健康传播资料的展示，结合理论知识及案例每组进行一次PPT展示。

案例　为贯彻落实《中共中央　国务院关于加强青少年体育增强青少年体质的意见》精神，按市教育局文件要求，为全面实现素质教育，促进中小学生身心健康发展，有效降低近视率，阻止不良视力在青少年中的发展趋势，提高广大青少年科学用眼意识，形成良好的自我保健习惯，增强全社会对青少年近视防控的关注度，特制此方案。

（一）指导思想

通过开展第××个全国"爱眼日"活动，普及科学用眼知识，降低青少年近视率，提高青少年健康水平，树立"学校教育，健康第一"的指导思想，倡导预防近视从今天开始，从一点一滴做起，真正体会到明亮眼睛带来的幸福和快乐。

（二）活动目的

通过丰富多彩、形式多样的宣传活动，创设各种教育活动，介绍近视的危害，近视的预防，教育广大青少年在学习、生活中正确用眼、爱眼、护眼，掌握眼保健的基本知识和方法，达到保护视力，减少眼疾，普及康复知识，增强青少年真假性近视的科学防治方法，提高爱眼护眼意识。促进科教兴国战略的实施是以提高全民素质为目的。

（三）具体措施

1. 学校

（1）建立健全校内学生视力健康管理组织：按照《中小学学生近视眼防控工作岗位职责》，建立以校领导、班主任、校医（保健教师）、家长代表、学生视力保护委员和学生志愿者等为一体的学校学生视力健康管理领导小组（以下简称"视管小组"），明确和细化职责分工，加强组织领导，协调相关行动。

（2）切实减轻学生课业负担：严格依据国家和省课程方案、课程标准，严格落实"零起点"正常教学，注重提高课堂教学效益，不得随意增减课时、改变难度、调整进度。统筹管理年级组和学科组作业总数量、总时间和内容，小学一二年级不布置书面家庭作业，三至六年级书面家庭作业完成时间不得超过60分钟，初中不得超过90分钟，高中阶段合理安排作业时间。原则上，不布置电子家庭作业，确需布置电子家庭作业的初、高中生每日电子作业总时间不长于20分钟，并向学校"视管小组"报备。寄宿制学校要缩短学生晚上学习时间。科学布置作业，提高作业设计质量，减少机械、重复训练。

（3）加强考试管理：全面实行义务教育免试入学制度。严格控制义务教育阶段学校校内统一考试次数，小学一二年级每学期不得超过1次，其他年级每学期不得超过2次。严禁以任何形式、方式公布学生考试成绩和排名；严禁以各类竞赛获奖证书、学科竞赛成绩或考级证明等作为招生入学依据；严禁以各种名义组织考试选拔学生。

（4）改善视觉环境：结合我区“明亮校园工程”行动，改善教学设施和条件，为学生提供符合用眼卫生要求的学习环境。推广配备符合标准的可调节课桌椅和坐姿矫正器，中小学新购大屏幕显示设备应具备健康护眼、防蓝光功能。严格按照普通中小学校、中等职业学校建设标准，落实教室、宿舍、图书馆（阅览室）等场所采光和照明要求，使用利于视力健康的照明设备。进一步规范课桌与黑板水平距离。学校教室照明卫生标准达标率达到100%。根据学生座位视角、教室采光照明状况和学生视力变化情况，每月调整学生座位，每学期对学生课桌椅高度进行个性化调整，适应学生生长发育变化。

（5）坚持护眼措施常态化：中小学校要严格坚持组织全体学生每日上下午各做一次眼保健操，认真执行眼保健操流程和要求。当节任课教师为所在班级眼保健操监督员，须在岗监督和指导学生做好眼保健操。中小学校应对本校教师进行眼保健操全员培训，使其掌握必要的眼保健知识和眼保健操规范动作。小学低年级有条件的学科，每节课中可安排1分钟眼疲劳放松时间，由教师组织学生远眺或采取其他眼部放松措施。教师在书写板书时要清晰可辨，大小适当，制作多媒体教学课件要合理选择背景、颜色、字体、字号，缓解学生视力疲劳。

（6）加强学生用眼卫生习惯培养：从小学入学起，教师要教会学生掌握正确执笔姿势，督促学生读写时坐姿端正，随时纠正学生不良读写姿势，提醒学生遵守“一尺、一拳、一寸”要求，即眼睛与书本距离应约为一尺（33.3cm）、胸前与课桌距离应约为一拳、握笔的手指与笔尖距离应约为一寸（3.3cm）。教师发现学生出现看不清黑板、经常揉眼睛等迹象时，要及时了解其视力情况。

（7）强化户外体育锻炼：强化体育课和课外锻炼，确保中小学生在校每日1小时以上体育活动时间。严格落实国家体育与健康课程标准，确保小学一二年级每周4课时，三至六年级和初中每周3课时，高中阶段每周2课时。中小学校每天安排30分钟大课间体育活动，大课间活动应有序组织，多开展有器材的手眼配合运动，或按照动静结合、视近与视远交替的原则，督促学生到室外活动或远眺。课间休息时间，鼓励学生到室外活动，防止持续疲劳用眼。全面实施寒暑假学生体育家庭作业制度，督促检查学生完成情况。学校应创造条件确保体育场馆向本校学生开放。未提供课后服务的学校，对放学后在校参加体育锻炼的学生延长清校时间，鼓励教师为留校参加体育锻炼的学生开展运动技能培训指导。

（8）加强学校卫生与健康教育：组建以校医与体育、心理、生物等学科教师为主要成员的健康教育教师团队，依托健康教育相关课程，按照《中小学健康教育指导纲要》要求，向学生讲授保护视力的意义和方法，提高学生视力保护的主动意识和能力。将视力保护教育融入日常教学活动和生活管理中，充分利用学校闭路电视、广播、宣传栏、家长会、家长学校等形式对学生和家长开展科学用眼护眼健康教育。支持鼓励学生成立健康教育社团，开展视力健康同伴教育。将近视防控知识融入课堂教学、校园文化和学生日常行为规范。每年6月6日定为“全国爱眼日”，学校要开展形式多样的“防近”宣传活动。例如：

开展主题班会

1）游戏导课。

2）讨论交流。

3）“爱眼知识”调查问卷。

4）角色扮演：眼保健操时间“偷眼”。

开展爱眼护眼“四个一”活动：即“一查、一操、一课、一网”。

A. “一查”即全校学生进行一次视力检测，爱眼活动从学生了解自己的视力现状开始。同时学生结合自己的视力现状通过开展一次以“如何保护我们的眼睛不受损害”为主题的班会，来使每位学生都能爱护眼睛、了解科学用眼的重要性，都能养成科学用眼的习惯。

B. “一操”即眼保健操比赛：提高师生的重视程度，检查、展示眼操的成果，开展一次全校学生参与的眼操比赛活动，评出优秀班级（3 个，低、中、高年级各 1 个）。以眼保健操示范视频及眼保健操图中对于穴位、手法的要求作为评选标准。

C. “一课”即上好一堂以“保护视力”为主题的健康教育课，利用班队课上一次有关科学用眼的健康教育课，进行一次有关科学用眼的专题教育。

D. “一网”即一次通过网络平台的教育：学校利用学校公众号对家长进行一次爱眼、护眼宣传。将眼保健操介绍给家长，号召家长和学生一起学习，做到家校配合。

各学校要通过丰富多彩、形式多样的活动，介绍眼疾的危害，近视的防治，眼外伤的预防，教育广大青少年在学习、生活中正确用眼、爱眼、护眼，掌握眼保健操的基本知识和方法，达到保护视力，减少眼疾的效果。

（9）科学合理使用电子产品：指导学生科学规范使用电子产品，养成信息化环境下良好的学习和用眼卫生习惯。学校应制订电子产品和教辅软件使用管理细则，严禁学生将个人手机、平板电脑、便携电脑、电子书籍等电子产品带入课堂，带入学校的要进行统一保管，学校应为学生提供便利的公共有线通信设备。学校教育本着按需的原则合理使用电子产品，教学和布置作业不依赖教辅 APP 等教育信息化产品，严格控制通过教辅 APP 等教育信息化软件布置作业，使用电子产品开展教学时长原则上不超过教学总时长的 30%。

（10）加强专职队伍和保障条件建设：根据《学校卫生工作条例》《国家学校体育卫生条件试行基本标准》《幼儿园工作规程》等要求，按标准配备专职校医或保健教师。到 2021 年底前，600 人以上的中小学校和寄宿制中小学校必须全部配备有卫生专业技术人员。完善医务室（卫生室、校医院、保健室等）建设，配置必要的药械设备及相关监测检查设备。

（11）建立视力定期监测制度：学校应建立学生视力健康电子档案管理系统，为每名学生建立视力健康电子档案，确保一人一档，并随学籍实时转移。小学要接收医疗卫生机构转来的儿童青少年视力健康电子档案。在卫生健康部门指导下，严格落实学生健康体检制度和每学期不少于 2 次视力监测制度。对监测视力异常的学生进行提醒教育，及时告知家长带学生到有资质的眼科医疗机构检查并纳入规范眼健康持续干预、随访。配合医疗卫生机构开展视力筛查，及时把视力监测和筛查结果记入儿童青少年视力健康电子档案。

（12）加强视力健康管理：学校应建立学生体质健康管理制度，对学生体检数据进行分析利用，实施必要的个体干预与学校群体防控。开展视力分段管理，建立班级管理台账，跟踪学生视力变化，落实防控措施。做好学生视力不良检出率、新发率等的报告和统计分析，每年 11 月底前将统计数据报区教育局，经汇总后按程序上报市教育局。

（13）重视学前儿童视力保护工作：将视力保护工作关口前移至幼儿园，倡导科学的保育保教方法。严格落实 3～6 岁儿童学习与发展指南，重视生活和游戏对 3～6 岁儿童成长的价值，严禁“小学化”教学。要保证儿童每天 2 小时以上户外活动，寄宿制幼儿园不得少于 3 小时，其中体育活动时间不少于 1 小时，结合季节、学龄阶段等特点合理调整，并为儿童提供营养均衡、有益于视力健康的膳食，促进视力保护。幼儿园教师开展保教工作时要严格控制使用电视、投影等设备的时间，原则上单次不超过 15 分钟。

2. 家庭

（1）时刻关注孩子视力健康：家长应当了解科学用眼护眼知识，带动和帮助儿童养成良好用眼习惯，尽可能提供良好的居家和学习作业视觉环境。0～6 岁是儿童视觉发育的关键期，家长应当尤其重视儿童早期视力保护与健康，及时预防和控制近视的发生与发展。家长应从儿童 3 周岁起每半年检查 1 次儿童视力，掌握儿童眼睛发育和视力健康状况，注意关注儿童视力异常迹象。加强与学校的沟通，适时了解儿童视力健康状况，接受学校给儿童的护眼处方及建议，配合学校做好儿童的视力保护工作。如儿童出现需要到教室前排才能看清黑板、看电视时凑近屏幕、抱怨头痛或眼睛疲劳、经常揉眼睛等可能视力异常的迹象时，要及时将其带到正规医疗机构进行眼科检查，遵从医嘱进行科学的干预和近视矫治。

（2）增加户外活动和锻炼：户外自然光线下的活动是预防和控制近视的有效途径，营造良好的家庭体育运动氛围，积极引导儿童进行户外活动、户外体育锻炼或适当户外劳动，使其在家时每日接触户外自然光的时间达 60min 以上，已患近视的儿童应进一步增加户外活动时间。鼓励支持儿童参加各种形式的体育活动，督促儿童认真完成寒暑假体育作业，使其掌握 1～2 项体育运动技能，引导儿童养成终身锻炼习惯。

（3）限制儿童使用电子产品：家长陪伴儿童时应尽量减少使用电子产品，不在儿童面前玩电子游戏、观看娱乐视频等消费电子产品服务。有意识地控制儿童使用电子产品，非学习目的的电子产品使用单次不宜超过 15min，每日累计不宜超过 1h，使用电子产品学习 30～40min 后，应休息远眺放松 10min。年龄越小，连续使用电子产品的时间应越短，6 岁以下儿童应避免接触使用电子产品。科学使用电子产品，电子屏幕与眼睛之间距离应不低于 50cm，视线应略低于平视线 10°～20°，看电视距离为电视画面对角线的 6～8 倍。

（4）保障儿童充足睡眠与科学饮食：配合学校切实减轻儿童负担，不盲目参加校外培训，应根据儿童兴趣爱好合理选择，避免学校减负，家庭增负。保障儿童睡眠时间，确保小学生每日睡眠 10h、初中生 9h、高中阶段学生 8h。让儿童多吃鱼类、水果、绿色蔬菜、全谷类、奶豆类等有益于视力健康的营养膳食。

（5）督促儿童养成良好用眼行为习惯：改变“重治轻防”观念，监督儿童保持“一尺、一拳、一寸”正确读写姿势，读写连续用眼时间不宜超过 40min，要经常关注家庭室内照明状况。随时纠正儿童不良姿势，避免不良用眼行为，引导儿童不在走路、吃饭、卧床时或晃动的车厢内、光线暗弱、阳光直射情况下看书和使用电子产品，注重培养儿童的良好用眼卫生习惯。

3. 学生

（1）强化健康意识：学生要树立“自身健康第一责任人”意识，主动学习掌握科学用眼护眼等健康知识，并自觉向家长宣传。时刻关注自身视力状况，自我感觉视力发生变化时，及时告知家长和教师，尽早到眼科医疗机构检查和治疗。

（2）养成健康卫生的用眼习惯：遵守近视防控的各项要求，认真规范做眼保健操，保持正确读写姿势，积极参加体育锻炼和户外活动，每周参加中等强度体育活动 3 次以上，保证每日不少于 2h 的白天户外活动时间，养成良好生活方式，不熬夜、少吃糖、不挑食，自觉减少使用电子产品。

4. 依据健康传播材料的制作程序开展工作

（1）根据项目目的确定健康传播的受众及教育目标：一个好的传播材料必须能帮助健康传播项目达成健康传播的目标，因此制作之前一定要先了解健康传播项目的内容及其目标。本案例健康传播的目的是降低学生近视率，因此确定健康传播的对象是学生、教师及家长，教育目标是希望通过健康传播的活动提高三部分群体对近视防治的知识、信念、态度和行为改变。

（2）需求调查：根据健康传播材料制作原则，材料制作需要有针对性，在制订健康传播材料之前分析受众的特征及需求，确定传播的关键信息。根据本项目要达成的目标，在制作传播材料前应先去了解三部分群体在近视防治方面的“知、信、行”的现状，以便指导制订健康传播的信息；通过调查也可以了解受众的文化程度及当地学校可利用的传播资源以便确定传播材料的形式及传播的途径。

（3）传播材料在制作设计时根据自身的制作能力、技术水平、经济实力，确定传播材料的内容和种类，确定时间安排。在传播材料制作过程中为了使传播材料更加通俗化和更接近于群众，需要动员群众积极广泛地参与。

本案例在传播材料的设计过程中，确定以目标人群为核心，着力将学生正常的学习、生活过程融入其中，由目标人群一起开发、设计并确定健康传播材料的形式和内容。在整个设计过程中目标人群全程参与项目，实现“参与—增权—自我发展”的过程。

（4）形成初稿：根据健康传播的目标和调查所获得的受众信息设计形成初稿，一般是先形成文字稿，在文字稿的基础上，加工提炼，后期配图或视频。

（5）预试验：传播材料制成后需要进行传播材料的预试验，做好预试验可以加强对目标人群的了解和沟通，可以完善信息设计、加强材料对目标人群的针对性和指导性，提高传播的效果，有助于传播目标的实现。健康传播材料预试验的方法有专家咨询法、专题小组访谈、个人访谈、中心场所拦截式调查、函调法（邮寄调查）、把关人咨询、电教资料观摩等，广泛征求对传播材料的修改意见。为保证传播效果，健康信息应具备符号通用、科学性、针对性、适用性、指导性、通俗性等特点。

（6）效果评价：任何传播活动都具有一定的目的性，都期望会产生传播的效果，传播材料制作的好坏直接影响传播的效果，传播材料制作是否成功，效果如何，主要从受传者身上反映出来，根据传播目的、传播的效果可以分为四个层次：知晓健康信息；健康信念认同；态度转变；采纳健康的行为（这部分效果需要较长时间才能显现出来）。评价的指标体系有近期效果指标——预防近视知识的改变；中期效果指标——行为的改变；远期效果指标——近视发生率降低。本案例后续可以作进一步效果评价，比较项目开展后学校、家庭、学生三部分群体在预防近视知识、信心和行为等方面的改变，也可以在实施过程中发现问题、不断完善传播材料。

问题：

1. 针对上述案例分析的传播资料的制作流程，掌握目标人群的需求，确定信息内容和表现形式。按照健康教育材料的制作程序，每小组编写一篇适应背景资料中健康教育工作的传播材料，除文字说明外，主体材料以板报、宣传册或小视频为载体展出。

2. 对本小组健康传播材料进行综合性评价。

（高 磊）

第九章　公共卫生综合技能

实习一　个 体 防 护

【实习目的】　①掌握个体二级防护用品穿脱顺序及注意事项。②熟悉个体防护的相关概念、常用防护用品适用条件和使用方法。③了解常用防护用品的标准及分类。

一、个 体 防 护

（一）个体防护的有关概念

1. 个体防护　为了保护突发公共卫生事件处置的工作人员免受化学、生物与放射性污染而穿戴防护用品。个体防护属于第一级预防。

2. 个体防护装备（personal protective equipment，PPE）　人们在工作和生活中为防御物理、化学、生物等外界因素伤害所穿戴、配备和使用的各种防护品的总称。个体防护装备应用非常普遍，如呼吸道传染病流行期间，流行地区人群佩戴一次性口罩，疫情处理专业人员佩戴 N95 口罩，穿一次性医用防护服等。在公共卫生突发事件应急处理过程中，个体防护装备是保护生命的措施之一。个体防护装备也是接触有毒有害因素的职业暴露人群最后一道防线，在保护职业人群健康中起着关键性作用。

（二）个体防护设施、器材

个体防护装备种类多，一般常按防护部位分为呼吸防护装备、头面部防护装备、躯干部防护装备、手足部防护装备等不同类型。

1. 口罩

（1）主要性能参数：主要有滤材过滤效率、呼吸阻力、口罩佩戴后的有效面积和无效腔体积、佩戴时的脸型适合度等，此外还有口罩材料的毒性、皮肤刺激性、微生物数量等性能指标。

（2）相关标准：目前国际上主要执行美国标准和欧洲标准，美国分为 N、R、P 三种滤材，N 用于防护非油性悬浮颗粒，R、P 分别用于防护非油性和含油性悬浮颗粒，P 系列使用时间比 R 系列长。根据滤材的防护效果由高到低分为 100、99 与 95 三级。我国口罩标准包括 GB 19083—2010《医用防护口罩技术要求》、GB/T 38880《儿童口罩技术规范》。

（3）常用口罩：常用的有一次性使用医用口罩、医用外科口罩、N95 口罩等。一次性使用医用口罩用于普通环境中佩戴以阻隔口腔和鼻腔污染物，医用外科口罩用于覆盖使用者的口、鼻及下颌，防止病原微生物、体液、颗粒物等直接透过，N95 口罩用于需要高等级呼吸道防护的情况，如医护人员在诊疗、护理新冠肺炎、肺结核、流感等空气传播疾病患者时。

2. 防护服

（1）组成：防护服由上衣、裤子和帽子组成，常见连身式结构。

（2）要求：防护服结构应合理，便于穿脱，结合部位应严密；工作人员在现场应始终穿着防护服，定期更换已污染的防护服，污染防护服要及时进行消毒处理。

3. 防护眼镜（护目镜、眼罩）　在有潜在眼伤害现场如具有刺激性和腐蚀性气体、蒸汽的环境工作人员必须佩戴防护眼镜。防护眼镜可单独使用，也可与半面型过滤式呼吸防护器联合使用。

使用后的防护眼镜应按要求进行清洗和消毒处理。

4. 呼吸防护器

（1）类型：分为正压通风式呼吸防护器和自吸过滤式呼吸防护器。

（2）使用条件：严重危险的操作，应使用带有通风装置的正压通风式呼吸防护器；较危险的操作应使用全面型或半面型过滤式呼吸防护器；一般危险的操作可使用密合性良好的自吸式口罩。

（3）使用要求：工作人员应按作业指导书或操作规程正确使用和维护呼吸防护器，离开现场时不得佩戴呼吸防护器。

5. 防护帽 为保护工作人员免受化学和生物危害物质飞溅至头部所造成的污染而佩戴防护帽，常用的防护帽有一次性医用帽和头盔等。

6. 防护手套

（1）类型：常见橡胶手套和耐酸碱手套两种类型。橡胶手套是由橡胶薄片或薄膜加工而成，对病原微生物、放射性尘埃有良好的阻断作用，适用于日常手部防护和接触低浓度无机酸等常规个体防护。耐酸碱手套是由特种合成橡胶材料制成，耐强酸强碱，适用于可能接触强酸强碱工作时的个体防护。

（2）佩戴要求：工作人员应佩戴合适规格的手套，工作完成后应消毒手套后摘掉手套，并将手套进行消毒处理或按照要求处置手套。

7. 防护鞋 是保护足趾的防护用品。防护鞋要舒适，防渗漏、防滑、对酸碱和腐蚀性物质有一定的抵御效果，表面光滑不应积存尘埃。工作完成后应将防护鞋进行清洗和消毒处理。

（三）个体防护水平

1. 一级防护水平 着装装备包括工作帽、外科口罩或医用防护口罩、隔离服（或连体防护工作服）、工作服（或连体工作服）、专用工作鞋、乳胶手套等。适用范围：Ⅰ级生物安全实验室（BSL-1）和Ⅱ级生物安全实验室（BSL-2）。

2. 二级防护水平 着装装备包括应符合 N95 或 FFP2 或医用防护口罩标准的口罩、护目镜、连体式防护服、防护帽、乳胶手套、防护鞋。适用范围为Ⅲ级生物安全实验室（BSL-3）、发热门诊医护人员、医院检验和接触样品的人员、传染病人和尸体护送人员、污物处理人员及微生物实验室维修人员。

3. 三级防护水平 着装装备要求在二级防护基础上调整为长管供气式面罩或正压头盔呼吸防护器和正压防护服。适用范围为Ⅳ级生物安全实验室（BSL-4）操作，如严重急性呼吸综合征（SARS）患者的气管切开、气管插管、吸痰及 SARS 尸体解剖。

（四）不同情景个体防护方法

1. 肠道传染病的个体防护 已经诊断为或怀疑肠道致病微生物传播的疾病，或直接、间接接触感染性的大便而传播的疾病，突发公共卫生事件处置的工作人员需佩戴乳胶手套，穿工作服。

2. 接触传播传染病的个体防护 已经诊断或怀疑为接触传播的传染病，或因患者接触环境而传播的严重传染病，突发公共卫生事件处置的工作人员除要按标准防护外，还需进行接触隔离防护。佩戴外科口罩或医用防护口罩、工作帽和乳胶手套，穿隔离服（或连体防护服）、工作服（或连体工作服）和专用工作鞋。

3. 呼吸道传播传染病的个体防护 诊断为呼吸道传染病时，突发公共卫生事件处置的工作人员在现场应佩戴符合 N95 或 FFP2 或医用防护口罩标准的口罩、防护帽、护目镜和乳胶手套，穿连体式防护服和防护鞋，还要依靠环境屏蔽，如单人负压房间、专门的空气处理系统和通风设备以防止病原微生物经空气传播。

二、实习操作　个体二级防护用品穿脱顺序及要求

（一）穿防护用品操作及要求

（1）戴帽子：戴帽子时，注意双手不接触面部口罩，注意把头发全部包裹。

（2）佩戴 N95 口罩：一只手穿过 N95 口罩的两根带子托着口罩，扣于面部适当部位，另一只手将口罩带分别戴在头部上下合适部位，双手从中间向两侧下移压紧鼻夹，使口罩紧贴于鼻梁处。戴好后要做气密性检查，如有漏气，需继续调整至气密性良好为止。

（3）穿防护服：先穿裤子，再穿上衣，注意尽量勿使防护服拖于地面。

（4）穿胶鞋：可将防护服的裤管置于胶鞋外。

（5）戴手套：将手套套在防护服袖口外面，尽可能多的防护服袖口被手套包裹。根据现场工作需要佩戴两层乳胶手套或内层橡胶手套外层耐酸碱手套。

（6）戴防护眼镜：注意双手不要接触面部，穿戴完毕需整理防护用品的位置以保证无皮肤裸露于环境中。

穿戴完毕后做伸腿伸胳膊等舒适性检查。

（二）防护用品脱掉操作及要求

一般要求同行者配合，先完成工作后的整体消杀。

（1）摘下防护眼镜，放入医疗垃圾袋中。

（2）解开防护服，摘掉外层手套，并使手套反面朝外，放入医疗垃圾袋中。

（3）第一次手部消毒，松开内层包裹防护服袖口的手套，将防护服外卷连同鞋套或胶鞋一起脱下（注意手套不能触摸防护服的外面），防护服里面朝外包裹鞋套或胶鞋一起放入医疗垃圾袋中。

（4）第二次手部消毒。

（5）将手指内面朝外掏进帽子，将帽子轻轻摘下，团卷入一只手套中，包裹在手套中放入医疗垃圾袋中。

（6）戴手套手托住 N95 口罩，另一只手将口罩带摘下，注意双手不可接触面部，将口罩团卷到尽可能小包裹于手套中，与手套一并放入医疗垃圾袋中，戴手套手取下防护帽，团卷帽子到最小并包裹于手套中放入医疗垃圾袋中。消毒医疗垃圾袋口，鹅颈结扎紧袋口之后消毒医疗垃圾袋口。医疗垃圾按照统一要求进行处置。

（7）七步洗手法洗手：①掌心对掌心揉搓；②手指交叉，掌心对手背揉搓；③手指交叉，掌心对掌心揉搓指缝；④双手互握揉搓指背；⑤拇指在掌中揉搓；⑥指尖在掌心中揉搓；⑦对手腕清洗。

（三）注意事项

（1）佩戴防护用品前应去除饰品，清洗双手，选择合适的防护用品（防护用品应按照佩戴者的体格选择合适尺码，无合适号码时应选择大码）。所有防护用品佩戴前需检查是否完好。

（2）所有防护用品穿戴前均需检查其完整性和有效期。

（3）扎医疗垃圾袋时应注意不要压入气体，注意面部不可面对袋口。

（4）在脱防护用品过程中如果有污染情况发生，需随时增加手部消毒程序。

（王　丽）

实习二　样品采集

一、水样采集

【实习目的】 ①掌握针对不同检测项目的水样采集方法。②熟悉水样采集的相关要求及不同采样目的的容器选择及准备要求。③了解水样中主要污染物的相关法规和标准。

【实习内容】 水样品采集的主要目的是测定水样中的物理、化学、生物和放射性参数或指标，采集水体物理、化学参数的手段和方法很多，有些参数可以采用自动化监测设备或某种直读式仪器在现场代表性点位直接获得，但绝大多数参数需要采集有代表性水样，通过实验室检测分析，以样品的检测结果反映水体的理化特征，因此样品的代表性是保证测定结果的关键。

1. 制订采样计划 水样采集前，应根据水质检验目的和任务制订详细的采样计划，内容主要包括采样目的、采样时间、采样地点、采样频率、采样数量、检测指标及质量控制等。

2. 采样前准备 根据检测指标要求的采样方法，准备不同的采样容器并按规定要求进行清洗，根据保存样品的需要准备相应的保存剂，同时准备现场使用的记录笔、样品标签、采样单、运输工具等。

（1）采样容器选择要求：①根据待测组分的特性选择合适的容器。②容器的材质化学稳定性强，不与水中组分发生反应，容器壁不吸收或吸附待测组分。③采样容器可适应环境温度的变化，抗震性能强。④大小适宜，便于清洗，能严密封口，并容易打开。⑤尽量选用细口容器，盖和塞的材料应与容器一致。在特殊情况下需要选用橡胶塞或软木塞时，应选择稳定的金属箔或聚乙烯薄膜包裹，最好有蜡封。有机物和某些微生物检测用的容器不能用橡胶塞，碱性样品不能用玻璃塞。⑥测定无机物、金属和放射性元素的水样应使用有机材质的采样容器，如聚乙烯、聚四氟乙烯等塑料容器。⑦测定有机物和微生物学指标水样应采用玻璃容器。⑧特殊项目测定的水样可采用其他化学惰性材料材质的容器，如生物（含藻类）样品应选用不透明的非活性玻璃容器，并存放暗处，光敏物质应选用棕色或深色容器。

（2）采样容器洗涤要求：采样容器使用前应进行彻底清洗，不同检测指标有不同洗涤要求。①测定一般理化指标时，先用洗涤剂除去灰尘、油垢后，用自来水冲洗干净，用质量分数为 10%硝酸（或盐酸）浸泡 8h，取出沥干后用自来水冲洗 3 次，用蒸馏水充分淋洗干净。②测定有机物指标时，采样容器先用重铬酸钾洗液浸泡 24h，然后用自来水冲洗干净，用蒸馏水淋洗后置于烘箱内，180℃烘烤 4h，冷却后再用纯化过的已烷、石油醚冲洗数次。③测定金属元素的玻璃容器及聚乙烯容器通常用清洗剂清除油垢后再用盐酸或硝酸（c=1mol/L）浸泡 1～2d 后，再用自来水和去离子水或蒸馏水冲洗干净。④测定微生物学指标时，采样容器首先进行清洗，用洗涤剂清洗后，用自来水彻底冲洗干净，再用质量分数 10%的盐酸溶液浸泡过夜，依次用自来水、蒸馏水洗净；清洗后的采样容器要进行灭菌，干热灭菌要求 160℃下维持 2h，高压蒸汽灭菌要求 120℃维持 15min。高压灭菌后的容器如不立即使用，应于 60℃将瓶内冷凝水烘干，在 2 周内使用。

3. 水样采集 常见采集的水样有水源水、出厂水、管网末梢水等。采集水样类型不同、测定指标不同，采集方法有不同要求。

（1）一般要求：采集水样测定不同类型检测指标时，先应采集供微生物学指标检测的水样，然后再采集一般理化及其他指标的水样。采样时应注意：①采样时不可搅动水底的沉积物。②采集水样用于测定溶解氧、生化需氧量和有机物时，应将水样注满容器，上部不留空间，并采用水封。③含有可沉降性固体（如泥沙等）的水样，应分离除去沉淀物。④测定油类、硫化物、微生物、放射性等项目要单独采样。⑤用于测定微生物学指标的水样，不得用水样涮洗已灭菌的采样瓶，不得将水样充满采样瓶（至约 2/3 位置），并避免手指和其他物品对瓶口的污染，同时应注意整个采样过程的无菌操作。⑥采集供理化检测的水样时，采样前应用水样荡洗采样器、采样容器和瓶塞 2～3 次。⑦色度、浊度、pH 及电导率应尽量在现场测定。⑧现场完成测定的水样不能带回实验室供其他指标测定使用。

（2）水源水采集：一般采集的水源水有河流、湖泊、水库等地表水和浅层或深层地下水等。不同的水体运动方式不同，采样方法也各不相同。

1）河流水样品采集：采集河流水一般至少设置 3 个断面，即对照断面、污染断面（控制断面）与自净断面，各断面采样点设置见表 9-1。

表 9-1 河流不同深度的采样点

水深（m）	采样点数（个）	说明
≤5	1（距水面 0.5m）	水深不足 1m 时，在 1/2 水深处
5～10	2（距水面 0.5m，河底以上 0.5m）	河流封冻时，在冰下 0.5m 处
＞10	3（水面下 0.5m，1/2 深处，河底以上 0.5m）	若有充分数据证明垂直上水质均匀，可减少采样点数

2）湖泊、水库水样品的采集：采样断面可按不同的水区设置，如分别在进入湖泊、水库的河流汇合口处、生活污水和工业污水的排污口、城乡生活饮用水源取水口、湖泊、水库中心和沿水流流向及滞流区等位置设置采样断面，必要时在风景游览区、游泳场、排灌站、不同鱼类的洄游产卵区和水生生物经济区等处设置采样断面，分别在不同深度采集水样，可利用桥梁、索道、冰面等丈量确定采样位置，利用船只等采集水样。

3）地下水样的采集：浅层地下水的检测点应包括目标井及其周围 30m 范围内的井及河流等；深层地下水和泉水采样点结合当地水文、地质情况在其可能补给水源范围内的井及河流进行布点。水样采集前须先充分抽水约 15min 后采集。

（3）出厂水采集：检测点设于集中式供水单位的出水口处，采样点数与水厂出水口的数量一致。

（4）管网末梢水采集：管网末梢水样品采集时应考虑供水范围，采样点布置应与供水半径对应。采样时应开启水龙头，放水 15min 以上，使管道冲洗充分。采集用于微生物学指标检验的样品前应对水龙头进行消毒。

4. 样品保存方法 样品采集后，应根据水样中待测组分特性和稳定性，选择合适的保存方法，常用的水样保存方法有冷藏或冷冻、加入保存剂等。

5. 样品的运输 采集的水样应做好详细采样记录，包括样品编号、采样者、采样日期、采样时间、采样地点、水样体积、数量、保存方法，以及水样采集点周边情况、气温、水温、需检测指标等信息。在样品运输前应核对采样记录单与样品标签，并检查容器是否盖好或封好，然后按照冷藏、保温、常温等要求分类装箱，并做好防震、防碰撞等衬垫工作。

【实习操作】 管网水水样采集。

1. 用于理化指标检测的水样采集 采样要点如下。

（1）采样人员穿工作服，戴口罩、工作帽和手套。

（2）根据监测需要选择合适的采样容器和试剂，如玻璃瓶/塑料瓶、保存试剂等。

（3）打开水龙头放管网水约 15min 后，用水样将采样容器润洗 3 次。

（4）采集水样至采样容器约 2/3 体积位置（特殊要求需采满除外，如测定 DO 的水样）。

（5）根据监测项目需要加入固定剂。

（6）采样完毕后密封采样容器，填写采样记录（包括采样时间、地点、采样人、检测项目等），粘贴标签。

（7）采集后的水样样品置于低温采样箱，并做好防震、防碰撞等衬垫工作。带回实验室分析测定。

2. 用于微生物学检验的水样采集　采样要点如下。

（1）准备500mL玻璃采样瓶，内装入约2g硫代硫酸钠，置于高压灭菌器内灭菌、干燥后备用。

（2）采样人员穿工作服，戴口罩、工作帽和手套，点燃酒精灯，用酒精棉对手部进行消毒。

（3）用酒精灯外焰对采集水样出水口进行消毒灭菌，打开管网水，放水约15min。

（4）将采样容器置于酒精灯附近无菌打开采样瓶盖，采集至约采样容器2/3体积水样。

（5）用酒精灯对采样瓶口、瓶盖进行消毒灭菌（整个操作过程注意酒精灯使用安全，全程无菌操作），后盖紧瓶盖。

（6）采样完毕后填写记录（包括采样时间、地点、采样人、检测项目等信息），采样瓶上贴标签。

（7）样品置于低温采样箱，并做好防震、防碰撞等衬垫工作。带回实验室分析测定。

【注意事项】

（1）不同采样目的应该按照要求选择正确的容器及固定剂。

（2）采样前采样容器需要正确清洗。

（3）采样过程要进行质量控制，可设置空白样、平行样等质控样品。

（史雪敏）

二、空气样品采集

【实习目的】　①掌握针对不同检测项目的空气样品采集方法。②熟悉空气样品采集的相关要求。③了解空气中主要污染物的相关法规和标准。

【实习内容】　评价空气质量状况的指标可分为物理性、化学性和生物性等，化学性污染物如颗粒物、二氧化硫、二氧化氮、一氧化碳、二氧化碳、臭氧、甲醛等；生物性指标如菌落总数；放射性指标如放射性氡；物理性指标如室内微小气候、新风量等。

1. 采样前计划　样品采集前，应根据空气检测目的和任务制订采样计划，内容包括采样目的、采样时间、采样地点、采样频率、采样数量、检测指标及质量控制方法。

2. 采样前准备　应根据采集和检测污染物的种类选用适当的采样设备。由于不同气温、气压下采集的空气体积不同，采集空气体积应换算为标准状况下的采样体积，因此每次采样均需测定采样现场的气温和气压。

3. 空气样品采集方法

（1）直接采样法：当空气中被测组分较高，或者所用分析方法很灵敏时，直接采取少量样品就可满足分析需要，可采用直接采样法。此法需选择不吸附被测物、不释放被测物和其他杂质、不与被测物发生化学反应的惰性材料制成的收集器如采气袋等，采样前检查收集器的密闭性，采样时用现场空气冲洗收集器3次，收集空气样品，密封进气口，带回实验室分析。常用的收集器有塑料袋和真空瓶。下面以塑料袋为例介绍直接采样法。

1）检查采气袋密闭性：用二联球将采气袋充足气后密封进气口，将充足气后的采气袋置于水中，进气口管应在水面外，观察采气袋周围有无气泡，判断该采气袋是否漏气。

2）空气样品采集：在选定地点呼吸带高度，用二联球将采气袋充足气，双手轻揉采气袋至气体混匀，然后从采气袋进气口对角方向折叠放掉采气袋空气，如此反复冲洗3～4次后，用现场空气充气至气袋膨胀后密封进样口。采样后做好记录。将采气袋放入采样箱中，尽快送回实验室分析。

（2）浓缩（集）采样法：大量空气样品通过空气收集器时，其中的待测物被吸收、吸附或阻留，富集在收集器中的采样方法，当空气中待测物浓度较低、分析方法灵敏度较低时，采用浓缩采样法采集空气样品，其测定结果代表采样时间内待测物质的平均浓度。常用采集方法有溶液吸收法、固体填充柱采样法、滤纸滤膜阻留法等。下面分别介绍溶液吸收法和采样管吸收法采集空气中的气态物质，以及滤纸滤膜阻留法采集空气中的气溶胶。

1）采样器材

A. 收集器：采集以气态形式存在物质常用的收集器气泡吸收管、U 形多孔玻板吸收管、冲击式吸收管、气体采样管（固体吸附剂填充）等；采集以气溶胶形式存在的物质常用滤纸或滤膜等。

B. 采样仪器：各种不同类型采样仪器，如本实验室恒温恒湿气体采样器、颗粒物采样器、大气采样器等。

2）溶液吸收法：选择一个内装吸收液的液体吸收管（气泡吸收管、U 形多孔玻板吸收管、冲击式吸收管），正确与大气采样器连接，接通电源，当空气通过吸收液时，被测组分的分子被吸收在溶液中，达到浓缩收集的效果。

A. 采集样品前的准备：检查仪器设备是否贴有计量检定标识，标识是否在有效期内，并检查电池电量。检查采样系统密闭性。

B. 三脚架放在预先选好的采样点位置，调至呼吸带高度，将大气采样器固定在三脚架上。

C. 将吸收管与采样器正确连接，按照采样要求采集空气样品（如避光采样等）。

D. 设定采样器的采样时间，按下“开始”键后，迅速调节至所需流量，在采样时间内采集空气样品，注意采样期间随时观察流量计流量保持为既定流量。采样完毕，取下吸收管，用连接仪器的乳胶管将吸收管进气口和出气口连接，做好标记后置于采样箱，同时做好记录。采样结束后尽快送回实验室分析。

（3）固体吸附法：选择合适的气体采样管，连接在空气采样器上，空气样品通过采样管时，其中的被测组分因吸附或发生化学反应等作用而被阻留在填充剂上。如采集空气中的苯系物、挥发性有机物等。本方法除收集器不同外，其他操作同溶液吸收法。

（4）滤纸滤膜阻留法：常用于采集空气中的气溶胶（如 PM_{10}、$PM_{2.5}$）。其工作原理是根据采样前后滤膜重量差和采样体积，计算出 PM_{10}、$PM_{2.5}$ 的浓度。将滤料（滤纸或滤膜）平衡 24h 后称重，置于采样头上（注意毛面朝外），设置采样流量和采样时间，启动采样仪器采集空气样品。采样完毕后滤纸或滤膜对折两次后置于干净的容器中保存，送回实验室继续平衡 24h，两次滤膜重量之差除以采样体积，即可计算空气中污染物浓度。

【实习操作】

1. 选用直接采样法采集空气样品　采样要点如下。

（1）采样人员穿工作服，戴口罩、工作帽和手套。

（2）选择经过密封性检验的采样袋。

（3）样品采集：在选定地点呼吸带高度，用二联球将采气袋充入一定量空气，双手轻揉采气袋至气体混匀，然后从采气袋进气口对角方向折叠放掉采气袋空气，如此反复冲洗 3～4 次后，用现场空气充气至气袋充满后密封进样口。

（4）采样后做好记录：将采气袋放入采样箱中，尽快送回实验室分析。

2. 选用溶液浓缩采样法采集空气样品

（1）采样人员穿工作服，戴口罩、工作帽和手套。

（2）检查仪器设备是否贴有计量检定标识，标识是否在有效期内，并检查电池电量。

（3）检查采样系统密闭性。将一定量吸收液装入采样器中备用。

（4）三脚架放在预先选好的采样点位置，调至呼吸带高度，将大气采样器固定在三脚架上。

（5）将吸收管与采样器正确连接，设定采样器的采样时间、采样流量，按照采样要求采集空气样品（如避光采样等）。

（6）采样完毕，取下吸收管，用连接仪器的乳胶管将吸收管进气口和出气口连接，做好标记后置于采样箱，同时做好记录。

（7）样品置于低温采样箱，做好防震、防碰撞等衬垫工作。带回实验室分析测定。

3. 选用滤料采样法采集空气样品　采样要点：

（1）采样人员穿工作服，戴口罩、工作帽和手套。

（2）将滤料（滤纸或滤膜）平衡24h后称重，放入采样袋中备用。

（3）检查仪器设备是否贴有计量检定标识，标识是否在有效期内，并检查电池电量，检查采样系统密闭性。

（4）三脚架放在预先选好的采样点位置，调至呼吸带高度，将采样器固定在三脚架上。

（5）将滤料按照要求置于采样头上，设置采样流量和采样时间，启动采样仪器采集空气样品。

（6）采样完毕后滤纸或滤膜对折两次后置于采样袋中，带回实验室分析测定。

【注意事项】

（1）采样仪器使用前，要对仪器流量计进行校准，检验采样系统气密性。

（2）采样过程要做质量控制，可设置空白样、平行样等质控样品。

（3）计算空气中被测物质浓度时，应将实际采样体积换算成标准状态下的采样体积。

（4）使用采样管采气完毕后立即密封后要标注进气方向。

（5）空气样品采样后密封进气口应尽快移出采样点并送检，不能尽快分析的样品应按照测定要求选择合适的保存方法，在保存期限内完成检测。

（史雪敏）

三、食品样品采集

【实习目的】　①掌握正确的食品样品采集方法，用于检测食品中的有害微生物，从而保护公众健康。②熟悉食品样品采集的相关概念及不同的采样目的。③了解食品样品采集及食品安全的相关法规和标准。

【实习内容】　食品样品分为客观样品和选择性样品。①客观样品：指在未发现食品不符合卫生标准的情况下，按照日常计划在生产单位或零售商店进行的随机抽样采集的样品；②选择性样品：指在卫生检查中发现某些食品可疑或可能不合格，或消费者提供情况或投诉时需要查清的可疑食品和食品原料，发现食品可能有污染或为造成食物中毒的可疑食物，为查明食物污染来源，污染程度和污染范围或食物中毒原因，以及食品卫生监督部门或企业检验机构为查清类似问题而采集的样品。

食品种类繁多，各种成分在不同食品中分布很不均匀，因此在采样时必须考虑食品样品的代表性和均匀性。食品样品的采样常用于测定其中微生物学性状指标，以查明某些突发公共卫生事件或疾病暴发流行的原因或进行卫生质量监测和评价。本部分内容以测定散装食品（固态、液态）中微生物学指标的样品采集为例介绍食品样品采集方法。

1. 采样前准备　采样人员采样前需要参阅相关专业参考资料准备防护用品、采样工具、取证工具及其他物品，防护用品包括工作服或隔离衣、手套、口罩、帽子等；采样工具，如无菌长柄勺、镊子、玻璃吸管，洗耳球等；准备采样袋、采样瓶、试管等；取证工具，如照相机、摄像机、录音机等；其他物品，如75%乙醇喷壶、75%酒精棉球、酒精灯等。

2. 样品采集　散装固体食品和液体食品样品采样整个过程无菌操作，送样过程要防止污染。采样结束后迅速送往检验室，并向检验室说明检验目的和重点；样品采集数量：一般采集5倍或以上检验单位，固体不少于250g，液体不少于250mL（或不超过3/4容器体积）。

【实习操作】

1. 固体食品微生物学指标检测样品采集（以散装大豆为例）　采样要点如下。

（1）穿工作服，戴工作帽、口罩和手套（或手消）。

（2）取酒精灯、酒精棉球、无菌采样工具、无菌采样袋于操作台前。

（3）点燃酒精灯。

（4）将待采集大豆外包装、采样袋开口处及周围用75%乙醇消毒。

（5）无菌打开采样袋，放置于已调零的天平上。

（6）无菌打开大豆包装，将采样勺在酒精灯上灼烧，稍冷却后取大豆样品。采样全程采样勺及手均不可接触采样袋口及内壁。

（7）无菌封口采样袋。

（8）取3份平行样品，每份均粘贴标签：标注样品编号、样品名称、采样份数、采样时间、地点、采样人。

（9）详细填写采样记录表。

（10）将样品放入采样箱或运送箱，4h内送实验室检验。

2. 散装液体食品微生物学指标样品采集（以酸梅汤为例） 采样要点如下。

（1）穿工作服，戴工作帽、口罩和手套（或手消）。

（2）取酒精灯、酒精棉球、无菌采样工具、无菌采样袋于操作台前。

（3）点燃酒精灯。

（4）将酸梅汤混匀，用酒精棉球对罐口及周围进行消毒；无菌打开采样瓶，瓶口用酒精灯灼烧消毒、瓶盖水平放置。

（5）用灭菌的吸管吸取酸梅汤置于采样瓶中。取样全程吸管和手不可接触采样瓶瓶口。

（6）无菌封口采样瓶。

（7）取3份平行样品，每份均贴上采样标签：标注样品编号、样品名称、采样份数、采样时间、地点、采样人。

（8）详细填写采样记录表。

（9）将样品放入采样箱或运送箱，4h内送实验室检验。

【注意事项】

（1）标签的正确填写。

（2）采样量满足固体不少于250g，液体不少于250mL。

（王晓晖）

四、公共用品样品采集

【实习目的】 ①掌握各种公共用品采样操作方法及注意事项。②熟悉相关概念。③了解公共用品样品采集的目的。

【实习内容】 公共用品样品采集主要是对公共用品的卫生状况进行监测。采样点为使用该物品时接触频率较高的部位。采样数量一般是每类样品的3%～5%，每类物品至少采集1件。

1. 采样前准备 采样人员准备采样工具，包括灭菌试管（内装10mL生理盐水）、100mL无菌烧瓶（内装50mL生理盐水）、150mL无菌烧瓶（内装125mL生理盐水）、无菌棉拭子、灭菌剪刀、规格板、酒精灯、酒精棉球、灭菌镊子、采样记录单。采样用具需高压灭菌，无菌保存。

采样人员穿工作服或白大衣，戴帽子、口罩。点燃酒精灯，应用常规涂抹法对手部进行消毒。整个操作过程需保持无菌，采样后及时密封，标记后立即送检。

2. 样品采集方法及要求 见实习操作部分。

【实习操作】 对桌面、宾馆酒店和饭店等公共物品进行样品采集。

采样要点：

1. 桌面采样　将试管口用酒精灯灼烧后打开试管塞，再次灼烧试管口及试管塞。取 1 支灭菌棉拭子，于 10mL 灭菌生理盐水内湿润(吸取约 1mL 溶液)后，在桌面中部选择 1 个 5cm×5cm(25cm^2)范围内涂抹采样，用灭菌剪刀剪去棉拭子手接触部分，将棉拭子放入剩余 9mL 生理盐水内，灼烧试管口及试管塞，盖上试管塞。在桌面中部选择另一部位采用同样方法采集另一份样品。每件用具采集 2 份样品，贴标签，填写采样记录单，4h 内送检。

2. 床单、被罩采样　随机抽取清洗消毒后准备使用的床单被罩置于操作台。将试管口用酒精灯灼烧后打开试管塞，再次灼烧试管口及试管塞。取 1 支灭菌干燥的棉拭子，于 10mL 灭菌生理盐水浸润（吸取约 1mL 溶液）后，分别在被单颈部接触部位 25cm^2（5cm×5cm）面积上用力均匀涂抹 5 次，用灭菌剪刀剪去手接触部分，放入剩余 9mL 生理盐水中，再灼烧试管口及试管塞，盖上试管塞，贴标签，填写采样记录单，4h 内送检。

3. 毛巾、枕巾采样　随机抽取清洗消毒后的毛巾置于操作台。将试管口用酒精灯灼烧后打开试管塞，再次灼烧试管口及试管塞。取 1 支灭菌干燥的棉拭子，于 10mL 灭菌生理盐水浸润（吸取约 1mL 溶液）后，在毛巾对折后两面的中央各 25cm^2（5cm×5cm）面积上用力均匀涂抹 5 次，用灭菌剪刀剪去手接触部分，放入剩余 9mL 生理盐水中，再灼烧试管口及试管塞，盖上试管塞，贴标签，填写采样记录单，4h 内送检。

4. 茶具餐具采样　随机抽取清洗消毒后准备使用的茶具置于操作台。将试管口用酒精灯灼烧后打开试管塞，再次灼烧试管口及试管塞。用灭菌生理盐水湿润棉拭子，在口唇接触处（1～1.5cm）的内外缘涂抹一周，用灭菌剪刀剪去手接触部分，放入剩余 9mL 生理盐水中，再次烧灼试管口，盖上试管塞，贴标签，填写采样记录单。4h 内送检。

5. 拖鞋采样　随机抽取清洗消毒后准备使用的拖鞋置于操作台。将试管口用酒精灯灼烧后打开试管塞，再次灼烧试管口及试管塞。取无菌棉拭子蘸取生理盐水，在每只拖鞋鞋面与脚趾接触处 25cm^2（5cm×5cm）面积上有顺序地均匀涂抹 3 次后，用灭菌剪刀将手接触部分剪断，放入剩余 9mL 生理盐水中，再次烧灼试管口，盖上试管塞，贴标签，填写采样记录单，4h 内送检。

6. 理发用具采样　随机抽取消毒后准备使用的理发用具置于操作台。将试管口用酒精灯灼烧后打开试管塞，再次灼烧试管口及试管塞。取无菌棉拭子蘸取生理盐水，在推子前部上下均匀各涂抹 3 次，1 个推子为一份样品。或在理发刀、剪刀、修脚工具的两个侧面各涂抹 1 次，2 个刀或剪为一份样品。剪去手接触部分放入剩余 9mL 生理盐水内，再次烧灼试管口，盖上试管塞，贴标签，填写采样记录单，4h 内送检。

7. 脸盆、脚盆、浴盆采样　将烧瓶口用酒精灯灼烧后打开烧瓶塞，再次灼烧瓶口及烧瓶塞。取两只无菌棉拭子蘸取生理盐水，分别在盆内壁 1/3～1/2 高度，相对两侧壁 2 个采样点用规格板采样。规定 25cm^2（5cm×5cm）面积上来回均匀涂满整个方格，并随之转动棉拭子，用灭菌剪刀剪去手接触部分，一并放入剩余的生理盐水中，再次烧灼烧瓶塞并盖好，贴标签，填写采样记录单。4h 内送检。浴盆的采样点呈梅花状布点，具体部位为盆内四壁及盆底，共 5 支棉拭子，一并放入 125mL 生理盐水，其他操作同脸盆、脚盆。

【注意事项】　①操作过程中试管口不能与手接触。②不同公共用品采样点的正确选择。

（王晓晖）

实习三　现场检测

【实习目的】　①掌握现场检测的布置要求。②熟悉现场检测的相关概念及仪器使用方法。

③了解现场检测的注意事项。

一、现场检测的有关概念

1. 现场检测 利用某种仪器设备直接测定现场环境中某种物质的含量，进而判断环境质量的方法。

2. 现场检测使用的仪器必须符合如下条件 ①便于携带；②灵敏度高；③检测时间短；④待测物最小检出值至少可以满足卫生标准限量值的 1/2。

3. 用于空气现场检测的项目 包括温度、相对湿度、气压、风速、噪声、照度、辐射等物理因素，以及一氧化碳（CO）、二氧化碳（CO_2）、甲醛（CH_2O）、可吸入颗粒（PM_{10}）、细颗粒物（$PM_{2.5}$）等化学因素。

二、现场检测点布置要求

（一）室内空气温度、相对湿度和风速检测点布置要求

1. 检测点数与分布

（1）室内面积＜$50m^2$ 的设置 1 个采样点，位于室内中央（图 9-1A）。

（2）室内面积为 50～$200m^2$ 设置 1～3 个采样点，位于室内对称点上（图 9-1B）。

（3）室内面积＞$200m^2$ 的设置 3～5 个测点，可设置在室内对角线四等分的 3 个等分点上，5 个测点的按梅花布点，其他按均匀布点原则布置（图 9-1C、D）。

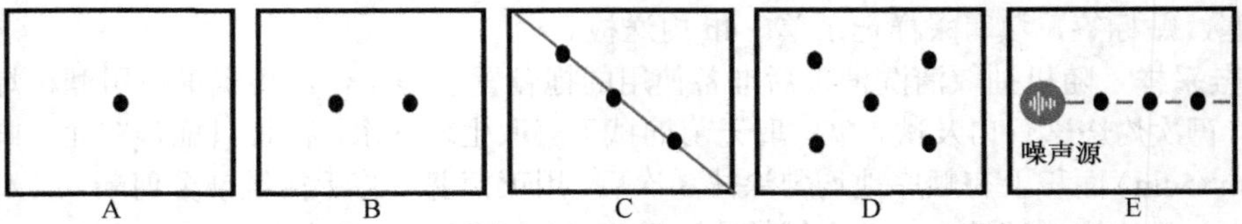

图 9-1 检测点布设方法及要求

2. 其他要求 检测点距地面高度 0.5～1.5m，距墙壁≥0.5m，测定室内空气温度检测点还应距离热源≥0.5m。

（二）噪声检测点布置要求

1. 检测点数量与分布

（1）对于噪声源在公共场所外的，参照“空气温度、相对湿度和室内风速测点布置”。

（2）对于噪声源在公共场所内的，设置 3 个检测点，在噪声源中心至对侧墙壁中心的直线四等分的 3 个等分点上设置（图 9-1E）。

2. 检测点其他要求 测点距地面高度 1.2～1.5m（GB 3096—2008《声环境质量标准》），距墙壁和其他主要反射面≥1m。

（三）照度检测点布置要求

1. 整体照明 检测点数量与位置参照“空气温度、相对湿度和室内风速测点布置”测点距地面高度 1～1.5m。

2. 局部照明 如特殊需要检测局部照明时，可测量其中有代表性的一点。如果是局部照明和整体照明兼用的情况下，应根据实际情况合理选择在整体照明的灯光关闭还是开启情况下进行检测，并在测定结果中注明。

三、物理因素的现场检测方法

（一）温度测定

温度是表示物体冷热程度的物理量，气温是影响体温调节的一个主要的环境因素。《公共场所空气温度测定方法》（GB/T 18204.1—2013）推荐玻璃液体温度计法和数显式温度计法两种空气温度测定的标准方法。

1. 玻璃液体温度计

（1）工作原理：玻璃液体温度计是一种膨胀式温度计，根据物体热胀冷缩原理制造而成。由容纳温度计球部（玻璃薄壁构成的空心球体，又叫温包）和一根与温包相连的玻璃细管组成。空气温度的变化会引起温包温度的变化，当温包温度增加时液体膨胀，细管内液柱上升；反之下降。玻璃细管上标以刻度，以指示管内液柱的高度，液柱高度读数准确地指示了温包的温度。

（2）精度与测量范围：玻璃液体温度计的刻度最小分度值不大于 0.2℃，测量精确度为±0.5℃，测量的空气温度范围为 5～50℃。

（3）操作步骤

1）选择适当的测定地点，将温度计垂直悬挂于离地面 0.5～1.6m 处测定气温。在室内测定气温的地点应离墙壁和热源 0.5m 以上，在室外测定气温的地点要平坦，自然通风，大气稳定度好。

2）温度计放置 5～10min 后读数。读数时应暂停呼吸，迅速读数，先读小数，后读整数。读数时视线与温度计标尺垂直。水银温度计按凸出弯月面最高点读数，酒精温度计按凹液面最低点读数（单位：℃）。

2. 数显式温度计

（1）工作原理：数显式温度计采用热敏电阻、热电偶、铂电阻等作为温度计的温度传感器，通过传感器自身随温度变化产生电信号，经放大、转换后，在显示器上直接读取空气温度。

（2）精度与测量范围：数显式温度计最小分辨率为 0.1℃，测量精度 0.5 ℃，测量的空气温度范围为 0～60℃。

（3）操作步骤：不同品牌、不同型号的数显式温度计的使用方法略有不同，具体操作应参照仪器使用说明书。本部分以 TY-9700 型温湿度计（图 9-2）为例，介绍数显式温度计使用方法：①检查数显式温度计是否贴有有效期内的检验合格标志。②安装电池，并检查电池电量，当屏幕出现“LOBAT”符号时，应更换电池。③打开电源，预热 1min。④按“TEMP/%RH”键，使“TEMP”指示灯亮，表示当前为温度测量模式。⑤待仪器读数稳定后读取现场温度值。⑥按“HOLD”键可锁定当前数值。⑦关闭仪器，记录数值（单位：℃）。

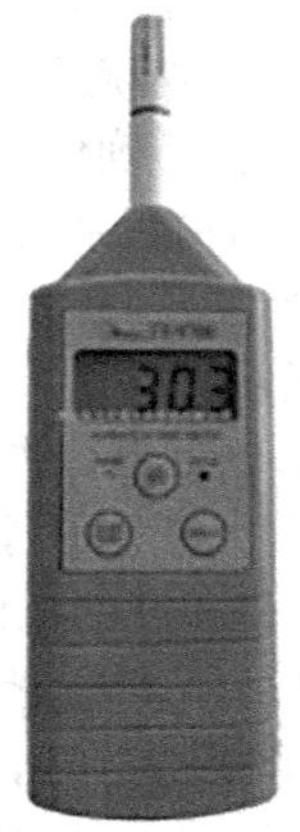

图 9-2　TY-9700 型温湿度计

（二）湿度的测定

湿度是指空气中的含水量，常用相对湿度表示。相对湿度（relative humidity，RH）为同一温度时的绝对湿度与最大湿度的比值。常用的测量相对湿度的仪器有干湿温度计和电阻电容式湿度计。

1. 干湿温度计

（1）工作原理：一定温度的气流匀速通过干湿温度计时，干球温度计显示空气的温度。由于湿球温度计的球部表面湿度较空气湿度大，空气流过湿球时，加速了表面水分蒸发的速度，导致湿球温度计的球部温度下降，温度示值低于干球温度计的读数。被测空气越干燥，湿球温度计球部表面的水分蒸发越快，干球、湿球温度显示温差越大，利用温差值计算空气的湿度，或应用湿度表查得空气的湿度。

将两支完全相同的水银温度计装入金属套管中，两支温度计都安装在镀镍或镀铬的双层金属风管内，其中一支温度计的球部包有湿润的纱布，称为湿球温度计，另一支温度计球部不包裹纱布，处于正常干燥状态，称为干球温度计，干、湿温度计配合用于测定气湿。

（2）精度与测量范围：干湿温度计温度刻度的最小分值≤0.2℃，测量精度为±3%。在–10～45℃条件下，相对湿度的测量范围为10%～100%。

（3）操作步骤：以DHM2型机械通风干湿温度计（图9-3）为例，介绍干湿温度计的使用方法。仪器顶端设置一台小型风机，通过旋紧小型风机的发条或用电力驱动。机身外部备有防风罩，可保护风叶匀速自转产生恒定风速，因此不受外界风速变化的干扰，有利于室外湿度的测定。风机与风管相连，启动时抽吸空气从风管下端进入，以恒定流速（2.5～4m/s）分别流过干、湿球表面，测定干、湿球温度计的温度，然后根据干、湿球温度计的温差，计算出空气的相对湿度。具体操作如下：①将仪器悬挂在测试地点，夏季提前15min以上，冬季提前30min以上。②正式观测前将纱布润湿，夏季在观测前4min进行润湿，冬季在观测前15min进行润湿。③上紧发条，2～4min后分别读取干球温度、湿球温度，计算温差。④根据温差查表，得出空气的相对湿度。⑤整理仪器，记录湿度数值（单位：%RH）。

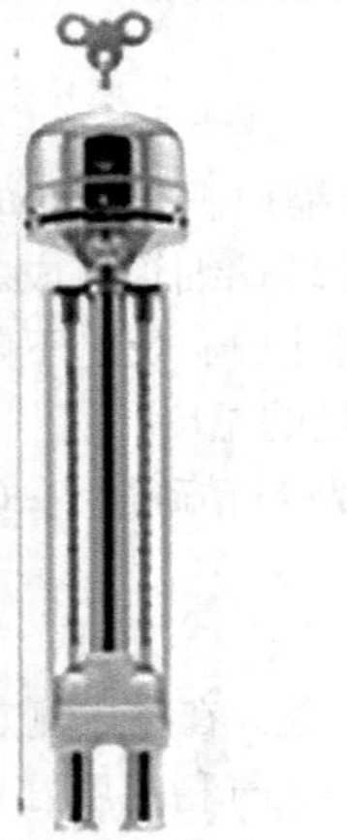

图9-3 DHM2型机械通风干湿温度计

（4）注意事项

1）温度计球部要清洁，干球球部要干燥无水，在纱布湿润前，两支温度计的状态相同，温度读数差值不应超过0.1℃。

2）为了确保纱布具有良好的吸水性，纱布要干净，要及时更换，最好是经过脱脂、洗去糨糊处理的白色薄针织纱布。为了保证球部湿润程度一致，纱布要紧贴球部，不能折叠，重叠部分越少越好。加水湿润纱布时要控制好加水量，以保证球部周围空气流通，利于湿球球面水分正常蒸发。

2. 电阻电容式湿度计

（1）工作原理：电阻电容式湿度计由传感器感应环境湿度的变化，导致传感器的某一特性改变，产生相应的电信号，自动转换处理后在仪器上显示空气湿度数值。

（2）精度与测量范围：在25℃条件下，电阻电容式湿度计的相对湿度最大允许误差不大于±5%。在0～60℃条件下，电阻式湿度计的相对湿度测量范围为10%～90%，电容式湿度计的相对湿度测量范围为0%～100%。

（3）操作步骤：电阻电容式湿度计采用数显式，通常与温度计合并，设计成数显式温湿度计，如TY-9700型温湿度计。用TY-9700型温湿度计测量湿度时，按“TEMP/%RH”键，使“TEMP”指示灯灭，表示当前为湿度测量模式，记录此时的数值即为相对湿度值（单位：%RH）。该仪器其余操作步骤与温度测定相同。

（三）气压测定

单位面积上所承受的垂直大气柱的重量，称为大气压强，简称气压，其法定计量单位是帕（Pa）、百帕（hPa）、千帕（kPa）、兆帕（MPa）等。测定气压常用空盒气压表。

1. 工作原理 空盒气压表由感应、传递和指示三部分组成。金属空盒呈真空状态，具有弹性的波状薄壁，空盒正面有刻度盘和指针，指针与杠杆系统连接。当气压增高时，盒壁收缩而内凹，气压降低，盒壁膨胀而隆起，借助杠杆和齿轮的转动，盒壁的变化被放大并传递给指针，带动指针转动，指示出气压值。

2. 精度与测量范围　普通空盒气压表（图 9-4）的灵敏度为 0.5hPa，精度为±2hPa，测量范围为 800～1064hPa；高原空盒气压表的灵敏度为 0.5hPa，精度为±3.3hPa，测量范围为 500～1020hPa。

3. 操作步骤

（1）检查仪器是否贴有有效期内的检验合格标志。

（2）将空盒气压表水平放置。

（3）读取气压表上的附温值，精确到 0.1℃。

（4）用手指轻叩仪器表面数次（克服传递部分的机械摩擦误差），待指针静止后，视线垂直刻度面板，读取大气压值（单位：hPa 或 kPa），精确到 0.1℃。

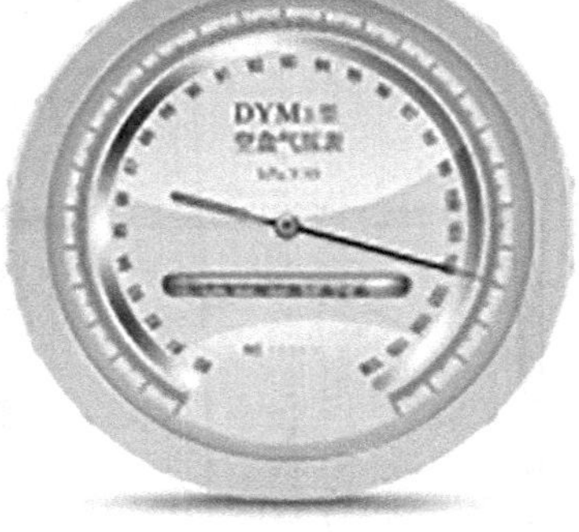

图 9-4　空盒气压表

（四）气流（风速）的测定

空气的流动称为气流，又称风。空气做水平运动时具有方向和速率。测定气流就是测定风向和风速。应用较多的测定仪器有三杯风向风速表、轻便携带式翼状风速计和热电式电风速仪（包括热球式电风速计）。其中翼状和杯状风速仪的机械摩擦阻力大，仪器惰性较大，风速小于 0.5m/s 时仪器不能转动，无法读数。热球式电风速计可以测定微风，当风速小于 0.5m/s 时，可选用热球式电风速计测定风速。

1. 工作原理　热电式电风速仪由测量头和测量仪表组成，测量头的加热圈（丝）暴露在一定大小的风速下，引起测量头加热电流或电压的变化，由于测量头温度升高的程度与风速呈负相关，可由指针或数字显示风速值。

2. 精度与测量范围　热电式电风速仪最低检测值≤0.05m/s，测量范围为 0.1～10m/s。

3. 操作步骤

（1）热电式电风速仪：以 QDF-3 型热球式电风速仪（图 9-5）为例，介绍指针式热电式电风速仪的使用方法：①检查仪器是否贴有有效期内的检验合格标志。②使用前观察电表的指针是否指示于零点，如有偏移可轻轻调整电表上机械调零螺丝，使指针回到零点。③将仪器“校正开关”置于“断”的位置，“电源转换”置于所选用电源处。如使用外接电源，“电源转换”开关拨至“外接”位置，将两组直流电源（1 组 15V，1 组 45V）分别连接在“外接电源”接线柱上；如使用仪器内部电源，将“电源转换”开关拨至“通”位置，将电池按正确位置安装在仪器底部电池盒内。④将测量杆插在插座上，测量杆垂直向上放置，螺塞压紧，使探头密闭。⑤将仪器“校正开关”置于“满度”位置，慢慢调整“满度粗调”和“满度细调”两个旋钮，使电表指针停留在满刻度的位置。⑥将“校正开关”置于“低速”位置，慢慢调整“零位粗调”和“零位细调”两个旋钮，使电表指在零点的位置。⑦轻轻拉动测量杆螺塞，使探头露出，并使探头上的红点面对风向，即可进行 0.05～5m/s 风速的测定；若要测量 5～30m/s 的风速，在完成“满度”和“零度”调节后，需将“校正开关”置于“高速”位置，再进行风速测定，根据电表上的读数，查阅校正曲线，查出被测风速。⑧测量完毕后，“校正开关”置于“断”的位置，整理仪器，并记录数值（m/s 或 km/h）。

（2）数显式热电风速仪：以 QDF-6 型智能热球电风速计（图 9-6）为例，介绍数显式热电风速仪的使用方法：①检查仪器是否贴有有效期内检验合格标志。②检查电池电量。③仪器开机，仪表显示倒计时进入预热状态，倒计时完成后显示屏应显示 0.00。开机时探头必须垂直向上放置，盖紧探头帽使探头密封，以便得到正确的风速零位补偿。④取下探头帽，使被测风通过敏感元件所在窗口，并使迎风标志面迎向来风，即可进行风速测量。⑤按“HOLD”键保持当前数值，“↑、↓”键切换风速单位（m/s，km/h）。⑥记录数值，并整理仪器。

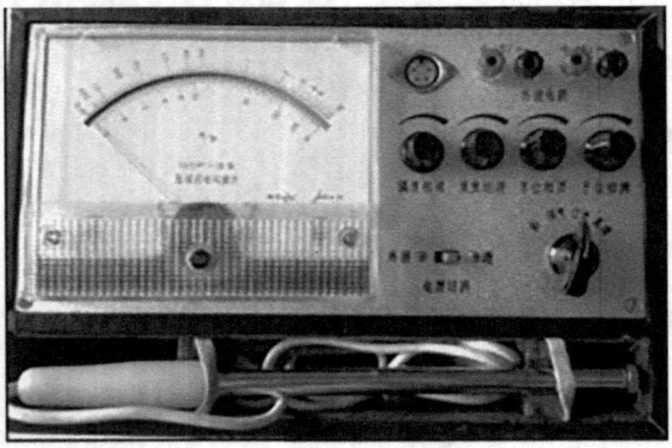

图 9-5 QDF-3 型热球式电风速仪

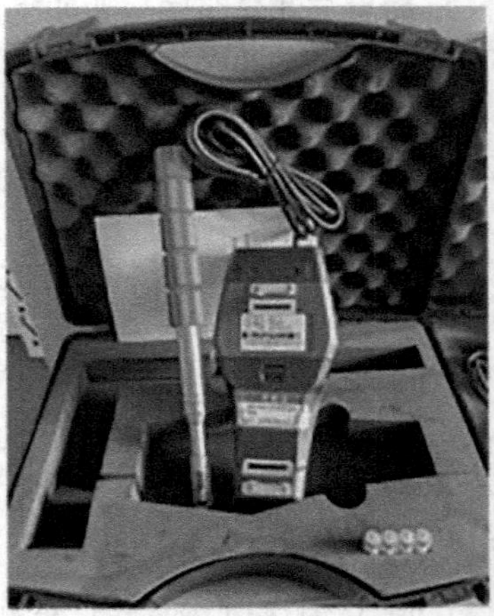

图 9-6 QDF-6 型智能热球电风速计

4. 注意事项 热电式电风速仪如果用直流电源供电，在测量 10min 后必须重复“满度”和“零度”的调节，以保证测量的准确性。

（五）噪声测定

噪声是指人们主观上不需要的声音。噪声常采用数字声级计测定。

1. 工作原理 数字声级计通常利用电容式声电换能器，将被测声音信号转变为电信号，经内部一定处理后成为声级值。使用声级计在规定时间内测量一定数量的环境 A 计权声级值，经过计算得出等效 A 声级 LAeg，即为噪声值。

2. 精度与测量范围 测量范围（A 声级）为 30～120dB，精度为±1.0dB。

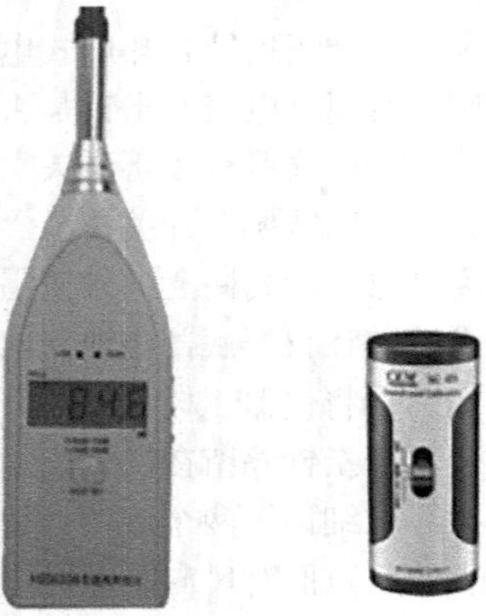

图 9-7 HS5633B 型数字声级计

3. 操作步骤 以 HS5633B 型数字声级计（图 9-7）为例，介绍用数字声级计测定噪声的方法：①检查仪器是否贴有有效期内检验合格标志。②安装电池，并将仪器电源开关从“OFF”拨至“F”，检查显示器中有无“LOWBAT”符号，若无此符号，表明可进行声级检测，否则应重新更换电池。③安装传声器。④校准声级：将声级计功能开关分别置于 F（快挡）、A（A 计权）、L（低量程），将声级校准器（94dB，1000Hz）配合到声级计传声器上，开启校准器电源，声级计应指示 93.8dB。⑤测定环境噪声，并根据被测噪声大小设置量程为“L”或“H”；若 OVER 指示灯亮表示超过测量范围，需将量程开关设置于高量程 H 挡；若 LOW 指示灯亮表示欠量程，需将量程开关设置于低量程 L 挡。⑥按“HOLD KEY”键可保持当前数值。⑦记录数值（dB），并整理仪器。

4. 注意事项

（1）测量前必须使用校准器对声级计进行校准。

（2）测量时声级计可以手持，也可以固定在三脚架上，并尽可能减少声波反射的影响。

（3）对于稳态噪声，用声级计快挡读取 1min 指示值或平均值，对于脉冲噪声应读取峰值和脉冲保持值；对于周期性噪声，用声级计慢挡每隔 5s 读取一个瞬时 A 声级值，测量一个周期；对于非周期非稳态噪声，用声级计慢挡每隔 5s 读取一个瞬时 A 声级值，连续读取若干数据。

（六）照度测定

光照强度是指单位面积上所接受可见光的光通量，简称照度，单位勒克斯（lx）。用于指示光照的强弱和物体表面积被照明程度的量。环境照度通常使用照度计测定。

1. 工作原理　照度计是利用光敏半导体元件的物理光电现象制成。当外来光线射到光探测器后将光能转变为电能，通过读数单元（电流表或数字液晶板）显示光的照度值。

2. 精度与测量范围　量程下限≤1lx，上限≥5000lx；示值误差不超过±8%。

3. 操作步骤　以 TES-1334A 型照度计（图 9-8）为例，介绍照度测定方法：①检查仪器是否贴有有效期内的检验合格标志。②打开电源，打开光检测器头盖，将受光器水平放置在预测光源下至少 5min。③按“RANGE”键选择合适量程，读取检测值；如左侧最高位数显示“1”，表示超过量程，应立刻选择较高挡位，原则上不允许在某挡位满量程的 1/10 范围内测定；若设定 20 000 挡位时，所显示的数值必须×10 倍才是测量的真实值。④按“HOLD”键可保持当前数值，记录照度值。⑤测量结束，将受光器头盖收回，整理仪器。

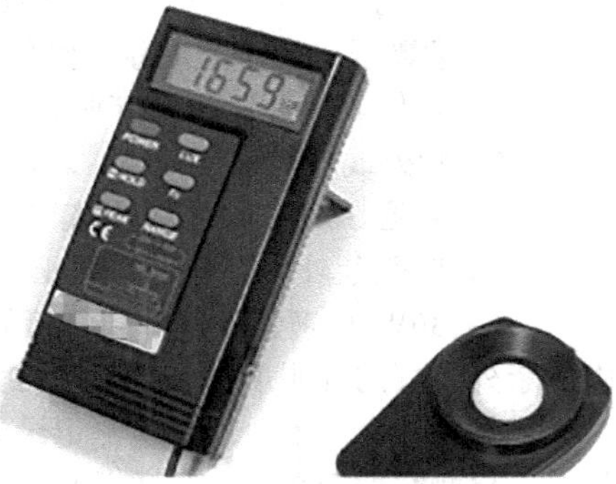

图 9-8　TES-1334A 型照度计

4. 注意事项

（1）照度计的受光器应洁净无尘。

（2）操作人员的位置和服装不应对测量结果造成影响。

（3）若光源是白炽灯，应开启 5min 后再进行测量；若是气体放电灯，应开启 30min 后再进行测量。

（七）紫外辐射测定

1. 工作原理　紫外线是一种电磁辐射，其波长介于可见光和 X 线之间。紫外线传感器可以将接收到的一种能量信号转换为另一种能量信号，输出为电信号；内置的模拟数字转换芯片（ADC）可以将弱电流信号转换为数字信号，单片机再将采集到的数字信号进行调校和记录，并将得到的功率值用于计算 UV 能量值或生成其他图形和测量报告。

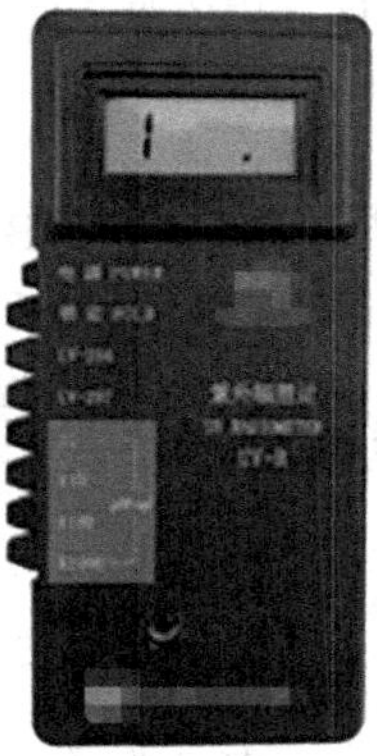

图 9-9　UV-B 型紫外辐照计

2. 操作步骤　以 UV-B 型紫外辐照计（图 9-9）为例，介绍室外环境紫外辐射与室内杀菌灯紫外辐射检测方法。

（1）室外环境紫外辐射测定

1）检查仪器是否贴有有效期内的检验合格标志。

2）安装电池。

3）选择 UV-297 探头，打开探头盖并将探头水平置于待测位置，然后将探头的插头插入仪器顶部的插孔内。

4）开机，并选择“UV-297”测量波段。

5）读取数值，其辐照度值=屏幕数值×倍率（$\mu W/cm^2$）。

6）关闭电源，盖好探头盖，整理仪器。

（2）室内杀菌灯紫外辐射测定

1）检查仪器是否贴有有效期内的检验合格标志。

2）安装电池。

3）将挂钩米尺悬挂于紫外线灯上，并测量确认挂钩米尺下部托盘（或卡扣）距离紫外线灯表面正中法线距离为 1m。

4）选择 UV-254 探头，打开探头盖并将探头水平置于挂钩米尺下部托盘或卡扣内，然后将探头的插头插入仪器顶部的插孔内。

5）开机，选择“UV-254”测量波段。

6）读取数值，其辐照度值=屏幕数值×倍率（$\mu W/cm^2$）。

7）关闭电源，盖好探头盖，整理仪器。

3. 注意事项（用于室内杀菌灯紫外辐射测定时）

（1）需做好个体防护，穿戴隔离服或防护服，戴手套、帽子、防护面罩，穿鞋套等。

（2）紫外线灯表面应清洁，若灯管表面有灰尘或油污，应用酒精棉球将其擦拭干净后再检测。

（3）普通 30W 直管紫外线灯需开灯 5min 后检测。

（4）应距紫外线灯灯管表面正中法线 1m 处选择波长 253.7nm 的紫外照度计测定。

（5）30W 直管紫外线灯新灯管的辐照度值在灯管下方垂直 1m 的中心处应≥90μW/cm；使用中的紫外线灯的辐照度值在灯管下方垂直 1 m 的中心处≥70μW/cm 为合格。

测量完毕，需填写现场检测记录单，内容包括：检测日期、检测时间、检测地点、仪器设备的型号、检测数值及单位、气象条件、检测人员信息等。

【实习操作】

案例一：现需对某学校教室进行每年一次的照明、噪声、微小气候检测。请依据相关的国家标准开展检测。

检测要点：

（1）检查照度计、声级计、标准声源、温湿度计等仪器显示是否正常，是否在检定有效期内。并准备原始记录，联系车辆后，两名检测人员赴学校开展检测。

（2）现场检测

1）教室照度测量：参照《采光测量方法》（GB/T 5699—2017）和《中小学教室采光和照明卫生标准》（GB 7793—2010）进行评价。教室桌面平均照度不应低于 300lx，教室黑板面平均照度不应低于 500lx。

2）噪声：依据《公共场所卫生检验方法　第 1 部分　物理因素》（GB/T 18204.1—2013）进行教室噪声检测。首先利用测距仪测量教室面积并布点。布点按照不足 $50m^2$ 教室设 1 个检测点，50～$200m^2$ 教室设 2 个检测点，1 个测点在教室中央，2 个测点设置在室内的对称点上，测点距地面高度 1～1.5m，距墙壁和其他主要反射面不小于 1m。测量前使用校准器对声级计进行校准后设置声级计参数为慢挡，每隔 5s 读取一个非周期非稳态瞬时 A 声级值，连续读取若干个数据作为该点的噪声分布，并取等效积分声级作为教室噪声。测量时应注意，周围有上课班级的空教室内开窗测量，声级计集声器朝向窗户，测量员一人记录，一人复核，不能报数。外环境对普通教室产生的噪声不高于 50dB。

3）教室微小气候：依据《中小学校采暖教室微小气候卫生要求标准》（GB/T 17225—2017）对教室温度进行检测，在当年 11 月至次年 1 月，即在采暖季的一日中 10 时和 14 时将温湿度计置于教室中央 1m 高位置处，读取教室温度。依据该标准进行评价，教室温度应为 16～18℃，不宜超过 20℃。

案例二：某学校新建图书馆的阅览室 $30m^2$，现需要测量阅览室内照度水平。

检测要点：

（1）应选择照度仪进行测量，该阅览室为 $30m^2$，小于 $50m^2$，所以应在室内中央选择一个测量点进行测量。

（2）按照照度计使用方法和检测要求进行检测。

案例三：某一新建厂房需要测量风速，请您完成此项任务。

检测要点：选择风速仪，按照风速仪测定方法和要求进行检测。

案例四：请检查某图书馆内紫外线的辐照值。

检测要点：选择紫外辐照计进行检测，按照仪器说明书和检测要求进行检测。

案例五：某办公室面积约 $30m^2$，现需要对该办公室进行稳态噪声测定。

检测要点：该办公室面积约 $30m^2$，应该选取房间中央作为测定点，测点高度距离地面 1～1.5m，距离墙面及其他反射面不小于 1m。选择数字声级计和校准声源，按照仪器说明书和要求进行检测。

【注意事项】

（1）测量前需先检查仪器是否贴有有效期内的检定合格标志。

（2）测定风速、照度、噪声或紫外辐射时，必须同时测量气象条件，包括温度、相对湿度、大气压。

（马 腾）

实习四 卫 生 处 理

【实习目的】 ①掌握常用化学消毒剂的适用范围、溶液配制、使用方法及注意事项。掌握常用物理消毒方法适用范围、操作方法和注意事项。②熟悉卫生处理的基本概念、常用物理和化学消毒方法。③了解化学消毒剂的分类。

一、基本概念

1. 消毒（disinfection） 杀灭或清除传播媒介上的病原微生物，使其达到无害化的处理。

2. 灭菌（sterilization） 杀灭或清除传播媒介上一切微生物的处理。

3. 消毒剂（disinfectant） 采用一种或多种化学或生物的杀灭微生物因子制成的用于消毒的制剂。

4. 灭菌剂（sterilant） 可杀灭一切微生物，达到灭菌要求的制剂。

5. 疫源地消毒（disinfection of epidemic focus） 疫源地是指传染源排出的病原微生物所能波及的范围。对疫源地内污染的环境和物品进行的消毒称为疫源地消毒。

6. 随时消毒（concomitant disinfection） 有传染源存在时，对传染源排出的病原体可能污染的环境和物品及时进行的消毒。

7. 终末消毒（terminal disinfection） 传染源离开疫源地后进行的彻底消毒。

8. 预防性消毒（preventive disinfection） 在无明确的传染源存在时，对可能受到病原微生物污染的场所和物品进行的消毒。

9. 有效氯（available chlorine） 指与含氯消毒剂氧化能力相当的氯量，是衡量含氯消毒剂消毒效果的指标，用 mg/L 或百分比（%）表示。

二、常用消毒方法

（一）物理消毒方法

用如热、紫外线等物理因子消毒的方法。常用的方法有煮沸消毒法、压力蒸汽灭菌法和紫外线消毒法。

1. 煮沸消毒法

（1）适用范围：耐热、耐湿物品，如餐（饮）具、衣物、床单等的消毒。

（2）操作方法及注意事项：①消毒物品应保持清洁，所消毒的物品应全部浸没于水中，可拆卸物品应拆开；②从水煮沸时开始计时，消毒时间应持续 15～30min，如消毒期间新加入物品应重新计时；③高海拔地区应适当延长煮沸时间。

2. 压力蒸汽灭菌法

（1）适用范围：耐高温、耐高湿的医疗器械和物品如手术器械、生理盐水、玻璃容器及注射器、敷料等的灭菌。

（2）仪器设备：压力蒸汽灭菌器。压力蒸汽灭菌器分为下排气式压力蒸汽灭菌器和预真空压力蒸汽灭菌器。

（3）灭菌原理：下排气式压力蒸汽灭菌器利用重力置换原理，使热蒸汽在灭菌器中从上而下将冷空气由下排气孔排出，排出的冷空气由饱和蒸汽取代，利用蒸汽释放的潜热使物品达到灭菌效果。预真空压力蒸汽灭菌器利用机械抽真空的方法，使灭菌柜内形成负压，蒸汽迅速穿透到物品内部进行灭菌。

（4）注意事项：压力蒸汽灭菌器注意使用安全。压力蒸汽灭菌器不能用于凡士林等油类和粉剂灭菌。预真空压力蒸汽灭菌器由于需要抽真空，不适用于液体灭菌。

3. 紫外线消毒法

（1）适用范围：适用于室内空气、物体表面的消毒，也可通过使用特殊装置用于水和其他液体的消毒。

（2）仪器设备：紫外线灯。消毒使用的紫外线属于 C 波紫外线，波长范围是 200～275nm，其中 250～270nm 波段杀菌作用最强。

（3）杀菌原理：紫外线可引起细胞核酸和菌体蛋白破坏，导致微生物死亡。

（4）注意事项：①在使用过程中，应保持紫外线灯灯管表面清洁，一般每两周用酒精棉球擦拭一次，若发现灯管表面有灰尘、油污时，应随时擦拭；②使用紫外线灯消毒室内空气时，房间内应保持清洁干燥，温度低于 20℃或高于 40℃，相对湿度大于 60% RH 时应适当延长照射时间；③紫外线穿透力差，使用紫外线消毒物品表面时，紫外线应能直接照射到被消毒物品表面，且应达到足够的照射剂量；④不得使紫外线照射人的眼和裸露的皮肤；⑤紫外线灯应定期检测以保证辐照强度；⑥紫外线灯新灯管的辐照度值应符合国家标准的要求，使用中紫外线灯灯管在灯管下方垂直 1m 中心处的辐照度值应≥70μW/cm^2，低于此值应予更换。

（二）化学消毒方法

1. 喷雾消毒法

（1）适用范围：室内空气、居室表面和家具表面的消毒。

（2）喷雾消毒法分类：根据所用喷雾器械和喷洒雾粒直径的不同分为普通喷雾消毒法和气溶胶喷雾消毒法。普通喷雾消毒法，或称喷洒消毒法，是采用普通喷雾器喷洒消毒液进行表面消毒的处理，喷洒液体雾粒直径在 100μm 以上，但一般不能达到空气消毒效果。气溶胶喷雾消毒法使用超低容量气溶胶喷雾器喷雾，雾粒直径在 20μm 以下者占 90%以上，喷雾粒小，易蒸发，兼具喷雾与熏蒸的效果，可同时对空气和物体表面进行消毒处理。

（3）操作方法及注意事项：①喷雾按照自上而下、由左到右的顺序进行；②普通喷雾器消毒的喷雾量以消毒剂溶液均匀覆盖在物品表面、达到湿润不流淌为度，气溶胶喷雾使用的消毒液量为 20～30mL/m^3，或按照消毒液空气消毒使用说明书进行；③使用气溶胶喷雾法消毒室内空气时，应关闭门窗，并于喷雾结束 30～60min 后打开门窗通风，散去空气中残留消毒剂；④喷洒有刺激性或腐蚀性消毒剂时，消毒人员应佩戴个人防护用品，使用气溶胶喷雾法消毒时应特别注意对呼吸道的防护；⑤喷雾前应将室内的食品、餐（饮）具及衣被等物品收放好或用塑料薄膜覆盖。

2. 浸泡消毒法

（1）适用范围：餐饮具、服装、污染的医疗用品等的消毒。

（2）操作方法及注意事项：①消毒剂溶液应全部浸没物品，导管类物品管腔内也应充满消毒剂溶液；②消毒或灭菌至要求作用时间后应及时取出消毒物品，并用清水或无菌水清洗，以去除残留消毒剂；③使用可连续浸泡消毒的消毒液时，需消毒物品或器械应洗净沥干后再放入消毒液中，以免稀释消毒液；④及时监测消毒液浓度，低于所需消毒浓度时应及时更换。

3. 擦拭消毒法

（1）适用范围：各种器械、装备和实验台等物体表面和皮肤黏膜的消毒处理。

（2）操作方法及注意事项：①使用干净的抹布浸以消毒溶液，依次往复擦拭消毒物品表面；②作用至规定时间后，再用清水擦拭，去除残留消毒剂；③不耐湿物品表面不可使用该法；④擦拭时按顺序进行，防止遗漏；⑤稳定性差的消毒液应临用现配，当日更换。可连续使用的消毒液也应根据说明书在规定使用时间内使用，注意及时更换。

4. 熏蒸消毒法

（1）适用范围：室内空气、棉被、纸张、皮草、精密仪器、诊疗器械等不耐湿、不耐热物品的消毒与灭菌。

（2）分类：根据所用消毒剂和消毒器械的不同，熏蒸消毒法主要包括过氧乙酸熏蒸消毒法、低温甲醛蒸气灭菌、环氧乙烷气体灭菌等。

（3）操作方法和注意事项

1）过氧乙酸熏蒸消毒法：消毒前应密闭门窗，将需要消毒的物品悬挂于室内，使用15%过氧乙酸在瓷器或玻璃容器中加热蒸发，用量按 7mL/m^3 计算，相对湿度维持在 60%～80% RH，室温下熏蒸作用 2h，然后进行通风换气。

2）低温甲醛蒸气灭菌：将物品清洗干净后使用专用的纸塑包装、无纺布、硬质容器包装放入低温甲醛蒸气灭菌器内，按照预热—预真空、排气—蒸气注入、湿化、升温—反复甲醛蒸发、注入—甲醛穿透、灭菌—反复蒸汽冲洗灭菌腔内甲醛—反复空气冲洗、干燥—冷却—恢复灭菌舱内正常压力的程序进行灭菌处理。注意不应使用可吸附甲醛或甲醛不容易穿透的包装材料，装载灭菌物品应摊开放置，中间留有一定缝隙，被消毒物品表面应尽量暴露。

3）环氧乙烷气体灭菌：将物品清洗干净，包装后放入环氧乙烷灭菌器中，按照相应灭菌器生产厂家的操作说明或使用手册，根据灭菌物品种类、包装、装载量与方式的不同，设定合适的灭菌参数。灭菌程序包括预热、预湿、抽真空、通入气化环氧乙烷达到预定浓度、维持灭菌时间、清除灭菌柜内环氧乙烷气体、解析灭菌物品内环氧乙烷的残留等过程。灭菌时应采用 100%纯环氧乙烷或环氧乙烷和二氧化碳混合气体。

5. 覆盖消毒法

（1）适用范围：对呕吐物、排泄物污染的环境表面进行消毒。

（2）操作方法和注意事项：将适量的消毒粉、消毒剂凝胶或消毒干巾覆盖于需要处理的呕吐物或排泄物上一段时间后，再包裹消毒粉和呕吐物置于消毒专用袋中。

6. 揉搓消毒法

（1）适用范围：手部消毒。

（2）操作方法和注意事项：取 1～2mL 的消毒剂采用七步洗手法洗手，每步来回揉搓 10～15s，洗手时应稍加用力，洗手后用流动清洁的水冲洗干净后使用一次性纸巾擦手。

三、常用的化学消毒剂

（一）消毒剂的分类

根据消毒效能，消毒剂可分为高水平消毒剂、中水平消毒剂和低水平消毒剂。

1. 高水平消毒剂　能杀灭一切细菌繁殖体、分枝杆菌、病毒、真菌及其孢子等，对致病性细菌芽孢也有一定的杀灭作用，达到高水平消毒要求的消毒剂，如戊二醛、过氧乙酸、过氧化物、二氧化氯和含氯消毒剂等，其中能够杀灭一切微生物，包括细菌芽孢，并能达到灭菌要求的制剂又称为灭菌剂。

2. 中水平消毒剂 能杀灭细菌繁殖体、分枝杆菌、真菌和病毒，达到中水平消毒要求的消毒剂，如含碘消毒剂、醇类及其复配消毒剂。

3. 低水平消毒剂 仅能杀灭细菌繁殖体和亲脂类病毒，达到低水平消毒要求的消毒剂，如苯扎溴铵、苯扎氯铵等季铵盐类消毒剂，醋酸氯己定、葡萄糖酸氯己定等双胍类消毒剂等。

（二）常用消毒剂及使用注意事项

1. 戊二醛 戊二醛是一种醛类消毒剂，属于灭菌剂，具有广谱、高效的杀菌作用。戊二醛有刺激性气味，对金属腐蚀性小，受有机物影响小，含量范围一般为2%～2.5%。加入pH调节剂前，戊二醛消毒剂的pH为3.5～4.5；加入pH调节剂后，其应用液的pH为7.5～8.0。适用于不耐热诊疗器械、器具与物品的浸泡消毒与灭菌。

2. 含氯消毒剂 属于高水平消毒剂，广谱、高效、低毒、有强烈的刺激性气味、对金属有腐蚀性、对织物有漂白作用，受有机物影响很大，消毒液不稳定。常用的含氯消毒剂有液氯、漂白粉、漂白粉精、次氯酸钠等。适用于餐（饮）具、水、环境、疫源地等消毒。其使用方法见表9-2。

表9-2 含氯消毒剂的使用方法

消毒方法	消毒对象	消毒剂量和时间
浸泡消毒法	细菌繁殖体污染的物品	用含有效氯500mg/L的消毒液浸泡30min以上
	经血传播病原体、分枝杆菌、细菌芽孢污染的物品	用含有效氯2000～5000mg/L的消毒液浸泡60min以上
擦拭消毒法	大件物品或其他不能用浸泡法消毒的物品	同浸泡法
喷洒消毒法	一般污染物品表面	含有效氯500～1000mg/L消毒液均匀喷洒，作用30min以上
	经血传播病原体、分枝杆菌等污染表面	含有效氯2000mg/L的消毒液均匀喷洒，作用60min以上
覆盖消毒法	排泄物、呕吐物	用含氯消毒剂干粉加入排泄物，使含有效氯达到10 000mg/L，搅拌作用2～6h，并用适量干粉覆盖表面，防止气溶胶扩散
投加消毒法	医院污水	按有效氯50mg/L用量投加消毒剂，搅拌均匀，作用2h后排放

3. 过氧乙酸 是一种过氧化物类消毒剂和灭菌剂，有刺激性气味、带有醋酸味，广谱、高效、低毒、对金属和织物有腐蚀性，受有机物影响大，稳定性差。剂型分为液体和固体。液体剂型分为一元型包装和二元型包装，一元型的主要成分是过氧乙酸溶液；二元型分为传统的A液、B液包装型和新型二元包装产品。适用于耐腐蚀物品、环境、室内空气等的消毒，使用专用消毒设备也适用于对内镜的灭菌。过氧乙酸的使用方法见表9-3。

表9-3 过氧乙酸的使用方法

消毒方法	消毒对象	消毒剂量和时间
浸泡消毒法	一般物品	0.1%～0.2%过氧乙酸溶液浸泡30min
	耐腐蚀医疗器械高水平消毒	0.3%～0.5%过氧乙酸溶液浸泡30min或按照说明书使用
擦拭消毒法	大件物品或其他不能用浸泡法消毒的物品	同浸泡消毒法
喷洒消毒法	环境消毒	0.2%～0.4%过氧乙酸溶液喷洒作用30～60min
气溶胶喷雾法	环境空气消毒	采用电动超低容量喷雾器，使用0.3%～0.5%过氧乙酸溶液按20～30mL/m^3的用量喷雾消毒，作用60min
熏蒸消毒法	环境空气消毒	使用15%过氧乙酸（7mL/m^3）加热蒸发，相对湿度为60%～80% RH，室温熏蒸消毒2h

4. 二氧化氯　是一种过氧化物类消毒剂，属于高水平消毒剂，具有广谱、高效、速效杀菌作用。对金属有腐蚀性，对织物有漂白作用，消毒效果受有机物影响很大。二氧化氯活性液和稀释液不稳定，需要现配现用。主要适用于环境和物体表面消毒；食品加工器具、餐具、蔬菜和水果等消毒；生活饮用水、游泳池水、医院污水、城市中水消毒；非金属医疗器械等消毒。二氧化氯消毒的使用方法见表 9-4。

表 9-4　二氧化氯的使用方法

消毒方法	消毒对象	消毒剂量和时间
浸泡消毒法	细菌繁殖体污染物品	用 100～500mg/L 二氧化氯溶液浸泡 30min
	肝炎病毒和结核分枝杆菌污染物品	用 500mg/L 二氧化氯溶液浸泡 30min
擦拭消毒法	大件物品或其他不能用浸泡法消毒的物品	同浸泡法
喷洒消毒法	一般污染物品表面	用 500mg/L 二氧化氯溶液浸泡 30min
	肝炎病毒和结核分枝杆菌污染物体表面	用 1000mg/L 二氧化氯溶液均匀喷洒，作用 60min
气溶胶喷雾法	室内空气消毒	使用气溶胶喷雾器，用 500mg/L 二氧化氯溶液按 20～30mL/m^3 用量喷雾消毒，作用 30～60min
投加消毒法	饮用水消毒	饮用水水源中加入 1～2mg/L 二氧化氯溶液，作用 15～30min
	医院污水	加入 20～40mg/L 二氧化氯溶液，作用 30～60min

5. 过氧化氢　是一种过氧化物类消毒剂，属于高水平消毒剂，具有广谱、高效、速效、无毒、受有机物影响大，纯品稳定性好，稀释液不稳定等特点。适用于一般物体表面、耐腐蚀医疗器械、丙烯酸树脂制成的外科埋植物、角膜接触镜、不耐热的塑料制品、餐具、服装、饮水和空气等的消毒和口腔含漱、外科伤口清洗等。过氧化氢的使用方法见表 9-5。

表 9-5　过氧化氢的使用方法

消毒方法	消毒对象	消毒剂量和时间
浸泡消毒法	一般物品	3.0%过氧化氢消毒液浸泡 30min
	耐腐蚀医疗器械高水平消毒	6.0%过氧化氢消毒液浸泡 2h
	食品用工具、设备	1.0%过氧化氢消毒液浸泡 10min
喷洒消毒法	一般物品	3.0%过氧化氢消毒液喷洒，作用 30min
	食品用工具、设备	1.0%过氧化氢消毒液喷洒，作用 10min
气溶胶喷雾法	环境消毒（空气）	采用电动超低容量喷雾器，使用 1.5%～3.0%过氧化氢消毒液喷雾消毒 1h
冲洗消毒法	皮肤伤口	使用 1.5%～3%过氧化氢消毒液直接冲洗伤口部位皮肤表面，作用 3～5min
其他消毒方法	口腔	1.0%～1.5%过氧化氢消毒液漱口消毒

6. 醇类消毒剂　主要包括乙醇、异丙醇或两种成分的复方制剂。属于中水平消毒剂，具有中效、速效、无毒、对皮肤黏膜有刺激性、对金属无腐蚀性，受有机物影响很大，易挥发、不稳定等特点。主要适用于手和皮肤的消毒，也可用于体温计、血压计等医疗器具、精密仪器的表面消毒。醇类消毒剂的使用方法见表 9-6。

表 9-6　醇类消毒剂的使用方法

消毒方法	消毒对象	消毒剂量和时间
擦拭消毒法	手	符合国家有关规定的含醇类手消毒剂涂擦手部，按七步洗手法充分清洗双手，卫生手消毒喷雾或涂擦 1～2 遍，消毒 1min，外科手消毒擦拭 2 遍，消毒 3min
	皮肤	使用 70%～80%（体积比）乙醇溶液擦拭皮肤 2 遍，作用 3min
	物体表面	使用 70%～80%（体积比）乙醇溶液擦拭物体表面 2 遍，作用 3min
浸泡消毒法	诊疗器具	诊疗器具浸没于 70%～80%（体积比）的乙醇溶液，加盖消毒作用 30min 以上

7. 含碘类消毒剂　主要包括碘伏、碘酊、复方碘伏消毒液等。属于中水平消毒剂，具有中效、速效、低毒，对皮肤黏膜无刺激，对金属有腐蚀性，受有机物影响很大，稳定性好等特点。适用于外科手术及前臂消毒；手术切口部位、注射及穿刺部位皮肤及新生儿脐带皮肤消毒；黏膜冲洗消毒；卫生手消毒。含碘类消毒剂的使用方法见表 9-7。

表 9-7　含碘类消毒剂的使用方法

消毒方法	消毒对象	消毒剂量和时间
擦拭消毒法	手	外科手消毒采用碘伏消毒液原液擦拭揉搓，作用时间至少 3min
	手术部位皮肤	采用碘伏消毒液原液局部擦拭 2～3 遍，作用时间至少 2min
	注射部位皮肤	采用碘伏消毒液原液局部擦拭 2 遍，作用时间遵循产品使用说明
	口腔黏膜、创面	使用含有效碘 1000～2000mg/L 的碘伏消毒液擦拭，作用 3～5min
冲洗消毒法	阴道黏膜、创面	使用含有效碘 500mg/L 的碘伏消毒液冲洗，作用时间遵循产品使用说明书

8. 胍类消毒剂　包括醋酸氯己定、葡萄糖酸氯己定和聚六亚甲基胍等，属于低水平消毒剂，具有速效杀菌作用，对皮肤黏膜无刺激性，对金属和织物无腐蚀性，受有机物影响轻微、稳定性好等特点。适用于外科手消毒、卫生手消毒、皮肤黏膜表面的消毒等。胍类消毒剂的使用方法见表 9-8。

表 9-8　胍类消毒剂的使用方法

消毒方法	消毒对象	消毒剂量和时间
浸泡消毒法	外科手	在清洁的基础上，采用有效含量为 2～45g/L 的消毒剂应用液浸泡消毒，作用时间不超过 3min
	卫生手	采用有效含量为 2～45g/L 的消毒剂应用液浸泡消毒，作用时间不超过 1min
擦拭消毒法	外科手	同浸泡法
	卫生手	同浸泡法
	皮肤、黏膜	采用有效含量为 2～45g/L 的消毒剂应用液擦拭消毒，作用时间不超过 5min
	物体表面	采用有效含量为 2～45g/L 消毒剂应用液浸泡消毒，作用时间不超过 10min
冲洗消毒法	黏膜	同擦拭消毒法

9. 季铵盐类消毒剂　以季铵盐为主要化学成分，属于低水平消毒剂。主要包括氯型季铵盐，如苯扎氯铵（洁尔灭）、溴型季铵盐，如苯扎溴铵（新洁尔灭）等。适用于环境和物体表面、食品加工设备与器皿的消毒、手与黏膜的消毒。季铵盐类消毒剂的使用方法见表 9-9。

表 9-9　季铵盐类消毒剂的使用方法

消毒方法	消毒对象	消毒剂量和时间
擦拭消毒法	非多孔物体表面	清洁对象：使用 200～1000mg/L 消毒液擦拭消毒 1～10min
		污染对象：使用 400～1200mg/L 消毒液擦拭消毒 5～10min
		与食品接触的物体表面，消毒液不宜超过 1000mg/L，消毒后必须充分冲洗后方可接触食品
	手卫生消毒	一般使用 400～1000mg/L 消毒液擦拭作用 1min；污染对象使用 600～2000mg/L 消毒液擦拭作用 1min
浸泡消毒法	多孔物体表面	清洁对象：使用 400～1200mg/L 消毒液擦拭消毒，作用 5～20min
		污染对象：使用 600～1600mg/L 消毒液擦拭消毒，作用 5～30min
冲洗消毒法	皮肤或黏膜	使用 400～1000mg/L 消毒液冲洗，作用 2～5min

四、消毒液的配制

（一）消毒液配制方法

根据式（9-1）计算需要量取的消毒剂原液的体积或质量。

$$液体：V_1 = \frac{C_2 \times V_2}{C_1} \quad (9\text{-}1)$$

式中，C_2为拟配制消毒液浓度，V_2为拟配制消毒液的体积，C_1为消毒液原液浓度。

（二）消毒液配制注意事项

（1）二元或多元包装的消毒剂在配制前首先应按产品说明书要求将 A、B 液混合后再使用。

（2）戊二醛溶液配制后需要加入碳酸氢钠将 pH 调至 7.5～8.0，并加入 0.5%亚硝酸钠作为防锈剂。

（3）应在通风良好处配制有刺激性或腐蚀性消毒剂溶液，并做好个人防护。

（4）配制好的消毒剂溶液应当天使用，配制用水需使用常温水，性质较稳定的消毒剂应加盖密封，置于阴凉干燥处存放，并注意监测消毒剂的有效浓度。

（5）使用量筒量取液体消毒剂溶液或加水定容时，配制者的视线应与凹液面最低处平齐。

五、常用消毒方法

（一）喷雾消毒法

1. 消毒前准备

（1）安装：按照喷雾器的使用说明书正确安装喷雾器零部件，使用连接杆连接操作杆与喷雾器的气筒和液桶，再用软管连接气筒和喷杆，最后将喷头与喷杆连接。注意各连接部位不要旋得太紧，以免加压时发生破裂。

（2）试喷：在液桶内加少量清水，按压操作杆打气加压，当按压感到吃力时即可进行试喷。试喷时应检查各连接处有无漏气、漏水，调节喷头使喷雾呈均匀雾状，不可为线状或水滴。

（3）防护：消毒人员穿戴好个人防护用具，包括工作服（或防护服）、防护口罩、手套、帽子、防护眼镜、胶靴等。

（4）配制消毒液：根据需要喷雾消毒场所的面积或体积大小计算并配制消毒剂溶液。

2. 喷雾消毒过程

（1）装药液：将配制好的药液通过滤网过滤后倒入桶内，药液不能超过喷雾器液桶标准线，保持桶内有一定的空间储存压缩气体。

（2）打气：旋紧桶盖，不漏气、不漏水的状态下即可打气加压。无排气设备的喷雾器气压不宜太足。

（3）喷雾：背负喷雾器进行消毒操作。喷雾时应由外到内在脚下喷洒出一条消毒通道，再按由内向外、由左到右、由上到下的顺序进行喷雾消毒。

3. 消毒后处理

（1）喷雾器的维护保养：①消毒完毕，使用手动背负式喷雾器时应握紧控制阀把手，直至喷射停止，打开放气阀门放掉桶内余气，旋开桶盖，倒出剩余药液；②向桶内加适量清水，旋紧桶盖，上下晃动桶身充分清洗桶内壁，加压喷雾，清洗打气筒、软管、喷杆和喷头，并用清水冲洗 2～3 次；③清洗完毕喷出并控干桶内剩余清水，清除并抹干喷雾器表面的灰尘、污物、药液和水渍，置于阴凉干燥、通风处保存；④若较长时间不使用，应将喷杆和软管卸下，在连接部位涂抹少量润滑油，包装存放。

（2）消毒人员按规范要求脱去个人防护用品，置于医疗垃圾袋中。

（3）采用七步洗手法，充分清洗双手。

（4）填写消毒工作记录单。

4. 操作注意事项　对疫源地进行喷雾消毒时，消毒人员应在清洁区穿戴好个人防护用具，然后按照从清洁区到污染区的顺序进行消毒，消毒完毕后进入半污染区脱去个人防护用品。

（二）浸泡消毒法

1. 用于日常物品的浸泡消毒法

（1）消毒前准备：①消毒人员穿戴好个人防护用具；②根据需要浸泡物品量计算并配制消毒剂溶液；③被消毒物品需充分清洁。

（2）消毒操作：①将配制好的消毒剂溶液倒入消毒容器中；②将需要消毒的器具或衣物放入盛有消毒剂溶液的消毒容器内；③容器加盖，消毒作用至规定时间；④消毒完毕，消毒物品取出后用清水将物品表面残留的消毒剂溶液冲洗干净；⑤使用洁净的抹布将物品表面水渍擦拭干净，置于清洁干燥处存放。

（3）消毒后处置：①消毒人员按规范要求脱去个人防护用品，置于医疗废弃物垃圾袋中；②采用七步洗手法充分清洗双手；③填写消毒工作记录单。

2. 用于医疗器械的浸泡消毒法 医疗机构中不耐高温高压、耐湿、可循环使用的医疗器械可使用浸泡法进行灭菌或消毒，常用戊二醛对医疗器械进行浸泡消毒，操作方法同日常物品消毒。

3. 浸泡消毒法操作注意事项 ①若消毒物品表面含有大量有机物，浸泡消毒前需去污、清洗、干燥后再浸泡消毒，以防有机物影响消毒效果；②用于浸泡消毒的容器，使用前后均应清洗消毒；③消毒剂溶液应将消毒物品完全浸没；④医疗器械消毒时使用戊二醛消毒液，需加入 pH 调节剂和防锈剂。

六、常用消毒方法及要求

（一）预防性消毒

预防性消毒指在无明确的传染源存在时，对可能受病原微生物污染的场所和物品进行的消毒，如公共场所、幼儿园、运输工具的定期消毒、餐具日常消毒、饮用水消毒、粪便污水处理及发生自然灾害后对灾区的环境和饮用水水源进行消毒等。

1. 地面、墙壁 各类公共场所室内及交通工具内的地面，当无明显污染物时，通常可采用清水或清洁剂拖拭清洁，频率为每日 1～2 次。当公共场所地面受血液、体液、呕吐物或排泄物污染时，在清除污物后可用 1000mg/L 含氯消毒剂或 0.2%～0.3%过氧乙酸溶液喷雾或拖拭消毒。候诊室或厕所等易受微生物污染的地面每日可使用 250～500mg/L 含氯消毒剂或 0.1%～0.2%过氧乙酸溶液进行喷洒或拖拭消毒。

2. 物体表面 各类公共场所中经常使用或触摸的物体表面（如桌椅柜表面、门把手、楼梯扶手、水龙头、电梯按钮等），当无明显污染物时，可每日用清水或清洁剂擦拭物体表面。日常也可根据消毒对象的性质使用 250～500mg/L 含氯消毒剂或 0.1%～0.2%过氧乙酸溶液对物体进行喷洒或擦拭消毒，根据物品被接触或使用的频率确定日常预防性消毒的频率，经常使用或触摸的物体表面可每日清洁一次，不易触及的物体表面每周清洁一次即可。

3. 洗手池、浴缸、坐便器等 各类公共场所中的洗手池、浴缸、坐便器等表面一般情况下可使用清水或清洁剂擦拭清洁，并保持干燥。日常也需使用 500～1000mg/L 含氯消毒剂或 0.2%～0.3%过氧乙酸溶液进行喷洒或擦拭消毒，一般每日 1 次。

4. 室内空气 各类公共场所的室内空气一般情况下无须使用消毒剂喷雾或熏蒸消毒，自然通风或机械通风即可。若在夏季或冬季使用空调不能开窗通风时，可使用空气消毒器对室内进行定期消毒。当空气可能受到疑似病原体污染时，可采用 0.2%过氧乙酸进行气溶胶喷雾或者使用 15%的过氧乙酸进行熏蒸消毒。

5. 纺织品 各类公共场所提供耐热耐湿的各类纺织品可使用流通蒸汽或煮沸消毒，也可使用

250～500mg/L 含氯消毒剂溶液或 0.1%～0.2%的过氧乙酸溶液浸泡消毒。传染病流行期间，可使用 500mg/L 含氯消毒剂溶液或 0.1%～0.2%的过氧乙酸浸泡消毒。

6. 拖鞋 重复使用耐热拖鞋可使用热力消毒、流通蒸气或煮沸消毒；对于不耐热的拖鞋可使用 250～500mg/L 含氯消毒剂溶液或浓度为 0.1%～0.2%的过氧乙酸溶液进行浸泡消毒。传染病流行期间，使用 500～1000mg/L 含氯消毒剂溶液，或 0.2%～0.3%过氧乙酸溶液进行浸泡消毒。

7. 浴盆、脸盆、脚盆 公共场所供客人使用的浴盆、脸盆、脚盆等应一客一换一消毒。日常预防性消毒可使用含有效氯 250～500mg/L 的消毒剂或 0.1%～0.2%过氧乙酸溶液擦拭或浸泡消毒。传染病流行期间可使用 500～1000mg/L 含氯消毒剂溶液或 0.2%～0.3%过氧乙酸溶液擦拭或浸泡消毒。

8. 美容、美发、足疗工具 接触破损皮肤或可能引起皮肤破损的非一次性美容、美发、修脚工具等，必须一客一用一消毒。耐高温高湿的工具可采用压力蒸汽灭菌法、流通蒸气或煮沸消毒。不耐高温的器械可使用化学消毒法，不耐腐蚀的器械可用浓度为 2.0%～2.5%的戊二醛溶液浸泡消毒，耐腐蚀的器械可用含有效氯 2000mg/L 的含氯消毒剂溶液或 0.3%～0.5%过氧乙酸溶液浸泡消毒。

9. 文体健身器材 公共场所提供的文体健身器材如羽毛球拍等日常主要以清洁为主，污染较严重时需进行消毒。耐热耐湿物品可使用煮沸消毒法，不耐热耐湿物品可用 250～500mg/L 含氯消毒剂溶液或 0.1%～0.2%过氧乙酸溶液浸泡或擦拭消毒。传染病流行期间可使用 500～1000mg/L 含氯消毒剂溶液或 0.2%～0.3%过氧乙酸溶液进行浸泡或擦拭消毒。

10. 餐饮具 公共场所提供的餐饮具需要一客一换一消毒。耐高温餐饮具首选热力消毒方法，不耐高温的塑料餐饮具或无燃料时可使用 250～500mg/L 含氯消毒剂溶液浸泡消毒。

11. 清洁用具 公共场所用于室内地面和物体表面的清洁用具，要求不同区域应使用专用清洁用具。清洁工作完毕后应洗净并悬挂晾干，预防性消毒可使用 250～500mg/L 含氯消毒剂浸泡消毒。

（二）终末消毒

终末消毒是指传染源出院、转移、死亡而离开疫点或终止传染状态后，对疫点进行的彻底消毒。下述以病家为例介绍终末消毒过程及要求。

1. 消毒前准备

（1）物资准备：专业人员前往病家之前应做好物资准备工作，现场所需要的用品包括个人防护用品、采样箱及相关试剂、消毒剂和消毒工具、现场调查相关资料及工具书、通信设备等。

（2）个体防护：专业人员根据防护等级不同应穿戴好个人防护用品。

（3）信息核实：工作人员到达现场，核查现场信息，确定消毒的对象、范围和方法。在现场根据污染情况划分清洁区和污染区，禁止无关人员进入污染区。

（4）消毒液配制：根据消毒范围和对象及需要消毒物品量计算并配制消毒剂溶液。

2. 消毒过程

（1）物品消毒：集中需要消毒物品并进行消毒或集中处理。

（2）房间消毒：按先外后内、先上后下、先清洁房间后污染严重的场所的顺序依次进行喷雾消毒。

（3）其他消毒：患者的排泄物、呕吐物、分泌物、残余食物，以及盛装容器均应严格进行消毒。室内消毒完毕后，应对其他污染处如走廊、楼梯、厕所、下水道口等进行消毒。

3. 消毒后处理

（1）消毒完毕后，应将所有消毒工具彻底消毒清洗。

（2）消毒人员按照规范要求依次脱下防护用品，放入医疗垃圾袋统一处理。

（3）消毒人员彻底清洗消毒双手，填写消毒工作记录表。

（4）消毒完毕 60min 后，应对消毒的物品再次采样，以检验消毒效果。

4. 操作注意事项

（1）若发生肠道传染病，应先杀灭室内苍蝇、蟑螂等媒介生物后再消毒。

（2）若发生呼吸道传染病，重点做好室内空气消毒。

（3）房间消毒前，应先关闭门窗，保护好水源、食物，厨具应收好放好。

【实习操作】

案例一：2019 年 12 月开始全球范围内陆续出现了以发热、乏力、咳嗽、呼吸不畅等为主要症状的冠状病毒感染病例。2020 年 7 月中旬，B 市局部地区出现多例冠状病毒感染患者，需要对公共场所进行消毒处理。指挥部派你负责该市飞机候机室进行预防性消毒工作，请按规范要求开展工作。

操作要点提示：机场候机室由于人员较为密集且流动性大，在疫情流行期间，应加强机场候机室公共区域的清洁消毒，低风险机场根据需要进行清洁和预防性消毒，高风险机场每日进行清洁和预防性消毒，旅客距离重点区域适当增加消毒频次。具体消毒方法见常用消毒方法及要求。

案例二：2007 年 10 月 23 日上午 G 县疾病预防控制中心在国家疾病监测信息报告管理系统发现，该县某中学 10 月 17～22 日发生 5 例甲肝病例。G 县疾病预防控制中心立即派人前往该中学进行现场调查和处置。截至 24 日下午 5 时共确诊甲肝病例 114 例，罹患率为 4.01%。在对患者隔离治疗的同时，专业人员对本次甲肝暴发的原因进行调查，经过采样检测发现感染来源为学校第一食堂所售被污染的豆浆。G 县疾病预防控制中心消毒人员负责对该中学进行终末消毒处理，请描述应针对哪些方面进行消毒？如何进行？

操作要点提示：按照疫源地终末消毒工作程序执行。

（1）应对该食堂剩余的食物、餐饮具、炊具、厨房及用餐环境彻底消毒。

（2）应对学生宿舍、教室等场所进行彻底消毒处理。

（3）加强对该校粪便及污水排放的监控和消毒处理。

以上消毒方法参考第九章实习四“六、常用消毒方法及要求”。

案例三：已知 84 消毒液的有效氯浓度为 50g/L，试配制含有效氯为 1000mg/L 的消毒液，并用喷雾消毒法对某房间空气进行消毒。

操作要点提示：消毒液配制见“消毒液配制方法”，喷雾器使用及消毒方法见“喷雾消毒法及注意事项”。

案例四：试配制戊二醛消毒液对口腔科使用过的医疗器械进行消毒。

操作要点提示：见浸泡消毒法部分。

（王　丽）